心血管病基础与临床

主 编 董雪花 应文琦 郭希伟 孙玉河
耿 雪 辛佳音 陈祥吉 康茹冰

中国海洋大学出版社
·青岛·

图书在版编目(CIP)数据

心血管病基础与临床 / 董雪花等主编. —青岛：
中国海洋大学出版社，2020.10
ISBN 978-7-5670-2626-1

Ⅰ.①心… Ⅱ.①董… Ⅲ.①心脏血管疾病—诊疗
Ⅳ.①R54

中国版本图书馆 CIP 数据核字(2020)第 207313 号

出版发行	中国海洋大学出版社		
社　　址	青岛市香港东路 23 号	**邮政编码**	266071
出 版 人	杨立敏		
网　　址	http://pub.ouc.edu.cn		
电子信箱	369839221@qq.com		
订购电话	0532—82032573(传真)		
策划编辑	韩玉堂		
责任编辑	韩玉堂	**电　　话**	0532—85902349
印　　制	蓬莱利华印刷有限公司		
版　　次	2020 年 10 月第 1 版		
印　　次	2020 年 10 月第 1 次印刷		
成品尺寸	185 mm×260 mm		
印　　张	21.5		
字　　数	520 千		
印　　数	1～1000		
定　　价	109.00 元		

前　言

　　近年来，人口老龄化趋势明显，生活节奏不断加快，不健康的生活方式逐渐增多，心血管病发病及死亡人数均呈增长趋势。心血管病已成为威胁我国城乡居民生命及健康的主要疾病之一。随着中、西医学研究的深入，诊治水平的不断提高，许多心脑血管疾病患者得到了及时救治。心血管内科医师面临着患者多、急难重症多、病情变化快等诸多压力，为更好地帮助临床医师应用心血管病预防和治疗的知识，运用超声、CT 等先进仪器对疾病进行快速准确的诊断和治疗，我们参阅了大量国内外文献，结合临床工作的经验体会撰写了本书，并从临床心血管疾病的诊治工作中总结出难点、要点，便于记忆掌握。

　　本书涵盖了常见的心血管内科疾病，如先天性心脏病、心脏瓣膜病、高血压、冠心病、老年心力衰竭，分别从发病机制、鉴别诊断、治疗等方面对上述疾病进行分析，力求叙述由浅入深、条理清楚、简洁明了。希望本书能对工作在临床一线的心血管内科医师有所帮助，成为心血管内科医师、进修医师的参考书。

　　由于我们水平有限，加之医学科学发展迅速，书中一定会存在不妥之处，希望广大医学工作者能提出宝贵的意见，以便今后改进和修订。

编者

2020 年 3 月

目　录

第一章　先天性心脏病

第一节　房间隔缺损

一、概述

房间隔缺损(ASD)简称房缺是指原始心房间隔在发生、吸收和融合过程中出现异常,左、右心房之间仍残留未闭的房间孔(ASD可分为原发孔型和继发孔型,本节所述是继发孔型),ASD是最常见的先天性心脏病之一,占先天性心脏病的10%～20%。

二、分型及病理

1. 病理分型

根据缺损部位分为4型。

(1)中央型:又称卵圆孔型,最为常见,位于房间隔中央。

(2)下腔型:位于房间隔的后下方,缺损的下方是下腔静脉入口的延续,左心房后壁构成缺损的后缘。

(3)上腔型:又称静脉窦型。位于房间隔后上方,缺损与上腔静脉入口没有明显的界限,此型常合并右肺静脉引流异常。

(4)混合型:同时兼有上述两种以上类型的巨大缺损。

2. 病理生理

(1)左心房水平血流是左向右分流。

(2)右心负荷增加。

(3)晚期肺动脉高压形成及右向左分流,临床出现发绀,形成艾森曼格综合征。

三、诊断要点

1. 病史和症状

(1)自幼易感冒,反复发作上呼吸道感染和肺炎。

(2)青年后,逐渐出现劳累性心慌、气促、易疲乏。

(3)一般到20～30岁以后,因肺动脉压力升高致右心室肥厚、顺应性下降,左向右分流减少,甚至出现右向左分流,可出现发绀。

2. 体征

(1)心尖搏动左移,心前区可扪及右心室收缩抬举感。

(2)胸骨左缘第2、3肋间可听到Ⅱ～Ⅲ级吹风样收缩期杂音,肺动脉区第二音亢进、分裂。

(3)三尖瓣区有时可听到相对性舒张期杂音。

3. 辅助检查

(1)心电图主要表现为电轴右偏,不完全性或完全性右束支传导阻滞,或右心室肥厚。

（2）X线检查表现为右房、右室及肺动脉干均扩大,主动脉弓缩小,肺纹理增多(肺充血),透视下可见肺门舞蹈征。

（3）超声心动图可示房间隔中断,右心房容量负荷增加。彩色多普勒血流显像对缺损部位的分流可清晰显示。

（4）如怀疑畸形复杂,或合并肺动脉高压的患者,可行右心导管检查,必要时行右心造影帮助确诊。

4.鉴别诊断

（1）原发孔缺损:除有右束支传导阻滞外,尚有Ⅰ度房室传导阻滞,电轴左偏,aVF主波向下。

（2）肺静脉畸形引流:常合并房缺,临床上症状较单纯 ASD 重。

（3）单纯肺动脉瓣狭窄:肺动脉瓣区可闻及收缩期喷射样杂音,P_2 降低,X线片显示肺血少,超声心动图检查(UCC)可明确诊断。

四、手术适应证及禁忌证

1.手术适应证

（1）1岁以上患儿自然闭合可能性小,多数认为明确诊断后,即应手术治疗,理想手术年龄是 5 岁左右。

（2）缺损大的幼儿期如有心力衰竭者应不受年龄限制及早手术。

2.手术禁忌证

（1）出现艾森曼格综合征。

（2）轻型病例:无症状,心电图、X线片正常,左→右分流量<30%。

五、术前准备

（1）通过症状、体征及辅助检查确诊。

（2）控制呼吸道感染。

（3）合并肺动脉高压术前应用扩血管药物。

（4）有心功能不全的患者,积极内科治疗,待心力衰竭控制后再行手术治疗。

六、手术方法及注意事项

1. ASD 直接缝合修补术

ASD 直接缝合修补术适用于缺损较小,左房发育较好的中央型、下腔型缺损,可采用连续缝合,或间断"8"字缝合。下腔型缺损下缘的缝合,需经房间隔缝到左心房后壁组织,以防残余缺损。

2. ASD 补片修复术

此方法用于较大缺损,上腔型缺损和(或)有部分肺静脉异位引流者,尤其左心房发育偏小的病例。补片用的材料:自体心包或涤纶片。缝合方法一般采用间断＋连续或连续缝合。另外,上腔型房间隔缺损,有时心房切口需加心包片,以防止上腔静脉引流不畅。

3. 术中注意事项

（1）在打结闭合房缺时让麻醉师鼓肺,彻底排除左房气体。

（2）对下腔型缺损缝合缺口下缘时要识别下腔静脉瓣,避免将其作为缺损下缘,缝合后造成下腔静脉血汇入左房。

（3）修补上腔型房缺时,对合并右上肺静脉畸形引流者,补片时应将肺静脉开口隔至左房并注意勿造成上腔静脉梗阻。必要时用自体心包片加宽上腔静脉。

（4）冠状静脉窦至三尖瓣环之间的 Koch 三角区为传导系统所在部位,避免应用吸引器刺激或用器械钳夹。缝合房缺缘应避免进针过远,以防损伤或牵拉传导系统。

（5）房缺患者术后效果明显,院内病死率已接近零,术后患者的寿命与正常人基本相同。但从总体效果考虑,手术时机以提早为好。

第二节 室间隔缺损

一、概述

室间隔缺损（VSD）是指左、右心室间隔的异常沟通,并造成血流动力学的变化。其中包括先天性心脏病室间隔缺损、外伤性心脏穿透伤和急性心肌梗死后室间隔穿孔,本节仅就单纯性先天性心脏病室间隔缺损进行阐述。单纯性 VSD 发病率在先天性心血管畸形占 23.1％,居第 2 位。其自然病程为:①VSD 较小,经缺损的左向右分流量较少,一般不致引起右心室肥大及肺动脉高压;②VSD 较大,左向右分流量大,则左心室负荷加重,致使左心室逐渐肥大;长期较大的左向右分流可引起肺血管梗阻性病变、肺动脉高压,以致右心室负荷也加重,最后引起右心室肥大。在严重肺动脉高压时,可造成右向左分流,患者出现发绀,称为艾森曼格综合征,最终可导致心力衰竭。

二、病理生理及分型

1. 病理生理

VSD 的病理生理改变,视心内自左向右分流及其分流量的多少而定。分流不但直接加重心肌负荷,导致心肌肥厚,并可引起肺血管的病变影响分流量,甚至造成反向分流。VSD 的血流动力学改变与缺损的大小有关。缺损小,分流量亦少,可无功能上的紊乱;中等大小的 VSD 有明显的左向右分流,肺动脉压正常或轻度升高,发展成中、重度肺动脉高压者较少;大型 VSD,左向右的分流量虽然较大,但肺动脉阻力增高并不显著,称为动力性肺动脉高压。

2. 分型

VSD 一般分为漏斗部、膜部、窦部、小梁部和左心室右心房间隔缺损等 5 型。

（1）漏斗部室间隔缺损:该型室间隔缺损主要是漏斗部各部融合不全所致,有以下 5 种类型。

Ⅰ型:缺损位于圆锥间隔的下部。Ⅱ型:缺损位于圆锥间隔中部的融合线上,室上嵴的中部,与肺动脉瓣和间隔膜部之间,被肌肉组织分开。Ⅲ型:缺损位于圆锥间隔的上部,肺动脉瓣之下,缺损远端边缘由肺动脉瓣后交界和动脉干间隔形成。Ⅳ型:圆锥间隔阙如,此时主动脉与右心室侧壁直接相连。Ⅴ型:缺损位于圆锥间隔与肌部间隔之间,呈卵圆形,其横径与连接线一致,较少见。

（2）膜部间隔缺损：位于膜部，呈圆形，其边缘常有三尖瓣到达右心室窦部或圆锥部的腱索附着。圆锥间隔发育完整将主动脉根部与右心室侧壁隔开。有的附着腱索较紧密，几乎将缺损覆盖，形成近似膜部间隔瘤。

（3）窦部间隔缺损：窦部间隔与膜部间隔、圆锥间隔和小梁部间隔相邻，缺损可由于窦部间隔本身发育，以及与相邻间隔连接处发育异常而形成，有以下 5 种类型。

Ⅰ型：窦部合并膜部缺损，形态上与膜部间隔缺损相似，但缺损大，圆形或椭圆形，位于圆锥乳头肌水平。Ⅱ型：窦部间隔阙如，常合并膜部间隔阙如，缺损大，类似房室管畸形之缺损，但左心室底部的发育正常。Ⅲ型：窦部间隔与小梁部间隔交界处的缺损，常呈卵圆形，其长轴与左心室纵轴垂直。Ⅳ型：窦部间隔本身的缺损，大小不一，膜部间隔完整，缺损与膜部间隔有肌嵴分开，房室束位于缺损之前方及上方。Ⅴ型：缺损位于窦部间隔与圆锥间隔交界处，膜部间隔完整，与漏斗部缺损型极相似，位于圆锥乳头肌的下方。

（4）小梁部室间隔缺损：位于房室束的前下方，大小不一，单发或多发。

（5）左心室右心房间隔缺损（即左心室右心房通道）：位于室间隔膜部，介于左心室与右心房之间。缺损分为三尖瓣上、三尖瓣环和三尖瓣下缺损 3 类。

三、诊断要点

1. 症状

缺损 < 0.5 mm 分流量较少者，一般无明显症状，只是在查体时有心脏杂音；分流量较大者，常有活动后气急和心悸，反复出现肺部感染与充血性心力衰竭症状；大型缺损者，肺部感染和充血性心力衰竭症状明显，二者互为因果，病情发展快，随着肺动脉阻力增高，气急、心悸更为明显，并可有咯血症状。

2. 体征

一般无发绀。在大型 VSD 者脉搏较细小。艾森曼格综合征者，出现中央性发绀，并伴有杵状指（趾）。分流量较大的患者，胸骨向前突起。根据 VSD 的类型，在心底部和心前区的不同部位触及收缩期震颤，听到响亮的全收缩期杂音，P_2 亢进。

3. 辅助检查

（1）X 线检查：①缺损小、分流量少者，心脏和大血管的形态正常；②缺损中等、分流量大者，显示左心室扩大，肺动脉突出，肺纹理增多；③大型 VSD 伴肺动脉重度高压者，肺动脉段凸出更为显著，部分呈瘤样扩张，肺血管亦相应明显扩张，有时呈"残根样"，肺野外带血管纹理变细、扭曲，整个扩大的心影反而有缩小的趋势。

（2）心电图检查：心电图的改变与 VSD 的大小、肺血管阻力的高低、右心室压力增高的程度以及左心室负荷过高的程度有关。心电图可正常或左心室肥厚、双心室肥厚或右心室肥厚。此外，部分病例可有 T 波改变。

（3）超声心动图检查表现为左心房及左心室的内径和左心室容量负荷增加。彩色多普勒可以比较灵敏地显示缺损的位置、大小及血流速度，可根据肺动脉的血流速度粗略计算肺动脉压力。

（4）心导管检查及心血管造影。①右心室水平可有左向右分流：小型 VSD 分流量很少，有时难以确定；中到大型 VSD 右心室水平血氧含量升高，超过右心房平均血氧含量 1 容积以上或 3% 饱和度以上，或右心室内 3 个标本的血含氧量差异在 0.6 容积以上，诊断方可成立；②

可测定右心室压力及肺动脉压力,计算肺血管阻力,正常肺总阻力为 20~30 kPa・s/L(200~300 dyn・s・cm^{-5})①;肺小动脉阻力正常为 7.5~12 kPa・s/L(75~120 dyn・s・cm^{-5});③有时导管通过缺损进入左心室,由此可以诊断 VSD 的存在。一般 VSD 不需行心血管造影,有以下情况可行心血管造影:a.合并重度肺动脉高压需同其他左向右分流或复杂的畸形鉴别时;b.或临床表现及 X 线片不典型需与二尖瓣关闭不全或左心室流出道肌肉肥厚型狭窄相鉴别时;c.VSD 虽已明确,但怀疑有其他畸形并存时。以选择性左心室造影最为可靠,其表现为:(a)左心室充盈后右心室立即显影;(b)根据右心室显影的密度,分流药柱喷射的方向,以及右心室显影的最早部位,可判断分流量及缺损的解剖类型。

4.鉴别诊断

(1)主动脉瓣狭窄(AS):杂音在主动脉瓣区最响,呈短促喷射性特点,与 VSD 典型的全收缩期杂音不同,并可听到收缩期喀喇音及第 1 心音分裂。另外,AS 患者的肺血正常,心电图为左心室肥厚而无右心室变化。

(2)肺动脉瓣狭窄(PS):亦呈全收缩期杂音,但 P$_2$ 减弱,肺血减少,心电图为右心室肥厚,心导管检查心室水平无分流,右心室与肺动脉间有显著的压力差。

(3)房间隔缺损(ASD):在胸骨左缘第 2 肋间闻及收缩期杂音,Ⅱ~Ⅲ级伴 P$_2$ 分裂,常无震颤,可与 VSD 区别。X 线表现右心增大;心电图 aVR 及 V$_1$ 呈 rSR 型;心导管检查导管常能通过缺损进入左心房,并在心房水平证实有左向右分流。

(4)动脉导管未闭(PDA):VSD 合并主动脉瓣脱垂和关闭不全者,易与 PDA 混淆。PDA 伴有肺动脉高压时,与高位 VSD 鉴别较困难。诊断时需特别注意,较可靠的方法是左心室或动脉逆行造影。

四、手术适应证及禁忌证

1.手术适应证

(1)不需手术:小型 VSD 无症状或进行性缺损闭合者。

(2)择期手术:缺损<1.5 cm,症状轻,无肺动脉高压。

(3)即期手术:2 岁以上无症状或症状轻,但有肺动脉高压,应手术治疗,以免肺血管阻塞性病变的恶化;如有主动脉瓣关闭不全者,也应即期手术,以免关闭不全加重。

(4)被迫手术:大型 VSD,分流量大,并发危及生命的顽固性心力衰竭和肺功能不全,积极内科治疗无效者,6 个月以内,行肺动脉环缩术。

(5)及早手术:大型 VSD 合并反复肺部感染和充血性心力衰竭,肺动脉压/体循环压比值≥0.75,而无反向分流者,应于 2 岁内手术。

2.手术禁忌证

(1)病史中有发绀。

(2)胸部 X 线片示肺动脉段明显突出,但肺血少,呈"枯树枝"样改变者。

(3)心电图电轴变为右偏,右心室肥厚。

(4)右心导管水平有右向左分流,肺血管阻力>80 kPa・s/L(10 units/m^2(Wood unit))。

---

①血管阻力单位用 Pa・s/L。1 dyn/cm^2=0.1 Pa,1 dyn・cm^{-5}=0.1 Pa/cm^3=100 Pa/L,1 dyn・s・cm^{-5}=100 Pa・s/L=0.1 kPa・s/L。

五、术前准备

1.实验室检查

血、尿、便常规,出、凝血时间,血小板,凝血酶原时间、活动度及血型,血电解质,肝、肾功能,血浆蛋白,血清白蛋白与球蛋白比值等。

2.特殊检查

胸部 X 线片,超过 3 个月者应复查;全套心电图;超声心动图及心导管检查。

3.其他准备

若有感染性心内膜者,应在控制后 3～6 个月手术;有肺部或其他部位感染者,亦应控制后再手术。

六、手术方法及注意事项

1.手术方法

肺动脉环扎术:一种过渡性的减症手术,将近端肺动脉布带缩紧,使分流量减少,适用于有严重心力衰竭的婴幼儿。这种手术目前已很少应用。①浅低温下行小 VSD 修补术:该方法已废用。②深低温(25 ℃)下行 VSD 修补术:阻断循环后,修补缺损。国内很少有人采用。③浅低温心脏不停跳 VSD 修补术:常规体外循环及插管,降温至 35 ℃～33 ℃时阻断上、下腔静脉,不阻断主动脉,不灌注心脏停跳液,在心脏跳动下进行修补。④中、低温心脏停跳下 VSD 修补:常规体外循环心脏插管,阻断腔静脉、主动脉,主动脉根部灌注心脏停跳液,心脏停跳后,修补缺损。a.右心房壁切口,除嵴上型和肌部缺损不宜应用外,其他类型均可采用,特别适用于三尖瓣隔瓣下和左心室—右心房型缺损。b.右心室壁切口,适用于各种类型的缺损。一般多在右心室前壁少血管区切开,尽量缩短切口长度,减少心肌损伤。c.肺动脉干切口:仅适用于干下型缺损。d.左室切口:用来修补低位的肌部缺损及大血管转位(为避免损伤传导系统采用功能性左室切口)。e.主动脉切口:在合并主动脉瓣关闭不全时的高位 VSD,通过主动脉切口修补缺损。f.右侧小切口开胸:取右侧腋后线与第 3 肋间的交点为切口的后上缘、腋前线与第 6 肋间的交点为切口的前下缘,在两点间作 6～8 cm 长的弧形切口,经第 4 或第 3 肋间进胸。由于升主动脉位置较深,显露稍差,手术的关键是升主动脉插管。

2.术中注意事项

(1)膜周部室缺其下缘距传导束较近,修补时要在右室面进针,避免损伤传导束。

(2)间断缝补小室缺时不要使室缺两端形成"猫耳",缝针要牢靠结实,避免形成残余分流。

(3)干下型缺损修补时注意不要损伤主动脉瓣。

(4)心内探查时,应注意有无右室流出道梗阻、动脉导管未闭,以及多发性室缺等合并畸形存在。

(5)做右室切口时,避免损伤冠状动脉分支。

七、预后

手术病死率与缺损大小及肺动脉高压程度有关,小缺损的手术病死率在 1% 以下,伴肺动脉高压者手术危险性相应增高。手术如获成功,疗效通常良好,症状明显改善或消失,心脏杂音减轻或消失。少数患者因肺动脉扩张,术后仍可在肺动脉瓣区听到 Ⅱ～Ⅲ 级收缩期杂音。

第三节　动脉导管未闭

一、概述

动脉导管未闭(PDA)是最常见先天性心脏病之一,占心血管畸形的 $15\% \sim 21\%$,居第 2 位,女性多见,男女之比为 $1:(2\sim3)$。

动脉导管是由胚胎左侧第 6 主动脉弓形成,连接于主动脉峡部和肺动脉分叉处,是胎儿时期赖以生存的生理性血流通道,通常在出生后 $2\sim3$ 周永久性闭合,如未能闭合即为动脉导管未闭。在动脉导管未闭中,$9\% \sim 14\%$ 合并其他先天性心脏大血管畸形。

二、分型及病理生理

1. 分型

(1)管状型:导管长度超过宽度,两端直径相等,此型最常见,成人病例多属此型。

(2)漏斗型:导管的主动脉端直径较粗而其肺动脉端较细,形如漏斗。

(3)窗型:导管很短,呈现主动脉与肺动脉间直接吻合状态。

(4)动脉瘤型:导管本身呈现动脉瘤样扩大,此型极为罕见。

2. 病理生理

(1)肺动脉水平左向右分流:不论在收缩期或舒张期,主动脉压力总比肺动脉高。血液连续地"由左向右分流",临床上产生连续性杂音,分流量的大小取决于导管的粗细及肺循环阻力。

(2)左心室负荷增加:体循环血量减少→左心室代偿性做功增加;肺循环血量增加→回心血量增多→左心室容量负荷增加;这两个因素导致左心室肥厚、扩大,甚至左心力衰竭。

(3)肺动脉高压:肺动脉高压始因肺循环血流增加而为动力性,后因肺血管的继发性改变而发展成器质性。当肺动脉压力接近或超过主动脉压力时即可产生双向或右向左分流,成为艾森曼格综合征(肺动脉高压右向左分流综合征)。

(4)右心室负荷增加:肺动脉压力增高,造成右心室后负荷增加,引起右心室肥厚、扩张,甚至衰竭。

(5)在某些先天性心血管疾病如大动脉转位、肺动脉闭锁等,未闭血管可起代偿作用。

三、诊断要点

1. 症状

分流量很大的 PDA,在婴儿时期即可出现反复肺部感染,呼吸困难,体重不增加。代偿良好的 PDA,很少有明显的自觉症状。

2. 体征

(1)连续性杂音:胸骨左缘第 2 肋间可闻及双期连续性、机械性杂音,并向左锁骨上窝传导。

(2)震颤:胸骨左缘第 2 肋间可触及收缩期震颤,并可持续至舒张期。

(3)周围血管征:由于舒张压降低,脉压增宽,引起水冲脉,四肢动脉枪击音,毛细血管搏动征。

3.辅助检查

(1)心脏X线检查:双肺充血,左心室增大,主动脉结大,肺动脉段凸出。X线透视可见肺门舞蹈征。

(2)心电图:左心室肥大和左心房增大,严重时可出现双心室肥厚,甚至仅为右心室肥厚。

(3)超声心电图:肺动脉分叉处与降主动脉峡部之间可见一血流通道。

(4)右心导管及升主动脉造影检查:有创检查一般用于不典型或肺动脉压较高的PDA患者。①右心导管:肺动脉内血氧含量比右心室高0.5容积%,右心导管经过动脉导管进入降主动脉;②升主动脉造影:主动脉、肺动脉同时显影,并可见动脉导管。

4.鉴别诊断

(1)主动脉—肺动脉间隔缺损:杂音位置较低,右心导管在肺动脉根部出现压力突然升高,血氧含量明显增加,升主动脉造影显示主动脉与肺动脉同时显影。

(2)主动脉窦瘤破裂:突发胸痛史,病程进展迅速易致心力衰竭。杂音位置较低;超声心动图可见扩张的主动脉窦,并突入心腔;升主动脉造影可见升主动脉与窦瘤破入之心腔同时显影。

(3)冠状动脉瘘:杂音位置低,表浅,舒张期较收缩期响;超声心动图可见异常扩大的冠状静脉窦,升主动脉造影可见扩张的冠状动脉及瘘入相应的心腔同时显影。

(4)室间隔缺损合并主动脉瓣关闭不全:杂音不连续,超声心动图示心室水平分流,升主动脉造影示左、右心室同时显影。

四、手术适应证及禁忌证

1.手术适应证

除部分直径较细(0.3~0.8 cm)的PDA患者可行介入性治疗外,多数患者一经确诊均应手术治疗。理想的手术年龄是3~7岁。

(1)小于1岁婴儿,一般只有出现心力衰竭时才考虑手术治疗。

(2)成人PDA,只要肺血管的继发性改变是可逆的,尚有左向右分流者均可手术。

(3)合并心内膜炎者,需抗感染治疗3个月后才宜手术。少数感染不能控制,特别是出现假性动脉瘤或细菌性生物脱落,反复发生动脉栓塞者应及时手术。

2.手术禁忌证

(1)合并严重的肺动脉高压,已形成右向左分流为主,临床上出现分离性发绀的患者。

(2)在复杂先天性心脏病中,PDA作为代偿性通道,如法洛四联症、主动脉弓中断等,在复杂先天性心脏病根治手术前,PDA不能单独闭合。

五、术前准备

(1)询问病史、体检及化验检查。

(2)辅助检查:心电图、心脏X线片、超声心动图,必要时需做右心导管及升主动脉造影。

(3)肺动脉压力较高者,术前应吸氧治疗(30分钟/次,2次/天),并应用血管扩张药。

(4)合并心力衰竭者,应在心力衰竭控制后手术。

(5)呼吸系统感染,应在感染治愈后手术。

(6)细菌性心内膜炎患者,术前应做血培养及药物敏感试验,控制感染后再手术;感染不能控制者,应在抗感染同时,限期手术。

六、手术要点及注意事项

1. PDA 结扎术

PDA 结扎术适用于无并发症的绝大多数患者。

(1)左后外侧切口。

(2)探查导管。

(3)沿降主动脉切开纵隔胸膜,注意勿伤及淋巴管,对可疑者均要结扎。

(4)将切开之纵隔胸膜向肺动脉侧分离显露动脉导管,注意勿伤及喉返神经。

(5)钝性游离导管。

(6)套 10 号丝线 2 根,用导管钳夹闭动脉导管,观察患者血压有无明显变化。

(7)麻醉师协助降血压(平均动脉压在 8 kPa)[①]。

(8)先结扎动脉导管之主动脉端,震颤消失后,再结扎肺动脉端,在两结扎线之间贯穿缝合 1 针。

(9)缝合纵隔胸膜,冲洗胸腔,置胸腔闭式引流管,麻醉师膨肺后逐层关胸。

2. PDA 切断缝合术

PDA 切断缝合术适用于成人、粗大动脉导管并有较重肺动脉高压的患者,手术切口和显露与 PDA 结扎术相同。不同之处在于:①在游离导管前先在导管上、下方分离降主动脉并套带备出血用;②4 把导管钳要垂直导管将之夹闭,导管过短时主动脉侧可用 Potts-Smith 钳;③导管断端要缝合两层。

3. 心内畸形合并 PDA 结扎术

(1)正中切口。

(2)在肺动脉干远端探查。

(3)在肺动脉分叉处小心寻找并游离导管。

(4)用 10 号丝线结扎动脉导管两端。

(5)肺动脉压力高或牵拉心脏时发生心律失常,可建立体外循环后结扎 PDA。

4. 体外循环下切开肺动脉闭合 PDA

体外循环建立后,降温后切开肺动脉,手指或栓堵器堵闭动脉导管后再进行升主动脉阻断,或低温低流量下(时间短),经肺动脉闭合 PDA,一般直径<1.0 cm 可用带垫片无损伤线褥式缝合,结扎在肺动脉外,直径>1.0 cm 采用补片修复。

5. 介入 PDA 栓堵术

在 X 线透视下,局麻,经股动脉和(或)股静脉穿刺置入导管,上行至 PDA 处,植入栓堵材料。

6. 术中注意点

(1)经第 4 肋间或肋旁进胸。

(2)分离、切断导管时勿伤及喉返神经。

(3)结扎导管时用力平稳,结扎有度。

(4)若遇导管出血,先用手指压迫止血,之后采用相应补救措施,切勿随意用止血钳夹持。

---

①临床上仍习惯用毫米汞柱(mmHg)作为血压单位,1 kPa=7.5 mmHg。全书同。

(5)结扎导管前,应先暂时阻断导管通血流 3～5 min,观察心律、心率、血压无明显变化时方可处理。

七、术后管理

(1)控制液体入量。

(2)控制血压不能过高,血压高可使用血管扩张药。

八、预后

PDA 手术治疗安全有效,手术病死率在 1% 以下。

第四节　主动脉缩窄

先天性主动脉缩窄是指主动脉在与动脉导管连接处附近发育异常,形成局部管腔狭窄。占心血管畸形的 7%～14%。缩窄部位通常位于主动脉峡部,发生在无名动脉与左锁骨下动脉之间,称为主动脉弓缩窄。本病的预后不良,平均生存年龄为 32 岁。

一、分型及病理生理

1.分型

主动脉缩窄的范围通常比较局限,约 1 cm,也可为长段缩窄。缩窄的程度不一。临床上通常根据狭窄发生部位分为导管前型(又称婴儿型)、导管后型(又称成人型)和长段狭窄。常合并动脉导管未闭,房、室间隔缺损,主动脉瓣畸形(常见为主动脉瓣二瓣化),二尖瓣关闭不全,主动脉弓降部动脉瘤等。

2.病理生理

(1)缩窄的近心端高血压形成,使左心后负荷增加,引起左心室肥厚劳损。脑部血管长期承受高血压可出现脑血管硬化改变,甚至发生脑血管意外。

(2)缩窄远端血流减少,血压降低,甚至测不到。

(3)侧支循环的形成,其发展程度与缩窄程度及生存时间成正比,缩窄部近心端的血流通过锁骨下动脉的分支与胸部及下半身的动脉相沟通,包括乳内动脉、肩胛部动脉网、椎动脉、肋间动脉、腹壁上动脉、膈动脉。

二、诊断要点

1.症状

头痛、头晕、耳鸣、鼻出血、心悸、气短及心前区疼痛;下肢软弱、疲乏,甚至间歇性跛行,严重者可发生脑血管意外和左心衰竭。

2.体征

上肢血压高,下肢血压较上肢血压低,甚至测不到。上肢脉搏洪大,下肢脉搏细弱,甚至摸不到,左前胸部或背肩胛区可闻及Ⅱ～Ⅲ级收缩期杂音。

3.辅助检查

（1）心电图：左心室肥厚、劳损。

（2）心肺 X 线片：左心室大，升主动脉增粗。主动脉结大，主动脉峡部凹陷呈"3"字形征，扩张的肋间动脉形成双侧肋骨虫蚀样切迹（多见于第 4～7 肋）。

（3）超声心动图：左心室肥厚，升主动脉扩张，可见主动脉峡部缩窄征象。

（4）超高速 CT（UFCT）：可显示狭窄的部位、程度。

（5）主动脉造影或 DSA 检查：可明确狭窄部位及其与左锁骨下动脉的关系、动脉导管情况和侧支循环的状态及范围，还可明确心内并发畸形。

三、手术适应证及禁忌证

1.手术适应证

主动脉缩窄一经诊断均应手术解除主动脉梗阻。

（1）婴幼儿：导管前型缩窄多合并其他心内畸形，手术病死率高。

（2）儿童：4～8 岁为最佳手术年龄，以不超过 20 岁为宜。

（3）成人：及时手术。

2.手术禁忌证

（1）心肌损害严重或有心脏传导功能障碍者。

（2）心力衰竭未控制者。

（3）动脉壁有明显粥样硬化者

（4）心内畸形难以矫治者。

四、术前准备

（1）控制高血压。

（2）控制心力衰竭。

（3）控制血管内膜炎。

（4）警惕侧支循环不足：①术前下肢动脉不易触摸；②上下肢血压差不明显；③胸片：肋骨压迹不明显；④术中阻断主动脉后远端主动脉血管塌陷。

五、手术要点及注意事项

1.手术方式的选择

（1）缩窄部位切除及对端吻合术：①适应证：适应于单纯性主动脉缩窄，缩窄范围＜2.5 cm。②手术步骤：a.左后外侧切开第 4 肋间进胸；b.游离切断动脉导管或韧带；c.游离及结扎肋间动脉，必要时可切断 1～2 对肋间动脉；d.缩窄段切除及端端吻合：在缩窄段降主动脉近端及远端各置一把无创血管钳，切除狭窄段，用 4-0 聚丙烯线行间断或连续外翻缝合，排气后打结。

（2）缩窄段切除人造血管移植术。①适应证：a.缩窄范围长；b.狭窄后有动脉瘤形成者；c.狭窄部管壁呈退行性变难于缝者。②手术步骤：切除狭窄部后，用口径相同、长度适宜的人造血管做端端吻合。

（3）人工血管转流术。①适应证：a.适应狭窄范围广泛；b.狭窄部位不易显露；c.主动脉缩窄术后再狭窄。②手术步骤：吻合口选择。a.主动脉弓—降主动脉；b.左锁骨下动脉—降主动脉;c.升主动脉降—主动脉;d.升主动脉—腹主动脉。

切口选择应根据吻合位置不同而不同,可选择右后外切口或正中切口。人造血管跟主动脉吻合时,主动脉侧壁钳要牢固,主动脉切口大小要与人造血管口径相当。吻合时用聚丙烯线连续缝合,注意排气。

(4)主动脉缩窄成形术。①缩窄处切开补片:用 Dacron 片及聚丙烯线连续缝合,排气后打结。②左锁骨下动脉垂片成形术。a.经第 4 肋间左后外侧切口进胸;b.于椎动脉的近端切断左锁骨下动脉;c.切开主动脉缩窄并向后上延长至左锁骨下动脉,用聚丙烯线缝合。③改良左锁骨下动脉垂片成形术(保存左上肢血供),有 2 种办法。a.待左锁骨下动脉垂片成形术后切断左乳内动脉与降主动脉吻合;b.从左锁骨下动脉起始端离断,并纵行切开左锁骨下动脉至第 1 分支处,然后再与切开的主动脉狭窄处相吻合。

2.注意点

(1)游离动脉导管时勿伤及喉返神经。

(2)沿降主动脉切开纵隔胸膜时勿伤及淋巴管。

(3)结扎肋间动脉数目应尽量少。

(4)术中发现侧支循环差时,应及时采用左心转流或架临时血管桥,以保护脊髓、腹腔脏器及脑部血管。

六、术后管理

(1)术后高血压:应用降压药和 β-受体阻滞剂。

(2)术后出血:术后患者不宜过早下床,一旦发现出血应及早手术。

(3)脊髓缺血性损伤:及早应用保护脊髓药物。

(4)假性动脉瘤:一旦发现应再次手术。

(5)喉返神经损伤:及时处理。

(6)乳糜胸:观察几日无效后应手术。

(7)腹痛:可能是术后内脏血压骤然升高所致,可用降压药和止痛药物处理,伴有腹胀者应禁食,胃肠减压。

七、预后

单纯性主动脉缩窄手术病死率已降至 2%～4%,再缩窄二次手术的病死率为 5%～10%。最常见的死亡原因为术后出血。术后 50% 的病例血压恢复正常(Subcluster 报道),5%～10% 的病例有永久残存性高血压(Gddring 报道)。

第五节　主动脉中断

一、概述

主动脉中断主要为主动脉的某一段完全阙如或发育不全形成闭锁,使升主动脉、降主动脉之间失去正常连接,大多数病例合并动脉导管未闭或室间隔缺损,称之为"Holt-Oram"综合征或上肢血管畸形综合征。

二、分型及病理生理

1.分型

主动脉中断分为 3 型。

(1)A 型:中断处位于左锁骨下动脉起始部的远端,即原来主动脉峡部的位置,又称之为主动脉峡部阙如。此型约占 40%。

(2)B 型:中断处位于左锁骨下动脉与左颈总动脉之间。此型约占 55%,又分为 4 个亚型:①B₁ 型:合并动脉导管未闭及右迷走锁骨下动脉;②B₂ 型:合并双动脉导管未闭及右锁骨下动脉单独发自升主动脉;③B₃ 型:合并动脉导管未闭及右肺动脉发自升主动脉;④B₄ 型:合并双动脉导管未闭、右位主动脉弓及左锁骨下动脉发自升主动脉。

(3)C 型:中断处位于无名动脉与左颈总动脉之间,此型仅占 5%。

2.病理生理

由于畸形原因,中断部以远弓降部主动脉的血流通过未闭动脉导管由右心提供,患儿出生后由于肺循环阻力降低,经室间隔缺损产生大量左向右分流,导致充血性心力衰竭。合并动脉导管狭小或左心室流出道梗阻者,常致难治性心力衰竭,大部分病例在此阶段死亡,存活者则出现肺动脉高压。

三、诊断要点

1.症状与体征

主动脉中断的临床特点有:①早期发生充血性心力衰竭。②有差异性发绀,但当心内分流变为双向时,差异性发绀则不明显;当合并大血管转位时,差异性发绀呈现倒转性,即下肢红、上肢紫。③四肢血压和脉搏不等。④严重肺动脉高压。

2.辅助检查

(1)X 线检查:正位片上显示心脏扩大、肺动脉段突出,可呈瘤状扩张。看不到主动脉结,左前斜位片显示主动脉与降主动脉延续不清。

(2)心电图:可正常或有左、右心室肥厚。

(3)超声心动图:胸骨上窝探测,可观察主动脉中断部位及发现心内合并畸形。

(4)右心导管检查:心导管可以通过未闭的动脉导管进入降主动脉。降主动脉及股动脉血氧饱和度明显降低,升主动脉血氧则多正常。此外,可有肺动脉高压及肺循环阻力增高表现。

(5)心血管造影:可确定诊断。①左心室及升主动脉造影时降主动脉不显影,弓部内腔闭锁处显示完全阻塞;②右心室及肺动脉影可显示,动脉导管与降主动脉顺序显影,但升弓部不显影;③显示心内合并畸形。

四、手术适应证及禁忌证

1.手术指征与手术时机

一旦确诊,主张尽早手术治疗。

(1)出生后即有症状者需行急诊手术。

(2)症状较轻、肺动脉压力轻度增高者,可推迟手术时间,但必须在严重肺动脉高压形成之前及时进行手术。

2.禁忌证

(1)已经发生不可逆性肺血管病变者。

(2)合并的心内畸形难以手术矫治者。

(3)合并法洛四联症、永存动脉干以及左心室流出道梗阻等心内畸形时,不能仅行主动脉连续性重建,必须采取一期根治性手术。

五、手术方法及注意事项

1.主动脉连续性重建术

(1)人工血管转流术:适用于各型主动脉弓中断。包括:①升主动脉—中断远端弓降部主动脉人工血管转流术;②升主动脉—腹主动脉人工血管转流术等方法。

(2)动脉间直接吻合术。①主动脉对端吻合术:适用于婴幼儿且中断距离较短的病例;②左锁骨下动脉与中断近端主动脉弓吻合术:适用于B、C两型主动脉弓中断;③左颈总动脉与中断远端主动脉吻合术:适用于A型主动脉弓中断。

2.主动脉中断合并心内畸形的一期修复术

需根据畸形具体情况,妥善加以修复。

3.注意事项

(1)避免脑血栓的发生。

(2)对于复杂畸形病例,更应注意心肌保护,其措施包括:降温适当,灌注充分有效,停止循环时间不宜过长等。

六、术后管理

基本与一般婴儿或儿童的心内直视手术相同,但需注意早期并发症,如低心排出量综合征、充血性心力衰竭、继发性出血的发现和处理。

主动脉中断的自然预后很差,75%在出生后1个月内死亡,90%在1岁内死亡。目前,一期手术和分期手术的早期生存率已达80%以上,1~9年随访生存率已达60%~85%,说明远期效果尚满意。

第六节　　法洛四联症

一、概述

法洛四联症(TOF)是根据Fallot所提出的4种病理解剖:①肺动脉流出道狭窄;②高位室间隔缺损;③主动脉骑跨(右移);④右心室肥厚诊断的。它是一种常见的先天性心脏病,占先天性心血管畸形的12%~14%,发绀型心脏畸形中占50%~90%。本病的平均死亡年龄为12岁,严重病例多在2岁内死亡。其预后主要取决于肺动脉口梗阻的程度、侧支循环的数量以及右向左的分流量。

二、发病机制

(1)法洛四联症是属于圆锥动脉干的心脏畸形,其主要发生障碍是胚胎5~6周时圆锥动脉干产生反向转动。结果主动脉瓣保持胚胎位置,位于肺动脉瓣的右侧。另外,远侧圆锥隔亦保持胚胎时未反向转动的方向,即壁束止于圆锥前壁。当近侧圆锥吸收和未反向转支的远侧圆锥隔套入心内时,则右心室流出道小于左侧而产生阻塞。在此阻塞的基础上,圆锥肌肉肥厚又加重原有的阻塞。

(2)法洛四联症的病理生理完全取决于它的特征性肺动脉狭窄和室间隔缺损两种畸形相互影响及其后果。其主要表现为两心室收缩压高峰相等、心内分流和肺动脉血流减少,以及慢性低氧血症而致的红细胞增多症和肺部侧支循环增粗等。

(3)两心室收缩压相等是法洛四联症血流动力学的主要特征。

三、诊断要点

1.症状

法洛四联症的临床表现,在很大程度上取决于肺动脉狭窄的程度,狭窄程度愈重则临床表现也愈重。

(1)发绀:这是法洛四联症的主要症状,病变严重出生时出现发绀且逐年加重,出现肺部侧支循环丰富时发绀可减轻。

(2)呼吸困难和活动能力差:多数在出生后6个月开始出现,有时产生发绀加重缺氧发作,出现昏厥,有时甚至昏迷抽搐致命。

(3)蹲踞:是法洛四联症的特征性姿态,成人罕见。

(4)法洛四联症的并发症:在缺氧发作时,因脑缺氧可产生脑损害(如脑脓肿、脑静脉血栓形成、脑栓塞)。此外,尚可发生亚急性细菌性心内膜炎和肺结核等。

2.体征

患者生长发育迟缓,肌肉和皮下组织松软。常有杵状指(趾),多在发绀出现后1~2年内发生,逐渐加重,严重程度与缺氧有关。心脏检查:多数患者心前区无畸形,心尖搏动弥散、增强。胸骨左缘第2或第3、4肋间可听到Ⅱ~Ⅲ级喷射性收缩期杂音,有时伴有震颤,肺动脉区第二心音明显减低甚至消失。

3.辅助检查

(1)实验室检查:①红细胞计数、血红蛋白和红细胞比容升高,并与发绀轻重成比例;②动脉血氧饱和度下降;③严重发绀患者血小板计数和纤维蛋白原明显减少,有时凝血、凝血酶原时间延长;④尿蛋白有时阳性,多见于成人法洛四联症,特别是有高血压者。

(2)心电图检查:均为电轴右偏或右心室肥厚,P波高大表示右心房肥大,20%有不完全性右束支传导阻滞。

(3)X线检查:后前位胸片示"靴形心",肺血管纹理细小,心腰部凹陷。

(4)超声心动图检查:可显示主动脉骑跨、室间隔缺损,并能测量肺动脉主干及左、右肺动脉的内径,左心室的大小及左心室的功能等。

(5)心导管和选择性右心室造影:导管检查可测定两心室收缩压相等,可排除小室间隔缺损合并漏斗部狭窄或单纯肺动脉瓣狭窄。肺动脉与右心室的压力曲线可以确定右心室流出道梗阻的部位和有无肺动脉瓣狭窄。

选择性右心室造影可显示右心室流出道的解剖、主动脉骑跨的程度、室间隔缺损的位置及大小。

(6)磁共振及 UFCT 检查：显示主动脉骑跨、室间隔缺损的位置和肺动脉及右心室流出道狭窄的情况,对诊断有一定帮助。

4.鉴别诊断

(1)室间隔缺损和肺动脉狭窄:在无发绀型四联症的患者中,易被误诊为室间隔缺损或单纯肺动脉瓣狭窄,应注意鉴别。

(2)法洛三联症:①出现发绀较晚,杵状指(趾)较轻;②蹲踞较少见;③胸骨左缘第 2 肋间有喷射性收缩期杂音,时限较长而响亮,伴有震颤;④X 线表现除右心室增大外,右心房明显增大,肺血正常或减少;⑤心电图表现右束支传导阻滞,并常见有巨大 P 波等特点。

(3)右室双出口:主动脉及肺动脉均起源于右心室,室间隔缺损是左心室血流的唯一出路,心血管造影示主动脉和肺动脉在同一冠状水平面及主动脉口在右心室等特点。

(4)艾森曼格综合征:与法洛四联症不同点在于发绀出现较晚、较轻。X 线示周围血管细小而肺门血管突出。心导管检查,肺动脉压明显升高,肺阻力增大,而法洛四联症则肺动脉压力较低。

(5)永存动脉干:①出生后即有发绀;②肺动脉区第二心音增强,心前区可闻及双期杂音,但不连续;③X 线检查,其主动脉结在锁骨水平以上,而法洛四联症的主动脉结在锁骨下。

四、临床分级

1.轻症

(1)发育可。

(2)发绀、杵状指轻微。

(3)偶尔蹲踞,活动轻度受限。

(4)血红蛋白<170 g/L。

(5)血氧饱和度>85%。

(6)主动脉骑跨<25%。

(7)肺动脉发育正常。

2.中症

(1)发育较差。

(2)有明显发绀、杵状指。

(3)经常蹲踞,活动明显受限。

(4)血红蛋白(170～200g)/L。

(5)血氧饱和度 70%～85%。

(6)主动脉骑跨 25%～50%。

(7)肺动脉轻度发育不全。

3.重症

(1)发育差。

(2)明显发绀、杵状指。

(3)频繁蹲踞,活动更明显受限。

(4)血红蛋白＞200 g/L。

(5)血氧饱和度＜70%。

(6)主动脉骑跨＞50%。

(7)肺动脉发育差。

五、手术适应证及禁忌证

1. 手术适应证

不受年龄限制,择期限手术年龄以 7～10 岁为宜,6 岁以下儿童如有反复缺氧发作而肺动脉发育良好者,可提前手术矫治。

2. 手术禁忌证

(1)周围肺动脉发育、左心室发育小者为手术的相对禁忌证,可行姑息性手术。

(2)体循环和肺动脉吻合术后出现严重肺动脉高压者为手术禁忌证。

六、术前准备

(1)注意避免缺氧发作,纠正贫血及 β-受体阻滞剂的应用。

(2)预防感染,避免脱水。

(3)其他准备同体外循环直视手术。

七、手术方法及注意事项

1. 姑息性手术

姑息性手术目的在于使患者肺血流增多,从而改善症状。由于心脏外科的发展,绝大多数法洛四联症患者均可采用矫正手术,而姑息手术逐年减少。主要姑息手术有以下几种。

(1)锁骨下动脉与肺动脉吻合术(Blalock-Taussig 手术)。

(2)升主动脉与右肺动脉吻合术(Waterston 手术)。

(3)降主动脉与左肺动脉吻合术(Pots 手术):吻合口大可导致肺水肿、肺动脉高压和动脉瘤的危险及 2 次心内矫治时闭合吻合口困难,目前很少应用。

(4)上腔静脉与右肺动脉吻合术(Glenn 手术):将上腔静脉血流直接引入右肺循环,虽然有些患者效果良好,但对心内矫治术造成极大的困难。

(5)闭式漏斗部切除和肺动脉瓣切开术(Brock 手术):此手术很难掌握,临床很少应用。

(6)升主动脉与肺动脉吻合术:适用于 3 个月以内的婴儿。

2. 矫治性手术

儿童和成人应在中度低温体外循环下进行;婴幼儿(＜7.0 kg)则在深低温停循环和伴有限体外循环下实施。

(1)右心室流出道梗阻的解除:切开右心室,切除部分粗大的壁束和隔束,解除漏斗部狭窄,使漏斗间隔向后移,扩大右心室流出道。

(2)室间隔缺损的修补:应补片修复,不宜直接缝合,用间断带垫片水平褥式缝合补片。在修补室间隔缺损周缘时,达到圆锥乳头肌后,应特别注意,仅能浅缝不能绕间隔嵴深缝,以免损伤传导束。

(3)右心室流出道重建:应根据具体情况行单纯流出道补片、跨肺动脉环补片加宽、右心室—肺动脉人工血管或同种异体带瓣大动脉重建等手术。

(4)合并畸形的矫治手术。①合并房间隔缺损:四联症矫治后修补房间隔缺损。②合并动脉导管未闭:可在转流后立即心外结扎或切开肺动脉缝合。但在灌注停跳液时,应用手指压住未闭动脉导管,防止灌注肺发生。③合并冠状动脉畸形:术前应对冠状动脉情况详细了解,术中遇到畸形冠状动脉,应避开畸形动脉进行手术。

3.术中注意事项

(1)体外循环时降温和变温要缓慢均匀,鼻温和肛温差不超过 10℃,有利于保护肺脏。

(2)当前降支起自右冠状动脉横越于右室流出道上时,注意不要误伤。对瓣环无须扩大者,可在前降支下方做横切口进行手术。对瓣环需要扩大,前降支外形清楚,无许多小分支容易将其解剖出用丝线拉起,可行纵切口手术。但如前降支很难分清边界,为保全冠脉,只应作右室—肺动脉外管通。又当切口误伤前降支时,则应行冠脉搭桥术。

(3)右心室流出道切口不能偏右,否则易损伤主动脉瓣。

(4)疏通右室流出道要满意,切除异常肥大肌束要适度,不要破坏心肌收缩的物理结构。不要过分地切除或切断隔束,以免损害右室壁的冠状动脉分支产生室壁坏死和损伤室间隔而穿孔。对壁束切除不能太深,以免切穿损伤主动脉窦半月瓣。

(5)跨环补片者要最大限度避免肺动脉瓣反流。对婴幼儿应充分估计左肺动脉起始处的潜在狭窄,争取一次手术解决。

(6)成人法洛四联症因心肌纤维化重,易水肿,右心室切口和室缺边缘缝合时一定要结实可靠,否则易造成术后出血和残余分流。

八、术后管理

法洛四联症心内矫治术后,需严密监测 2～3 d,术后常规给予应用辅助呼吸 8～12 h,出现低心排出量时,应适当延长。尿量应≥20 mL/h,尿少时给予利尿剂。术后常规应用洋地黄和抗生素。加强呼吸道管理,保持呼吸道通畅,适当限制吸入氧量。

九、术后特殊问题的处理

1.低心排出量综合征

法洛四联症矫治术后的发生率较高(22%),也是死亡常见原因。产生原因常为灌注技术和心肌保护不满意、血容量不足、心内畸形矫治不完善,尤其是右心室流出道梗阻未能充分解除,以及心脏压塞等。若无血容量不足或心脏压塞,则应用多巴胺,少数加用异丙肾上腺素或硝普钠,以增加心肌收缩力并减轻心脏负荷。

2.室间隔缺损残余漏

术后发生率为 3%～5%,多因修补不全或补片裂开所致。早期有左心衰竭的表现,应尽早修复。

3.房室传导阻滞

直接缝合或 Robicsek 法修补室间隔缺损,术后发生传导阻滞者较多,采用补片修补后,发生率大大减少(约 1.5%)。一旦发生房室传导阻滞,可安置临时或永久心脏起搏器起搏。

4.出血

术后心包引流量超过 250 mL/h,经药物治疗无效时,应在术后 4 h 内开胸止血。

十、预后

法洛四联症矫治手术的效果非常令人满意,手术病死率逐年下降,目前病死率为3％,跨环补片的病死率是5％,晚期病死率为2.9％。术后临床症状明显改善,发绀消失,活动能力增强,绝大多数均能参加重体力劳动。有高血压者术后立即恢复正常,蛋白尿术后1个月消失。

第七节　主动脉窦瘤破裂

一、概述

主动脉窦可由于发育缺陷而形成瘤样膨出,称之为主动脉窦瘤。瘤体破裂至心腔的某部,可产生大量分流,称为主动脉窦动脉瘤破裂,又称佛氏动脉瘤破裂或主动脉心脏瘘。本病并不罕见,约占先天性心脏病的2％。多发生于男性,男女之比约为4:1。本病于儿童期较少见,多在青壮年期因瘤体破裂而发病。窦瘤一旦破裂,均不能自行愈合,如不及时手术治疗病情可迅速恶化。死亡原因是右心衰竭或感染性心内膜炎。

二、病理生理

主动脉窦动脉瘤破裂后,主动脉的血液立即注入心腔,常见破入右心室或右心房,引起自左向右分流,体循环血流量减少,肺循环血量增多,出现右心肥厚及肺动脉高压,甚至右心衰竭。另外,窦瘤破裂后,还可能造成主动脉瓣失去支撑而导致主动脉瓣关闭不全,出现相应的病理生理改变。

三、诊断要点

1.症状

在窦瘤未破裂时,多数患者无症状。瘤体破裂常发生于剧烈运动或重体力劳动时,亦有少数休息时发生。表现为迅速出现的剧烈胸痛,并向颈、肩及背部放射,同时伴有心悸、气急、呼吸困难、昏厥或呈休克状态,重者迅速发生心力衰竭。破入心包腔内者,产生急性心脏压塞症状,如不及时手术救治,患者可迅速死亡。破裂者多出现于青春期后,30岁以前。

2.体征

主要有:①脉搏减弱;②脉压加大、水冲脉和毛细血管搏动;③胸骨左缘第3、4肋间摸到震颤,并可听到一个典型的浅表粗糙Ⅳ～Ⅴ级的连续性杂音,以舒张期为主,并向整个心前区传导,肺动脉瓣第2心音亢进。

3.辅助检查

(1)心电图检查:多显示左心室肥厚和劳损,束支传导阻滞。

(2)X线检查:未破裂时无异常发现,破裂者心影逐渐扩大,肺野充血,肺动脉段突出,透视可见肺门舞蹈症。

(3)超声心动图检查:显示主动脉根部增宽,左心室容量负荷过度,内径增加。如为右冠窦,可显示右冠瓣超越主动脉前壁而突入右心室流出道,而在右心室流出道可见一额外的窦瘤的异常回声。

(4)心导管检查及造影:右心导管检查提示有左向右分流。主动脉逆行造影检查,对诊断有决定意义。

4.鉴别诊断

(1)动脉导管未闭、主动脉肺动脉间隔缺损均无突发病史。自幼就有心脏病史,连续性杂音的位置较高。升主动脉逆行造影检查能决定诊断。

(2)房间隔缺损、室间隔缺损:均无突发病史和连续性杂音,比较容易鉴别。

(3)冠状动脉瘘:无突发病史,查体时在心前区可听到Ⅱ~Ⅲ级的连续性杂音,较表浅,有时局部可伴有震颤。右心导管检查和升主动脉逆行造影检查可做出鉴别。

四、手术适应证及禁忌证

1.手术适应证

破裂的主动脉窦动脉瘤患者,一般只能存活1年左右,因此,一经确诊即应及时手术。未破裂者,如合并有室缺、主动脉瓣关闭不全,右室流出道梗阻等应手术切除窦瘤并修补加固,同时纠治其他合并畸形。

2.手术禁忌证

经积极治疗后右心衰竭症状不见好转甚至恶化者,手术危险性极大,慎重考虑手术同时伴有主动脉瓣关闭不全而又无置换条件时,可作为相对手术禁忌证。

五、术前准备

同其他体外循环手术,心功能较差的患者,除强心、利尿治疗外,还应使用血管扩张剂等治疗。

六、手术方法及注意事项

1.手术要点

(1)右心室切口:是较常使用的方法,暴露较好,修补方便且完善。

(2)主动脉根部切口:目前多采用此切口,它既可减少心室切口的损伤和主动脉瓣扭曲及变形危险,又可较准确地进行修补。同时又适用于主动脉瓣成形或主动脉瓣置换术。

(3)心房切口:当主动脉窦动脉瘤破入心房时,可采取切开房间沟至左或右心房进行手术;如暴露不好,可再切开主动脉根部进行修补。

(4)切开主动脉根部及右心室切口:适用于主动脉瓣须做瓣环成形和室间隔缺损较大需要补片缝补时。

(5)肺动脉根部切口:主动脉窦动脉瘤破入肺动脉根部时,此路径显露最佳。

2.注意事项

(1)对重度主动脉瓣关闭不全的患者,应按照主动脉瓣病变的不同情况予以纠正,必要时需行主动脉瓣置换术。

(2)在修补缺损及处理合并畸形时,剪除瘤体时要保留2~3 mm的边缘,做缝合固定用。破口在1 cm以下,边缘组织较韧,可直接缝合。破口>1 cm,边缘组织较薄或主动脉瓣关闭不全较严重时,须用补片修补。合并的室间隔缺损多的膜部缺损,呈新月形,多可直接缝合。

（3）2个主动脉窦动脉瘤合并罕见畸形的处理。①瘤体切除后在主动脉根部直接修补后，行主动脉瓣置换术；②瘤体切除后，补片行主动脉根部修补与瓣膜成形术；③动脉瘤与主动脉根部一并切除，人造血管替换，主动脉瓣成形术；④瘤体切除后用人造血管替换，主动脉瓣置换，并行冠状动脉与人造血管吻合。

七、术后管理

1. 低心排征

临床表现有心率快、血压低、烦躁、尿少、末梢血运差、脉压差小、静脉压高等。须应用血管活性药（常用的药物有多巴胺、多巴酚丁胺 $1\sim10~\mu g/(kg \cdot min)$，可单独使用，亦可联合使用硝普钠等）。

2. 心脏压塞

心脏压塞为较严重的并发症，临床症状与低心排征相似，但心音低，往往有引流液突然减少，引流管内有血块挤出，胸部 X 线片检查，纵隔增宽、心影增大。疑有心脏压塞，应紧急剖胸止血，清除血块。

3. 其他

同体外循环术后处理。

八、预后

破裂的动脉瘤或主动脉窦心腔缺损经手术治疗后，症状可立即改善，脉压正常，杂音消失，心影缩小，手术病死率在 10% 左右。

第二章　心脏瓣膜病

第一节　二尖瓣关闭不全

一、病因

二尖瓣关闭不全(mitral incompetence,MI)严格来说不是一种原发病而是一种临床综合征。任何引起二尖瓣复合装置包括二尖瓣环、瓣膜、腱索、乳头肌病变的因素都可导致二尖瓣关闭不全,其诊断容易但确定病因难。按病程进展的速度和病程的长短可分为急性和慢性。

(一)慢性病变

慢性二尖瓣关闭不全进展缓慢、病程较长,病因包括以下几点。

(1)风湿性心脏病,在不发达国家风湿性心脏病引起者占首位,其中半数以上合并二尖瓣狭窄。

(2)退行性病变,在发达国家,二尖瓣脱垂为最多见原因;二尖瓣黏液样退行性变、二尖瓣环及环下区钙化等退行性病变也是常见原因。

(3)冠心病,常见于心肌梗死致乳头肌功能不全。

(4)其他少见原因,先天性畸形、系统性红斑狼疮、风湿性关节炎、心内膜心肌纤维化等。

(二)急性病变

急性二尖瓣关闭不全进展快、病情严重、病程短,病因包括以下几点。

(1)腱索断裂,可由感染性心内膜炎二尖瓣脱垂、急性风湿热及外伤等原因引起。

(2)乳头肌坏死或断裂,常见于急性心肌梗死致乳头肌缺血坏死而牵拉作用减弱。

(3)瓣膜毁损或破裂,多见于感染性心内膜炎。

(4)心瓣膜替换术后人工瓣膜裂开。

二、病理生理

由于风湿性炎症使二尖瓣瓣膜纤维化、增厚、萎缩、僵硬、畸形,甚至累及腱索和乳头肌使之变粗、粘连、融合缩短,致使瓣膜在心室收缩期不能正常关闭,血液由左心室向左心房反流,病程长者尚可见钙质沉着。

(一)慢性病变

慢性二尖瓣关闭不全者,依病程进展可分为左心室代偿期,左心室失代偿期和左心衰竭期3个阶段。

二尖瓣关闭不全时,在心室收缩期左心室内的血流存在两条去路,即通过主动脉瓣流向主动脉和通过关闭不全的二尖瓣流向左心房。这样,在左心房舒张期,左心房血液来源除通过四条肺静脉回流外,还包括左心室反流的血液而使其容量和压力负荷增加。由于左心房顺应性好,在反流血液的冲击下,左心房肥大,缓解了左心房压力的增加,且在心室舒张期,左心房血液迅速注入左心室而使容量负荷迅速下降,延缓了左心房压力的上升,这实际上是左心房的一种代偿机制,体积增大而压力正常,可使肺静脉与肺毛细血管压长期维持正常。与急性二尖瓣关闭不全相比,肺淤血发生晚、较轻,患者主述乏力而呼吸困难。

对于左心室,在心室收缩期由于反流,使得在舒张期时由左心房流入左心室的血液除了正常肺循环回流外还包括反流的部分,从而增加了左心室的容量负荷。早期左心室顺应性好,代偿性扩大而使左心室舒张末期压力上升不明显,且收缩时左心室压力迅速下降,减轻了室壁紧张度和能耗而有利于代偿。左心室这种完善的代偿机制,可在相当长时间(大于 20 年)无明显左心房肥大和肺淤血,左心输出量维持正常而无临床症状。但一旦出现临床症状说明病程已到一定阶段,心输出量迅速下降而致头昏、困倦、乏力,迅速出现左心衰竭、肺水肿、肺动脉高压和右心衰竭,心功能达 IV 级,成为难治性心力衰竭,病死率高,患者出现呼吸困难、体循环淤血症状。

(二)急性病变

急性二尖瓣关闭不全早期反流量大,进展迅速,左心房、左心室容量和压力负荷迅速增加,没有经过充分的代偿即出现急性左心衰竭,使得心输出量迅速下降,心室压力上升,左心房及肺静脉压迅速上升,导致肺淤血和肺间质水肿。患者早期即出现呼吸困难、咯血等左心衰竭和肺淤血症状,病程进展迅速,多较快死于急性左心衰竭。由于来不及代偿,左心房、左心室肥大不明显,X 线检查示左心房、左心室大小正常,反流严重者可见肺淤血和肺间质水肿征象。

三、临床表现

(一)症状

1. 慢性病变

患者由于左心良好的代偿功能而使病情有无症状期长,有症状期短的特点。

(1)代偿期:左心代偿功能良好,心输出量维持正常,左心房压力及肺静脉压也无明显上升,患者可多年没有明显症状,偶有因左心室舒张末期容量增加而引起的心悸。

(2)失代偿期:患者无症状期长,通常情况下,从初次感染风湿热到出现明显二尖瓣关闭不全的症状,时间可长达 20 年之久。但一旦出现临床症状即说明已进入失代偿期。随着左心功能的失代偿,心输出量迅速下降,患者出现疲劳、头昏、乏力等症状。左心室舒张末期压力迅速上升,左心房、肺静脉及肺毛细血管压上升,引起肺淤血及间质水肿,出现劳力性呼吸困难,开始为重体力劳动或剧烈运动时出现,随着左心衰竭的加重,出现夜间阵发性呼吸困难及端坐呼吸等。

(3)右心衰竭期:肺淤血及肺水肿使肺小动脉痉挛硬化而出现肺动脉高压,继而引起右心衰竭,患者出现体循环淤血症状,如肝大、上腹胀痛、下肢水肿等。

2. 急性病变

轻度二尖瓣反流仅有轻度劳力性呼吸困难。严重反流,病情常短期内迅速加重,患者出现呼吸困难,不能平卧,咯粉红色泡沫痰等急性肺水肿症状,随后可出现肺动脉高压及右心衰竭征象。若处理不及时,则心输出量迅速下降出现休克,患者常迅速死亡。

(二)体征

1. 慢性病变

(1)代偿期。

1）心尖搏动：呈高动力型，左心室肥大时向左下移位。

2）心音：①瓣叶缩短所致的重度关闭不全（如风湿性心脏病），S_1 常减弱；②S_2 分裂，代偿期无肺动脉高压时，由于左心室射血时间缩短，主动脉提前关闭，产生 S_2 分裂，吸气时明显；失代偿产生肺动脉高压后，肺动脉瓣延迟关闭可加重 S_2 分裂；③心尖区可闻及 S_3，一般出现在第二心音后 0.10～0.18 s，是中重度二尖瓣关闭不全的特征性体征，卧位时明显，其产生是由于血液大量快速流入左心室使之充盈过度，引起肥大的左心室壁振动所致。

3）心脏杂音：心尖区全收缩期吹风样杂音，是二尖瓣关闭不全的典型体征。其强度取决于瓣膜损害程度、反流量及左心房、室压差，可以是整个收缩期强度均等，也可以是收缩中期最强，然后减弱。杂音在左心衰竭致反流量小时可减弱，在吸气时由于膈下降，心脏顺时针转位，回左心血流量减少，杂音相应减弱，呼气时相反。

杂音一般音调高、粗糙、呈吹风样、时限长，累及腱索或乳头肌时呈乐音样。其传导与前后瓣的解剖位置结构和血液反流方向有关，在前交界和前瓣损害时，血液反流至左心房的左后方，杂音可向左腋下和左肩胛间区传导；后交界区和后瓣损害时，血液冲击左心房的右前方，杂音可传导至肺动脉瓣区和主动脉瓣区；前后瓣均损害时，血液反流至左心房前方和左右侧，杂音向整个心前区和左肩胛间部传导。

心尖区舒张中期杂音，系由于发生相对性二尖瓣狭窄所致。通过变形的二尖瓣口血液的速度和流量增加，产生一短促、低调的舒张中期杂音，多在 S_3 之后，无舒张晚期增强，S_3 和它的出现提示二尖瓣关闭不全为中至重度。

（2）失代偿期（左心衰竭期）：心前区可触及弥散性搏动，心尖区可闻及舒张期奔马律，全收缩期杂音减弱。

（3）右心衰竭期：三尖瓣区可闻及收缩期吹风样杂音。由于右心衰竭，体静脉血回流障碍产生体循环淤血，患者可有颈静脉怒张、搏动，肝大，肝颈静脉回流征阳性，腹腔积液及下垂性水肿等。

2.急性病变

患者迅速出现左心衰竭，甚至出现肺水肿或心源性休克，常迅速死亡。

四、辅助检查

（一）心电图检查

病情轻者无明显异常，重者 P 波增宽，可有双峰，同时左心室肥大、电轴左偏，病程长者心房颤动较常见。急性者，心电图可正常，窦性心动过速常见。

（二）X 线检查

慢性二尖瓣关闭不全早期，左心房、左心室形态正常，晚期左心房、左心室显著增大且与病变严重程度成比例，有不同程度肺淤血及间质水肿，严重者有巨大左心房，肺动脉高压和右心衰竭征象。偶可见瓣膜瓣环钙化，随心脏上下运动，透视可见收缩期左心房膨胀性扩大。

急性者心脏大小正常，反流严重者可有肺淤血及间质水肿征象，1～2 周内左心房、左心室开始扩大，一年还存活者，其左心房、左心室扩大已达慢性患者程度。

（三）超声心动图检查

（1）M 型 UCC：急性者心脏大小正常，慢性者可见左心房、左心室肥大，左心房后壁与室间隔运动幅度增强。

（2）二维超声心动图（UCG）检查：可确定左心室容量负荷,评价左心室功能和确定大多数病因,可见瓣膜关闭不全,有裂隙,瓣膜增厚变形、回声增强,左心房、左心室肥厚,肺动脉增宽。

（3）多普勒超声心动图检查：可见收缩期血液反流,并可测定反流速度,估计反流量。

（四）心导管检查

一般没有必要,但可评估心功能和二尖瓣关闭不全的程度,确定大多数病因。

五、并发症

急性者较快出现急性左心衰竭,慢性者与二尖瓣狭窄相似,以左心衰竭为主,但出现晚,一旦出现则进展迅速。感染性心内膜炎较常发生（＞20％）,体循环栓塞少见,常由感染性心内膜炎引起,心房颤动发生率高达75％,此时栓塞较常见。

六、诊断与鉴别诊断

（一）诊断

根据典型的心尖区全收缩期吹风样杂音伴有心电图示左心房、左心室肥大,诊断应不困难。但应结合起病急缓、患者年龄、病情严重程度、房室肥大情况及相应辅助检查来确定诊断及明确病因。

（二）鉴别诊断

1.相对性二尖瓣关闭不全

由扩大的左心室及二尖瓣环所致,但瓣叶本身活动度好,无增厚、粘连等。杂音柔和,多出现在收缩中晚期。常有高血压、各种原因的主动脉瓣关闭不全或扩张型心肌病、心肌炎、贫血等病因。

2.二尖瓣脱垂

可出现收缩中期喀喇音—收缩晚期杂音综合征。喀喇音是由于收缩中期,拉长的腱索在二尖瓣脱垂到极点时骤然拉紧,瓣膜活动突然停止所致。杂音是由于收缩晚期,瓣叶明显突向左心房,不能正常闭合所致。轻度脱垂时可仅有喀喇音,较重时喀喇音和杂音均有,严重时可只有杂音而无喀喇音。

3.生理性杂音

杂音一般为1～2级,柔和,短促,位于心尖和胸骨左缘。二尖瓣关闭不全的临床表现及实验室检查与血流动力学变化密切相关,血流动力学发展的每一阶段,均可引起相应的临床表现及实验室检查结果。

七、内科治疗

急性者一旦确诊,经药物改善症状后应立即采取人工瓣膜置换术,以防止变为慢性而影响预后,积极的内科治疗仅为手术争取时间。

慢性患者由于长期无症状,一般仅需定期随访,避免过度的体力劳动及剧烈运动,限制钠盐摄入,保护心功能,对风心病患者积极预防链球菌感染与风湿活动及感染性心内膜炎。如出现心功能不全的症状,应合理应用利尿剂、ACE抑制剂、洋地黄、β-受体阻滞剂和醛固酮受体拮抗剂。血管扩张剂,特别是减轻后负荷的血管扩张剂,通过降低左心室射血阻力,可减少反流量,增加前向心输出量,从而产生有益的血流动力学作用。慢性患者可用ACE抑制剂,急性者可用硝普钠、硝酸甘油或酚妥拉明静脉滴注。洋地黄类药物宜用于心功能Ⅱ、Ⅲ、Ⅳ级的患者,对伴有快心室率心房颤动者更有效。晚期的心力衰竭患者可用抗凝药物防止血栓栓塞。

八、预后

慢性二尖瓣关闭不全患者代偿期较长,可达 20 年。一旦失代偿,病情进展迅速,心功能恶化,成为难治性心力衰竭。

心功能Ⅰ~Ⅲ级患者内科治疗后 5 年生存率为 80%,10 年生存率近 60%;而心功能Ⅳ级患者,内科治疗 5 年生存率仅 45%。

急性二尖瓣关闭不全患者多较快死于急性左心衰竭。

第二节　二尖瓣狭窄

一、病因与病理

(一)风湿热

虽然近几十年来风湿性心脏瓣膜病的发生率逐年降低,但仍是临床上二尖瓣狭窄(mitral stenosis,MS)的常见病因。风湿性心脏病患者中约 25% 为单纯二尖瓣狭窄,40% 为二尖瓣狭窄并二尖瓣关闭不全,其中女性患者占 2/3。一般而言,从急性风湿热发作到形成重度二尖瓣狭窄,至少需 2 年,在温带气候大多数患者能保持 10 年以上的无症状期。风湿热反复多次发作者易罹患二尖瓣狭窄。

风湿性二尖瓣损害,早期病理变化为瓣膜交界处和基底部发生水肿、炎症及赘生物形成,随后由于纤维蛋白的沉积和纤维性变,发生瓣叶交界处粘连、融合,瓣膜增粗、硬化、钙化,腱索缩短并相互粘连,限制瓣膜的活动与开放,致使瓣口狭窄,与鱼嘴或钮孔相似。一般后瓣病变程度较前瓣重,后瓣显著增厚、变硬、钙化、缩短,甚至完全丧失活动能力,而前瓣仍能上下活动者并不罕见。

(二)二尖瓣环及环下区钙化

常见于老年人退行性变。尸检发现,50 岁以上人群中约 10% 有二尖瓣环钙化,其中糖尿病患者尤为多见,女性比男性多 2~3 倍,超过 90 岁的女性患者二尖瓣环钙化率高达 40% 以上。偶见于年轻人,可能与合并 Maffan 综合征或钙代谢异常有关。

瓣环钙化可影响二尖瓣的正常启闭,引起狭窄和(或)关闭不全。钙化通常局限于二尖瓣的瓣环处,多累及后瓣。然而,最近研究表明,老年人二尖瓣环钙化,其钙质沉着主要发生于二尖瓣环的前方及后方,而非真正的瓣环处,钙化延伸至膜部室间隔或希氏束及束支时,可引起心脏传导功能障碍。

(三)先天性发育异常

单纯先天性二尖瓣狭窄甚为少见。

(四)其他罕见病因

其他罕见病因如结缔组织疾病、恶性类癌瘤、多发性骨髓瘤等。

二、病理生理

正常人二尖瓣开放时瓣口面积为 $4\sim6\ cm^2$，当瓣口面积小于 $2.5\ cm^2$ 时，才会出现不同程度的临床症状。临床上根据瓣口面积缩小程度不同，将二尖瓣狭窄分为轻度（$2.5\sim1.5\ cm^2$）、中度（$1.5\sim1.0\ cm^2$）、重度（$<1.0\ cm^2$）狭窄。根据二尖瓣狭窄程度和代偿状态分为如下3期。

（一）左心房代偿期

轻度二尖瓣狭窄时，只需在心室快速充盈期、心房收缩期存在压力梯度，血液便可由左心房充盈左心室。因此左心房发生代偿性扩张及肥大以增强收缩力，延缓左心房压力的升高。此期内，临床上可在心尖区闻及典型的舒张中、晚期递减型杂音，收缩期前增强（左心房收缩引起）。患者无症状，心功能完全代偿，但有二尖瓣狭窄的体征（心尖区舒张期杂音）和超声心动图改变。

（二）左心房衰竭期

随着二尖瓣狭窄程度的加重，左心房代偿性扩张、肥大及收缩力增强难以克服瓣口狭窄所致血流动力学障碍时，房室压力梯度必须存在于整个心室舒张期，房室压力阶差在 $2.7\ kPa$（$20\ mmHg$）以上，才能维持安静时心输出量，因此左心房压力升高。由于左心房与肺静脉之间无瓣膜存在，当左心房压力升至 $3.3\sim4.0\ kPa$（$25\sim30\ mmHg$）时，肺静脉与肺毛细血管压力亦升至 $3.3\sim4.0\ kPa$（$25\sim30\ mmHg$），超过血液胶体渗透压水平，引起肺毛细血管渗出。若肺毛细血管渗出速度超过肺淋巴管引流速度，可引起肺顺应性下降，发生呼吸功能障碍和低氧血症，同时，血浆及血细胞渗入肺泡内，可引起急性肺水肿，出现急性左心房衰竭表现。本期患者可出现劳力性呼吸困难，甚至端坐呼吸、夜间阵发性呼吸困难，听诊肺底可有湿啰音，胸部X线检查常有肺淤血和（或）肺水肿征象。

（三）右心衰竭期

长期肺淤血可使肺顺应性下降。早期，由于肺静脉压力升高，可反射性引起肺小动脉痉挛、收缩，肺动脉被动性充血而致动力性肺动脉高压，尚可逆转。晚期，因肺小动脉长期收缩、缺氧，致内膜增生、中层肥厚，肺血管阻力进一步增高，加重肺动脉高压。肺动脉高压明显增加了右心负荷，使右心室壁肥大、右心室腔扩大，最终引起右心衰竭。此时，肺淤血和左心房衰竭的症状反而减轻。

三、临床表现

（一）症状

1. 呼吸困难和乏力

当二尖瓣狭窄进入左心房衰竭期时，可产生不同程度的呼吸困难和乏力，是二尖瓣狭窄的主要症状。前者为肺淤血所引起，后者是心输出量减少所致。早期仅在劳动、剧烈运动或用力时出现呼吸困难，休息即可缓解，常不引起患者注意。随狭窄程度的加重，日常生活甚至静息时也感气促，夜间喜高枕，甚至不能平卧，须采取半卧位或端坐呼吸，上述症状常因感染（尤其是呼吸道感染）、心动过速、情绪激动、心房颤动诱发或加剧。

2. 心悸

心慌和心前区不适是二尖瓣狭窄的常见早期症状。早期的症状与偶发的房性期前收缩有关,后期发生心房颤动时心慌常是患者就诊的主要原因。自律性或折返活动引起的房性期前收缩,可刺激左心房易损期而引起心房颤动,由阵发性逐渐发展为持续性。而心房颤动又可引起心房肌的弥散性萎缩。导致心房增大及不应期、传导速度的更加不一致,最终导致不可逆心房颤动。

快心室率心房颤动时,心室舒张期缩短,左心室充盈减少,左心房压力升高,可诱发急性肺水肿的发生。

3.胸痛

15%的患者主诉胸痛,其产生原因有:①心输出量下降,引起冠状动脉供血不足,或伴冠状动脉粥样硬化和(或)冠状动脉栓塞;②右心室压力升高,冠状动脉灌注受阻,致右心室缺血;③肺动脉栓塞,常见于右心衰竭患者。

4.咯血

咯血发生于10%患者。二尖瓣狭窄并发的咯血有如下几种。

(1)突然咯血,咯血量大,有时称为肺卒中,却很少危及生命。因为大出血后,静脉压下降,出血可自动停止。此种咯血是由于突然升高的左心房和肺静脉压,传至薄而扩张的支气管静脉壁使其破裂所致,一般发生于病程早期。晚期,因肺动脉压力升高,肺循环血流量有所减少,该出血情况反而少见。

(2)痰中带血。二尖瓣狭窄患者,因支气管水肿罹患支气管炎的机会增多,若支气管黏膜下层微血管破裂,则痰中带有血丝。

(3)咳粉红色泡沫痰,为急性肺水肿的特征性表现,是肺泡毛细血管破裂,血液、血浆与空气互相混合的缘故。

(4)暗红色血液痰,为病程晚期,周围静脉血栓脱落引起肺栓塞时的表现。

5.血栓栓塞

左心房附壁血栓脱落引起动脉栓塞,是二尖瓣狭窄常见的并发症。在抗凝治疗和手术治疗时代前,二尖瓣病变患者中,约1/4死亡继发于栓塞,其中80%见于心房颤动患者。若为窦性心律,则应考虑一过性心房颤动及潜在感染性心内膜炎的可能。35岁以上的患者合并心房颤动,尤其伴有心输出量减少和左心耳扩大时是形成栓子的最危险时期,主张接受预防性抗凝治疗。

6.吞咽困难、声嘶

增大的左心房压迫食管,扩张的左肺动脉压迫左喉返神经所致。

7.感染性心内膜炎

增厚、钙化的瓣膜少发。

8.其他

肝大、体循环静脉压增高、水肿、腹腔积液,均为重度二尖瓣狭窄伴肺血管阻力增高及右心衰竭的表现。

(二)体征

重度二尖瓣狭窄患者常有"二尖瓣面容"——双颧呈绀红色。右心室肥大时,心前区可扪及抬举性搏动。

1.二尖瓣狭窄的心脏体征

(1)心尖搏动正常或不明显。

（2）心尖区 S_1 亢进是二尖瓣狭窄的重要特点之一。二尖瓣狭窄时，左心房压力升高，舒张末期左心房室压力阶差仍较大，且左心室舒张期充盈量减少，二尖瓣前叶处于心室腔较低位置，心室收缩时，瓣叶突然快速关闭，可产生亢进的拍击样 S_1。S_1 亢进且脆，说明二尖瓣前叶活动尚好，若 S_1 亢进且闷，则提示前叶活动受限。

（3）开瓣音，亦称二尖瓣开放拍击音，由二尖瓣瓣尖完成开放动作后瓣叶突然绷紧而引起，发生在二尖瓣穹隆进入左心室的运动突然停止之际。

（4）心尖部舒张中、晚期递减型隆隆样杂音，收缩期前增强，是诊断二尖瓣狭窄的重要体征。心室舒张二尖瓣开放的瞬间，左心房室压力梯度最大，产生杂音最响，随着左心房血液充盈到左心室，房室压力梯度逐渐变小，杂音响度亦逐渐减轻，最后左心房收缩将 $15\% \sim 25\%$ 的血液灌注于左心室，产生杂音的收缩期前增强部分。心房颤动患者，杂音收缩期前增强部分消失。但据 Criley 氏报道，此时若左心房压力超过左心室压力 1.3 kPa(10 mmHg) 或更高，则可有收缩期前增强部分。

二尖瓣狭窄的舒张期杂音于左侧卧位最易听到，对于杂音较轻者，可嘱运动、咳嗽、用力呼气或吸入亚硝酸异戊酯等方法使杂音增强。拟诊二尖瓣狭窄而又听不到舒张期杂音时，可嘱患者轻微运动(仰卧起坐 10 次)后左侧卧位，或左侧卧位后再深呼吸或干咳数声，杂音可于最初 10 个心动周期内出现。杂音响度还与瓣口狭窄程度及通过瓣口的血流量和血流速度有关。在一定限度内，狭窄愈重，杂音愈响，但若狭窄超过某一范围，以致在左心室形成漩涡不明显或不引起漩涡，反而使杂音减轻或消失，后者即所谓的"无声性二尖瓣狭窄"。

2.肺动脉高压和右心室肥大的体征

（1）胸骨左缘扪及抬举性搏动。

（2）P_2 亢进、S_2 分裂，肺动脉高压可引起 S_2 的肺动脉瓣成分亢进；肺动脉压进一步升高时，右心室排血时间延长，S_2 分裂。

（3）肺动脉扩张，于胸骨左上缘可闻及短的收缩期喷射性杂音和递减型高调哈气性舒张早期杂音(Graham Steell 杂音)。

（4）右心室肥大伴三尖瓣关闭不全时，胸骨左缘四五肋间有全收缩期吹风样杂音，吸气时增强。

四、辅助检查

（一）心电图检查

中、重度二尖瓣狭窄，可显示特征性改变。左心房肥大（P 波时限大于 0.12 s，并呈双峰波形，即所谓"二尖瓣型 P 波"），是二尖瓣狭窄的主要心电图特征，可见于 90% 的显著二尖瓣狭窄伴窦性心律者。心房颤动时，V_1 导联颤动波幅超过 0.1 mV，也提示存在心房肥大。

右心室收缩压低于 9.3 kPa(70 mmHg) 时右心室肥大少见；介于 9.3～13.3 kPa(70～100 mmHg)之间时，约 50% 患者可有右心室肥大的心电图表现；超过 13.3 kPa(100 mmHg)时，右心室肥大的心电图表现一定出现。

心律失常在二尖瓣狭窄患者早期可表现为房性期前收缩，频发和多源房性期前收缩往往是心房颤动的先兆，左心房肥大的患者容易出现心房颤动。

（二）X 线检查

轻度二尖瓣狭窄心影可正常。

左心房肥大时,正位片可见增大的左心房在右心室影后面形成一密度增高的圆形阴影,使右心室心影内有双重影。食管吞钡检查,在正位和侧位分别可见食管向右向后移位。

肺动脉高压和右心室肥大时,正位片示心影呈"梨形",即"二尖瓣型"心,尚可见左主支气管上抬。肺部表现主要为肺淤血,肺门阴影加深。

由于肺静脉血流重新分布,常呈肺上部血管阴影增多而下部减少。肺淋巴管扩张,在正位及左前斜位可见右肺外下野及肋膈角附近有水平走向的纹状影,即 Kerley B 线,偶见 Kerley A 线(肺上叶向肺门斜行走行的纹状影)。此外,长期肺淤血尚可引起肺野内含铁血黄素沉积点状影。

严重二尖瓣狭窄和老年性瓣环及环下区钙化者,胸片相应部位可见钙化影。

(三)超声心动图检查

UCG 是诊断二尖瓣狭窄较有价值的无创伤性检查方法,有助于了解二尖瓣的解剖和功能情况。

M 型 UCG:①直接征象,二尖瓣前叶活动曲线和 EF 斜率减慢,双峰消失,前后叶同向运动,形成所谓"城墙样"图形;②间接征象,左心房肥大,肺动脉增宽,右心房、右心室肥大。

二维 UCG:①直接征象,二尖瓣叶增厚,回声增强,活动僵硬,甚至钙化,二尖瓣舒张期开放受限,瓣口狭窄,交界处粘连;②间接征象,瓣下结构钙化,左心房附壁血栓。

多普勒 UCG:二尖瓣口可测及舒张期高速射流频谱,左心室内可有湍流频谱,测定跨二尖瓣压力阶差可判定狭窄的严重程度。彩色多普勒检查可显示舒张期二尖瓣口高速射流束及多色镶嵌的反流束。

经食道 UCG:采用高频探头,直接在左心房后方探查,此法在探查左心房血栓方面更敏感,可达 90% 以上。

(四)心导管检查

仅在决定是否行二尖瓣球囊扩张术或外科手术治疗前,需要精确测量二尖瓣口面积及跨瓣压差时才做心导管检查。

(五)其他检查

抗链球菌溶血素 O(ASO)滴度 1:400 以上、血沉加快、C 反应蛋白阳性等,尤见于风湿活动患者。长期肝淤血患者可有肝功能指标异常。

二尖瓣狭窄的临床表现及实验室检查与血流动力学变化密切相关,血流动力学发展的每一阶段,均可引起相应的临床表现及实验室检查结果。

五、并发症

(一)心房颤动

心房颤动见于晚期患者,左心房肥大是心房颤动持续存在的解剖学基础。出现心房颤动后,心尖区舒张期隆隆样杂音可减轻,且收缩期前增强消失。心房颤动早期可能是阵发性的,随着病程发展多转为持续性心房颤动。

(二)栓塞

栓塞多见于心房颤动患者,以脑梗死多见,栓子也可到达全身其他部位。

(三)急性肺水肿

急性肺水肿是重度二尖瓣狭窄严重而紧急的并发症,病死率高。往往由于剧烈体育活动、情绪激动、感染、妊娠或分娩、快心室率心房颤动等诱发,可导致左心室舒张充盈期缩短,左心房压升高,进一步引起肺毛细血管压升高,致使血浆渗透到组织间隙或肺泡,引起急性肺水肿。患者突发呼吸困难、不能平卧、发绀、大汗、咳嗽及咯粉红色泡沫样浆液痰,双肺布满湿啰音,严重者可昏迷或死亡。

(四)充血性心力衰竭

晚期 50%～75% 患者发生右心充血性心力衰竭,是此病常见的并发症及主要致死原因。呼吸道感染为心力衰竭常见诱因,年轻女性妊娠、分娩常为主要诱因。

临床上主要表现为肝区疼痛、食欲缺乏、黄疸、水肿、尿少等症状,体检有颈静脉怒张、肝大、腹腔积液及下肢水肿等。

(五)呼吸道感染

二尖瓣狭窄患者,常有肺静脉高压、肺淤血,因此易合并支气管炎、肺炎。

(六)感染性心内膜炎

单纯二尖瓣狭窄较少发生。风湿性瓣膜病患者在行牙科手术或其他能引起菌血症的手术时,应行抗生素预防治疗。

六、诊断与鉴别诊断

根据临床表现,结合有关实验室检查,尤其是超声心动图检查多能做出诊断。但应与其他引起心尖部舒张期杂音的疾病相鉴别。

(一)相对性二尖瓣狭窄

严重的二尖瓣关闭不全、左向右分流的先天性心脏病,如 VSD、PDA 等此杂音的产生是由于血容量增加致二尖瓣相对狭窄所致。

(二)Carey-Coombs 杂音

为急性风湿热时活动性二尖瓣瓣膜炎征象。该杂音柔和,发生于舒张早期,变化较大,比器质性二尖瓣狭窄的音调高,可能由严重的二尖瓣反流通过非狭窄的二尖瓣口所致,也可能是一短的紧随 S_3 的杂音。

(三)Austin-Flint 杂音

该杂音见于主动脉瓣关闭不全等疾病,该杂音历时短,性质柔和,吸入亚硝酸异戊酯后杂音减轻,应用升压药后杂音可增强。

(四)三尖瓣狭窄

慢性肺心病患者,由于右心室肥大,心脏顺时针转位可在心尖部听到三尖瓣相对性狭窄所致的杂音。

(五)左心房黏液瘤

左心房黏液瘤部分堵塞二尖瓣口所致,与体位有关。

七、内科治疗

狭窄程度轻无明显临床症状者,无须治疗,应适当避免剧烈运动,风湿热后遗症者应预防风湿热复发。有症状的二尖瓣患者,应予以积极治疗。

适当休息,限制钠盐入量(2 g/d),使用利尿剂、通过减轻心脏前负荷改善肺淤血症状。

急性肺水肿的处理:洋地黄的应用需谨慎,因洋地黄可增强右心室收缩力,有可能使右心室射入肺动脉内的血量增多,导致肺水肿的加重,但可应用常规负荷量的1/2~2/3,其目的是减慢心率而非增加心肌收缩力,以延长舒张期,改善左心室充盈,提高左心室搏出量。适合于合并快心室率心房颤动和室上性心动过速者。

栓塞性并发症的处理:有体循环栓塞而不能手术治疗的患者,可口服抗凝剂,如华法林等。对于有栓塞危险的患者,包括心房颤动、40 岁以上伴巨大左心房者,也应接受口服抗凝药治疗。

心律失常的处理:快心室率心房颤动应尽快设法减慢心室率,可使用洋地黄类药物,若疗效不满意,可联合应用地尔硫䓬、维拉帕米或 β-受体阻滞剂。对于轻度二尖瓣狭窄患者不伴巨大左心房,心房颤动<6 个月,可考虑药物复律或电复律治疗。

八、预后

疾病的进程差异很大,从数年至数十年不等。预后主要取决于狭窄程度及心脏肥大程度,是否多瓣膜损害及介入、手术治疗的可能性等。

一般而言,首次急性风湿热发作后,患者可保持 10~20 年无症状。然而,出现症状后如不积极进行治疗,其后 5 年内病情进展非常迅速。研究表明,有症状的二尖瓣狭窄患者 5 年病死率为 20%,10 年病死率为 40%。

第三节 三尖瓣关闭不全

一、病因

三尖瓣关闭不全多为功能性,常继发于左心瓣膜病变致肺动脉高压和右心室扩张,器质性病变者多见于风湿性心脏病,常为联合瓣膜病变。单纯性三尖瓣关闭不全非常少见,见于先天性三尖瓣发育不良、外伤、右心感染性心内膜炎等。

二、病理生理

先天性三尖瓣关闭不全可有以下病变:①瓣叶发育不全或阙如;②腱索、乳头肌发育不全、阙如或延长;③瓣叶、腱索发育尚可,瓣环过大。

后天性单独的三尖瓣关闭不全可发生于类癌综合征。

三尖瓣关闭不全引起的病理变化与二尖瓣关闭不全相似,但代偿期较长;病情若逐渐进展,最终可导致右心室、右心房肥大,右心室衰竭。若肺动脉高压显著,则病情发展较快。

三、临床表现

(一)症状

二尖瓣关闭不全合并肺动脉高压时,才出现心输出量减少和体循环淤血的症状。三尖瓣关闭不全合并二尖瓣疾患者,肺淤血的症状可由于三尖瓣关闭不全的发展而减轻,但乏力和其他心输出量减少的症状可更为严重。

（二）体征

主要体征为胸骨左下缘全收缩期杂音,吸气及压肝后可增强;如不伴肺动脉高压,杂音难以闻及。

反流量很大时,有第三心音及三尖瓣区低调舒张中期杂音。颈静脉脉波图 V 波（又称回流波,为右心室收缩时,血液回到右房及大静脉所致）增大;可扪及肝脏搏动。瓣膜脱垂时,在三尖瓣区可闻及非喷射性喀喇音。其淤血体征与右心衰竭相同。

四、辅助检查

（一）X 线检查

X 线检查可见右心室、右心房增大。右房压升高者,可见奇静脉扩张和胸腔积液;有腹腔积液者,横膈上抬。透视时可看到右房收缩期搏动。

（二）心电图检查

心电图检查无特征性改变。可示右心室肥厚、劳损,右心房肥大;并常有右束支阻滞。

（三）超声心动图检查

超声心动图检查可见右心室、右心房增大,上下腔静脉增宽及搏动;二维超声心动图声学造影可证实反流,多普勒可判断反流程度。

五、诊断及鉴别诊断

根据典型杂音,右心室、右心房增大及体循环淤血的症状及体征,一般不难做出诊断。应与二尖瓣关闭不全、低位室间隔缺损相鉴别。超声心动图声学造影及多普勒可确诊,并可帮助做出病因诊断。

六、治疗

（1）针对病因的治疗。

（2）由于右心压力低,三尖瓣口血流缓慢,易产生血栓,且三尖瓣置换有较高的手术病死率,并且远期存活率低,一般尽量采用三尖瓣成形术来纠正三尖瓣关闭不全。如单纯瓣环扩大、瓣叶病变轻、外伤性乳头肌断裂等可行三尖瓣成形术治疗。成形方法包括瓣环成形术和瓣膜成形术。

第四节 三尖瓣狭窄

一、病因

三尖瓣狭窄病变较少见,几乎均由风湿病所致,小部分病因有三尖瓣闭锁、右心房肿瘤。临床特征为症状进展迅速,类癌综合征常同时伴有三尖瓣反流;偶尔,右心室流出道梗阻可由心包缩窄、心外肿瘤及赘生物引起。

风湿性三尖瓣狭窄几乎均同时伴有二尖瓣病变,在多数患者中主动脉瓣亦可受累。

二、病理生理

风湿性三尖瓣狭窄的病理变化与二尖瓣狭窄相似,腱索有融合和缩短,瓣叶尖端融合,形成一隔膜样孔隙。

当运动或吸气使三尖瓣血流量增加时及当呼气使三尖瓣血流减少时,右房和右心室的舒张期压力阶差即增大。

若平均舒张期压力阶差超过 0.7 kPa(5 mmHg)时,即足以使平均右房压升高而引起体循环静脉淤血,表现为颈静脉充盈、肝大、腹腔积液和水肿等体征。

三、临床表现

(一)症状

三尖瓣狭窄致低心输出量可引起疲乏,体循环静脉淤血可引起恶心呕吐、食欲缺乏等消化道症状及全身不适感,由于颈静脉搏动的巨大"a"波,使患者感到颈部有搏动感。

(二)体征

主要体征为胸骨左下缘低调隆隆样舒张中晚期杂音,也可伴舒张期震颤,可有开瓣拍击音。增加体静脉回流方法可使之更明显,呼气及 Valsalva 动作使之减弱。

四、辅助检查

(一)X 线检查

X 线检查主要表现为右心房明显扩大,下腔静脉和奇静脉扩张,但无肺动脉扩张。

(二)心电图检查

心电图检查示 Ⅱ、V_1 导联 P 波电压增高;由于多数三尖瓣狭窄患者同时合并有二尖瓣狭窄,故心电图亦常提示双侧心房肥大。

(三)超声心动图检查

超声心动图检查变化与二尖瓣狭窄时观察到的相似,M 型超声心动图常显示瓣叶增厚,前叶的 EF 斜率减慢,舒张期与隔瓣示矛盾运动、三尖瓣钙化和增厚;二维超声心动图对诊断三尖瓣狭窄较有帮助,其特征为舒张期瓣叶呈圆顶状,增厚、瓣叶活动受限。

五、诊断及鉴别诊断

根据典型杂音、心房扩大及体循环静脉淤血的症状和体征,一般即可做出诊断,对诊断有困难者可行右心导管检查,若三尖瓣平均跨瓣舒张压差低于 0.3 kPa(2.25 mmHg),即可诊断为三尖瓣狭窄。应注意与右房黏液瘤、缩窄性心包炎等疾病相鉴别。

六、治疗

限制钠盐摄入及应用利尿剂,可改善体循环静脉淤血的症状和体征;如狭窄显著,可行三尖瓣分离术或经皮球囊扩张瓣膜成形术。

第五节 主动脉瓣关闭不全

一、病理生理

主动脉瓣关闭不全引起的基本血流动力学障碍是舒张期左心室内压力大大低于主动脉,故大量血液反流回左心室,使左心室舒张期负荷加重,左心室舒张期末容积逐渐增大,容量负荷过度。早期收缩期左心室每搏量增加,射血分数正常,晚期左心室进一步扩张,心肌肥厚,当左心室收缩减弱时,每搏量减少,左心室舒张期末压力升高,最后导致左心房、肺静脉和肺毛细血管压力升高,出现肺淤血。主动脉瓣反流明显时,主动脉舒张压明显下降,冠脉灌注压降低,心肌供血减少,进一步使心肌收缩力减弱。

(一)左心室容量负荷过度

主动脉瓣关闭不全时,左心室在舒张期除接纳从左心房流入的血液外,还接受从主动脉反流的血液,造成左心室舒张期充盈量过大,容量负荷过度。左心室的代偿能力是影响病理生理改变的重要因素,也决定了急、慢性主动脉瓣关闭不全血流动力学障碍的明显差异。

1.急性主动脉瓣关闭不全

左心室顺应性及心腔大小正常,面对舒张期急剧增加的充盈量,左心室来不及发生代偿性扩张和肥大,导致舒张期充盈压显著增高,迫使左心房压、肺静脉和肺毛细血管压力升高,引起呼吸困难和肺水肿,并导致肺动脉高压和右心功能障碍,此时患者表现为体循环静脉压升高和右心衰竭的症状和体征。

当左心室舒张末期压力超过 4.0～5.3 kPa(30～40 mmHg)时,可使二尖瓣提前关闭,对肺循环有一定的保护作用,但效力有限。由于急性者左心室舒张末容量仅能有限的增加,即使左心室收缩功能正常或增加,并有代偿性心动过速,心输出量仍减少。

2.慢性主动脉瓣关闭不全

主动脉瓣反流量逐渐增大,左心室充分发挥代偿作用,通过 Frank Starling 定律调节左心室容量－压力关系,使总的左心室心搏量增加。长期左心室舒张期充盈过度,使心肌纤维被动牵张,刺激左心室发生离心性心肌肥大,心脏重量明显增加,心腔明显扩大。代偿期扩张肥大的心肌收缩力增强,能充分将心腔内血液排出,每搏量明显增加,前向血流量、射血分数及收缩末期容量正常。由于主动脉瓣反流血量过大及肥大心肌退行性变和纤维化,左心室舒张功能受损。当左心室容量负荷超过心肌的代偿能力时,进入失代偿期。此时,心肌顺应性降低,心室舒张速度减慢,左心室舒张末压升高,左心房压和肺循环压力升高,引起肺淤血和呼吸困难。同时,心肌收缩力减弱,每搏量减少,前向血流量及射血分数降低。左心室收缩末期容量增加是左心收缩功能障碍的敏感指标之一。

(二)脉压增宽

慢性主动脉瓣关闭不全时,因左心室充盈量增加,每搏量增加,主动脉收缩压升高,而舒张期血液向左心室反流又使主动脉舒张压降低,压差增大。当主动脉舒张压＜6.7 kPa(50 mmHg)时,提示有严重的主动脉瓣关闭不全。急性主动脉瓣关闭不全时,因心肌收缩功能受损,主动脉收缩压不高甚至降低,而左心室舒张末压明显升高,主动脉舒张压正常或轻度降低,压差可接近正常。

（三）心肌供血减少

由于主动脉舒张压降低和左心室舒张压升高,冠状动脉灌注压降低;左心室壁张力增加压迫心肌内血管,使心肌供血减少。交感神经兴奋反射性引起心率加快及心肌肥大和室壁张力增加又再次增加心肌耗氧量,故主动脉瓣关闭不全患者可出现心肌缺血和心绞痛,多出现在主动脉瓣关闭不全的晚期。

二、临床表现

（一）症状

主动脉瓣关闭不全患者一旦出现症状,往往有不可逆的左心功能不全。

1. 心悸和头部搏动

心脏冲动的不适感可能是最早的主诉,由于左心室明显增大,左心室每搏量明显增加,患者常感受到强烈的心悸。情绪激动或体力活动引起心动过速时,每搏量增加明显,此时症状更加突出。由于脉压显著增大,患者常感身体各部有强烈的动脉搏动感,尤以头颈部为甚。

2. 呼吸困难

劳力性呼吸困难出现表示心脏储备能力已经降低,以后随着病情进展,可出现端坐呼吸和夜间阵发性呼吸困难,在合并二尖瓣病变时此症状更加明显。

3. 胸痛

由于冠脉灌注主要在舒张期,所以主动脉舒张压决定了冠脉流量。重度主动脉瓣关闭不全患者舒张压明显下降,特别是夜间睡眠时心率减慢,舒张压下降进一步加重,冠脉血流更加减少。此外,胸痛发作还可能与左心室射血时引起升主动脉过分牵张或心脏明显增大有关。

4. 眩晕

当快速变换体位时,可出现头晕或眩晕,昏厥较少见。

5. 其他

如疲乏、过度出汗,尤其在夜间心绞痛发作时出现,可能与自主神经系统改变有关。晚期右心衰竭时可出现食欲缺乏、腹胀、下肢水肿、胸腔积液、腹腔积液等。

（二）体征

1. 视诊

面色较苍白,头部随心脏搏动频率上下摆动;指(趾)甲床可见毛细血管搏动征;心尖冲动向左下移位,范围较广,且可见有力的抬举样搏动;右心衰竭时可见颈静脉怒张。

2. 触诊

(1)颈动脉搏动明显增强,并呈双重搏动。

(2)主动脉瓣区及心底部可触及收缩期震颤,并向颈部传导。胸骨左下缘可触及舒张期震颤。

(3)颈动脉、桡动脉可触及水冲脉,即脉搏呈现高容量并迅速下降的特点,尤其是将患者前臂突然高举时更为明显。

(4)肺动脉高压和右心衰竭时,可触及增大的肝脏,肝颈静脉回流征可阳性,下肢指凹性水肿。

3. 叩诊

心界向左下扩大。

4.听诊

(1)主动脉舒张期杂音,为与第二心音同时开始的高调叹气样递减型舒张早期杂音,坐位并前倾和深呼气时明显。一般主动脉瓣关闭不全越严重,杂音的时间越长,响度越大。轻度反流时,杂音限于舒张早期,音调高。中度或重度反流时,杂音粗糙,为全舒张期。杂音为音乐样时,提示瓣叶脱垂、撕裂或穿孔。

(2)心底部及主动脉瓣区常可闻及收缩期喷射性杂音,较粗糙,强度 2/6～4/6 级,可伴有震颤,向颈部及胸骨上窝传导,为极大的每搏量通过畸形的主动脉瓣膜所致,并非由器质性主动脉瓣狭窄所致。

(3)Austin-Flint 杂音:心尖区常可闻及一柔和、低调的隆隆样舒张中期或收缩前期杂音,即 Austin-Flint 杂音,此乃由于主动脉瓣大量反流,冲击二尖瓣前叶,使其振动和移位,引起相对性二尖瓣狭窄;同时主动脉瓣反流与左心房回流血液发生冲击、混合,产生涡流所致。此杂音在用力握拳时增强,吸入亚硝酸异戊酯时减弱。

(4)当左心室明显扩大时,由于乳头肌外移引起功能性二尖瓣反流,可在心尖区闻及全收缩期吹风样杂音,向左腋下传导。

(5)心音:第一心音减弱,第二心音主动脉瓣成分减弱或阙如,但梅毒性主动脉炎时常亢进。由于舒张早期左心室快速充盈增加,心尖区常有第三心音。

(6)周围血管征听诊:股动脉枪击音(Traube sign);股动脉收缩期和舒张期双重杂音(Duroziez sign);脉压增大(Hill sign)。

三、辅助检查

(一)X 线检查

急性期心影多正常,常有肺淤血或肺水肿征。慢性主动脉瓣关闭不全常有以下特点。

(1)左心室明显增大,心脏呈主动脉型。

(2)升主动脉普遍扩张,可以波及主动脉弓。

(3)透视下主动脉搏动明显增强,与左心室搏动配合呈"摇椅样"摆动。

(4)左心房可增大,肺动脉高压或右心衰竭时,右心室增大并可见肺静脉充血、肺间质水肿。

(二)心电图检查

轻度主动脉瓣关闭不全者心电图可正常。严重者可有左心室肥大和劳损,电轴左偏。Ⅰ、aVL、V$_{5\sim6}$导联 Q 波加深,S-T 段压低和 T 波倒置;晚期左心房增大,也可有束支阻滞。

(三)超声心动图检查

超声心动图检查对主动脉瓣关闭不全及左心室功能评价很有价值,还可显示二叶式主动脉瓣、瓣膜脱垂、破裂或赘生物形成及升主动脉夹层等,有助于病因的判断。

1.M 型超声检查

该检查显示舒张期二尖瓣前叶和室间隔纤细扑动,为主动脉瓣关闭不全的可靠诊断征象。但敏感度低。

2.二维超声检查

该检查可显示瓣膜和升主动脉根部的形态改变,可见主动脉瓣增厚,舒张期关闭对合不佳,有助于病因确定。

3.彩色多普勒超声

由于舒张早期主动脉压和左心室舒张压间的高压差,主动脉瓣反流导致很高流速(超过4 m/s)的全舒张期湍流。彩色多普勒超声探头在主动脉瓣的心室侧可探及全舒张期高速血流,为最敏感的确定主动脉瓣反流方法,并可通过计算反流量与每搏量的比例,判断其严重程度。

(四)主动脉造影

当无创技术不能确定反流程度并且考虑外科治疗时,可行选择性主动脉造影,可半定量反流程度。升主动脉造影提示:舒张期造影剂反流至左心室,可以显示左心室扩大。根据造影剂反流量可以估计关闭不全的程度。①Ⅰ度:造影剂反流仅限于主动脉瓣口附近,一次收缩即可排出;②Ⅱ度:造影剂反流于左心室中部,一次收缩即可排出;③Ⅲ度:造影剂反流于左心室全部,一次收缩不能全部排出。

(五)磁共振显像

磁共振显像诊断主动脉疾病如主动脉夹层极准确。可目测主动脉瓣反流射流,可半定量反流程度,并能定量反流量和反流分数。

四、诊断和鉴别诊断

发现典型的主动脉瓣关闭不全的舒张期杂音伴周围血管征即可诊断,超声心动图可明确诊断。主动脉瓣舒张早期杂音应与下列杂音和疾病鉴别。

(1)Graham Steell 杂音:见于严重肺动脉高压伴肺动脉扩张所致肺动脉瓣关闭不全,常有肺动脉高压体征,如胸骨左缘抬举样搏动、第二心音肺动脉瓣成分亢进等。

(2)肺动脉瓣关闭不全:胸骨左缘舒张期杂音吸气时增强,用力握拳时无变化。颈动脉搏动正常,肺动脉瓣区第二心音亢进,心电图示右房和右心室肥大,X线检查示肺动脉主干突出。多见于二尖瓣狭窄及房间隔缺损。

(3)冠状动静脉瘘:可闻及主动脉瓣区舒张期杂音,但心电图及X线检查多正常,主动脉造影可见主动脉与右心房、冠状窦或右心室之间有交通。

(4)主动脉窦瘤破裂:杂音与主动脉瓣关闭不全相似,但有突发性胸痛,进行性右心功能衰竭,主动脉造影及超声心动图检查可确诊。

五、并发症

(1)充血性心力衰竭:为主动脉瓣关闭不全的主要死亡原因。一旦出现心功能不全的症状,往往在2~3年内死亡。

(2)感染性心内膜炎:较常见。

(3)室性心律失常:较常见。

六、内科治疗

(一)预防感染性心内膜炎

避免上呼吸道感染及全身感染,防止发生心内膜炎。

(二)控制充血性心力衰竭

避免过度的体力劳动及剧烈运动,限制钠盐摄入。无症状患者出现左心室扩大,特别是

EF 降低时,应给予地高辛。

(三)控制高血压

控制高血压至关重要,因为它可加重反流程度。当伴发升主动脉根部扩张时,高血压也可促进主动脉夹层的发生。目前研究证实,应用血管扩张药特别是血管紧张素转换酶抑制药(ACEI)能防止或延缓左心扩大,逆转左心室肥厚,防止心肌重构。

第六节　主动脉瓣狭窄

一、病理生理

正常主动脉瓣口面积超过 $3.0\ cm^2$,当瓣口面积减小为 $(1.5\sim2.0)\ cm^2$ 时,为轻度狭窄;$(1.0\sim1.5)\ cm^2$ 时为中度狭窄;$<1.0\ cm^2$ 时为重度狭窄。主动脉瓣狭窄引起的基本血流动力学改变是收缩期左心室血液流出受阻,进而左心室压力增高,严重时左心房压、肺动脉压、肺毛细血管楔压及右心室压均可上升,心输出量减少,造成心力衰竭和心肌缺血。

(一)左心室壁增厚

主动脉瓣严重狭窄时收缩期左心室血液流出受阻,左心室压力负荷增加,左心室代偿性通过进行性室壁向心性肥厚以平衡左心室收缩压升高,维持正常收缩期室壁应力和左心室心输出量。

(二)左心房肥厚

左心室舒张末压进行性升高后,左心房后负荷增加、代偿性肥厚,肥厚的左心房在舒张末期的强有力收缩有利于左心室的充盈,使左心室舒张末容量增加,达到左心室有效收缩时所需水平,以维持心搏量正常。左心房有力收缩也可使肺静脉和肺毛细血管内压力避免持续性增高。

(三)左心室功能衰竭

主动脉瓣狭窄晚期,左心室壁增厚失代偿,左心室舒张末容量增加,最终由于室壁应力增高,心肌缺血和纤维化等导致左心室功能衰竭。

(四)心肌缺血

严重主动脉瓣狭窄引起心肌缺血,机制为:①左心室壁增厚、心室收缩压升高和射血时间延长,增加心肌耗氧;②左心室肥厚,心肌毛细血管密度相对减少;③舒张期心腔内压力增高,压迫心内膜下冠状动脉;④左心室舒张末压升高致舒张期主动脉—左心室压差降低,减少冠状动脉灌注压。

二、临床表现

(一)症状

主动脉瓣狭窄症状出现晚,由于左心室代偿能力较强,相当长的时间内患者可无明显症状,直至瓣口面积小于 $1\ cm^2$ 才出现临床症状,主要表现为呼吸困难、心绞痛、昏厥三联征,有

15％～20％发生猝死。

1. 呼吸困难

劳力性呼吸困难为晚期肺淤血引起的常见首发症状,见于 90％的有症状患者,主要由于左心室顺应性降低和左心室扩大,左心室舒张期末压力和左心房压力上升,引起肺毛细血管楔压升高和肺动脉高压所致,以后随着病程发展,可发生夜间阵发性呼吸困难、端坐呼吸和急性肺水肿。

2. 心绞痛

心绞痛见于 60％有症状患者,常由运动诱发,休息后缓解,多为劳力性心绞痛。主要由于瓣口严重狭窄,心输出量下降,平均动脉压降低,使冠状动脉血流量减少,活动时不足以代偿增加的耗氧量,造成心肌缺血缺氧。极少数由瓣膜的钙质栓塞冠状动脉引起。

3. 昏厥

轻者为黑蒙,可为首发症状。多发生于直立、运动中或运动后即刻,由于脑缺血引起。机制为:运动时周围血管扩张,而狭窄的主动脉瓣口限制心输出量的增加;运动致心肌缺血加重,使左心室收缩功能降低,心输出量减少;运动时左心室收缩压急剧上升,过度激活心室内压力感受器,通过迷走神经传入纤维兴奋血管减压反应,导致外周血管阻力降低;运动停止后回心血量减少,左心室充盈量及心输出量进一步减少;休息后由于心律失常导致心输出量骤减也可导致昏厥。

4. 其他症状

主动脉瓣狭窄晚期可出现心输出量降低的各种表现,如明显的疲乏、虚弱、周围性发绀。血栓栓塞及胃肠道出血主要多见于老年退行性主动脉瓣钙化男性患者,妇女少见。

(二)体征

1. 视诊

心尖冲动位置正常或在腋中线以内,为缓慢的抬举样心尖冲动,若心尖冲动很活跃,则提示同时合并有主动脉瓣或二尖瓣关闭不全。

2. 触诊

心尖区可触及收缩期抬举样搏动,左侧卧位时可呈双重搏动,第 1 次为心房收缩以增加左心室充盈,第 2 次为心室收缩,持续而有力。心底部可触及收缩期震颤,在坐位、胸部前倾、深呼气后屏气时易触及,胸骨上窝、颈动脉和锁骨下动脉处也可触及。脉搏较特殊,为细脉或迟脉,与强有力的心尖冲动不相称,脉率较低,在心力衰竭时可低于 70 次/分钟。

3. 叩诊

心浊音界正常,心力衰竭时向左扩大。

4. 听诊

(1)胸骨右缘第 2 肋间可听到低调、粗糙、响亮的喷射性收缩期杂音,呈递增、递减型,第一心音后出现,收缩中期达到最响,以后逐渐减弱,主动脉瓣关闭前终止。胸骨右缘第 2 肋间或胸骨左缘第 3 肋间最响,杂音向颈动脉及锁骨下动脉传导,有时向胸骨下端或心尖区传导。通常杂音越长、越响,收缩高峰出现越迟,主动脉瓣狭窄越严重。合并心力衰竭时,通过瓣口的血流速度减慢,杂音变轻而短促。主动脉瓣狭窄杂音在吸入亚硝酸异戊酯或平卧时增强,在应用升压药或站立时减轻。

(2)瓣膜活动受限或钙化明显时,主动脉瓣第二心音减弱或消失,也可出现第二心音逆分裂。

（3）左心室扩大和左心衰竭时可闻及第三心音（舒张期奔马律）。

（4）左心室肥厚和舒张期末压力升高时，肥厚的左心房强有力收缩产生心尖区明显的第四心音。

三、辅助检查

（一）X 线检查

左心缘圆隆，心影不大。升主动脉根部发生狭窄后扩张，透视下可见主动脉瓣钙化。晚期心力衰竭时左心室明显扩大，左心房扩大，肺动脉主干突出，肺静脉增宽及肺淤血的征象。

1. 左心室增大

心尖部下移和（或）左心室段圆隆是左心室增大的轻度早期征象。由于左心室增大，心脏向右呈顺钟向转位，心脏呈"主动脉"型。

2. 升主动脉扩张

升主动脉根部因长期血流的急促喷射而发生狭窄后梭形扩张，使右上纵隔膨凸，侧位透视下可见主动脉钙化。

3. 肺淤血征象

晚期心力衰竭可出现左心室明显扩大，左心房扩大，肺动脉主干突出，肺静脉增宽及肺淤血的征象，表现为肺纹理普遍增多、增粗、边缘模糊，以中下肺野明显；肺门影增大，上肺门影增宽明显；肺野透光度降低；肺内含铁血黄素沉着、钙化。

（二）心电图检查

大约 85％患者有左心室肥厚的心电图表现，伴有继发性 ST-T 改变，左心房肥厚、房室阻滞、室内阻滞（左束支传导阻滞或左前分支阻滞）、心房颤动及室性心律失常。

多数患者左胸导联中 T 波倒置，并有轻度 S-T 段压低，系左心室收缩期负荷过重的表现。左胸导联中的 S-T 段压低超过 0.3 mV，提示存在严重的左心室肥厚。左心房肥厚心电图表现为 V_1 导联 P 波的负性部分明显延迟。其他心电图表现如房室阻滞主要是钙化浸润范围从主动脉瓣扩大到传导系统，在男性主动脉瓣钙化中较多见。

（三）超声心动图检查

M 型超声诊断此病不敏感和缺乏特异性。二维超声心动图探测主动脉瓣异常敏感，有助于显示瓣叶数目、大小、增厚、钙化、瓣环大小、瓣口大小和形状等。彩色多普勒测定通过主动脉瓣的最大血流速度，可计算平均和跨膜压差及瓣口面积，对瓣膜狭窄程度进行评价。

1. M 型超声检查

该检查可见主动脉瓣叶增厚、钙化、开放受限，瓣膜开放幅度<15 mm，瓣叶回声增强提示瓣膜钙化。

2. 二维超声检查

该检查可观察左心室向心性肥厚，主动脉瓣收缩呈向心性穹形运动，并能明确先天性瓣膜畸形、鉴别瓣膜狭窄原因。

3. 多普勒超声检查

多普勒超声可准确测定主动脉瓣口流速，计算跨瓣压力阶差，评价瓣膜狭窄程度。彩色多普勒超声可帮助区别二尖瓣反流和主动脉瓣狭窄的血流。连续多普勒超声提示主动脉瓣流速超过 2 m/s，又无过瓣血流增加（如主动脉瓣反流、动脉导管未闭等）时，是诊断主动脉瓣狭窄的根据之一。

（四）心导管检查

当超声心动图不能确定狭窄程度并考虑人工瓣膜置换时，应行心导管检查。将导管经股动脉置于主动脉根部及左心室，可探测左心室腔与主动脉收缩期压力阶差，并可推算出主动脉瓣口面积，从而明确狭窄程度。但对于重度主动脉瓣狭窄患者，应将导管经股静脉送入右心，经房间隔穿刺进入左心室，测左心室—主动脉收缩期峰压差。如怀疑合并冠状动脉病变，应同时行冠脉造影。

四、诊断及鉴别诊断

发现主动脉瓣狭窄典型的心底部喷射样收缩期杂音及震颤，即可诊断主动脉瓣狭窄。超声心动图检查可明确诊断。

（1）主动脉瓣收缩期杂音与下列疾病相鉴别。①二尖瓣关闭不全：心尖区全收缩期吹风样杂音，向左腋下传导；吸入亚硝酸异戊酯后杂音减弱。第一心音减弱，主动脉瓣第二心音正常。②三尖瓣关闭不全：胸骨左缘下端闻及高调的全收缩期杂音，吸气时回心血量增加可使杂音增强，呼气时减弱。③肺动脉瓣狭窄：于胸骨左缘第 2 肋间可闻及粗糙响亮的收缩期杂音，常伴收缩期喀喇音，肺动脉瓣区第二心音减弱并分裂，主动脉瓣区第二心音正常。④主动脉扩张：见于各种原因如高血压、梅毒所致的主动脉扩张。可在胸骨右缘第 2 肋间闻及短促的收缩期杂音，主动脉瓣区第二心音正常或亢进，无第二心音分裂。

（2）主动脉瓣狭窄还应与其他左心室流出道梗阻性疾病相鉴别。①先天性主动脉瓣上狭窄：杂音最响在右锁骨下，杂音和震颤明显传导至胸骨右上缘和右颈动脉，喷射音少见；②先天性主动脉瓣下狭窄：常合并轻度主动脉瓣关闭不全，无喷射音，第二心音非单一性；③肥厚梗阻性心肌病：杂音为收缩中晚期喷射性杂音，胸骨左缘最响，不向颈部传导。

五、并发症

（一）感染性心内膜炎

感染性心内膜炎多见于先天性二叶式主动脉瓣狭窄，老年妇女钙化性主动脉瓣狭窄发病率较男性低，合并感染性心内膜炎危险性亦较低。

（二）心律失常

10％的患者可发生心房颤动，致左心房压升高和心输出量明显减少，可致严重低血压、昏厥或肺水肿。左心室肥厚、心内膜下心肌缺血或冠状动脉栓塞可致室性心律失常。

（三）充血性心力衰竭

50％～70％的患者死于心力衰竭。发生左心衰竭后，自然病程明显缩短，因此终末期的右心衰竭少见。

（四）心脏性猝死

心脏性猝死多发生于先前有症状者，无症状者发生猝死少见。

（五）胃肠道出血

15％～25％的患者有胃肠道血管发育不良，可合并胃肠道出血。多见于老年患者，出血为隐匿性或慢性。人工瓣膜置换术后出血停止。

六、治疗

无症状的轻度狭窄患者每 2 年复查一次,应包括超声心动图定量测定,中重度狭窄的患者应避免体力活动,每 6~12 个月复查一次。并发症的治疗如下。

(一)心律失常

因左心房增大,约 10% 的患者可发生房性心律失常,如有频发房性期前收缩,应积极给予抗心律失常药物以预防心房颤动的发生。主动脉瓣狭窄的患者不能耐受心房颤动,一旦出现,病情会迅速恶化,发生低血压、心绞痛或心电图显示心肌缺血,故应及时用电转复或药物转复为窦性心律。其他有症状或影响血流动力学的心律失常也应积极治疗。

(二)感染性心内膜炎

对于风湿性心脏病患者,应积极预防风湿热。如已合并亚急性或急性感染性心内膜炎,治疗同二尖瓣关闭不全。

(三)心力衰竭

应限制钠盐摄入,使用洋地黄制剂和利尿药。利尿药使用需慎重,因过度利尿使血容量减少,降低主动脉瓣狭窄患者心输出量,导致严重的直立性低血压。扩张小动脉药物也应慎用,以防血压过低。

第七节 肺动脉瓣关闭不全

一、病理生理

因原发性或继发性肺动脉高压、肺动脉瓣环性损伤引起的器质性肺动脉瓣关闭不全相对较少。肺动脉瓣关闭不全者,由于反流发生于低压低阻力的肺循环,故血流动力学改变通常不严重。若瓣口反流量增大可致右心室容量负荷增加。肺动脉瓣关闭不全的基本血流动力学改变是舒张期肺动脉瓣反流使右心室容量负荷增大,严重时引起右心室扩大、肥厚,最后导致右心衰竭。伴发肺动脉高压、出现急性反流或反流程度严重者,病情发展较快。

二、临床表现

(一)症状

肺动脉瓣关闭不全患者,在未发生右心衰竭前,临床上无症状。严重反流引起右心衰竭时,可有腹胀、尿少、水肿等症状。

(二)体征

1. 视诊

胸骨左缘第 2 肋间隙可见肺动脉收缩期搏动。

2. 触诊

胸骨左缘第 2 肋间隙可扪及肺动脉收缩期搏动,有时可伴收缩或舒张期震颤。胸骨左下缘可扪及右心室高动力性收缩期搏动。

3.叩诊

心界向右扩大。

4.听诊

(1)胸骨左缘第 2~4 肋间隙有随第二心音后立即开始的舒张早期叹气性高调递减型杂音,吸气时增强,称为 Graham Steell 杂音,系继发于肺动脉高压所致。

(2)合并肺动脉高压时,肺动脉瓣区第二心音亢进、分裂。反流量大时,三尖瓣区可闻及收缩期杂音,也可能有收缩期前低调杂音(右 Austin-Flint 杂音)。如瓣膜活动度好,可听到肺动脉喷射音。肺动脉高压者,第二心音肺动脉瓣成分增强。由于右心室心搏量增多,射血时间延长,第二心音呈宽分裂。右心搏量增多致已扩大的肺动脉突然扩张产生收缩期喷射音,在胸骨左缘第 2 肋间隙最明显。胸骨左缘第 4 肋间隙常有右心室第三和第四心音,吸气时增强。

三、辅助检查

(一)X 线检查

右心室增大,伴肺动脉高压时有肺动脉段凸出,肺门阴影增宽,尤其是右下肺动脉增宽(>10 mm),胸透可见肺门动脉搏动。

(二)心电图检查

继发于肺动脉高压者可有右束支阻滞和(或)右心室肥厚图形。

(三)超声心动图检查

1.M 型超声检查

主要呈右心室舒张期容量负荷改变。

2.二维超声检查

可明确病因。

3.彩色超声检查

多普勒右心室流出道内,于舒张期可测得源于肺动脉口的逆向血流束。

四、诊断和鉴别诊断

根据肺动脉瓣区舒张早期杂音,吸气时增强,可做出肺动脉瓣关闭不全的诊断。多普勒超声可明确诊断并可帮助与主动脉瓣关闭不全的鉴别。

五、治疗

继发于肺动脉高压的肺动脉瓣关闭不全者,主要应治疗其原发疾病。对原发于瓣膜的病变应进行病因治疗。如反流量大或右心室容量负荷进行性加重者,可施行人工心脏瓣膜置换术。

第三章 高血压

第一节 原发性高血压

高血压是一种以体循环动脉压升高为主要表现的临床综合征,是最常见的心血管疾病。可分为原发性及继发性两大类。在绝大多数患者中,高血压的病因不明,称之为原发性高血压,又称高血压病,占总高血压患者的 95% 以上;在不足 5% 的患者中,血压升高是某些疾病的一种临床表现,本身有明确而独立的病因,称之为继发性高血压。

我国高血压的发病率较高,1991 年全国高血压的抽样普查显示,血压＞140/90 mmHg(18.7/12.0 kPa)的人占 13.49%,美国＞140/90 mmHg(18.7/12.0 kPa)的人占 24%。在我国高血压的致死率和致残率也较高。

我国高血压的知晓率、治疗率和控制率均较低。据 2000 年的资料,我国高血压的知晓率为 26.3%,治疗率 21.2%,控制率为 2.8%。

一、病因和发病机制

原发性高血压的病因尚未完全阐明,目前认为是在一定的遗传背景下由于多种后天环境因素作用使正常血压调节机制失代偿所致。

(一)遗传因素

高血压病有明显的遗传倾向,据估计人群中 20%～40% 的高血压是由遗传决定的。流行病学研究提示高血压发病有明显的家族聚集性。双亲无高血压、一方有高血压和双亲均有高血压,其子女高血压发生率分别为 3%、28% 和 46%。单卵双生的同胞血压一致性较双卵双生同胞更为明显。

(二)环境因素

高血压可能是遗传易感性和环境因素相互影响的结果。体重超重、膳食中高盐和中度以上饮酒是国际上已确定且亦为我国的流行病学研究证实的与高血压发病密切相关的危险因素。国人平均体重指数(BMI)中年男性和女性分别为 21～24.5 和 21～25。近 10 年国人的 BMI 均值及超重率有增加的趋势。BMI 与血压呈显著相关,前瞻性研究表明,基线 BMI 每增加 1 kg/m²,高血压的发生危险 5 年内增加 9%。每日饮酒量与血压呈线性相关。

膳食中钠盐摄入量与人群血压水平和高血压病患病率呈显著相关性。每天为满足人体生理平衡仅需摄入 0.5 g 氯化钠。国人食盐量每天北方为 12～18 g,南方为 7～8 g,高于西方国家。每人每天食盐平均摄入量增加 2 g,收缩压和舒张压分别增高 2.0 mmHg(0.3 kPa)和 1.2 mmHg(0.16 kPa)。我国膳食钙摄入量低于中位数人群中,膳食钠/钾比值亦与血压呈显著相关。

(三)交感神经活性亢进

交感神经活性亢进是高血压发病机制中的重要环节。动物实验表明,条件反射可形成狗的神经精神源性高血压。长期处于应激状态如从事驾驶员、飞行员、外科医生、会计师、软件工程师等职业者高血压的患病率明显增加。原发性高血压患者中约40%血循环中儿茶酚胺水平升高。长期的精神紧张、焦虑、压抑等所致的反复应激状态及对应激的反应性增强,使大脑皮质下神经中枢功能紊乱,交感神经和副交感神经之间的平衡失调,交感神经兴奋性增加,其末梢释放儿茶酚胺增多。

(四)肾素-血管紧张素-醛固酮系统(RAAS)

体内存在两种RAAS,即循环RAAS和局部RAAS。血管紧张素Ⅱ(AngⅡ)是循环RAAS的最重要成分,通过强有力的直接收缩小动脉或通过刺激肾上腺皮质球状带分泌醛固酮而扩大血容量,或通过促进肾上腺髓质和交感神经末梢释放儿茶酚胺,均可显著升高血压。此外,体内其他激素如糖皮质激素、生长激素、雌激素等升高血压的途径亦主要经RAAS而产生。近年来发现,很多组织,例如血管壁、心脏、中枢神经、肾脏肾上腺中均有RAAS各成分的mRNA表达,并有AngⅡ受体和盐皮质激素受体存在。

引起RAAS激活的主要因素有:肾灌注减低,肾小管内液钠浓度减少,血容量降低,低钾血症,利尿剂及精神紧张,寒冷,直立运动等。

目前认为,醛固酮在RAAS中占有不可缺少的重要地位。它具有依赖于AngⅡ的一面,又有不完全依赖于AngⅡ的独立作用,特别是在心肌和血管重塑方面。它除了受AngⅡ的调节外,还受低钾、ACTH等的调节。

(五)血管重塑

血管重塑既是高血压所致的病理改变,也是高血压维持的结构基础。血管壁具有感受和整合急、慢性刺激并做出反应的能力,其结构处于持续的变化状态。高血压伴发的阻力血管重塑包括营养性重塑和肥厚性重塑两类。血压因素、血管活性物质和生长因子及遗传因素共同参与了高血压血管重塑的过程。

(六)内皮细胞功能受损

血管管腔的表面均覆盖着内皮组织,其细胞总数几乎和肝脏相当,可看做人体内最大的脏器之一。内皮细胞不仅是一种屏障结构,而且具有调节血管舒缩功能、血流稳定性和血管重塑的重要作用。血压升高使血管壁剪切力和应力增加,去甲肾上腺素等血管活性物质增多,可明显损害内皮及其功能。内皮功能障碍可能是高血压导致靶器官损害及其并发症的重要原因。

(七)胰岛素抵抗

高血压病患者中约有半数存在胰岛素抵抗现象。胰岛素抵抗指的是机体组织对胰岛素作用敏感性和(或)反应性降低的一种病理生理反应,还使血管对体内升压物质反应增强,血中儿茶酚胺水平增加。高胰岛素血症可影响跨膜阳离子转运,使细胞内钙升高,加强缩血管作用。此外,还可影响糖及脂质代谢。上述这些改变均能促使血压升高,诱发动脉粥样硬化病变。

二、病理解剖

高血压的主要病理改变是动脉的病变和左心室的肥厚。随着病程的进展,心、脑、肾等重要脏器均可累及,其结构和功能因此发生不同程度的改变。

(一)心脏

高血压病引起的心脏改变主要包括左心室肥厚和冠状动脉粥样硬化。血压升高和其他代谢内分泌因素引起心肌细胞体积增大和间质增生,使左心室体积和重量增加,从而导致左心室肥厚。血压升高和冠状动脉粥样硬化有密切的关系。冠状动脉粥样硬化病变的特点为动脉壁上出现纤维素性和纤维脂肪性斑块,并有血栓附着。

随斑块的扩大和管腔狭窄的加重,可产生心肌缺血;斑块的破裂、出血及继发性血栓形成等可堵塞管腔造成心肌梗死。

(二)脑

脑小动脉尤其颅底动脉环是高血压动脉粥样硬化的好发部位,可造成脑卒中,颈动脉的粥样硬化可导致同样的后果。近半数高血压病患者脑内小动脉有许多微小动脉瘤,这是导致脑出血的重要原因。

(三)肾

高血压持续 5~10 年,即可引起肾脏小动脉硬化(弓状动脉硬化及小叶间动脉内膜增厚,入球小动脉玻璃样变),管壁增厚,管腔变窄,进而继发肾实质缺血性损害(肾小球缺血性皱缩、硬化,肾小管萎缩,肾间质炎性细胞浸润及纤维化),造成良性小动脉性肾硬化症。良性小动脉性肾硬化症发生后,由于部分肾单位被破坏,残存肾单位为代偿排泄废物,肾小球即会出现高压、高灌注及高滤过("三高"),而此"三高"又有两面性,若持续存在又会促使残存肾小球本身硬化,加速肾损害的进展,最终引起肾衰竭。

三、临床特点

(一)血压变化

高血压病初期血压呈波动性,血压可暂时性升高,但仍可自行下降和恢复正常。血压升高与情绪激动、精神紧张、焦虑及体力活动有关,休息或去除诱因血压便下降。随病情迁延,尤其是在并发靶器官损害或有并发症之后,血压逐渐稳定和持久升高,此时血压仍可波动,但多数时间血压处于正常水平以上,情绪和精神变化可使血压进一步升高,休息或去除诱因并不能使之满意下降和恢复正常。

(二)症状

大多数患者起病隐袭,症状阙如或不明显,仅在体检或因其他疾病就医时才被发现。有的患者可出现头痛、心悸、后颈部或颞部搏动感,还有表现为神经官能症,如失眠、健忘或记忆力减退、注意力不集中、耳鸣、情绪易波动或发怒及神经质等。病程后期心脑肾等靶器官受损或有并发症时,可出现相应的症状。

(三)并发症的表现

左心室肥厚的可靠体征为抬举性心尖搏动,表现为心尖搏动明显增强,搏动范围扩大及心尖搏动左移,提示左心室增大。主动脉瓣区第 2 心音可增加,带有金属音调。合并冠心病时可发生心绞痛、心肌梗死甚至猝死。晚期可发生心力衰竭。

脑血管并发症是我国高血压病最为常见的并发症,年发病率为(120~180)/10 万,是急性心肌梗死的 4~6 倍。早期可有一过性脑缺血发作(TIA),还可发生脑血栓形成、脑栓塞(包括腔隙性脑梗死)、高血压脑病及颅内出血等。长期持久血压升高可引起良性小动脉性肾硬化症,从而导致肾实质的损害,可出现蛋白尿、肾功能损害,严重者可出现肾衰竭。

眼底血管被累及可出现视力进行性减退,严重高血压可促使形成主动脉夹层并破裂,常可致命。

四、实验室和特殊检查

(一)血压的测量

测量血压是诊断高血压和评估其严重程度的主要依据。目前评价血压水平的方法有以下3种。

1.诊所偶测血压

诊所偶测血压(简称偶测血压)系由医护人员在标准条件下按统一的规范进行测量,是目前诊断高血压和分级的标准方法。应相隔2 min重复测量,以2次读数平均值为准,如2次测量的收缩压或舒张压读数相差超过5 mmHg(0.7 kPa),应再次测量,并取3次读数的平均值。

2.自测血压

采用无创半自动或全自动电子血压计在家中或其他环境中患者给自己或家属给患者测量血压,称为自测血压,它是偶测血压的重要补充,在诊断单纯性诊所高血压,评价降压治疗的效果,改善治疗的依从性等方面均极其有益。

3.动态血压监测

一般监测的时间为24 h,测压时间间隔白天为30 min,夜间为60 min。动态血压监测提供24 h,白天和夜间各时间段血压的平均值和离散度,可较为客观和敏感地反映患者的实际血压水平,且可了解血压的变异性和昼夜变化的节律性,估计靶器官损害与预后,比偶测血压更为准确。动态血压监测的参考标准正常值为:24 h低于130/80 mmHg(17.3/10.7 kPa),白天低于135/85 mmHg(18.0/11.3 kPa),夜间低于125/75 mmHg(16.7/10.0 kPa)。夜间血压均值一般较白天均值低10%~20%。正常血压波动曲线形状如长柄勺,夜间2~3时处于低谷,凌晨迅速上升,上午6~8时和下午4~6时出现两个高峰,尔后缓慢下降。早期高血压患者的动态血压曲线波动幅度较大,晚期患者波动幅度较小。

(二)尿液检查

肉眼观察尿的透明度、颜色,有无血尿;测比重、pH、蛋白和糖含量,并做镜检。尿比重降低(<1.010)提示肾小管浓缩功能障碍。正常尿液pH为5.0~7.0。某些肾脏疾病如慢性肾炎并发的高血压可在血糖正常的情况下出现糖尿,系由于近端肾小管重吸收障碍引起。尿微量蛋白可采用放免法或酶联免疫法测定,其升高程度,与高血压病程及合并的肾功能损害有密切关系。尿转铁蛋白排泄率更为敏感。

(三)血液生化检查

测定血钾、尿素氮、肌酐、尿酸、空腹血糖、血脂,还可检测一些选择性项目如血浆肾素活性(PRA)、醛固酮。

(四)胸部X线片

早期高血压患者可无特殊异常,后期患者可见主动脉弓迂曲延长、左心室增大。胸部X线片对主动脉夹层、胸主动脉及腹主动脉缩窄有一定的帮助,但进一步确诊还需做相关检查。

(五)心电图检查

体表心电图对诊断高血压患者是否合并左心室肥厚、左心房负荷过重和心律失常有一定帮助。心电图诊断左心室肥厚的敏感性不如超声心动图,但对评估预后有帮助。

(六)超声心动图检查

UCG能可靠地诊断左心室肥厚,其敏感性较心电图高7~10倍。左心室重量指数

(LVMI)是一项反映左心肥厚及其程度的较为准确的指标,与病理解剖的符合率和相关性较高。UCG 还可评价高血压患者的心脏功能,包括收缩功能、舒张功能。如疑有颈动脉、外周动脉和主动脉病变,应做血管超声检查;疑有肾脏疾病的患者,应做肾脏 B 超。

(七)眼底检查

可发现眼底的血管病变和视网膜病变。血管病变包括变细、扭曲、反光增强、交叉压迫及动静脉比例降低。视网膜病变包括出血、渗出、视乳头水肿等。高血压眼底改变可分为 4 级。

Ⅰ级:视网膜小动脉出现轻度狭窄、硬化、痉挛和变细。

Ⅱ级:小动脉呈中度硬化和狭窄,出现动脉交叉压迫征,视网膜静脉阻塞。

Ⅲ级:动脉中度以上狭窄伴局部收缩,视网膜有棉絮状渗出、出血和水肿。

Ⅳ级:视神经乳头水肿并有Ⅲ级眼底的各种表现。

高血压眼底改变与病情的严重程度和预后相关。Ⅲ和Ⅳ级眼底,是急进型和恶性高血压诊断的重要依据。

五、诊断和鉴别诊断

高血压患者应进行全面的临床评估。评估的方法是详细询问病史、做体格检查和实验室检查,必要时还要进行一些特殊的器械检查。

(一)诊断标准和分类

根据 1999 年世界卫生组织高血压专家委员会(WHO/ISH)确定的标准和中国高血压防治指南(1999 年 10 月)的规定,18 岁以上成年人高血压定义为:在未服抗高血压药物的情况下收缩压≥140 mmHg(18.7 kPa)和(或)舒张压≥90 mmHg(12.0 kPa)。患者既往有高血压史,目前正服用抗高血压药物,血压虽已低于 140/90 mmHg(18.7/12.0 kPa),也应诊断为高血压;患者收缩压与舒张压属于不同的级别时,应按两者中较高的级别分类。

(二)高血压的危险分层

高血压是脑卒中和冠心病的独立危险因素。高血压病患者的预后和治疗决策不仅要考虑血压水平,还要考虑到心血管疾病的危险因素、靶器官损害和相关的临床状况,并可根据某几项因素合并存在时对心血管事件绝对危险的影响,做出危险分层的评估,即将心血管事件的绝对危险性分为 4 类:低危、中危、高危和极高危。在随后的 10 年中发生一种主要心血管事件的危险性低危组、中危组、高危组和极高危组分别为低于 15%、15%～20%、20%～30% 和高于 30%。

高血压危险分层的主要根据是弗明翰研究中心的平均年龄 60 岁(45～80 岁)患者随访 10 年心血管疾病死亡、非致死性脑卒中和心肌梗死的资料。但西方国家高血压人群中并发的脑卒中发病率相对较低,而心力衰竭或肾脏疾病较常见,故这一危险性分层仅供我们参考。

(三)鉴别诊断

在确诊高血压病之前应排除各种类型的继发性高血压,因为有些继发性高血压的病因可消除,其原发疾病治愈后,血压即可恢复正常。常见的继发性高血压有下列几种类型。

1.肾实质性疾病

慢性肾小球肾炎、慢性肾盂肾炎、多囊肾和糖尿病肾病等均可引起高血压。这些疾病早期均有明显的肾脏病变的临床表现,在病程的中后期出现高血压,至终末期肾病阶段高血压几乎都和肾功能不全相伴发。因此,根据病史、尿常规和尿沉渣细胞计数不难与原发性高血压的肾脏损害相鉴别。肾穿刺病理检查有助于诊断慢性肾小球肾炎;多次尿细菌培养和静脉肾盂造影对诊断慢性肾盂肾炎有价值。糖尿病肾病者均有多年糖尿病病史。

2.肾血管性高血压

单侧或双侧肾动脉主干或分支病变可导致高血压。肾动脉病变可为先天性或后天性。先天性肾动脉狭窄主要为肾动脉肌纤维发育不良所致;后天性狭窄由大动脉炎、肾动脉粥样硬化、动脉内膜纤维组织增生等病变所致。此外,肾动脉周围粘连或肾蒂扭曲也可导致肾动脉狭窄。此病在成人高血压中不足 1%,但在骤发的重度高血压和临床上有可疑诊断线索的患者中则有较高的发病率。如有骤发的高血压并迅速进展至急进性高血压、中青年尤其是 30 岁以下的高血压且无其他原因、腹部或肋脊角闻及血管杂音,提示肾血管性高血压的可能。可疑病例可做肾动脉多普勒超声、口服卡托普利激发后做同位素肾图和肾素测定、肾动脉造影、数字减影血管造影术(DSA),有助于做出诊断。

3.嗜铬细胞瘤

嗜铬细胞瘤 90%位于肾上腺髓质,右侧多于左侧。交感神经节和体内其他部位的嗜铬组织也可发生此病。肿瘤释放出大量儿茶酚胺,引起血压升高和代谢紊乱。高血压可为持续性,亦可呈阵发性。阵发性高血压发作的持续时间从十多分钟至数天,间歇期亦长短不等。发作频繁者一天可数次。发作时除血压骤然升高外,还有头痛、心悸、恶心、多汗、四肢冰冷和麻木感、视力减退、上腹或胸骨后疼痛等。典型的发作可由于情绪改变,如兴奋、恐惧、发怒而诱发。年轻人难以控制的高血压,应注意与此病相鉴别。此病如表现为持续性高血压则难与原发性高血压相鉴别。血和尿儿茶酚胺及其代谢产物香草基杏仁酸(VMA)的测定、酚妥拉明试验、胰高血糖素激发试验、可乐宁抑制试验、甲氧氯普胺(灭吐灵)试验有助于做出诊断。超声、放射性核素及电子计算机 X 线体层显像(CT)、磁共振显像可显示肿瘤的部位。

4.原发性醛固酮增多症

病因为肾上腺肿瘤或增生所致的醛固酮分泌过多,典型的症状和体征见以下 3 个方面。

(1)轻至中度高血压。

(2)多尿尤其夜尿增多、口渴、尿比重下降、碱性尿和蛋白尿。

(3)发作性肌无力或瘫痪、肌痛、抽搐或手足麻木感等。

凡高血压者合并上述 3 项临床表现,并有低钾血症、高血钠性碱中毒而无其他原因可解释的,应考虑此病之可能。实验室检查可发现血和尿醛固酮升高,血浆肾素降低、尿醛固酮排泄增多等。

5.皮质醇增多症

皮质醇增多症系肾上腺皮质肿瘤或增生分泌糖皮质激素过多所致。除高血压外,有向心性肥胖、满月脸、水牛背、皮肤紫纹、毛发增多、血糖增高等特征,诊断一般并不困难。24 h 尿中 17-羟及 17-酮类固醇增多,地塞米松抑制试验及肾上腺皮质激素兴奋试验阳性有助于诊断。颅内蝶鞍 X 线检查、肾上腺 CT 扫描及放射性碘化胆固醇肾上腺扫描可用于病变定位。

6.主动脉缩窄

多数为先天性血管畸形,少数为多发性大动脉炎所引起。特点为上肢血压增高而下肢血压不高或降低,呈上肢血压高于下肢血压的反常现象。肩胛间区、胸骨旁、腋部可有侧支循环动脉的搏动和杂音或腹部听诊有血管杂音。胸部 X 线摄影可显示肋骨受侧支动脉侵蚀引起的切迹。主动脉造影可确定诊断。

六、治疗

(一)高血压患者的评估和监测程序

确诊高血压病的患者应根据其危险因素、靶器官损害及相关的临床情况做出危险分层。高危和极高危患者应立即开始用药物治疗。中危和低危患者则先监测血压和其他危险因素，而后再根据血压状况决定是否开始药物治疗。

(二)降压的目标

根据最新指南的精神，中青年高血压患者血压应降至 130/85 mmHg(17.3/11.3 kPa)以下。高血压病最佳治疗(HOT)研究表明，舒张压达到较低目标血压组的糖尿病患者，其心血管病危险明显降低，故伴糖尿病者应把血压降至 130/80 mmHg(17.3/10.7 kPa)以下；高血压合并肾功能不全、尿蛋白超过 1 g/24 h，至少应将血压降至 130/80 mmHg(17.3/10.7 kPa)，甚至 125/75 mmHg(16.7/10.0 kPa)以下；老年高血压患者的血压应控制在 140/90 mmHg(18.7/12.0 kPa)以下，且尤应重视降低收缩压。

(三)非药物治疗

高血压应采取综合措施治疗，任何治疗方案都应以非药物疗法为基础。积极有效的非药物治疗可通过多种途径干扰高血压的发病机制，起到一定的降压作用，并有助于减少靶器官损害的发生。非药物治疗的具体内容包括以下几项。

1. 戒烟

吸烟所致的加压效应使高血压并发症如脑卒中、心肌梗死和猝死的危险性显著增加，并降低或抵消降压治疗的疗效，加重脂质代谢紊乱，降低胰岛素敏感性，减弱内皮细胞依赖性血管扩张效应和增加左心室肥厚的倾向。戒烟对心血管的良好益处，任何年龄组在戒烟 1 年后即可显示出来。

2. 戒酒或限制饮酒

戒酒和减少饮酒可使血压显著降低。

3. 减轻和控制体重

体重减轻 10%，收缩压可降低 6.6 mmHg(0.8 kPa)。超重 10% 以上的高血压患者体重减少 5 kg，血压便明显降低，且有助于改善伴发的危险因素如糖尿病、高脂血症、胰岛素抵抗和左心室肥厚。新指南中建议体重指数(kg/m²)应控制在 24 以下。

4. 合理膳食

按 WHO 的建议，钠摄入每天应少于 2.4 g(相当于氯化钠 6 g)。通过食用含钾丰富的水果(如香蕉、橘子)和蔬菜(如油菜、苋菜、香菇、大枣等)，增加钾的摄入。要减少膳食中的脂肪，适量补充优质蛋白质。

5. 增加体力活动

根据新指南提供的参考标准，常用运动强度指标，可用运动时的最大心率达到 180 或 170 次/分钟减去平时心率，如要求精确则采用最大心率的 60%～85% 作为运动适宜心率。运动频度一般要求每周 3～5 次，每次持续 20～60 min 即可。中老年高血压患者可选择步行、慢跑、上楼梯、骑自行车等。

6. 减轻精神压力，保持心理平衡

长期精神压力和情绪忧郁既是导致高血压，又是降压治疗效果欠佳的重要原因。应对患者作耐心的劝导和心理疏导,鼓励其参加体育/文化和社交活动,鼓励高血压患者保持宽松、平和、乐观的健康心态。

(四)初始降压治疗药物的选择

高血压病的治疗应采取个体化的原则。应根据高血压危险因素、靶器官损害及合并疾病等情况选择初始降压药物。

(五)高血压病的药物治疗

1.药物治疗原则

(1)采用最小的有效剂量以获得可能有的疗效而使不良反应减至最小。

(2)为了有效防止靶器官损害,要求一天 24 h 内稳定降压,并能防止从夜间较低血压到清晨血压突然升高而导致猝死、脑卒中和心脏病发作。要达到此目的,最好使用每日一次给药而有持续降压作用的药物。

(3)单一药物疗效不佳时不宜过多增加单种药物的剂量,而应及早采用两种或两种以上药物联合治疗,这样有助于提高降压效果而不增加不良反应。

(4)判断某一种或几种降压药物是否有效及是否需要更改治疗方案时,应充分考虑该药物达到最大疗效所需的时间。在药物发挥最大效果前过于频繁地改变治疗方案是不合理的。

(5)高血压病是一种终身性疾病,一旦确诊后应坚持终身治疗。

2.降压药物的选择

目前临床常用的降压药物有许多种类。无论选用何种药物,其治疗目的均是将血压控制在理想范围,预防或减轻靶器官损害。"新指南"强调,降压药物的选用应根据治疗对象的个体情况、药物的作用、代谢、不良反应和药物的相互作用确定。

3.临床常用的降压药物

临床常用的药物主要有六大类:利尿剂、α-受体阻滞剂、钙通道阻滞剂、血管紧张素转换酶抑制剂(ACEI)、β-受体阻滞剂及血管紧张素 Ⅱ 受体拮抗剂。降压药物的疗效和不良反应情况个体间差异很大,临床应用时要充分注意。具体选用哪一种或几种药物参照前述的用药原则全面考虑。

(1)利尿剂:此类药物可减少细胞外液容量、降低心输出量,并通过利钠作用降低血压。降压作用较弱,起作用较缓慢,但与其他降压药物联合应用时常有相加或协同作用,常可做为高血压的基础治疗。螺内酯不仅可以降压,而且能抑制心肌及血管的纤维化。

种类和应用方法:有噻嗪类、保钾利尿剂和襻利尿剂 3 类。降压治疗中比较常用的利尿剂有下列几种:氢氯噻嗪 12.5～25 mg,每日一次;阿米洛利 5～10 mg,每日一次;吲达帕胺 1.25～2.5 mg,每日一次;氯噻酮 12.5～25 mg,每日一次;螺内酯 20 mg,每日一次;氨苯蝶啶 25～50 mg,每日一次。在少数情况下用呋塞米(呋噻米)20～40 mg,每日 2 次。

主要适应证:利尿剂可作为无并发症高血压患者的首选药物,主要适用于轻中度高血压,尤其是老年高血压包括老年单纯性收缩期高血压、肥胖及并发心力衰竭患者。襻利尿剂作用迅速,肾功能不全时应用较多。

注意事项:利尿剂应用可降低血钾,尤以噻嗪类和呋塞米为明显,长期应用者应适量补钾(每日 1～3 g),并鼓励多吃水果和富含钾的绿色蔬菜。此外,噻嗪类药物可干扰糖、脂和尿酸代谢,故应慎用于糖尿病和血脂代谢失调者,禁用于痛风患者。保钾利尿剂因可升高血钾,应尽量避免与 ACEI 合用,禁用于肾功能不全者。利尿剂的不良反应与剂量密切相关,故宜采用小剂量。

（2）β-受体阻滞剂：通过减慢心率、减低心肌收缩力、降低心输出量、减低血浆肾素活性等多种机制发挥降压作用。其降压作用较弱，起效时间较长（1～2周）。

主要适应证：主要适用于轻中度高血压，尤其是在静息时心率较快（＞80次/分钟）的中青年患者，也适用于高肾素活性的高血压、伴心绞痛或心肌梗死后及伴室上性快速心律失常者。

种类和应用方法：常用于降压治疗的β-受体阻滞剂有：美托洛尔25～50 mg，每日1～2次；阿替洛尔25 mg，每日1～2次；比索洛尔2.5～10 mg，每日1次。选择性α_1和非选择性β-受体阻滞剂有：拉贝洛尔每次0.1 g，每日3～4次，以后按需增至0.6～0.8 g，重症高血压可达每日1.2～2.4 g；卡维地洛6.25～12.5 mg，每日2次。拉贝洛尔和美托洛尔均有静脉制剂，可用于重症高血压或高血压危象而需要较迅速降压治疗的患者。

注意事项：常见的不良反应有疲乏和肢体冷感，可出现躁动不安、胃肠功能不良等。还可能影响糖代谢、脂代谢，因此伴有心脏传导阻滞、哮喘、慢性阻塞性肺部疾患及周围血管疾病患者应列为禁忌；因此类药可掩盖低血糖反应，因此应慎用于胰岛素依赖性糖尿病患者。长期应用者突然停药可发生反跳现象，即原有的症状加重、恶化或出现新的表现，较常见有血压反跳性升高，伴头痛、焦虑、震颤、出汗等，称之为撤药综合征。

（3）钙通道阻滞剂（CCB）：主要通过阻滞细胞质膜的钙离子通道、松弛周围动脉血管的平滑肌，使外周血管阻力下降而发挥降压作用。

主要适应证：可用于各种程度的高血压，尤其是老年高血压、伴冠心病心绞痛、周围血管病、糖尿病或糖耐量异常、妊娠期高血压及合并有肾脏损害的患者。

种类和应用方法：应优先考虑使用长效制剂如非洛地平缓释片2.5～5 mg，每日1次；硝苯地平控释片30 mg，每日1次；氨氯地平5 mg，每日1次；拉西地平4 mg，每日1～2次；维拉帕米缓释片120～240 mg，每日1次；地尔硫䓬缓释片90～180 mg，每日1次。由于有诱发猝死之嫌，速效二氢吡啶类钙拮抗剂的临床使用正在逐渐减少，而提倡应用长效制剂。其价格一般较低廉，在经济条件落后的农村及边远地区速效制剂仍不失为一种可供选择的抗高血压药物，可使用硝苯地平或尼群地平普通片剂10 mg，每日2～3次。

注意事项：主要不良反应为血管扩张所致的头痛、颜面潮红和踝部水肿，发生率在10%以下，需要停药的只占极少数。踝部水肿系由于毛细血管前血管扩张而非水钠潴留所致。硝苯地平的不良反应较明显且可引起反射性心率加快，但若从小剂量开始逐渐加大剂量，可明显减轻或减少这些不良反应。非二氢吡啶类对传导功能及心肌收缩力有负性影响，因此禁用于心脏传导阻滞和心力衰竭时。

（4）血管紧张素转换酶抑制剂（ACEI）：通过抑制血管紧张素转换酶使血管紧张素Ⅱ生成减少，并抑制缓激肽，使缓激肽降解。这类药物可抑制循环和组织的RAAS，减少神经末梢释放去甲肾上腺素和血管内皮形成内皮素；还可作用于缓激肽系统，抑制缓激肽降解，增加缓激肽和扩张血管的前列腺素的形成。这些作用不仅能有效降低血压，而且具有靶器官保护的功能。

ACEI对糖代谢和脂代谢无影响，血浆尿酸可能降低。即使合用利尿剂亦可维持血钾稳定，因ACEI可防止利尿剂所致的继发性高醛固酮血症。此外，ACEI在产生降压作用时不会引起反射性心动过速。

种类和应用方法：常用的ACEI有：卡托普利25～50 mg，每日2～3次；依那普利

5～10 mg,每日 1～2 次;苯那普利 5～20 mg,雷米普利 2.5～5 mg,培哚普利 4～8 mg,西那普利 2.5～10 mg,福辛普利 10～20 mg,均每日 1 次。

主要适应证:ACEI 可用来治疗轻中度或严重高血压,尤其适用于伴左心室肥厚、左心室功能不全或心力衰竭、糖尿病并有微量蛋白尿、肾脏损害(血肌酐<265 $\mu mol/L$)并有蛋白尿等患者。本药还可安全地使用于伴有慢性阻塞性肺部疾患或哮喘、周围血管疾病或雷诺现象、抑郁症及胰岛素依赖性糖尿病患者。

注意事项:最常见不良反应为持续性干咳,发生率为 3%～22%。多见于用药早期(数天至几周),亦可出现于治疗的后期,其机制可能由于 ACEI 抑制了激肽酶Ⅱ,使缓激肽的作用增强和前列腺素形成。症状不重应坚持服药,半数可在 2～3 月内咳嗽消失。改用其他 ACEI,咳嗽可能不出现。福辛普利和西拉普利引起干咳少见。其他可能发生的不良反应有低血压、高钾血症、血管神经性水肿(偶尔可致喉痉挛、喉或声带水肿)、皮疹及味觉障碍。

双侧肾动脉狭窄或单侧肾动脉严重狭窄、合并高钾血症或严重肾衰竭等患者 ACEI 应列为禁忌。因有致畸危险也不能用于合并妊娠的妇女。

(5)血管紧张素Ⅱ受体拮抗剂(ARB):这类药物可选择性阻断 Ang Ⅱ 的Ⅰ型受体而起作用,具有 ACEI 相似的血流动力学效应。从理论上讲,其比 ACEI 存在如下优点:①作用不受 ACE 基因多态性的影响;②还能抑制非 ACE 催化产生的 Ang Ⅱ 的致病作用;③促进 Ang Ⅱ 与血管紧张素Ⅱ型受体(AT_2)结合发挥"有益"效应。这 3 项优点结合起来将可能使 ARB 的降血压及对靶器官保护作用更有效,但需要大规模的临床试验进一步证实,目前尚无循证医学的证据表明 ARB 的疗效优于或等同于 ACEI。

种类和应用方法:目前在国内上市的 ARB 有 3 类:第一、二、三代分别为氯沙坦、缬沙坦、依贝沙坦。氯沙坦 50～100 mg,每日 1 次,氯沙坦和小剂量氢氯噻嗪(25 mg/d)合用,可明显增强降压效应;缬沙坦 80～160 mg,每日 1 次;依贝沙坦 150 mg,每日 1 次;替米沙坦 80 mg,每日 1 次;坎地沙坦 8 mg,每日 1 次。

主要适应证:适用对象与 ACEI 相同。目前主要用于 ACEI 治疗后发生干咳等不良反应且不能耐受的患者。氯沙坦有降低血尿酸作用,尤其适用于伴高尿酸血症或痛风的高血压患者。

注意事项:此类药物的不良反应轻微而短暂,因不良反应需中止治疗者极少。不良反应为头晕、与剂量有关的体位性低血压、皮疹、血管神经性水肿、腹泻、肝功能异常、肌痛和偏头痛等。禁用对象与 ACEI 相同。

(6)α_1-受体阻滞剂:这类药可选择性阻滞血管平滑肌突触后膜 α_1-受体,使小动脉和静脉扩张,外周阻力降低。长期应用对糖代谢并无不良影响,且可改善脂代谢,升高 HDL-C 水平,还能减轻前列腺增生患者的排尿困难,缓解症状。降压作用较可靠,但是否与利尿剂、受体阻滞剂一样具有降低病死率的效益,尚不清楚。

种类和应用方法:常用制剂有哌唑嗪 1 mg,每日 1 次;多沙唑嗪 1～6 mg,每日 1 次;特拉唑嗪 1～8 mg,每日 1 次;苯哌地尔 25～50 mg,每日 2 次。

适应证:目前一般用于轻中度高血压,尤其适用于伴高脂血症或前列腺肥大患者。

注意事项:主要不良反应为"首剂现象",多见于首次给药后 30～90 min,表现为严重的直立性低血压引起的眩晕、昏厥、心悸等,系由于内脏交感神经的收缩血管作用被阻滞后,静脉舒张使回心血量减少。首剂现象以哌唑嗪较多见,特拉唑嗪较少见。合用 β-受体阻滞剂、低钠饮食或曾用过利尿剂者较易发生。防治方法是首剂量减半,临睡前服用,服用后平卧或半卧休息60~90 min,并在给药前至少一天停用利尿剂。其他不良反应有头痛、嗜睡、口干、心悸、鼻塞、乏力、性功能障碍等,常可在连续用药过程中自行减轻或缓解。有研究表明哌唑嗪能增加高血压患者的病死率,因此现在临床上已很少应用。

(六)降压药物的联合应用

降压药物的联合应用已公认为是较好和合理的治疗方案。

1. 联合用药的意义

研究表明,单药治疗使高血压患者血压达标(<140/90 mmHg 或 18.7/12.0 kPa)比率仅为 40%~50%,而两种药物的合用可使 70%~80%的患者血压达标。HOT 试验结果表明,达到预定血压目标水平的患者中,采用单一药物、两药合用或三药合用的患者分别占30%~40%、40%~50%和少于 10%,处于联合用药状态约占 68%。

联合用药可减少单一药物剂量,提高患者的耐受性和依从性。单药治疗如效果欠佳,只能加大剂量,这就增加不良反应发生的危险性,且有的药物随剂量增加,不良反应增大的危险性超过了降压作用增加的效益,亦即药物的危险/效益比转向不利的一面。联合用药可避免此种两难局面。

联合用药还可使不同的药物互相取长补短,有可能减轻或抵消某些不良反应。任何药物在长期治疗中均难以完全避免其不良反应,如 β-受体阻滞剂的减慢心率作用,CCB 可引起踝部水肿和心率加快。这些不良反应如能选择适当的合并用药就有可能被矫正或消除。

2. 利尿剂为基础的两种药物联合应用

大型临床试验表明,噻嗪类利尿剂可与其他降压药有效地合用,故在需要合并用药时利尿剂可做为基础药物。常采用下列合用方法。

(1)利尿剂+ACEI 或血管紧张素 II 受体拮抗剂:利尿剂的不良反应是激活肾素-血管紧张素-醛固酮系统(RAAS),造成一系列不利于降低血压的负面作用。然而,这反而增强了ACEI 或血管紧张素 II 受体拮抗剂对 RAAS 的阻断作用,亦即这两种药物通过利尿剂对RAAS 的激活,可产生更强有力的降压效果。此外,ACEI 和血管紧张素 II 受体拮抗剂由于可使血钾水平稍上升,从而能防止利尿剂长期应用所致的电解质紊乱,尤其是低血钾等不良反应。

(2)利尿剂+β-受体阻滞剂或 α1-受体阻滞剂:β-受体阻滞剂可抵消利尿剂所致的交感神经兴奋和心率增快作用,而噻嗪类利尿剂又可消除 β-受体阻滞剂或 α1-受体阻滞剂的促肾滞钠作用。此外,在对血管的舒缩作用上噻嗪类利尿剂可加强 α1-受体阻滞剂的扩血管效应,而抵消β-受体阻滞剂的缩血管作用。

3. CCB 为基础的两药合用

我国临床上初治药物中仍以 CCB 最为常用。国人对此类药一般均有良好反应,CCB 为基础的联合用药在我国有广泛的基础。

(1)CCB+ACEI:前者具有直接扩张动脉的作用,后者通过阻断 RAAS 和降低交感活性,既扩张动脉,又扩张静脉,故两药在扩张血管上有协同降压作用。二氢吡啶类 CCB 产生的踝部水肿可被 ACEI 消除。两药在心肾和血管保护上,在抗增生和减少尿蛋白上亦均有协同作用。此外,ACEI 可阻断 CCB 所致反射性交感神经张力增加和心率加快的不良反应。

(2)二氢吡啶类 CCB+β-受体阻滞剂:前者具有的扩张血管和轻度增加心输出量的作用,

正好抵消 β-受体阻滞剂的缩血管及降低心输出量作用。两药对心率的相反作用可使患者心率不受影响。

4.其他的联合应用方法

如两药合用仍不能奏效,可考虑采用 3 种药物合用,例如噻嗪类利尿剂加 ACEI 加水溶性 β-受体阻滞剂(阿替洛尔),或噻嗪类利尿剂加 ACEI 加 CCB,及利尿剂加 β-受体阻滞剂加其他血管扩张剂(肼屈嗪)。

第二节　继发性高血压

继发性高血压也称症状性高血压,是指由一定的基础疾病引起的高血压,占所有高血压患者的 1%~5%。

由于继发性高血压的出现与某些确定的疾病和原因有关,一旦这些原发疾病(如原发性醛固酮增多症、嗜铬细胞瘤、肾动脉狭窄等)治愈后,高血压即可消失。所以临床上,对一个高血压患者(尤其是初发病例),应给予全面详细评估,以发现有可能的继发性高血压的病因,以利于进一步治疗。

一、继发性高血压的基础疾病

(一)肾性高血压

(1)肾实质性:急、慢性肾小球肾炎,多囊肾,糖尿病肾病,肾积水。

(2)肾血管性:肾动脉狭窄,肾内血管炎。

(3)肾素分泌性肿瘤。

(4)原发性钠潴留(Liddles 综合征)。

(二)内分泌性高血压

(1)肢端肥大症。

(2)甲状腺功能亢进。

(3)甲状腺功能减退。

(4)甲状旁腺功能亢进。

(5)肾上腺皮质:库欣综合征、原发性醛固酮增多症、嗜铬细胞瘤。

(6)女性长期口服避孕药。

(7)绝经期综合征等等。

(三)血管病变

主动脉缩窄、多发性大动脉炎。

(四)颅脑病变

脑肿瘤、颅内压增高、脑外伤、脑干感染等。

(五)药物

如糖皮质激素、拟交感神经药、甘草等。

（六）其他

高原病、红细胞增多症、高血钙等。

二、常见的继发性高血压几种类型的特点

（一）肾实质性疾病所致的高血压

1. 急性肾小球肾炎

（1）多见于青少年。

（2）起病急。

（3）有链球菌感染史。

（4）发热、血尿，水肿等表现。

2. 慢性肾小球肾炎

应注意与高血压病引起的肾脏损害相鉴别。

（1）反复水肿史。

（2）贫血明显。

（3）血浆蛋白低。

（4）尿蛋白出现早而血压升高相对轻。

（5）眼底病变不明显。

3. 糖尿病肾病

无论是胰岛素依赖型糖尿病（1型）或非胰岛素依赖型糖尿病（2型），均可发生肾损害而有高血压，肾小球硬化、肾小球毛细血管基膜增厚为主要的病理改变，早期肾功能正常，仅有微量尿蛋白。

血压也可能正常；病情发展，出现明显尿蛋白及肾功能不全时血压升高。

对于肾实质病变引起的高血压，可以应用 ACEI 治疗，对肾脏有保护作用，除降低血压外，还可减少尿蛋白，延缓肾功能恶化。

（二）嗜铬细胞瘤

肾上腺髓质或交感神经节等嗜铬细胞肿瘤，间歇或持续分泌过多的肾上腺素和去甲肾上腺素，出现阵发性或持续性血压升高。其临床特点包括以下几个方面。

（1）有剧烈头痛、心动过速、出汗、面色苍白、血糖增高、代谢亢进等特征。

（2）对一般降压药物无效。

（3）血压增高期测定血或尿中儿茶酚胺及其代谢产物香草基杏仁酸（VMA），显著增高。

（4）超声、放射性核素、CT、磁共振显像可显示肿瘤的部位。

（5）大多数肿瘤为良性，可做手术切除。

（三）原发性醛固酮增多症

此病系肾上腺皮质增生或肿瘤分泌过多醛固酮所致。其特征包括以下几点。

（1）长期高血压伴顽固的低血钾。

（2）肌无力、周期性瘫痪、烦渴、多尿等。

（3）血压多为轻、中度增高。

（4）实验室检查：有低血钾、高血钠、代谢性碱中毒、血浆肾素活性降低、尿醛固酮排泄增多。

(5)螺内酯(安体舒通)试验(＋)具有诊断价值。

(6)超声、放射性核素、CT 可做定位诊断。

(7)大多数原发性醛固酮增多症是由单一肾上腺皮质腺瘤所致,手术切除是最好的治疗方法。

(8)螺内酯是醛固酮拮抗剂,可使血压降低,血钾升高,症状减轻。

(四)皮质醇增多症(库欣综合征)

由于肾上腺皮质肿瘤或增生,导致皮质醇分泌过多。其临床特点表现为以下几点。

(1)水钠潴留,高血压。

(2)向心性肥胖、满月脸、多毛、皮肤纹、血糖升高。

(3)24 h 尿中 17-羟类固醇或 17-酮类固醇增多。

(4)肾上腺皮质激素兴奋试验阳性。

(5)地塞米松抑制试验阳性。

(6)颅内蝶鞍 X 线检查、肾上腺 CT 扫描及放射性碘化胆固醇肾上腺扫描可用于病变定位。

(五)肾动脉狭窄

(1)可为单侧或双侧。

(2)青少年患者的病变性质多为先天性或炎症性,老年患者多为动脉粥样硬化性。

(3)高血压进展迅速或高血压突然加重,呈恶性高血压表现。

(4)舒张压中、重度升高。

(5)四肢血压多不对称,差别大,有时呈无脉症。

(6)体检时可在上腹部或背部肋脊角处闻及血管杂音。

(7)眼底呈缺血性进行性改变。

(8)对各类降压药物疗效较差。

(9)大剂量断层静脉肾盂造影,放射性核素肾图有助于诊断。

(10)肾动脉造影可明确诊断。

(11)药物治疗可选用 ACEI 或钙拮抗剂,但双侧肾动脉狭窄者不宜应用,以避免可能使肾小球滤过率进一步降低,肾功能恶化。

(12)经皮肾动脉成形术(PTRA)手术简便,疗效好,为首选治疗。

(13)必要时,可行血流重建术、肾移植术、肾切除术。

(六)主动脉缩窄

主动脉缩窄为先天性血管畸形,少数为多发性大动脉炎引起。其临床特点表现为以下几点。

(1)上肢血压增高而下肢血压不高或降低,呈上肢血压高于下肢的反常现象。

(2)肩胛间区、胸骨旁、腋部可有侧支循环动脉的搏动和杂音或腹部听诊有血管杂音。

(3)胸部 X 线摄影可显示肋骨受侧支动脉侵蚀引起的切迹。

(4)主动脉造影可确定诊断。

第三节　高血压危象

一、概述

（一）定义

高血压危象（hypertensive crisis）是指原发性和继发性高血压在疾病发展过程中，在某些诱因作用下，使周围小动脉发生暂时性强烈痉挛，引起血压短时间内急剧升高，病情急剧恶化，以及由于高血压引起的心脏、脑、肾等主要靶器官功能严重受损的并发症。此外，若舒张压高于 19.6 kPa（150 mmHg）和（或）收缩压高于 28.8 kPa（220 mmHg），无论有无症状亦应视为高血压危象。

（二）分类

高血压危象包括高血压急症和高血压亚急症，高血压急症（hypertensive emergencies）的特点是短时间内血压严重升高（BP＞180/120 mmHg）并伴发进行性靶器官功能不全的临床表现。高血压急症需立即进行降压治疗以阻止靶器官进一步损害。高血压急症包括高血压脑病、颅内出血、急性心肌梗死、急性左心衰竭伴肺水肿、不稳定型心绞痛、主动脉夹层。高血压亚急症（hypertensive urgencies）是短时间内高血压严重升高但不伴靶器官损害的临床表现。

（三）发病机制

高血压危象的发生机制，多数学者认为是由于高血压患者在诱发因素的作用下，血液循环中肾素、血管紧张素Ⅱ、去甲基肾上腺素和精氨酸加压素等收缩血管活性物质突然急骤的升高，引起肾出入球小动脉收缩或扩张，这种情况若持续性存在，除了血压急剧增高外还可导致压力性多尿，继而发生循环血容量减少，血容量的减少，又反射性引起血管紧张素Ⅱ、去甲肾上腺素和精氨酸加压素生成和释放增加，使循环血中血管活性物质和血管毒性物质达到危险水平，从而加重肾小动脉收缩。由于小动脉收缩和扩张区交叉所致，故其呈"腊肠串"样改变。引起小动脉内膜损伤和血小板聚集，导致血栓素等有害物质进一步释放形成血小板血栓，引起组织缺血缺氧，毛细血管通透性增加，并伴有微血管内凝血、点状出血及坏死性小动脉炎，以脑和肾脏损害最为明显，有动脉硬化的血管特别易引起痉挛并加剧小动脉内膜增生，于是形成病理性恶性循环。此外，交感神经兴奋性亢进和血管加压性活性物质过量分泌，不仅引起肾小动脉收缩，而且也会引起全身周围小动脉痉挛，导致外周血管阻力骤然增高，则使血压进一步升高而发生高血压危象。

（四）病理生理

高血压危象发生的病理生理基础是人体重要的器官如脑、心、肾等血管床的血压依赖性血流调节丧失。一般而言，血管能在较大范围的平均动脉压内自动调节血流，但当血压超过自身调节能力时，血管不再收缩代偿，从而出现组织的过度灌注导致靶器官受损害。比如过去认为高血压脑病主要由于渐进性脑血管痉挛和缺血，考虑系脑小动脉突破性扩张，导致过度灌注，脑血流量明显增多和体液通过血—脑脊液屏障入血管周围组织所致。而现在认为在慢性高血压患者，由于长期适应较高的压力，通过交感神经调节使管壁增厚。当平均动脉压（MAP）达到 23.8 kPa（180 mmHg）危险水平时，先前收缩的脑血管由于不能承受高的压力而突然扩张。首先发生在张力较低的部位，然后普遍扩张，在较高的压力下脑血管过度灌注，组织液漏入血管周围组织而导致脑水肿,继而出现高血压脑病临床综合征。此外,大量血压调节因子也参与了高血压危象的发生。局部产生的因子有前列环素、自由基、促有丝分裂因子、化学趋化因子、增生因子和细胞因子。系统性因子有肾素、血管紧张素Ⅱ、儿茶酚胺、内皮素、血管升压素。这些因子可以促进血压的升高,加重内皮细胞功能损伤。

二、高血压危象的诊断评估

(一)病史

病史必须简要,重点是确诊高血压的持续时间、严重程度和控制水平,依据院外测量的收缩压值判断血压未有效控制,是高血压危象的一项独立危险因素。还必须询问患者目前使用的所有降压药,包括处方与非处方药,药物的顺应性,以及与重度高血压相关的症状,对提示新近或现有靶器官损害的症状必须进行快速评估。

(二)体格检查

1. 血压

开始体格检查时必须测血压数次,用大小合适的袖带测双上肢及下肢的血压。尽管血压的绝对值对于高血压危象的诊断不是必需的,但大部分高血压危象患者的血压 $>200/120$ mmHg,由于压力诱发的尿钠排泄增多常引起轻度或明显的容量衰竭,故如有可能应测量患者卧位和立位的血压。

2. 心血管体检

重点应放在提示左心室失代偿的体征上,如肺部啰音、新的二尖瓣或主动脉瓣关闭不全的杂音、第3心音奔马律。疑有胸主动脉夹层时,应注意测量和比较双上肢的血压。

3. 神经系统检查

神经系统检查包括神志评估和眼底镜检查以探查出血、渗出和视盘水肿。高血压脑病可降低认知,引起局部脑功能不足和癫痫发作。需要牢记的是高血压脑病是排他性诊断,只有排除了卒中、蛛网膜下隙出血等才能确立诊断。

(三)实验室和器械检查

高血压危象的实验室检查应从两个层面进行,初步检查应该是有限的、快速的,用来确认靶器官受损的大体情况。初步检查必须与抗高血压治疗同时进行,后续检查常在患者病情稳定后进行,寻找继发因素。初步检查包括尿液检查、外周血涂片、生化检查、ECG,必要时行影像学检查。

尿液检查发现明显尿蛋白、红细胞、细胞管型提示肾实质疾病。外周血涂片可检测出微血管溶血性贫血,可使高血压危象复杂化。电解质异常,特别是低血钾反映醛固酮激活。生化检测能提供肾功能和(或)肝功能异常的证据。ECG识别心肌缺血、梗死、左心室肥厚。胸部X线片能显示肺水肿或纵隔增宽,提示主动脉夹层。当临床评估提示脑缺血或出血,或者患者昏睡时,应立即进行CT或MRI头颅扫描。在最佳条件下,特别是在电子医学记录时代,将当前的检查结果与原先的影像发现相比较,有助于判断异常病灶的发生时间。

其他的检测在一些不常见情况下也是必需的。例如,如果患者有明显的心动过速和出汗,最好在使用肾上腺作用机制相关性药物之前测定血浆儿茶酚胺,以防止这些药物影响血浆儿茶酚胺水平。

三、高血压危象的治疗

（一）治疗原则

1.降低血压

初期目标是数分钟至 2 h 之内将平均动脉压降低 25％，然后在 2～6 h 再缓慢地降低到160/100 mmHg。

2.保护靶器官

为了不引起肾、脑和冠状动脉缺血，不宜将血压直接降到正常水平。

3.治疗药物

原则上应该选择降低血压迅速，短时间作用型，静脉途径给药。

（二）治疗措施

1.进行诊断评估

通过病史、体检及辅助检查评估患者是属于高血压急症即伴有靶器官临床损害情况，还是没有靶器官临床损害情况的高血压亚急症，从而确定治疗策略。

高血压急症：如高血压脑病、颅内出血（脑内出血，蛛网膜下腔出血）、急性左心功能不全（伴有肺水肿）、主动脉夹层、伴有妊高征的重度高血压、颅脑损伤、大面积烧伤、不稳定型心绞痛及心肌梗死等需要 1 h 之内内进行紧急降压处理。但高血压并发卒中只要收缩压不超过 200 mmHg，一般不降压治疗。

高血压亚急症：如急症高血压、恶性高血压、围术期高血压等需要在 24 h 内进行紧急降压处理。

2.一般治疗

吸氧、心电血压监测、卧床休息、必要时镇静等。

3.迅速降压

治疗目的是尽快使血压降至足以阻止脑、肾、心等靶器官的进行性损害，但又不导致重要器官灌注不足的水平。1 h 使平均动脉血压迅速下降但不超过 25％，在以后的 2～6 h 血压降至 160/（100～110）mmHg。血压过度降低可引起肾、脑或冠状动脉缺血。如果这样的血压水平可耐受以及临床情况稳定，在以后 24～48 h 逐步降低血压达到正常水平。下列情况应除外，急性缺血性卒中没有明确临床试验证据要求立即抗高血压治疗；主动脉夹层在能耐受的情况下应将 SBP 迅速降至 100 mmHg 左右。可选用下列措施。

（1）硝酸酯类：小剂量仅仅扩张静脉，而大剂量可以扩张动脉，作用迅速，且血流动力学监护较硝普钠简单，不良反应较少，对合并冠心病、心肌供血不足和心功能不全者尤为适宜。临床上使用主要有硝酸甘油（15～25）mg＋5％葡萄糖溶液或生理盐水 250 mL，静脉滴注，滴速 10 μg/min开始，根据血压和病情可逐渐增至 200 μg/min。或硝酸甘油（规格 5 mg/1 mL），50 mg＋NS 40 mL 泵入从 0.6 mL/h（10 μg/min）可用至 200 μg/min。硝酸异山梨酯（异舒吉）（30～50）mg＋5％葡萄糖溶液或生理盐水 250 mL，静脉滴注；或硝酸异山梨酯（规格 10 mg/10 mL），30 mg＋NS 20 mL 或 50 mg 泵入 2～5 mL/h，根据血压调整速度。

（2）硝普钠：本药为动、静脉扩张药，通过降低外周血管阻力而降压，降压作用发生和消失均迅速，特别适用于高血压伴急性左心衰竭患者。应在严密血流动力学监测下，避光使用。持续静脉使用一般不超过 3 d，必要时可达 7 d，以免发生氰酸盐中毒，本品应临时配制，药液滴注超过 6 h 应重新配制。用法如下：25～100 mg，加入 5％葡萄糖溶液或生理盐水 250～500 mL，避光做静脉滴注，滴速 10 μg/min 开始，根据血压和病情可逐渐增至 200 μg/min。或硝普钠（50 mg 粉针剂），50 mg＋NS 50 mL 泵入从 0.6 mL/h（10 μg/min）可用至 200～300 μg/min。

（3）α受体阻滞药：主要扩张动脉为主，降压效果明确，特别适用于嗜铬细胞瘤高血压危象。近年来出现的乌拉地尔（如亚宁定），较少导致心肌缺血，不良反应较少，应用更方便和安全。酚妥拉明：5 mg 缓慢静脉注射，继之（10～15）mg＋5％葡萄糖溶液或生理盐水 250 mL，静脉滴注，根据血压调整滴速。乌拉地尔：25～50 mg 缓慢静脉注射，继之（100～200）mg＋5％葡萄糖溶液或生理盐水 250 mL，静脉滴注，根据血压调整滴速，或亚宁定（规格 25 mg/5 mL），（100～250）mg＋NS 30 mL 泵入，2～5 mL/h，根据血压调整速度。

（4）拉贝洛尔：兼有 α₁ 和 β 受体阻滞作用，特别适用于高血压伴有心率过快患者，起效迅速，消失也迅速。用法：20 mg 静脉缓慢推注，必要时每隔 10 min 注射 1 次，直到产生满意疗效或总剂量达 200 mg 为止。

（5）钙离子拮抗药：通过抑制钙离子内流而发挥血管扩张作用。主要有：地尔硫䓬（如合贝爽）：主要应用于高血压伴心绞痛、心率较快者。用法：先用 10 mg 溶解在生理盐水或 5％葡萄糖溶液 3～5 min 静脉推注，30～40 mg 溶于生理盐水或 5％葡萄糖溶液 250 mL 静脉滴注，5 μg/(kg·min) 开始，随着血压降低程度逐渐将滴速调节至 40 μg/(kg·min)。尼卡地平（如佩尔注射液）：滴注前以葡萄糖注射液或 0.9％氯化钠注射液稀释至 0.1 mg/mL 的浓度缓慢连续输注，开始治疗时以 2～10 μg/(kg·min) 的速度滴注。如果在该剂量下未获得满意的降压效果，那么输注速度可逐步增加至 30 μg/(kg·min)，直至获得满意的降压效果。

（6）人工冬眠：氯丙嗪 50 mg，异丙嗪 50 mg 和哌替啶 100 mg，加入 10％葡萄糖溶液 500 mL 中静脉滴注，亦可使用其 50％剂量。

（7）对血压显著增高，但症状不严重者，可舌下含用硝苯地平 10 mg，卡托普利 12.5～25.0 mg。但在使用硝苯地平时应注意有时患者较敏感，可能导致血压过度降低情况。降压不宜过快过低。血压控制后，需口服降压药物，或继续注射降压药物以维持疗效。

4. 对症处理

（1）制止抽搐：可用地西泮 10～20 mg 静脉注射，苯巴比妥钠 0.1～0.2 g 肌内注射。亦可予 25％硫酸镁溶液 10 mL 深部肌内注射，或以 5％葡萄糖溶液 20 mL 稀释后缓慢静脉注射。

（2）脱水、排钠、降低颅内压：呋塞米 20～40 mg 或依他尼酸钠 25～50 mg，加入 50％葡萄糖溶液 20～40 mL 中，静脉注射。20％甘露醇或 25％山梨醇静脉快速滴注，30 min 内滴完。

（3）主动脉夹层：①迅速止痛，可肌内注射哌替啶（度冷丁）50～100 mg 或吗啡 5～10 mg 皮下注射；②控制高血压，降低脉波陡度和减弱心肌收缩力是限制主动脉夹层蔓延的重要措施，视血压和心肌收缩力状态，可单独或联合使用硝普钠、甲基多巴和美托洛尔，待收缩压降至 100～120 mmHg 后，可用口服降压药维持；③其他措施包括供氧、对症处理，出血多者适当输血，有心脏压塞者立即心包穿刺抽液，待病情稳定后可考虑介入治疗或手术治疗。

（4）其他并发症的治疗：如急性心肌梗死、心功能不全、肾衰竭等，应分别进行相应的处理。

第四节　高血压与代谢病

一、代谢性高血压的临床鉴别

临床上高血压合并代谢异常的情况十分常见,上海市高血压研究所和重庆市高血压研究所对数千例临床高血压病患者的分析显示,超过80%的高血压病患者均合并有不同形式的代谢异常,临床常见合并代谢异常的高血压有以下几类:肥胖相关性高血压、糖尿病性高血压、家族性血脂异常高血压综合征、高血压型代谢综合征、高血压合并高同型半胱氨酸血症、高血压合并高尿酸血症和高血压合并高胰岛素血症等,上述类型的高血压既有相似的病理生理过程,也各有特点。目前,仅从临床上鉴别代谢性高血压与其他类型的高血压较为困难,尤其是二者合并存在的患者,对代谢性高血压的临床诊断必须明确代谢异常与高血压的发生有肯定的因果关系,并排除肾性、内分泌性、大动脉炎等其他原因的高血压。

二、代谢性高血压的干预

如将代谢因素作为一个独立的致病因子,由其导致的高血压则将构成临床高血压的主体,大中血管内皮损害将是其基本病变。许多研究证实多种干预可改善内皮功能或修复损伤的内皮。因此,如血压升高确由代谢异常所致,通过控制代谢危险因素和改善血管内皮功能,从理论上讲这类高血压是能有效防治的,特别是在发病的早期。

(一)代谢性高血压的多重危险因素干预

代谢性高血压患者由于伴随着不同的代谢紊乱,应根据病情遵循综合干预和个体化治疗的原则,特别需要注意生活方式的改善。在药物选择上应注意降压和改善代谢紊乱并重,血压控制的目标值应依据靶器官损害的程度来确定。

1. 治疗策略

代谢性高血压中的代谢异常均与动脉粥样硬化的发生密切相关,高血压合并代谢异常时靶器官损害发生更早、更严重,仅针对某一个环节进行干预或治疗,其效果十分有限,应该从多靶点、多层次、多环节、联合多种方法进行综合干预。因此,代谢性高血压的防治策略应体现综合干预＋个体化治疗。

代谢综合征患者饮食构成的基本原则是低热量、低脂肪、适量优质蛋白质以及增加水果蔬菜和含复杂糖类(如全谷类食物)在膳食中的比重。建议代谢综合征患者减少饱和脂肪、反式脂肪、胆固醇以及单糖的摄入。糖类提供的能量占60%～65%;脂肪占总能量的比例＜30%,其中饱和脂肪酸和多不饱和脂肪酸提供总能量的比例均不＞10%,胆固醇摄入量＜300 mg/d;蛋白质一般占总能量的10%～20%,不超过成人的推荐膳食供给量($0.8g/(kg \cdot d)$);纤维素摄入量(20～35) g/d,其中含可溶性纤维(3～10) g/d。合理饮食的具体做法包括改善饮食习惯(如制订减轻体重的目标,限定每餐摄入量,减少吃自助餐等),在低热量饮食的基础上坚持有规律的运动,使体重减轻并很好地维持。

缺乏运动进一步促进代谢综合征发生和发展。适度的有氧运动有利于减轻体重,升高高密度脂蛋白胆固醇,改善胰岛素抵抗。

因此坚持有规律的中等强度的体育运动是治疗代谢综合征重要的一个环节。目前推荐的标准活动量是最少坚持 30~60 min 中等强度的运动,至少每周 4~5 d,每日坚持运动效果更佳。运动强度可用脉搏(次/分钟)来掌握,运动中最佳脉搏(次/分钟)=170-年龄(岁),运动中最大脉搏(次/分钟)=210-年龄(岁)。患者应制订并保持规律的活动计划,其形式包括游泳、快走、慢跑、打乒乓球或羽毛球等,尤其应注意晚饭后进行适量运动,避免闲暇时静坐不动。对确诊心血管疾病的患者应通过详细的体力活动和(或)运动试验来评估风险指导治疗,对新近急性冠脉综合征或血运重建或充血性心力衰竭等高危患者,建议采用医学监控下的体力活动。对于已使用胰岛素的糖尿病患者,应避免在胰岛素作用高峰时间运动,防止发生低血糖。

鼓励通过上述合理均衡的热量摄取和适度的体力活动等行为计划降低体重,开始的目标是从体重的基线水平缓慢减少,即使少量的体重减少都有益于健康。减轻体重的治疗目标为 6~12 个月减少体重的 7%~10%,之后持续地降低体重,尽可能达到理想体重,使体重指数 BMI<25 kg/m²,并使腰围保持达到男性<102 cm,女性<88 cm(中国人男性腰围<90 cm,女性腰围<85 cm)。

(1)综合干预:①多重危险因素的干预:即体重、血脂、血压、血糖、尿酸和同型半胱氨酸等综合控制,使各项代谢异常指标尽快达标;②多种方法联合干预:治疗性生活方式改变(therapeutic lifestyle changes,TLC)应贯穿于治疗的始终,必要时使用药物或其他技术手段。如介入、手术等;③多层面干预:针对人群(包括普通人群和高危人群)给予健康教育和危险因素干预,针对个体患者则进行靶器官保护或进行相关并发症的治疗;④根据病因干预:代谢性高血压发生的病因有所不同,如高血压先于肥胖和糖脂代谢紊乱发生,还是高血压继发于代谢紊乱,或是增龄所致,应分别依据不同病因,采取有针对性的治疗手段;⑤多靶点干预:代谢性高血压涉及心血管和糖脂等代谢的多个靶点,选择相应药物从细胞分子水平进行干预,如过氧化物酶体增生因子活化受体(PPARs 受体)、血管紧张素 Ⅱ 受体、K⁺ 通道、Ca²⁺ 通道和信号分子如 PKC、P13K 等。

(2)个体化治疗:主要依据代谢性高血压患者的病因、病程和靶器官损害的具体情况,提出具体防治意见。①病史采集:判断个体的病情及发展阶段;②危险性评估:根据存在的代谢综合征(metabolic syndrome,MS)和并发症的多少进行综合评价;③合理诊断,并确定个体治疗方案。

2.干预靶标

如何干预代谢性高血压,选择什么靶标能切实有效地减少心血管事件一直是临床关注的热点,目前的干预策略主要涉及以下几个方面。

(1)针对主要的危险因素:高血压、糖脂异常及肥胖是血管病变的主要危险因素,研究表明,他汀类药物减少低密度脂蛋白胆固醇(low densitylipoprotein-cholesterol,LDL-C),可使主要冠状动脉事件下降 25%~30%,但仍存在 70% 的事件发生率,有学者认为,目前血脂干预策略有缺陷,未全面解决致动脉粥样硬化性血脂异常,即单纯使 LDL-C 达标,但升高的三酰甘油(TG)或(和)降低的高密度脂蛋白胆固醇(high den-sity lipoprotein-cholesterol,HDL-C)仍存在,从而使患者的残余血管风险(residual-risk)仍较高。在美国,大约 2/3 他汀治疗的冠心病患者,尽管达到了 LDL-C 的控制目标≤1.82 mmol/L(70 mg/dL),但仍存在低水平的 HDL-C 和高水平的 TG。我国人群中高胆固醇血症者不足 30%,血脂紊乱以轻、中度高 TG 和低 HDL-C 为主,这在肥胖、代谢综合征和糖尿病患者中极为普遍,但接受调脂治疗者的数量远低于接受降压和降糖者。因此,国内外经治疗的心血管代谢病患者中,有相当一部分仍处于较高的残余血管风险中。

代谢综合征患者脂质代谢紊乱的形式主要表现为高三酰甘油血症和低高密度脂蛋白胆固醇血症,多数患者还合并有总胆固醇水平和低密度脂蛋白胆固醇水平升高。临床和基础的研究表明,高胆固醇血症是动脉粥样硬化的独立危险因素之一,长期控制血胆固醇在合适的水平可以预防动脉粥样硬化,而降低血胆固醇可以减轻动脉粥样硬化。近年来流行病学的研究资料同样证实,高三酰甘油血症是心血管事件的危险因素,并很可能也是冠心病的一个独立预测因素;而高密度脂蛋白胆固醇水平和冠心病的发病率呈负相关,美国胆固醇教育计划(NCEP)成人血脂指南(ATPⅢ)认为,HDL-C 低于 1.04 mmol/L(40 mg/dL)是冠心病的主要危险因素之一,升高 HDL-C 水平和提高 HDL-C 功能是冠心病预防和治疗的重要靶点。

高三酰甘油血症的治疗应以生活方式的调整作为一线的治疗措施,包括减轻体重、运动锻炼、戒烟和限制酒精摄入、饮食控制(减少饱和脂肪酸食物和高糖类饮食)等。降低三酰甘油的药物主要有贝特类、烟酸类、他汀类、胆酸螯合剂和胆固醇吸收抑制剂类,其中以贝特类为首选。该类药物包括苯扎贝特、非诺贝特和吉非贝齐等,主要通过激活过氧化物酶体增生子活化受体进而调节多种参与脂质代谢基因的表达而发挥降脂作用。此外,贝特类药物除降低三酰甘油外,也能降低胆固醇和升高高密度脂蛋白胆固醇。一级预防和二级预防试验均证实,贝特类药物能显著降低高三酰甘油血症患者冠心病的发病率和心血管终点事件的发生率;临床研究也表明,贝特类药物能显著抑制冠状动脉粥样斑块形成和减轻血管狭窄程度,延缓冠状动脉粥样硬化进程,尤其适合于胰岛素抵抗和 2 型糖尿病患者,提示贝特类药物对冠状动脉益处在有代谢综合征的患者中更加显著。

同样,治疗低高密度脂蛋白胆固醇血症的一线治疗也应以生活方式的调整作为基本措施,尤其注意戒烟和有氧运动,饮酒有升高高密度脂蛋白胆固醇的作用,并呈剂量依赖性,但不提倡作为升高高密度脂蛋白胆固醇的常规途径。烟酸是一种可溶性 B 族维生素,对所有的脂蛋白均有益处,能降低总胆固醇、低密度脂蛋白胆固醇及三酰甘油水平,也是升高高密度脂蛋白胆固醇水平作用最强的药物。但是由于烟酸有面红及影响糖尿病患者血糖代谢等不良反应,限制了其在代谢综合征患者调脂治疗中的应用。

降低 LDL-C 的药物主要是他汀类药物,其他药物如烟酸和贝特类药物具有中等程度降低 LDL-C 的作用,这两种药物被认为是在达到目标 LDL-C 水平后降低非 HDL-C 和升高 HDL-C 的二线药物,同时也是治疗严重高三酰甘油血症患者以预防急性胰腺炎的一线药物。他汀类药物是目前临床上最广泛使用的调脂药物之一,他汀类药物广泛应用于冠心病的一级预防和二级预防,显著降低了心血管事件和心血管性死亡,其卓越的疗效与降低总胆固醇尤其是低密度脂蛋白胆固醇呈显著相关。强化降脂以改善高危患者长期预后成为目前研究与治疗领域的焦点。

目前针对代谢综合征患者致动脉粥样硬化性血脂异常的治疗建议主要基于 NCEP ATPⅢ指南。其治疗主要目标是参考 Fram-ingham 评分法,综合个体存在的心血管危险因素进行 10 年缺血性心血管病发病绝对危险的评估,分为高危、中高危、中危和低危。优先降低 LDL-C 达到各自水平,其中高危患者 < 2.6 mml/L(可选择 1.95 mmol/L);中高危患者 <3.38 mmol/L(可选择<2.6 mmol/L),中危患者<3.38 mmol/L;低危患者<4.6 mmol/L。在 LDL-C 达到目标水平后,次要目标是降低非 HDL-C,如果三酰甘油≥5.2 mmol/L,非 HDL-C 治疗所要达到的目标水平,在各危险分级中比相应 LDL-C 目标值高 1.8 mmol/L。如

果在 LDL-C 达到治疗目的水平后三酰甘油≥5.2 mmol/L,要考虑增加其他治疗来达到非 HDL-C 治疗目标。第三目标:在非 HDL-C 达到目标水平后,如果男性 HDL-C<1.04 mmol/L或者女性<3 mmol/L,则在针对致动脉粥样硬化性血脂异常标准治疗的同时尽可能升高 HDL-C 水平,根据患者的风险分级加强生活方式干预治疗或给予药物治疗以升高 HDL-C,升高 HDL-C 没有目标值,但是应该在标准治疗的基础上尽可能升高 HDL-C水平。如果三酰甘油≥13 mmol/L,那么降低三酰甘油水平就成为比降低 LDL-C 更重要的目标,因为此时降低胰腺炎发生风险已经成为首要治疗目的。

对于混合型高脂血症患者如果单独使用他汀类药物不能使非 HDL-C 达标,可以增加烟酸或贝特类(最好是非诺贝特)药物能取得相对较好的治疗效果。需要注意的是联合应用贝特类(尤其是吉非罗齐)和他汀类药物时,吉非贝齐可以通过抑制葡萄糖醛基移酶影响他汀类药物的清除而升高他汀类药物的血药浓度,容易出现严重的肌病。目前,血糖达标主要依据"糖三角(glucose triad)"即 HbAlc,空腹血糖和餐后血糖水平的变化,有学者提出还应考虑血糖变异性,并提出"危险金字塔(pyramid of the risk)"的观点,认为"糖三角"加血糖变异性构成金字塔基,血管危险性与上述 4 个因素的综合作用有关。

降压的效益已获充分肯定,但也仅使大血管事件发生率降低 30%~60%,而 80%的高血压患者均合并有肥胖或糖脂代谢紊乱。因此,降压对大血管事件的影响,最终还取决其他代谢危险因素的综合控制情况。肥胖的干预仍主要依赖生活方式的改善,近年研发的几种减肥药物,均因其不良反应而难以在临床广泛应用,肥胖的手术治疗也仅限于重度肥胖患者。总之,单一危险因素的控制均难以达到预期目的,而多重危险因素的综合控制中,如何降低残余心血管风险值得深入研究。

(2)针对病理生理机制:代谢性高血压血管病变的主要病理生理机制与炎症反应、氧化应激、血小板反应性增加和胰岛素抵抗等有关,近年来,研究者针对上述环节开展了一系列的临床试验,应用他汀类药物减轻炎症反应,应用维生素 C 等抗氧化应激,应用阿司匹林减轻血小板聚集反应,应用噻唑烷二酮类(PPARγ)激动药增加胰岛素敏感性等。虽然上述干预在某些特定的人群中显示出良好效果,但总的看来,这些靶向治疗并未获得预期的减少大血管事件的结果,且有报道,对心血管低危患者若给予阿司匹林长期治疗反而增加出血风险。代谢性高血压的防治重在早期,在这一阶段应如何针对性地阻断上述病理生理过程仍缺乏临床试验支持,也亟待进一步的深入研究。

第四章　老年心力衰竭

第一节　急性左心衰竭

急性心力衰竭是继发于心功能异常急性发作的症状和体征,也称为急性失代偿性心力衰竭。它既可以与先前的心脏疾病同时存在,也可以不伴有基础心脏疾病。

广义的急性心力衰竭包括以下两个方面:①以往心功能正常,当出现原发或继发心肌损害及心脏前后负荷突然增加的情况下,心肌收缩力急剧下降使得心排出量迅速降低所导致的临床综合征;②慢性心力衰竭急性失代偿。诱因使原发心脏疾病慢性心力衰竭突然急性恶化,出现急性心力衰竭的症状和体征。心力衰竭因累及部位不同,临床表现也不相同。急性左心衰竭主要表现为左心排血受阻和周围器官灌注不足的临床特征,而心源性肺水肿是急性左心衰竭的最常见类型。

一、病因

(一)基础病因

导致心排出量在短时间内急剧降低的常见病理改变有急性弥散性心肌损害,如心肌细胞的急性变性及坏死而导致心肌细胞数量减少和心脏整体收缩功能的急剧降低;心脏前或后负荷急剧增加;严重心律失常、急性心室舒张受限等,这些病理改变可以单独也可以部分地同时或先后出现。

由于病因的不同,急性心力衰竭的表现也不尽相同,了解基础病因及诱因对急性心力衰竭的及时诊断和治疗将起到至关重要的作用。

(二)老年人引起和加速急性左心衰竭的因素

(1)先前存在的慢性心力衰竭失代偿(如心肌病)。

(2)急性冠状动脉综合征:①心肌梗死/大范围缺血的不稳定型心绞痛和缺血性心功能不全;②急性心肌梗死的血流动力学并发症。

(3)其他心血管因素:①高血压危象;②急性心律失常(室性心动过速、心室纤颤、心房扑动或心房颤动,其他室上性心动过速);③瓣膜反流(心内膜炎、腱索撕裂、原有的瓣膜反流加重);④重度主动脉瓣狭窄;⑤心脏压塞;⑥主动脉夹层。

(4)非心血管因素:①对治疗缺少依从性;②容量负荷过重;③感染,特别是肺炎或败血症;④大手术后;⑤肾功能减退;⑥药物滥用;⑦酒精滥用;⑧嗜铬细胞瘤;⑨高心排出量综合征,如败血症、贫血、动静脉分流综合征。

二、诊断

诊断急性左心衰竭要求存在心力衰竭的症状和(或)诊断需要的指示性体征。急性左心衰竭的病因和发病机制不同,自然病程各异、表现类型不同。

(一)临床表现

1.临床表现

①呼吸困难,其表现形式可分别为呼吸频率的加快、端坐呼吸、夜间阵发性呼吸困难、潮式呼吸和急性肺水肿。②双侧肺(泡)间质水肿、大汗淋漓、面色苍白、血压显著升高可以是部分患者急性左心衰竭特征性体征,急性心源性肺水肿是急性心力衰竭的最常见临床表现。

2.表现类型

①心力衰竭急性失代偿(新发或慢性心力衰竭失代偿)。具有急性心力衰竭的症状和体征,相对较轻微,并不符合心源性休克、肺水肿或高血压危象的标准。②高血压性急性心力衰竭。具有心力衰竭的症状和体征并伴有高血压和相关的左心室功能不全,胸部 X 线片示急性肺水肿。③肺水肿。通过胸部 X 线片证实并伴有严重的呼吸困难,满肺的爆破音和端坐呼吸;治疗前呼吸室内空气,其血氧饱和度<90%。④心源性休克。心源性休克是在前负荷纠正后,由心力衰竭引起的组织低灌注。心源性休克的特征通常是血压降低(收缩压<90 mmHg 或平均动脉压下降 30 mmHg)和(或)少尿(<0.5 mL/(kg·h)),脉搏>60 次/分钟,有或没有器官充血的证据。低心排出量综合征可以发展为心源性休克。⑤高心排出量急性左心衰竭。高心排出量,通常心率较快(由心律失常、甲状腺功能亢进、贫血、Paget 病、医源性或其他机制引起)、四肢温暖、肺充血,有时在感染性休克中伴有低血压。

(二)辅助检查

急性左心衰竭的患者还应进行一系列的实验室及物理检查作为病因诊断、病情程度及并发症、排除诊断的依据。

1.实验室检查

(1)血清脑钠肽测定对急性左心衰竭的诊断和排除诊断有一定辅助诊断价值。心室释放的 B 型脑钠肽(Type B brain natriuretic peptide,BNP)是对血管张力和容量负荷升高的反应。在急诊室测定有呼吸困难的患者 BNP 含量以排除和(或)确定是否有心力衰竭。NT-proBNP<300 pg/mL,BNP<100 pg/mL 是排除急性心力衰竭较好的阴性指标。

(2)血气分析:动脉血气分析,可以评估氧含量(PO_2)、呼吸充分(PCO_2)、酸碱平衡(pH)和碱缺乏。在非低心排出量和血管紧张性休克时应用非侵入性检查,如脉搏的血氧饱和度和潮气末的 CO_2(循证医学证据 C 级)的测定。颈静脉氧饱和度测量可用于评估全身的氧供需平衡。

(3)进行其他相关的实验室检查,以评估病情程度和器官受累程度。

2.物理检查

(1)心电图:由于左心房的压力增大,可出现 $Ptf-V_1<-0.04$ mms;另外,可以确定心律失常及相关电解质紊乱(低钾血症等);发现房室劳损、心肌缺血及心肌梗死的心电表现。

(2)心脏超声:评价瓣膜结构和功能、心腔结构、心室肥厚及收缩和舒张功能等心脏功能参数,明确急性左心衰竭的基础病因和心脏的功能状态。

(3)X 线:肺淤血的征象,并且有助于排除可导致上述症状的肺部疾病,发现肺部感染。

(4)肺动脉导管:通过监测血流动力学变化,尤其是肺毛细血管嵌顿压可以帮助诊断急性左心衰竭。

(5)冠状动脉造影:有助于诊断冠状动脉疾病导致的急性左心衰竭。

三、鉴别诊断

急性左心衰竭的不同临床表现中,肺水肿是最常见的临床表现类型,因此,特别需要对心源性肺水肿与非心源性肺水肿进行鉴别。临床上,最常见及难以鉴别的是重症支气管哮喘和肾衰竭引起的肺水肿。

(一)支气管哮喘

患者有哮喘病史,表现为严重的气短和喘鸣、哮鸣音明显,峰呼气流速<200 L/min,严重哮喘发作时峰呼气流速<80 L/min,血细胞比容升高、不伴大汗,NT-proBNP无明显升高,此时,应考虑支气管哮喘而不是急性肺水肿的诊断。

(二)肾衰竭测定

血清尿素氮和肌酐、蛋白等对于因容量负荷增加而产生与心力衰竭相同症状的肾衰竭的鉴别诊断,以及之后的心力衰竭治疗至关重要。

四、分级

急性左心衰竭包括收缩功能不全和舒张功能不全,目前急性左心衰竭的评价有3种方法,即 Killip 分级、Forrester 分级和"临床严重性"分级,但是,在心脏监护病房常使用前两种分级方法。

(一)Killip 分级

在治疗急性心肌梗死时,临床上主要用此种分级来评估冠心病心肌梗死的严重性。

Ⅰ级:无心力衰竭。没有心功能失代偿的症状。

Ⅱ级:心力衰竭。诊断标准包括湿啰音、奔马律和肺静脉高压。肺充血,中下肺野可闻及湿啰音。

Ⅲ级:严重的心力衰竭。明显的肺水肿,满肺湿啰音。

Ⅳ级:心源性休克。症状包括低血压(SBP≤90 mmHg),外周血管收缩的证据,如少尿、发绀和出汗。

(二)Forrester 分级

同样适用于急性心肌梗死患者,其评价依据是临床特点和血流动力学特征两方面,共分为4级。临床上根据外周低灌注(脉搏细速、皮肤湿冷、末梢发绀、低血压、心动过速、谵妄、少尿)和肺充血(湿啰音、胸部 X 线片异常)进行临床分级;根据心脏指数降低$[\leqslant 2.21 \text{ L}/(\text{min} \cdot \text{m}^2)]$和肺毛细血管楔压升高(>18 mmHg,2.4 kPa)进行血流动力学分级。

五、治疗

(一)治疗原则

降低心脏前后负荷、提高心排出量、改善周围组织器官供血、治疗能够逆转的原发疾病、去除诱因。由于急性肺水肿是急性左心衰竭的主要和常见临床表现,根据基础疾病的不同,急性肺水肿的治疗差别很大。

(二)治疗措施

1.改善通气、提高血氧浓度

纠正缺氧和呼吸费力的情况,保证 SaO_2 在正常范围(95%~98%),以使氧气最大限度输送到器官和保证组织氧灌注，从而有利于心功能的改善，预防终末器官功能不全和多器官衰竭。可根据病情采取常规鼻导管吸氧、面罩给氧和机械通气等方法。

近年来，机械通气尤其是无创正压机械通气治疗在急性左心衰竭发挥了越来越重要的作用。机械通气分为无创机械通气和有创机械通气。机械通气治疗肺水肿的作用机制：①减少呼吸肌做功，降低耗氧量；②适量正压通气造成胸内正压，使静脉系统回心流量减少，减轻心脏前负荷，有利心功能改善，从而缓解肺淤血；③正压通气特别是呼气末正压通气能增加肺泡内压力，减少肺泡内液体渗出，减轻肺泡间质水肿，改善肺顺应性，增加肺泡功能残气量，防止肺泡和小气道萎陷，增加氧合功能，改善通气/血流比例失调。无创双水平气道正压通气（BiPAP呼吸机）可以适用于重度急性心力衰竭、经常规治疗及鼻导管或面罩吸氧后症状仍不能缓解，有自主呼吸且稳定，动脉血气达到呼吸衰竭标准的患者。

急性左心衰竭患者的机械通气参数设置包括备用呼吸频率 $16\sim18$ 次/分钟，吸气压力自 $6\sim8$ cmH_2O①（开始逐渐增加；呼气压力 $4\sim6$ cmH_2O，30 min 内吸气压力达到 $10\sim15$ cmH_2O，氧流量应从 $2\sim3$ L/min 逐渐增加至 $5\sim6$ L/min，最大可达 $6\sim8$ L/min，湿化瓶内加入去泡沫剂酒精等。

机械通气时，应注意事项有：①应用呼吸机过程中应严密观测 PaO_2 和 $PaCO_2$；②机械通气初期，低血压是常见的临床并发症，尤其是存在低血容量的情况下更易发生，注意观测血压变化，及时调整机械通气参数。

2. 镇静

急性左心衰竭患者由于缺氧而烦躁不安、恐惧，可静脉注射 $3\sim5$ mg 吗啡，除了镇静作用外，吗啡还能舒张小血管、降低肺动脉压，由于心力衰竭患者表观分布容积降低，应尽量避免皮下或肌内注射造成吗啡的生物利用度降低。

3. 降低肺循环压力

通过改变体位、应用利尿药、血管扩张药等减轻肺循环压力。

对急性心源性肺水肿患者应采取坐位垂腿或四肢轮流扎紧束脉带，从而减轻静脉回心血量。

（1）利尿药：能迅速控制急性左心衰竭发作期时的体液潴留和有效缓解心力衰竭症状，凡血容量充足者，大多应首先选择静脉推注。立即单次突击应用袢利尿药呋塞米 $40\sim120$ mg 或托拉塞米（Torsemide）$20\sim40$ mg 静脉注射，除了利尿作用外，袢利尿药还有扩张肺小动脉的作用。常规大剂量袢利尿药无效时，可于袢利尿药应用前加用氨噻嗪（Chlorothiazide）$500\sim1\,000$ mg 静脉注射，从而产生协同作用。当大剂量袢利尿药未起到预期效果时，通过追加性袢利尿药的持续静脉滴注，如呋塞米 $0.25\sim1.0$ mg/(kg·h)，托拉塞米 $5\sim20$ mg/h 常会达到预期效果。另外，同时应用小剂量多巴胺和呋塞米，或在应用小剂量多巴胺后加用突击量的呋塞米，由于改善了肾血流，从而产生利尿利钠效应。老年患者心功能依赖于 Starling 曲线，其压力受体反射异常较为常见，利尿治疗很容易造成低血容量，需多注意。

（2）血管扩张药：通过扩张小静脉和小动脉减轻心脏前后负荷，降低肺循环压力，改善呼吸困难状态。常用的血管扩张药有硝普钠、硝酸甘油、乌拉地尔、酚妥拉明及重组型人 B 型尿钠肽（奈西利肽）等。

---

①临床上仍习惯用 cmH_2O 作为呼吸压力单位。1 kPa＝10.20 cmH_2O。全书同。

选择性 α 受体拮抗药酚妥拉明、α_1 受体拮抗药乌拉地尔等,适合在急性左心衰竭发作期短期使用,尤其是高血压导致的急性左心衰竭。静脉推注能有效阻断 α 受体,使动脉扩张从而缓解症状,静脉用药有即刻改善血流动力学效应,但如静脉维持时间过长,疗效下降或消失,易引起水钠潴留。

钙通道阻滞药,如盐酸尼卡地平、盐酸地尔硫䓬等静脉用药,均具强烈的小动脉扩张效应,使动脉血压显著下降,因后负荷降低而增加心排出量。由于有减低心肌收缩功能的作用,需慎用。

硝酸酯类药物经肝脏脱硝后产生非酶促类一氧化氮(NO)产生血流动力学效应,小至中等剂量静脉滴注,以扩张静脉为主,大剂量静脉滴注,对阻力血管具显著扩张作用,对急性冠状动脉综合征引起的急性左心衰竭可选用。

硝普钠经肝脏代谢后产生的非酶促类一氧化氮(NO),使动静脉均衡扩张,静脉应用硝普钠从 $10\sim20\ \mu g/(kg\cdot min)$ 开始,逐渐增加剂量[每 $5\sim10\ min$ 增加 $5\ \mu g/(kg\cdot min)$]至出现明显疗效,增加硝普钠剂量时需要注意血压变化并避免氰化物蓄积。

奈西利肽为美国 Scios 公司研发的重组型人 B 型利钠肽(γBNP),γBNP 与血管平滑肌和内皮细胞的不溶性鸟苷酸环化酶受体结合,导致细胞内 $3',5'$-环磷酸鸟苷(cGMP)浓度的增加,引起平滑肌细胞的松弛,降低心脏前、后负荷,改善慢性心脏病患者急性发作时的症状。常用剂量为 $0.01\sim0.03\ \mu g/(kg\cdot min)$,本品最常见的不良反应为剂量相关性低血压,通常无症状或症状轻微。输注后 24 h 内可能发生的不良反应还有室性心动过速(异常快速心率)、心绞痛(胸痛)、心动过缓(异常慢速心率)、头痛、腹痛、背痛、失眠、头晕、焦虑、恶心、呕吐等。

(3)正性肌力药物:包括洋地黄类药物、β 受体激动药、磷酸二酯酶抑制药等。

在除外禁忌证后,洋地黄类药物是治疗肺水肿的十分有效的方法,对伴快室率的室上性心动过速的肺水肿患者尤为适合。对 1 周内未使用过洋地黄者则可以用毛花苷 C 0.4 mg,稀释后缓慢静推。老年人对地高辛或洋地黄的不良反应更敏感,应用剂量应随年龄调整、个体化。稳态时,地高辛在 $70\sim90$ 岁的老年患者平均消除半衰期延长大约 2 倍。肾功能改变及与其同时存在的胸部感染可引起强心苷的蓄积和中毒,应密切监测血清地高辛/洋地黄水平,将其保持在正常范围的偏低水平($0.7\sim1.2\ ng/mL$),在此剂量水平可以获得最佳的血流动力学效应。

如确属洋地黄类药物禁忌,可选用 β_1 受体激动药多巴胺和多巴酚丁胺静脉滴注。多巴胺和多巴酚丁胺,与心肌细胞膜 β_1 受体结合后,通过 G 蛋白耦联,激活腺苷酸环化酶催化 ATP 生成环磷酸腺苷(cAMP),促使钙内流增加,增强心肌收缩力。多巴胺的血流动力学效应呈剂量依赖性,小剂量[$2\sim10\ \mu g/(kg\cdot min)$]静脉滴注,仅兴奋肾脏多巴胺受体,增加肾血流量,尿量增多,改善心力衰竭体征。多巴酚丁胺结构类似异丙肾上腺素,有较强的 β_1 受体兴奋作用,多巴酚丁胺常被小剂量应用来增加左心室射血分数。虽然 β_1 受体激动药短期应用产生血流动力学效应显著,但是,由于 β_1 受体激动药具有的激活神经内分泌系统作用,长期使用缺乏持续血流动力学效应,症状无改善和运动耐量不增加、严重的室性心律失常的发生等,从而增加病死率,因此,不宜作为第一线强心药制剂长期临床使用。

磷酸二酯酶抑制药(phosphodiesterase inhibitor,PDEI)是 cAMP 依赖的正性肌力药物,抑制 cAMP 降解。氨力农、米力农为本类药物的代表制剂。静脉用药后,正性肌力作用迅速出现,心排出量增加,肺毛细血管楔压轻度下降。但本药半衰期短,易出现室性心律失常和猝死。宜在急性左心衰竭时短期选用。米力农通常于用药初期 10 min 内给予负荷量 50 μg/kg 后,0.5 μg/(kg·min)持续静脉滴注。磷酸二酯酶抑制药与多巴酚丁胺联合应用有协同作用。

在急性左心衰竭早期尽可能静脉联合应用正性肌力药物。对慢性心力衰竭急性失代偿患者可以联合应用多巴胺和米力农;血压相对稳定的患者,可选用小剂量多巴胺和米力农、氨力农或正性肌力药物与利尿药联合应用。

4. 主动脉内球囊反搏(intra aortic balloon pump,IABP)

这是临床上一项极为有效的治疗急性左心衰竭的辅助循环手段,它是将一定容积的球囊放置于主动脉部位,由体表心电图进行自动程序控制,使球囊充盈与排空限定在特定的时限,球囊充气发生在舒张压早期主动脉瓣刚刚关闭时,使主动脉内舒张压增高,提高冠状动脉的灌注压,改善心肌供血;球囊排空发生在舒张压末期,主动脉瓣开放前的瞬间,降低左心室射血阻抗,减低心脏的氧耗,使左心室的每搏输出量和射血分数增高。IABP 的适应证为各种原因引起的心脏泵衰竭,对有 IABP 适应证的患者应尽早使用,若使用得当,并发症少,能取得良好疗效。

5. 去除诱因

①控制输液速度及输液量;②控制血压;③纠正心律失常;④控制感染;⑤防止过度疲劳及情绪激动;⑥纠正电解质平衡紊乱。

6. 治疗能够逆转的原发疾病。

(三)治疗目标

肺淤血和呼吸困难减轻、外周灌注和器官功能改善,左心室充盈压减低、无药物导致的临床情况恶化或低血压、心律失常等。

六、预后

取决于原发疾病及其器官损害程度,另外,脑钠肽的持续增高是预后不佳的标志。

第二节 难治性心力衰竭

难治性心力衰竭(refractory heart failure,RHF),也称顽固性心力衰竭,是一个随时代而变化的概念,随着医学的进步,昔日难治的今日是有希望的,明日可能是能治的,目前难治性心力衰竭的概念是:心功能 Ⅱ～Ⅲ 级心力衰竭患者,经适当而完善地应用洋地黄制剂、利尿药、血管紧张素转化酶抑制药、β 受体拮抗药及血管扩张药的治疗,消除并发症和诱因后,心力衰竭的症状未能得到改善甚至恶化,终末阶段患者常出现恶病质。

一、病因

难治性心力衰竭的原因大致有三:①误诊,一些引起心力衰竭的原因或并存的疾病,未发现未治疗;②误治,治疗措施不恰当不充分;③大部分心肌坏死纤维化,对药物治疗无反应,此乃为真正的难治性心力衰竭。对难治性心力衰竭的治疗就是要认真细致地分析修正,强化以往的治疗,使患者临床症状改善,延长生命。

二、鉴别诊断

原有心脏病诊断是否正确,有无使心力衰竭持续的并发症和心外因素等,都是导致难治性心力衰竭误诊的原因,因此必须做好鉴别诊断。

(一)先天性心脏病

有些不严重的先天性心脏病,如房间隔缺损、室间隔缺损、动脉导管未闭、主动脉二瓣畸形、二尖瓣脱垂等,到中年后出现心力衰竭,易误诊为心肌病、特发性肺动脉高压、瓣膜病或被漏诊,注意认真体检,分析辅助检查,高技术水平的医师行超声心动图或经食管超声心动图有助于明确诊断,目前还可以辅助多排 CT 及磁共振检查。

(二)心包疾病

心包积液易误诊为扩张性心脏病、充血性心力衰竭,缩窄性心包炎易误诊为限制性心脏病,超声心动图及磁共振检查有助于诊断。

(三)心脏肿瘤

心房内黏液瘤的临床表现酷似二尖瓣狭窄,但不同点是杂音随体位而变化,易发生昏厥,心室壁肿瘤易误诊为室壁瘤及心肌肥厚。

(四)瓣膜病

严重瓣膜狭窄及关闭不全引起的机械性障碍用药物治疗是很难有效的,必须手术纠正,勿失良机。

(五)心肌缺血及心肌梗死

此类患者考虑血供重建,乳头肌功能不全、室间隔穿孔及室壁瘤需外科手术治疗。

(六)内分泌疾病

如甲状腺功能亢进、甲状腺功能减低及未控制的糖尿病的治疗。

(七)电解质及酸碱平衡紊乱

这是心力衰竭患者常见的并发症,极易发生低钠、低钾、低镁血症及酸中毒。

(八)感染

感染是加重心力衰竭的常见原因,也是心力衰竭加重的常见并发症,尤其是肺部感染。

(九)心律失常

心律及心率的变化均会加重心力衰竭,完全性房室传导阻滞、心房扑动及心房颤动,心房、心室不是顺序地进行活动,心房丧失了辅助泵的功能,可使心排出量减少,心率的变化如心动过缓或心动过速,均会使心排血量减少加重心力衰竭,应积极予以纠正。

(十)其他

(1)高血压性心脏病必须降血压达标。

(2)长期严重的贫血可加重心力衰竭,必须加以纠正。

(3)感染性心内膜炎、风湿活动及肺栓塞。心力衰竭是这三种疾病常见的并发症,发现可疑病例,应进一步检查治疗。

(4)肝、肾功能减退影响药物的排泄及代谢,易引起药物中毒,加重心力衰竭。

三、药物治疗

既往治疗中有无使心力衰竭加重或恶化的因素存在,治疗措施是否正确,是否充分,遇到难治性心力衰竭患者,必须对以往的治疗措施进行重新评价。

(一)患者方面

患者是否服从治疗,按时按量服药,是否充分休息,是否限盐,是否控制水分的摄入,发现问题及时纠正。应该绝对卧床休息,保证夜间睡眠良好,必要时可用氯美扎酮、地西泮,限制钠盐在 500～1 000 mg,饮水量在 1 000 mL 以下。控制静脉入量,尽量用微量泵输液。

(二)利尿药应用是否恰当

利尿药治疗是心力衰竭治疗的根本,利尿药使用恰当,可减少血容量,降低心脏前负荷,也能降低血压,减轻心脏后负荷,从而增加心排出量,改善心功能。但是如果使用过量,血容量血压太低,影响心脏灌注,心排出量降低。如果剂量不足不能有效利尿,不能改善心功能。已研究表明同等剂量的呋塞米静脉滴注比一次性静脉注射更加有效且较少引起电解质紊乱,这样血浆及肾小管呋塞米浓度长时间稳定且无明显的血药瞬间峰值,利尿效果好,且避免了短时间内大剂量静脉注射呋塞米可能致耳鸣、听力丧失等不良反应。一般先给一个负荷量40～100 mg,然后予以 500～1200 mg 持续静脉滴注 6～10 h;如果伴有低钠血症,在呋塞米输入 0.5 h 后输入 3％的氯化钠,每日补充钠缺量的 1/3～1/2;如果是稀释性低钠血症,要严格限制水分摄入的同时口服泼尼松 30～40 mg,共服 5 d,以抵抗抗利尿激素的作用;如有低蛋白血症者,可补充清蛋白的同时利尿,效果会更好;如有继发性醛固酮增多症者可用螺内酯20～60 mg/d,减轻水钠潴留及纠正低血钾;多种作用部位的利尿药合用,如噻嗪类利尿药(呋塞米或托拉塞米或布美他尼)加螺内酯(或氨苯蝶啶),效果会更好。老年人由于肾小球滤过率降低,噻嗪类利尿药通常无效。噻嗪类或襻利尿药的吸收率与生物利用度减少或排出增加,导致作用延迟,作用时间延长或有时药物作用下降。另一方面利尿药可导致直立低血压和(或)肾功能进一步恶化。老年患者,醛固酮拮抗药、ACEI、NSAIDs 及环氧化酶抑制药合用,使高血钾发生率增加。

(三)正性肌力药物应用是否恰当

单纯舒张功能不全性心力衰竭,正性肌力药物不仅无效且常常有害。目前临床上广泛应用的是地高辛小剂量维持疗法,0.25 mg/d 只是一个平均剂量,体格高大者,剂量可能不足,体格瘦小者、肾功能减退者及老年患者,剂量可能偏大,心肌严重受损者对地高辛也很敏感需要减量,地高辛的益处是改善症状,减少住院次数,但不影响生存率。也可考虑用非洋地黄类正性肌力药物,如多巴酚丁胺,2～10 μg/(kg·min),多巴胺 2～10 μg/(kg·min),7～10 d,但此两种药物易引起心率增快,发生恶性心律失常、心肌缺血。米力农静脉注射 50 μg/kg 负荷量继以 0.25～0.75 μg/(kg·min)静脉滴注,但可致房性或室性心律失常发生,增加心肌耗氧量,过度的外周血管扩张导致低血压,可短期支持应用 3～5 d。老年患者对地高辛的不良反应更加敏感,此类药物主要经肾脏以活性成分排出,所以 70 岁以上的患者半衰期增加 2～3 倍。肌酐升高的患者开始时更要小剂量。

(四)血管扩张药

难治性心力衰竭使用血管扩张药应根据临床和血流动力学特点选用合适的药物,注意:①左心室充盈压不高患者不宜用;②瓣膜梗阻性和肥厚梗阻性心肌病的心力衰竭患者,不宜用；③应从小剂量开始，逐渐增加剂量，注意血压；④危重患者宜使用动静脉联合扩张药；⑤24 h可交替使用。

硝酸甘油(10～20) mg＋5％葡萄糖溶液 48 mL 或 46 mL 微量泵静脉注射,5～10 mL/h。

异山梨酯(10～20) mg＋5％葡萄糖溶液 40 mL 或 30 mL,10 mL/h 或 5 mL/h,乌拉地尔 125 mg＋5％葡萄糖溶液 25 mL,5～10 mL/h,单日最大剂量 375 mg。有时用乌拉地尔 5～25 mg直接静脉注射。

硝普钠 50 mg＋5％葡萄糖溶液 50 mL,6 mL/h,10～15 μg/min 开始逐渐增加,最大剂量 600 μg/min,单日最大剂量 100 mg。

尼卡地平 20 mg＋5％生理盐水 30 mL,3 mL/h。

(五)纠正神经内分泌异常

心力衰竭患者的预后与交感神经活性及肾素－血管紧张素－醛固酮系统活性密切相关,血儿茶酚胺及醛固酮水平明显升高者预后差,所以 β 受体拮抗药及 ACEI 或 ARB 的应用非常重要。

所有已接受包括利尿药和 ACEI 在内的标准治疗,由缺血或非缺血性心肌病引起难治性心力衰竭,除有禁忌证,均建议使用 β-受体阻滞剂,可减少住院次数,改善心功能,减少病死率。一般建议用下列药物:①比索洛尔,开始剂量 1.25 mg/d,逐渐加量,靶剂量为 10 mg/d;②美托洛尔,开始剂量 12.5～25 mg/d,逐渐加量,靶剂量为 200 mg/d;③卡维地洛,开始剂量 3.125 mg/d,逐渐加量,靶剂量为 50 mg/d;④奈必洛尔,开始剂量 1.25 mg/d,逐渐加量,靶剂量为 10 mg/d,如用药中出现低血压,心动过缓,心力衰竭加重可临时减少 β-受体阻滞剂的剂量。一般无 β-受体阻滞剂禁忌证(窦房结疾病、房室传导阻滞及阻塞性肺疾病)的老年患者,能很好地耐受此类药物。

ACEI 作为一线治疗用于难治性心力衰竭,可以改善生存、症状、功能,减少住院,尤其是急性心肌梗死后心力衰竭或伴高血压的心力衰竭,以低剂量开始,渐渐增至大型临床试验证实的有效剂量。卡托普利,开始剂量 6.25 mg,3 次/天,逐渐加量,靶剂量为 25～50 mg,3 次/天;依那普利,开始剂量 2.5 mg/d,逐渐加量,靶剂量为 10 mg,2 次/天;赖诺普利,开始剂量 2.5 mg/d,逐渐加量,靶剂量为 5～20 mg/d;雷米普利,开始剂量 1.25～2.5 mg/d,逐渐加量,靶剂量为 10 mg/d;群多普利,开始剂量 1 mg/d,逐渐加量,靶剂量为 4 mg/d;用药期间注意监测血压、肾功能、血钾、血管神经性水肿和咳嗽,不能耐受 ACEI 的患者可用 ARBs 代替治疗,具有类似或等同的作用。老年人应用 ACEI 和 ARBs 有效且耐受性良好。由于产生低血压的风险更大及多数 ACEI 排泄延缓建议小剂量。可能的话监测卧位与立位血压、肾功能及血钾。

(六)药物联合治疗难治性心力衰竭

1. 硝普钠及多巴胺

硝普钠 10 μg/min 始,5～10 min 增加 10～15 μg/min,最大量可达 600 μg/min。多巴胺 5～10 μg/(kg·min)开始,逐渐增加剂量至 20 μg/(kg·min),应用 5～10 d,用药期间维持收缩压 100 mmHg 左右,根据血压调整药物剂量,这两药联合治疗难治性心力衰竭能使外周阻力降低,肺毛细血管楔压降低,射血分数增加,较单用多巴胺或硝普钠为佳。

2. 硝酸甘油加多巴酚丁胺

硝酸甘油 10 μg/min 始,根据病情 5～10 min 增加 5～10 μg/min,一般不超过

180 μg/min;多巴酚丁胺 2.5 μg/(kg·min)开始,一般维持在 2.5～10 μg/(kg·min),最大量应小于 30 μg/(kg·min),7～10 d 为 1 个疗程,多巴酚丁胺可增加心肌收缩力,硝酸甘油可扩张动静脉减轻心脏前后负荷,增加心排出量。

3.硝普钠(或硝酸甘油或异山梨酯)加多巴胺加多巴酚丁胺

在硝普钠及多巴胺方案的基础上加多巴酚丁胺 2.5～10 μg/(kg·min),100 mg/d,不宜24 h 内再给药。

4.多巴胺加酚妥拉明

酚妥拉明 10～20 mg,多巴胺 20～100 mg 加入 5%～10%葡萄糖 250 mL 静脉滴注,14 d为 1 个疗程,可降低外周阻力,增加心肌收缩力,改善心功能,提高心排出量。

5.多巴酚丁胺加酚妥拉明

酚妥拉明 10～20 mg,多巴酚丁胺 40～80 mg 加入 5%～10%葡萄糖 250 mL 静脉滴注,14 d 为 1 个疗程。

6.利尿药与多巴胺或氨茶碱

多巴胺或氨茶碱可扩张肾血管,增加肾血流量尤以多巴胺作用较为显著。

(七)全身支持疗法

营养不足,热量不够,全身支持疗法不重视,是老年患者很易忽视的一个问题。食欲缺乏、摄入热量不足的患者,应保证热量的最低需要量,可进食鼻饲饮食,必要时胃管鼻饲,甚至静脉营养。贫血的患者可间断少量缓慢输血。

第三节　老年慢性心力衰竭

慢性心力衰竭(chronic heart failure,CHF,简称心力衰竭)是任何病因引起的心肌损伤,导致心脏结构和功能的变化,伴有心室充盈或射血能力受损的一组临床综合征。慢性心力衰竭包括心脏重构、无症状的心功能不全和有症状的心力衰竭三个层面,是各种心血管疾病的终末阶段的临床表现,其发生与发展是一个进行性的过程,发生率随年龄增长而增加。人群中心力衰竭的患病率为 1.5%～2%,在 45～94 岁年龄段,年龄每增 10 岁,心力衰竭的患病率升高2 倍,50～59 岁人群患病率为 1%,而 65 岁以上人群可达 6%～10%,到 80 岁增加了 10 倍,在住院的心力衰竭患者中 80%年龄>65 岁,是老年人常见的死亡原因之一。

一、病理生理及特点

与成年人一样,心脏重构是慢性心力衰竭的病理生理基础,心肌损伤或心室壁应力增加,引起左心室几何形状和结构的改变,心脏变为球形,从而导致心脏功能的改变,一般发生于心力衰竭症状出现前(有时是数月,甚至数年),在症状出现后持续进展。但老年患者由于增龄而导致的心脏血管及其他脏器的退化,其病理生理有其特点。

(一)心排出量明显减低

正常情况下,老年人最大心排出量(17～20 L/min)较其他成年人(25～30 L/min)明显减少,心力衰竭时,心排出量减少就更为明显。

(二)较易发生低氧血症

由于增龄性呼吸功能减退、低心排出量、肺淤血、肺通气/血流比例失调等原因,老年人心力衰竭时更容易出现低氧血症,即使轻度心力衰竭就可出现明显的低氧血症。

(三)代偿能力下降

老年人心力衰竭时通过增快心率纠正心搏出量不足的能力下降,心力衰竭时心率可不增快,即使在运动和发热等情况下,心率增快也不明显。

(四)心室舒张功能障碍更常见

增龄导致的心肌肥大及间质纤维化,使得心室的顺应性下降,舒张功能受损。

(五)老年慢性心力衰竭的患者常常合并多种疾病

多种疾病的病理生理过程相互影响、相互作用,使得病情进一步复杂,常常导致多脏器功能的受损。

二、病因及诱因

(一)病因

以冠心病、高血压病、肺心病居多,尤其目前冠心病越来越成为老年人心力衰竭的最主要病因,其次退行性瓣膜病、心肌病变(肥厚性心肌病、淀粉样变性心肌病、限制性心肌病、扩张型心肌病)、内分泌性心肌病(甲状腺功能亢进症、糖心病)、慢性贫血、动静脉畸形、肝硬化、维生素 B_1 缺乏等均可引起慢性心力衰竭。临床上的老年人往往多病因共存,这些因素的整合对心脏的影响更大,使老年人心力衰竭发展更迅速,症状不明显,病程更短、更复杂。近期一项研究证实超过 95% 的老年心力衰竭患者合并至少一种非心脏性疾病,并且 55% 的心力衰竭患者患有 4 种甚至更多非心脏性并发症。最常见的并发症是高血压、糖尿病及慢性阻塞性肺疾病。老年人多病因性心力衰竭既可能是病因,也可能成为诱因,诱发其他严重的致死性疾病。

(二)诱因

在原有心脏病的基础上某些心脏以外因素可以诱发或加重心力衰竭,包括:①感染:尤其是呼吸道感染,如肺炎的老年人 9% 死于心力衰竭;②心肌缺血:老年人由于冠脉的储备能力下降,缺血时极易发生心肌收缩力下降,从而诱发心力衰竭;③心律失常:老年人心律失常诱发心力衰竭占 6.7%~8.8%,尤其是快速性心律失常,可使心肌耗氧量增加,心排出量减少,心肌功能受损,心房纤颤是诱发心力衰竭最重要的因素;④药物影响:负性肌力及增加心脏负荷药物均可触发和加重心力衰竭,如 β 受体阻断药、非二氢吡啶类钙拮抗药、皮质激素和非甾体类抗炎药等;⑤液体摄入过量;⑥甲状腺功能减退症和甲状腺功能亢进均可诱发心力衰竭;⑦其他:如超常的体力活动、情绪激动、暴饮暴食等。

三、临床表现特点

(一)临床症状不典型

老年人慢性心力衰竭的临床表现与其他成年人相似,但由于增龄导致的解剖和生理功能的改变,老年人心力衰竭有其独特的特点。

(1)多无症状:成年人心力衰竭平素可无症状,但活动后出现气促,夜间阵发性呼吸困难和端坐呼吸等典型表现,而在老年人心力衰竭中,即使已处于中度心力衰竭可完全无症状,一旦存在某种诱因,则可发生重度心力衰竭,危及生命。

(2)非特异性症状多见:老年患者的慢性心力衰竭的临床表现往往不典型,多为一些非特异性的表现,如表现为疲乏无力、出汗、慢性咳嗽、胃肠道症状、味觉异常、夜尿增多及精神神经症状等。

(二)体征不典型

老年人心力衰竭体征与其他成年人相似,主要包括三方面,容量负荷的状况、心脏的体征、相关病因、诱因及并发症的体征,但由于老年患者的体征常常因并存疾病所掩盖,故有其特点,表现为:①心浊音界缩小:由于老年性或阻塞性肺气肿,叩诊时心界常比实际心脏要小;②心尖搏动移位:老年人由于脊柱后凸,胸廓畸形,常使心尖搏动移位,故此时不能作为心脏大小的指标;③心率不快或心动过缓:老年人因伴有窦房结功能低下或病态窦房结综合征,心力衰竭时心率不快,甚至心动过缓;④肺部湿啰音:不一定是代表心力衰竭表现,不少是由于慢性支气管炎及其他肺部疾患所致,若伴有心动过速及奔马律,则应视为心力衰竭表现,或如医师熟悉患者的体征,在呼吸困难时肺部湿啰音增多或范围扩大,则对心力衰竭具有诊断价值;⑤低垂部位水肿,长期卧床和衰弱的老年人,发生右心衰竭后水肿首发于低垂部位而非下肢。

(三)并发症多见

老年患者由于增龄导致的心脑肾等重要脏器结构及功能的改变、脏器的代偿能力下降及合并多种疾病等原因,老年慢性心力衰竭患者往往容易出现并发症。常见的并发症有:①心律失常:以窦性心动过缓和心房纤颤最多见,室性心律失常、房室传导阻滞亦为常见,这些心律失常可诱发或加重心力衰竭;②肾功能不全:因肾灌注不足可引起尿少和肾前性氮质血症,心肾同时衰竭不仅增加了治疗的难度,而且增加了病死率;③水电解质及酸碱平衡紊乱,老年人心力衰竭时因限钠,食欲缺乏,继发性醛固酮增加和利尿药等因素,易发生低钾、低镁、低钠、低氯等电解质紊乱,还可发生代谢性碱中毒和酸中毒,使病情加重、恶化,加速死亡;④常出现认知功能障碍:心搏出量的下降可导致脑缺血及脑白质病变,从而导致认知功能障碍。

四、诊断

(一)老年慢性心力衰竭的诊断

根据病史、症状、体征及相应的辅助检查对患者的疾病做出诊断,包括基础疾病、心脏的结构、病变的程度、危险因素、并发疾病等。

1.病史及体征

根据临床症状及体征可判断是否存在心力衰竭、心力衰竭的类型(左心衰竭、右心衰竭或全心衰竭);通过详细询问病史及体格检查,明确心脏病的性质及病变的程度,并充分了解可能的并发疾病及危险因素。

2.无创辅助检查

通过超声心动图、核素心室造影及核素心肌灌注显像、胸部 X 线片及心电图等无创检查可进一步明确心力衰竭的病因及诱因、心脏结构和功能状况、明确心脏病变的性质、程度及其并发症的情况等。

3.有创检查

冠状动脉造影适用于有心绞痛或心肌梗死、需血管重建或临床怀疑冠心病的患者,也可鉴别缺血性或非缺血性心肌病,但不能用来判断是否有存活心肌;心肌活检对不明原因的心肌病诊断价值有限,但有助于明确心肌炎症性或浸润性病变的诊断。

(二)老年慢性心功能不全的评估

1. 心力衰竭的进展分级

老年慢性心力衰竭进展分级与成人一样,通常分为四个阶段。阶段 A:心力衰竭易患阶段(前心力衰竭阶段),存在发生心脏病和心力衰竭的高危因素,没有明显的心脏结构异常,没有心力衰竭的症状和体征,危险因素包括高血压、动脉粥样硬化、糖尿病、肥胖、代谢综合征、酗酒、服用对心脏有毒害作用的物质、风湿热、心肌病家族史等,这些危险因素造成心脏初始损伤,也可称为心脏重构的启动阶段。阶段 B:无症状心力衰竭阶段,存在心脏重构、有器质性心脏病,无心力衰竭的症状和体征。实验室检查存在心功能不全的征象,例如左心室扩大、左心室射血分数降低、左心室肥厚、左心室舒张功能受损、无症状的瓣膜性心脏病、陈旧性心肌梗死,也可称为心脏重构阶段。从这一阶段起,临床诊断进入心力衰竭。阶段 C:有症状心力衰竭阶段,有器质性心脏病,近期或既往出现过心力衰竭的症状及体征。可以分为左心衰竭、右心衰竭及全心衰竭的症状及体征。根据左心室射血分数又可分为 LVEF 下降的心力衰竭(HFREF 或收缩性心力衰竭)和 LVEF 正常或代偿的心力衰竭(HFNEF 或舒张性心力衰竭)。阶段 D:顽固性或终末期心力衰竭阶段,器质性心脏病严重,即使合理用药,静息时仍有心力衰竭的症状,需特殊干预,如长期或反复因心力衰竭住院治疗、拟行心脏移植、需持续静脉用药缓解症状及需辅助循环支持。

2. NYHA 心功能分级

Ⅰ级:日常活动无心力衰竭症状;Ⅱ级:日常活动出现心力衰竭症状(呼吸困难、乏力);Ⅲ级:低于日常活动出现心力衰竭症状;Ⅳ级:在休息时出现心力衰竭症状。反映左室收缩功能的 LVEF 与心功能分级症状并非完全一致。

3. 6 min 步行试验

此方法安全、简便、易行,已逐渐被临床应用,不但能评定患者的运动耐力,而且可预测患者预后。6 min 步行距离<150 m 为重度心力衰竭;150～450 m 为中重度心力衰竭;>450 m 为轻度心力衰竭。6 min 步行距离<300 m,提示预后不良。

4. 运动耐量测定

多采用活动平板或踏车分级运动试验,以症状限制极量或心率限制次极量强度为运动终点。

五、治疗

(一)一般治疗

去除诱发因素;监测体重,如在 3 d 内体重突然增加 2 kg 以上,应考虑患者已有钠、水潴留(隐性水肿),需加大利尿剂剂量;调整生活方式:戒烟、限钠、限水、低脂饮食、减轻体重;注意休息和适度运动;综合性情感干预(包括心理疏导):压抑、焦虑和孤独在心力衰竭恶化中发挥重要作用,也是心力衰竭患者死亡的主要预后因素,情感干预可改善心功能状态,必要时可考虑酌情应用抗抑郁药物;避免使用非甾体类抗炎药、COX-2 抑制剂、皮质激素、Ⅰ类抗心律失常药物、大多数 CCB 等。

(二)氧气治疗

慢性心力衰竭并无氧气应用指征,无肺水肿的心力衰竭患者,给氧可导致血流动力学恶化,但对心力衰竭伴睡眠呼吸障碍者,夜间给氧可减少低氧血症的发生。

(三)药物治疗

老年慢性心力衰竭的药物治疗与其他成人心力衰竭一样,以利尿剂、β-受体阻滞剂及ACEI 为基础,再根据临床情况适时给予扩血管、正性肌力药物,并根据并存临床情况给予相应的处理,老年患者由于其特殊的病理生理改变,其治疗也有其特殊性,我们将针对老年患者应用上述药物的特点进行分析。

HFREF(收缩性心力衰竭)的药物治疗:

1. 利尿药

老年心力衰竭患者几乎都有不同程度的水钠潴留,应用利尿药是处理心力衰竭的重要一环。老年人各种生理代偿功能低下,更易发生药物的不良反应,故应严格掌握适应证。对NYHA 心功能 I 级,分级阶段 B 的患者因无水钠潴留,不需应用利尿药。

老年患者应用利尿药的基本原则如下:

(1)剂量适当:小量开始,缓慢利尿,老年心力衰竭患者利尿量以每天 1500 mL 左右为宜。尽量选择口服利尿药,如肌酐清除率(Ccr)>30 mL/min,选双氢克尿噻 12.5～25 mg,每天1～2 次,如 Ccr<30 mL/min,只能用襻利尿剂呋塞米 20 mg,每天 1～2 次。

(2)保钾排钠利尿药联合应用:保钾利尿药螺内酯作为醛固酮受体拮抗剂,其临床作用被临床医师重新评估,对于 NYHA 心功能 IV 级患者,可考虑加用 20 mg/d;如能在 ACEI 基础上加用醛固酮受体拮抗药,有利于抑制"醛固酮逃逸现象",进一步抑制醛固酮的有害作用,但老年患者需注意血清肌酐与血钾。

(3)用药前及用药期间注意监测血生化指标:避免发生低钾和低钠血症。

(4)联合用药:除非有禁忌证,利尿药必须与 ACEI、β 受体阻断药合用,以保证它的疗效和减少不良反应。

(5)顽固性心力衰竭治疗:出现利尿药抵抗时或顽固性心力衰竭时,可静脉给予利尿药,新指南推荐呋塞米静脉滴注 40 mg,继以 10～40 mg/h 利尿药向肾单位的连续输送,避免了利尿药血药浓度较低时发生再吸收反弹,实际上也降低了耳毒性的风险。也可以合用多巴胺(或多巴酚丁胺)。但值得提醒的是,老年人用强利尿药治疗时,发生尿失禁或尿潴留并不少见,应引起注意。若上述所有的利尿药治疗策略均无效,可行考虑超滤或肾替代治疗。

2. ACEI

应用 ACEI 治疗心力衰竭目的在于逆转左心室肥厚、防止或延缓心室重塑,降低心力衰竭的病死率和提高生存率,大型临床研究显示 ACEI 对改善老年心力衰竭患者的生存率和生活质量与年轻患者类似,ACEI 已广泛用于治疗老年心力衰竭。

适应证和应用原则:①全部心力衰竭患者,包括 NYHA I 级无症状性心力衰竭(左心室射血分数 LVEF<50%),均需应用 ACEI,除非有禁忌证或不能耐受,而且需终身应用。②老年人应以最小剂量开始,逐步递增至最大耐受量或目标剂量,应以耐受量为依据,而不以患者治疗反应来决定。剂量调整的快慢取决于每个患者的临床状况,一般每隔 3～7 d 剂量倍增1 次。③ACEI 一般与利尿药合用,无液体潴留也可单独应用,亦可与 β 受体阻断药和(或)地高辛合用。④应告知患者,症状改善常在给药后 2～3 个月才出现,如症状无改善,也能防止疾病的进展。⑤起始治疗后 1～2 周内应监测血压、血钾和肾功能,以后定期复查,肌酐增高<30%为预期反应,不需特殊处理,但应加强监测。肌酐增高 30%～50%为异常反应,ACEI 应

减量或停药。⑥应用 ACEI 不应同时加用钾盐或保钾利尿剂,合用醛固酮受体拮抗剂时,ACEI 应减量,并立即应用襻利尿剂。如血钾>5.5 mmol/L,应停用 ACEI。

ACEI 曾有致命性不良反应,如严重血管性水肿。无尿性肾衰竭的患者或妊娠妇女必须绝对禁用。以下情况须慎用:①双侧肾动脉狭窄。②血肌酐水平显著升高(>265.2 μmol/L)。③高钾血症(>5.5 mmol/L)。④低血压(收缩压<90 mmHg),需经其他处理,待血流动力学稳定后再决定是否应用 ACEI。⑤左心室流出道梗阻,如主动脉瓣狭窄,梗阻性肥厚型心肌病等。

3.血管紧张素Ⅱ受体阻断药(ARB)

我国 2007 心力衰竭指南指出 ARB 可用于 A 阶段患者,以预防心力衰竭的发生;亦可用于不能耐受 ACEI 的 B、C 和 D 阶段患者。替代 ACEI 作为一线治疗,以降低病死率和并发症发生率,对于常规治疗(包括 ACEI)后心力衰竭症状持续存在且 LVEF 低下者,可考虑加用 ARB;ARB 应用注意事项同 ACEI。

对那些有咳嗽或血管神经性水肿而不能耐受 ACEI 者可用 ARB 取代,代表药有氯沙坦(Losartan)、缬沙坦(Valsartan)和厄贝沙坦(Irbesartan)等,各种 ARB 均可考虑使用,其中坎地沙坦和缬沙坦降低病死率和病残率的证据较为明确。

4.β-受体阻滞剂

大量的临床研究显示 β-受体阻滞剂能够改善心力衰竭患者(包括老年患者)的临床症状、左心室功能,防止心室重塑,提高患者的生存率,降低病死率,而且能有效降低猝死率。

(1)应用原则:①所有慢性收缩性心力衰竭、NYHA Ⅱ~Ⅲ级病情稳定以及阶段 B、无症状性心力衰竭或 NYHA Ⅰ级(LVEF<40%)的患者均必须应用 β-受体阻滞剂,而且需终身使用,除非有禁忌证或不能耐受。NYHA Ⅳ级心力衰竭患者需待病情稳定(4 d 内未静脉用药,已无液体潴留并体重恒定)后,在严密监护下由专科医师指导应用;②不能应用于"抢救"急性心力衰竭患者,包括难治性心力衰竭需静脉给药者;③必须从小剂量开始,美托洛尔 12.5 mg/d,比索洛尔 1.25 mg/d,卡维地洛 3.125 mg,2 次/天,每 2~4 周剂量加倍;④应在 ACEI、利尿药、洋地黄基础上加用 β-受体阻滞剂;⑤目标剂量因人而异,每个心力衰竭患者交感神经激活的程度不等,对 β-受体阻滞剂的耐受性亦不相同。因而剂量滴定应以目标心率为准,至清晨静息心率 55~60 次/分钟,即为最大耐受量或靶剂量;⑥应告知患者,症状改善常在治疗 2~3 个月后才出现,不良反应发生在早期,但一般不妨碍应用,长期应用可防止疾病进展;⑦在用药后应监测:防止低血压,在治疗开始 3~5 d 注意有无心力衰竭恶化和液体潴留,有无心动过缓或传导阻滞,并及时处理。

(2)禁忌证:①支气管痉挛性疾病;②心动过缓(心率<60 次/分钟);③二度以上房室传导阻滞(除非已安装起搏器);④有明显液体潴留,需大量利尿者,暂时不能应用。老年人应用 β-受体阻滞剂尤需注意,从小剂量开始,逐渐调整剂量,用药更应个体化。

(3)应用时需注意监测:①低血压:一般在首剂或加量的 24~48 h 内发生。首先停用不必要的扩血管剂;②液体潴留和心力衰竭恶化:起始治疗前,应确认患者已达到干体重状态。如在 3 d 内体重增加>2 kg,立即加大利尿剂用量,如病情恶化,可将 β-受体阻滞剂暂时减量或停用,但应避免突然撤药,减量过程也应缓慢,病情稳定后,必须再加量或继续应用;③心动过缓和房室传导阻滞:如心率<55 次/分钟,伴有眩晕等症状或出现二至三度房室传导阻滞,应将 β-受体阻滞剂减量。

5. 地高辛

地高辛适用于已在应用 ACEI 或 ARB、β 受体阻断药但持续有症状的心力衰竭患者,重症患者可同时应用以上药物。临床研究显示地高辛对总病死率的影响为中性,它是正性肌力药中唯一的长期治疗不增加病死率的药物,应用的目的在于改善症状,已不属于常规用药。

应用原则:①应用地高辛的主要目的是改善慢性收缩性心力衰竭的临床状况,因而适用于已在应用 ACEI(或 ARB)、β-受体阻滞剂和利尿剂但仍持续有症状的心力衰竭患者;②适用于伴有快速心室率的房颤患者;③应与利尿药、ACEI 和 β-受体阻滞剂联用;④不主张早期应用,不推荐应用于 NYHA I 级患者,也不适用于单纯舒张功能障碍性心力衰竭、急性心肌梗死后患者。特别是有进行性心肌缺血者应慎用或不用地高辛,急性心力衰竭并非地高辛的应用指征,除非合并快速心室率的房颤;⑤地高辛常用剂量 0.25 mg/d,70 岁以上老年人或肾功能减退者宜给 0.125 mg/d 或隔日 1 次。

老年心力衰竭患者易发生洋地黄中毒,其原因为:①老年人肝功能减退,肾清除率降低;②随增龄心脏对洋地黄的敏感性增加;③老年心力衰竭患者常同时服用多种药物,药物间的相互作用可使地高辛的浓度升高致洋地黄中毒;④老年人洋地黄中毒与青年人中毒的表现基本相似,但可不以恶心、呕吐等胃肠症状开始,而是先出现头痛、头晕、色视、肌无力、神志改变等神经症状,故应注意认真识别,及时处理。

6. 醛固酮受体拮抗剂

醛固酮有独立于 Ang II 和相加于 Ang II 对心肌重构的不良作用,人体衰竭心脏中,心室醛固酮生成及活化增加,且与心力衰竭严重程度成正比。虽然短期使用 ACEI 或 ARB 均可以降低循环中醛固酮水平,但长期应用时,循环醛固酮水平却不能保持稳定、持续的降低,即出现"醛固酮逃逸现象"。因此,如能在 ACEI 基础上加用醛固酮受体拮抗剂,进一步抑制醛固酮的有害作用,可望有更大的益处,临床研究证实,应用醛固酮受体拮抗剂可进一步降低再住院率及病死率。

应用要点:适用于 NYHA III～IV 级的中、重度心力衰竭患者。急性心肌梗死后合并心力衰竭且 LVEF<40% 的患者亦可应用;螺内酯应用方法为起始 10 mg/d。最大剂量 20 mg/d,酌情亦可隔日给予;本药应用的主要危险是高钾血症和肾功能异常,入选患者的血肌酐浓度应在 176.8 μmol/L(女性)或 221 μmol/L(男性)以下,血钾低于 5 mmol/L;一旦开始应用醛固酮受体拮抗剂,应立即加用襻利尿剂,停用钾盐,ACEI 减量。

7. 神经内分泌抑制剂的联合应用

(1)ACEI 和 β-受体阻滞剂的联合应用,二者有协同作用,可进一步降低慢性心力衰竭患者的病死率,已是心力衰竭治疗的经典常规,应尽早合用。

(2)ACEI 与醛固酮受体拮抗剂合用:ACEI 加醛固酮受体拮抗剂可进一步降低慢性心力衰竭患者的病死率。

(3)ACEI 加用 ARB:现有临床试验的结论并不一致,ARB 是否能与 ACEI 合用治疗心力衰竭,目前仍有争论。ESC 指南和 ACC/AHA 指南分别将其列为 II a 类和 II b 类推荐,B 级证据。

(4)AECI、ARB 与醛固酮受体拮抗剂三药合用:合用的安全性证据尚不足,且肯定会进一步增加肾功能异常和高钾血症的危险,故不能推荐。ACEI 只能与 ARB 或醛固酮受体拮抗剂合用,必须二者取其一。ACEI 与醛固酮受体拮抗剂合用优于 ACEI 与 ARB 合用。

（5）ACEI、ARB 与 β-受体阻滞剂三药合用：不论是 ARB 与 β-受体阻滞剂合用，或 ARB＋ACEI 与 β-受体阻滞剂合用，目前并无证据表明对心力衰竭或心肌梗死后患者不利。

8. 其他药物

（1）血管扩张药：适用于 NYHAⅢ、Ⅳ级的慢性收缩性心力衰竭，尤其对瓣膜反流性心脏病（二尖瓣、主动脉瓣关闭不全）、室间隔缺损，可减少反流或分流，增加前向输出量。动脉扩张药不宜用于阻塞性瓣膜病及左心室流出道梗阻的患者，急性心肌梗死或心肌缺血引起的心力衰竭亦可选用硝酸酯类的血管扩张药；

（2）钙拮抗剂：对慢性收缩性心力衰竭缺乏有效证据，特别禁用有负性肌力作用的钙拮抗药，临床试验仅显示氨氯地平和非洛地平在长期应用时对存活率无不利影响，亦不提高生存率。可用于治疗心力衰竭患者和伴有心绞痛或高血压时。

（3）环腺苷酸依赖性正性肌力药：包括肾上腺素能激动剂，如多巴酚丁胺；磷酸二酯酶抑制药，如米力农（Milrinone）、氨力农（Amrinone）等。它们的确可增强心肌收缩力，暂时性改善心功能，减轻临床症状，但可增加患者的远期病死率，因此不主张应用于慢性心力衰竭患者，仅适用于顽固性心力衰竭患者的短期应用。

HFNEF（舒张性心力衰竭）的药物治疗：

（1）利尿：可缓解肺淤血和外周水肿，有效改善症状，但不宜过度，以避免前负荷过度降低而致低血压。

（2）降压：舒张性心力衰竭患者的达标血压收缩压＜130 mmHg，舒张压＜80 mmHg，RAAS 阻断药（ACEI、ARB）具有显著阻断逆转 LVH 作用，值得关注。

（3）控制心房颤动时的心室率和心律：对于快速性心律失常的患者，β-受体阻滞剂和某些钙拮抗药可减慢心率或房性心律失常心室率，从而改善患者的症状。

（4）控制心肌缺血：CHD 患者如有症状性或可证实的心肌缺血，应考虑冠脉血运重建。

（5）逆转左心室肥厚，改善舒张功能：可用 ACEI、ARB、β-受体阻滞剂等；维拉帕米有益于肥厚型心肌病；如同时有收缩性心力衰竭，则以治疗后者为主。

（6）地高辛不能增加心肌的松弛性，不推荐应用。

HFNEF 的长期管理目标如下：①控制动脉血压；②控制容量；③改善心肌肥厚和纤维化；④维持窦性心律或控制心动过速；⑤控制糖尿病患者的血糖；⑥控制肥胖或超重患者的体重至正常。

（四）心力衰竭治疗新进展

1. 非药物治疗

①心脏同步化治疗；②埋藏性除颤起搏器；③心脏左心室辅助装置治疗；④心脏收缩调节治疗；⑤迷走神经刺激治疗；⑥脊髓刺激治疗；⑦基因治疗；⑧干细胞移植技术。

2. 药物治疗

2013 版中国指南对心力衰竭治疗药物的推荐有增有改，增加一类新药，即单纯降低心率的伊伐布雷定，通过降低窦房结节律降低心率，SHIFT 研究证实，心率是心力衰竭的危险因素，伊伐布雷定能进一步改善预后，降低患者心血管事件的风险。2007 年版指南抗心力衰竭药物排序依次为：利尿剂（ⅠA）；ACEI（ⅠA）；β-受体阻滞剂（ⅠA）；地高辛（Ⅱa,A）；醛固酮拮抗剂（ⅠB）；ARB；神经内分泌抑制剂的联合应用；其他药物。2013 年版指南排序依次为：ACEI（ⅠA）；β-受体阻滞剂（ⅠA）；醛固酮拮抗剂（ⅠA）；ARB（ⅠA）；伊伐布雷定（Ⅱa,B/C）；

地高辛（Ⅱa,B）；利尿剂；神经内分泌抑制剂的联合应用；其他药物。

除了单纯降低心率的伊伐布雷定外,新型的控制心力衰竭的药物还包括：①血管加压素受体拮抗药：托伐普坦、利希普坦,是选择性 V2 受体拮抗药,能促进水排出,迅速缓解心功能恶化患者的临床症状；②重组 B 型钠尿肽：如新活素、奈西利肽,具有排钠利尿,扩张血管,降低体循环血管阻力的作用。主要用于急性失代偿性心力衰竭；③钙增敏剂：如左西孟旦,主要在急性心力衰竭中短期使用；④肾素抑制药：如阿利吉仑,可以降低血浆肾素活性；⑤内皮素受体阻断剂：Tezosentan；⑥腺苷受体拮抗药 KW3902；⑦他汀类药物等。以上药物尚有待更多的临床试验来验证其在心力衰竭中的作用。

第四节　慢性肺源性心脏病急性发作引起的急性右心衰竭

由于慢性肺源性心脏病急性发作致肺循环阻力增加,肺动脉高压而引起右心室肥厚、扩大和右心衰竭。

一、诊断

（一）一般诊断标准

(1)慢性肺、胸廓或肺血管病的历史（数年至数十年）。

(2)肺动脉高压、右心室肥大的诊断依据。

（二）心电图诊断标准

1. 主要条件

①额面平均电轴$\geq 90°$；②$V_1 R/S \geq 1$；③重度顺钟向转位：$V_5 R/S \leq 1$；④aVR R/S 或 $R/Q \geq 1$；⑤$Rv_1 + Sv_5 \geq 1.05$ mV；⑥$V_{1\sim3}$ 呈 QS、Qr、qs（除外心肌梗死）；⑦肺型 P 波：Ⅱ、Ⅲ、aVF 导联$P \geq 0.25$ mV；或 $P \geq 0.2$ mV 呈尖峰型结合 P 电轴$>80°$；或当低电压时 $P>1/2R$,呈尖峰型,结合 P 电轴$>80°$。

2. 次要条件

①肢导低电压；②右束支传导阻滞（完全性或不完全性）。

具有 1 条主要条件即可诊断,2 条次要条件为可疑肺源性心脏病的心电图表现。

（三）超声心动图诊断标准

(1)右心室流出道内径≥ 30 mm（正常<30 mm）。

(2)右心室内径≥ 20 mm（正常<20 mm）,左、右心室内径比值<2（正常>3）。

(3)室间隔厚度≥ 15 mm（正常 7~12 mm）。

(4)右肺动脉内径≥ 18 mm。

(5)右心室前壁厚度≥ 5 mm 或前壁波动幅度增强。

以上 5 条均为主要条件。

（四）X 线诊断标准

(1)右肺下动脉干扩张,横径≥ 15 mm。

（2）肺动脉段突出其高度≥3 mm。

（3）中心肺动脉扩张和外围分支显细,两者形成明显对比。

（4）圆锥部显著突出（右前斜45°）或"锥高"≥7 mm。

（5）右心室增大（结合不同体位判断）。

具备以上5项中1项可以诊断为肺源性心脏病。

二、临床表现

（一）症状

主要由慢性持续性体循环淤血引起各脏器功能改变所致。上腹部胀满是右心衰竭较早的症状。常伴有食欲缺乏、恶心、呕吐、尿少等。

（二）体征

1.视诊

有颈静脉充盈或怒张,出现对称性、凹陷性水肿,首先出现于身体下垂部（重力性）水肿。经常卧位者以腰背部为明显。能起床活动者以脚、踝内侧较明显,常于晚间出现,休息一夜后可消失。

2.触诊

肝大和压痛,肝颈静脉反流征阳性,下肢或腰背部凹陷性水肿。病程晚期可出现全身水肿。

3.叩诊

可出现心界扩大。可有胸腔积液（多位于右侧）和腹腔积液。

4.听诊

胸骨左缘第3、第4、第5肋间可听到右心室舒张期奔马律。三尖瓣区可有收缩期吹风样杂音,吸气时增强。

三、鉴别诊断

（一）与冠心病鉴别

冠心病与肺源性心脏病均多见于中年以上患者,均可出现心脏扩大,心律失常及心力衰竭,两者心脏杂音不明显,肺源性心脏病心电图有类似梗死图形,造成诊断的困难,鉴别要点：①肺源性心脏病患者多有慢性支气管炎、肺气肿的病史和体征,而无典型心绞痛或心肌梗死表现；②肺源性心脏病心电图ST-T波改变多不明显,类似心肌梗死图形多发生于肺源性心脏病急性发作期,随病情好转这些图形可消失,肺源性心脏病也可出现多种心律失常,多在诱因解除后转为正常,即短暂而易变性是其特点。冠心病常有心房颤动及各种传导阻滞,与肺源性心脏病相比较恒定而持久。肺源性心脏病伴发冠心病诊断较难,且常漏诊,国外报道肺源性心脏病伴冠心病误诊率达8%～38%,漏诊12%～26%。

因两者合并存在时症状互相掩盖,故不能套用肺源性心脏病或冠心病的诊断标准,应结合临床综合判断,以下几点支持肺源性心脏病伴冠心病的诊断：①因长期缺氧及肺气肿存在,典型心绞痛症状少,如有心前区不适、胸闷加重,服用硝酸甘油3～5 min缓解者；②主动脉瓣第2音大于肺动脉瓣第2音,心尖3级以上易变性收缩期杂音,提示乳头肌功能不良；③X线示左、右心室均增大,主动脉弓迂曲、延长、钙化、心脏增大,外形呈主动脉型、主动脉—二尖瓣型及左室大为主的普大型;④心电图改变,心肌梗死图形能排除酷似心肌梗死者,完全性左束支传导阻滞,左前分支阻滞和(或)双束支传导阻滞者,左心室肥厚或劳损而能除外高血压者,二至三度房室传导阻隔滞者,电轴重度左偏(<-300°)而能除外高血压者;⑤超声心动图示左心室后壁运动幅度下降,左心室舒缩末期与收缩期内径差<10 mm。

(二)与风湿性心脏病鉴别

风湿性心脏病二尖瓣狭窄可引起肺动脉高压,右心受累,心力衰竭时心肌收缩无力不易听到典型杂音,易与肺源性心脏病混淆。肺源性心脏病三尖瓣相对关闭不全,心脏顺时针方向转位,在原二尖瓣区可闻及Ⅱ~Ⅲ级吹风性杂音,肺动脉瓣关闭不全在肺动脉瓣区有吹风样舒张期杂音,右心室肥大及肺动脉高压易误为风湿性心脏病。鉴别要点:①肺源性心脏病多在中年以上发病,而风湿性心脏病青少年多见;②肺源性心脏病有多年呼吸道疾病史,呼吸功能降低,常在呼吸衰竭基础上出现心力衰竭,风湿性心脏病常有风湿病史,风湿活动及劳累常是心力衰竭诱因;③心力衰竭后肺源性心脏病杂音增强,而风湿性心脏病可减弱;④肺源性心脏病常表现右心衰竭,风湿性心脏病常表现左心衰竭;⑤X线改变,肺源性心脏病以右心室大为主,风湿性心脏病以左心房大为主呈二尖瓣型心改变;⑥血气分析,肺源性心脏病常有 PaO_2 下降或 $PaCO_2$ 升高,风湿性心脏病可正常;⑦心电图,肺源性心脏病有肺性 P 波及右心室肥大,而风湿性心脏病有二尖瓣 P 波。

(三)与缩窄性心包炎鉴别

缩窄性心包炎起病隐匿,临床表现有心悸、气短、发绀、颈静脉怒张、肝大、腹腔积液,心电图低电压与肺源性心脏病相似,但无慢性支气管炎史,脉压变小,X线心腰变直,心搏减弱或消失,可见心包钙化,而无肺气肿及肺动脉高压,可与肺源性心脏病鉴别。

(四)与原发性心肌病鉴别

原发性心肌病心脏扩大、心音弱、房室瓣相对关闭不全所致的杂音及右心衰竭引起的肝大、腹腔积液、下肢水肿与肺源性心脏病相似。肺源性心脏病有慢性呼吸道感染史及肺气肿体征,X线有肺动脉高压改变,心电图有电轴右偏及顺时针方向转位,而心肌病以心肌广泛损害为特征,超声心动图表现"大心室、小开口",血气改变不明显,可能有轻度低氧血症。

四、治疗

急性加重期的治疗以治肺为主,治心为辅。肺动脉高压及呼吸衰竭控制后,心功能即可明显改善。肺源性心脏病住院患者中心力衰竭所占比例仅次于呼吸道感染,发生率为25%~70%,病死率为10%~20%,仅次于肺性脑病,占死因第二位。积极治疗心力衰竭是减少病死率的重要环节,肺源性心脏病右心衰竭,主要是急性呼吸道感染、缺氧、高碳酸血症、细菌毒素、电解质紊乱所致,如及时纠正以上诱因,心力衰竭可以控制。肺源性心脏病所致心力衰竭有其特殊性,在治疗上有以下特点。

(一)控制感染

根据病情和痰细菌培养药敏结果合理选择抗生素。

(二)改善通气

化痰、平喘、湿化气道,必要时采取机械通气。

(三)氧疗

低流量持续吸氧。

（四）控制心力衰竭

1.强心药的应用

目前多数认为应用抗生素和利尿药效果不佳的肺源性心脏病心力衰竭患者应选用强心药。应用原则是选用速效药,剂量为常用量的 1/2～2/3,如地高辛 0.125～0.25 mg,1 次/天,毒毛花苷 K 0.125 mg 或毛花苷 C 0.2～0.4 mg,溶于 50% 葡萄糖溶液 20 mL 中缓慢静脉注入。不同患者或同一患者在不同状态下对强心药反应差异很大,故应根据临床表现调节用量,缺氧时心率增快,故不能单纯观察心率作为调节用量的指标。

2.血管扩张药物应用

近来对心力衰竭时血流动力学研究发现,扩血管药物能扩张肺动脉,降低肺血管阻力与右心室后负荷,增加心排出量,常用药物有如下几类。

(1)酚妥拉明,10～20 mg 溶于 10% 葡萄糖溶液 500 mL,静脉滴注,1 次/天。

(2)硝普钠 25～50 mg 加入 10% 葡萄糖溶液 500 mL,避光静脉滴入,从开始剂量 5～10 μg/min,静脉滴注,以后每 5～10 min 增加 5～10 μg,可用至 25～50 μg/min;根据血压调整滴速,防止低血压。

注意事项:应密切观察血压、心率的变化。长期或输入较大剂量硝普钠时,应注意氰化物中毒。

(3)硝酸酯类:硝酸甘油静脉滴注,从 5～10 μg/min 开始,每 10～15 min 加 5 μg,至 20～50 μg/min;硝酸甘油 0.5～0.6 mg 舌下含化,3～6 次/天,连用 5～10 d;硝酸异山梨酯 10～20 mg,3 次/天,病情缓解后酌情减量或停用。

3.环腺苷酸依赖性正性肌力药物的静脉应用

环磷酸腺苷(cAMP)依赖性正性肌力药物包括 β 肾上腺素能激动药(如多巴酚丁胺)和磷酸二酯酶抑制药(如米力农)。这两种药物均通过提高细胞内 cAMP 水平而增加心肌收缩力,而且兼有外周血管扩张作用,短期应用均有良好的血流动力学效应。用法:多巴酚丁胺 2～5 μg/(kg·min);米力农 50 μg/kg 负荷量,继以 0.375～0.75 μg/(kg·min),短期应用 3～5 d。

4.利尿药

利尿药可解除右心衰竭引起的水钠潴留,减少肺血管阻力和负荷,从而改善心肺功能,应掌握缓慢、间歇、小量、联合、交替的原则,仅在特殊情况下用强力快速利尿药。注意防止:①快速利尿后血液浓缩,痰液黏稠,不易咳出,影响通气功能;②电解质紊乱尤其易引起低钾、低氯、低镁和碱中毒,可抑制呼吸中枢、降低通气量,碱中毒使氧离曲线左移,不利组织供氧;③利尿过量可使心脏前负荷降低,心排出量下降。目前常用的排钾利尿药有氢氯噻嗪、呋塞米、依他尼酸,保钾利尿药有螺内酯、氨苯蝶啶,应用时以排钾利尿药与保钾利尿药合用为好。中药可选用复方五加皮汤、车前子、金钱草等。

（五）降低血液黏稠度

对红细胞增高者可用肝素 50 mg 加入 10% 葡萄糖溶液 50～100 mL 静脉滴入,或 50 mg 皮下注射,1 次/天;阿司匹林 0.1 g/d,仍无效者可试用等溶血液稀释疗法,即放血 100～300 mL 后快速输入等容 409 代血浆或低分子右旋糖酐,使血细胞比容控制在 50% 以下,可减低肺血管阻力,降低肺动脉压,改善微循环,增加右心排出量。

第五章 冠心病

第一节 冠状循环的生理

冠状循环（coronary circulation）是指冠状动脉通过冠脉血流向心肌输送氧气和营养物质，心肌的代谢产物和代谢过程中产生的二氧化碳经冠状静脉排送到右心房。冠状循环具有自己的生理特点。

一、冠状动脉在心肌内的分布特点

冠状动脉的主干在心外膜下或心外膜下很浅表的心肌下行走，其分支与主干垂直向心壁内心肌发出。其分支中的 A 类血管（即分支型）进入左心室壁后很快分支，逐渐变细，形成树枝样网状分布，供应心室壁的外 3/4～4/5；B 类血管（即直进型）数目较少，进入心室壁内很少分支，其管腔直径在行走中几乎无变化，当达到或接近心内膜下区时方发出分支并吻合形成血管丛，供应乳头肌、肉柱和心内膜下心肌。同一冠状动脉或不同冠状动脉发出的分支之间存在着侧支连接，故当一支冠状动脉发生慢性阻塞后，可形成广泛的侧支循环。

二、冠状动脉血流在心动周期中的变化

左心室的冠状动脉具有明显的心动周期时相性变化，在心收缩期冠状动脉的血流大为减少或完全停止，而在舒张期内则血流明显增多；舒张期和收缩期冠脉血流量相差 2 倍以上。收缩期冠脉血流的减少与心肌收缩时对冠脉血管床的挤压有关。舒张期内冠脉血流量的多少与主动脉根部血流的压力变化有关；此外，也与主动脉瓣是否有病理性改变有关。右心室壁较薄，心肌收缩力弱，对冠状血管床的挤压力小，故右冠状动脉血流的时相性变化不明显，其收缩期与舒张期的血流大致相当或收缩期大于舒张期。

三、心内膜下心肌供血特点

同心室壁的其他心肌相比较，心内膜下心肌在收缩期所承受的压力最大，这一压力相当于心腔内压力，而心外膜下心肌所承受的压力很小。这说明心内膜下心肌的血供完全依赖于舒张期的冠脉血流，这也是心内膜下心肌对缺血缺氧十分敏感和极易发生缺血性损伤的主要原因。

四、心肌的耗氧特点

心肌的耗氧率最大，为人体各器官之首，如在安静状态下各器官平均耗氧率为 22％，脑组织的耗氧率为 25％，而心肌的耗氧率为 70％～90％。全身动静脉血的氧差为 4.5～5 mL％，而心脏冠状动静脉血的氧差为 8～15 mL％。心肌的能量几乎完全依赖于有氧代谢，不能耐受无氧状态。这就是短时间内的缺血缺氧即可造成心肌损害的原因。心肌耗氧量的多少与心室肌张力或舒张末期压力、心室内压或心肌收缩力、心率及心室腔半径呈正相关，与心室壁厚度

呈负相关。临床上常以"心率×收缩压"做为估计心肌耗氧量的指标;在多数情况下,劳累诱发的心绞痛常在同一"心率×收缩压"的水平上。在临床上有时可遇到部分心绞痛患者在初始步行时出现心绞痛,但患者仅需略减慢速度,继续步行心绞痛可消失,以后恢复原来步行速度,心绞痛不再发作。此现象与开始步行时冠状张力增高有关,也可能与缺血的适应性改变有关,这种心绞痛称之为走过心绞痛(walkingtrough angina)。

五、冠状循环的调节

由于在安静状态下心肌的氧摄取率和利用率就极高,故运动等情况下心肌需氧量增加时,心肌不可能再以提高氧利用率或摄取率的方法来满足自己的氧需求;此时,只有通过增加冠状动脉的血流量的方法来增加心肌供氧。冠状动脉血流量的多少受心肌耗氧量大小的影响,正常人运动时心肌耗氧量增加,冠脉血流量也随之增加。剧烈活动时,冠脉血流量可增加 6~7 倍甚至更多;缺氧时,冠状动脉也扩张,使冠脉血流量增加 4~5 倍。当冠状动脉狭窄或痉挛时,其调节血流的扩张作用消失或减弱,冠状动脉不能根据心肌的氧需求而增加冠脉血流量,心肌会发生缺血缺氧,因而诱发心绞痛。

冠脉血流量受神经体液因素调节,代谢因素和细胞因子对冠脉血流的调节也发挥着重要作用。

1. 自主神经系统

冠状动脉上广泛存在交感神经分布,较少存在着副交感神经。交感神经在调节冠状动脉张力方面起着主导作用;但副交感神经在调节冠状动脉张力方面也发挥着一定的作用,例如,卧位型心绞痛多发生于夜间平卧后 1~3 h 内,故亦称夜间心绞痛。其发病可能因素之一就是夜间迷走神经张力增加,一方面使外周阻力减低,血压下降致冠脉的灌注压下降,冠脉血流减少;另一方面可能导致冠脉痉挛,进一步减少冠脉血流。

冠状血管上有 α 和 β 由两种交感神经受体,心外膜较大的冠状血管上拥有较多的 α 受体,心肌内较小的冠状血管上拥有较多的 β_2 受体。α 受体被激活时,冠状血管收缩;而 β_2 受体被激活时,则冠状血管扩张。

变异型心绞痛的发病机制与冠状动脉痉挛有关。冠状动脉痉挛的发病机制尚未明了,其可能机制是血管内皮功能紊乱,平滑肌中层与血管收缩物质如儿茶酚胺、血栓烷 A_2、血清素、组织胺和内皮素接触、肌丝轻链磷酸化增强、血管紧张素 II 增多等有关。这些因素均可致血管平滑肌进一步收缩,同时一氧化氮和前列环素产生与释放减少,又进一步抑制了血管平滑肌的舒张。此外,迷走神经张力降低,交感神经张力增高(肾上腺素能受体反应性增高),也都参与了冠脉痉挛的发作,变异型心绞痛的治疗应以扩张冠状动脉为主,应选用硝酸酯或钙拮抗剂,禁忌使用 β 受体阻断剂;因为使用 β 受体阻断剂后,冠状血管上的 β 受体被阻断,α 受体占优势,反而会加重或促发冠状动脉痉挛,使变异型心绞痛加重。

混合型心绞痛发作即与心肌耗氧量增加有关,又有冠状动脉痉挛因素参与,故治疗应以减低心肌耗氧量和扩张冠状动脉的方法相结合,在选择 β 受体被阻断时,不要选择非选择性 β 受体阻断剂如心得安,而应选用选择性 β_1 受体阻断剂如倍他乐克或氨酰心安,以防非选择性 β 受体阻断剂的非选择性 β 受体阻断作用阻断了 β_2 受体的扩张冠脉血管作用。

2. 体液因素

体液因素包括去甲肾上腺素、肾上腺素、多巴胺、血管加压素、血管紧张素、神经肽 Y 及降钙素基因相关肽等。

(1)去甲肾上腺素:是肾上腺神经末梢释放的递质,肾上腺髓质也少量释放,以激动冠脉血管 α 受体为主,其直接作用是使冠脉血管收缩;但同时又兴奋冠状血管的 β_2 受体,但此作用较弱;由于其激动外周血管 α 受体致升高血压作用和激动心脏的 β 受体、使心肌收缩力增强、心率增速、心搏出量增加和心肌代谢产物增加的作用,故促使冠脉血管扩张。因此,去甲肾上腺素的综合作用是使冠脉扩张、冠脉血流量增加。

(2)肾上腺素:系由去甲肾上腺素甲基化后形成,是肾上腺髓质的主要激素,主要作用于冠状动脉的 β_2 受体,激动冠脉血管 α 受体作用较弱,对冠状血管则起舒张作用,因而可改善心肌的血液供应。

(3)多巴胺:是去甲肾上腺素生物合成的前体,也是中枢及外周神经系统某些部位的化学传导递质,主要作用于冠状动脉的 β_2 受体,激动冠脉血管 α 受体作用较弱,对冠状血管则起舒张作用;同时激动心肌的 β 受体,故有增强心肌收缩力的作用。小剂量药源性多巴胺对外周血管起扩张作用,大剂量时对外周血管起收缩作用,因而升高血压,但能扩张内脏和肾血管,故有保持尿量作用。

去甲肾上腺素、肾上腺素、多巴胺等同属儿茶酚胺类物质,高浓度的儿茶酚胺对心肌有直接损伤作用,例如脑卒中患者常伴有血的儿茶酚胺浓度水平升高,故部分患者可伴有心肌损害的临床表现。高水平的儿茶酚胺是处于应激状态的标志之一,患者常伴有高血压、心率增快和脂代谢紊乱,它们都是心血管病的独立危险因素。

(4)血管加压素:主要由下丘脑视上核神经细胞合成,经神经轴突运送到垂体后叶贮存,并经常少量释放入血液循环。较大剂量($50\sim100\ \mu U/mL$)的血管加压素,可引起冠状动脉强烈收缩,减少冠脉血流,降低心功能。

(5)血管紧张素:血管紧张素原为肾素的底物,属球蛋白,在肾小球旁细胞的肾素的作用下,转变为 Ang I。血管紧张素原主要由肝脏合成后释放入血,平日在肝脏的贮存量很少,但在某些因素刺激下迅速合成和释放。Ang I 在血管紧张素转化酶(ACE)的作用下转变为 Ang II。Ang II 可刺激血管紧张素原合成,肾素则抑制之。此外,雌激素、糖皮质激素、甲状腺素均可加强其合成与释放,人体存在着循环 RAS 和局部组织 RAS,上述 RAS 即为循环 RAS,血管紧张素具有较强的收缩外周血管和冠状动脉作用。它在体循环调节中起重要作用。

局部组织 RAS 遍及全身,心脏和血管壁中含有丰富的 ACE,主要来自自身的合成,可检测到其 mRNA 的表达。组织中 ACE 含量占总量的 $90\%\sim99\%$,只有 $1\%\sim10\%$ 的 ACE 存在于循环中。组织 ACE 主要存在于内皮细胞的腔表,催化基团暴露在细胞表面。组织中的血管紧张素转化酶使局部生成的 Ang II 降解,不释放到血液中,因此不增加循环中的 Ang II 同时也说明组织 RAS 的产物只在局部产生作用。组织局部的 RAS 及其产物,受循环 RAS 的影响较小。

实验证明,组织 RAS 在心血管疾病的发生和发展中起到了非常重要的作用,这些作用主要是通过 Ang II 本身和激肽释放酶系统的作用而完成的。Ang II 有强烈的缩血管作用,提高血管对儿茶酚胺的反应性,促进血管平滑肌细胞的增生、肥大和迁移,促进原癌基因的表达,增加 DNA 合成,使血管壁增厚,这种作用可被 AT_1 受体拮抗剂抑制,但不受循环压力及循环 RAS 的影响。

Ang II 是细胞凋亡的抑制剂,其含量增加时使细胞凋亡减少,从而使血管中细胞数量增加,促进血管重塑。

ACEI 具有减少 AngⅡ生成的作用,故对心肾和血管起保护作用。但目前尚不建议使用血管紧张素转化酶抑制剂作为扩张冠状动脉或治疗冠心病的常规药物,除非冠心病患者发生急性心肌梗死(AMI)或同时并存高血压、糖尿病、心功能不全、左心室明显扩大或室壁瘤等。

(6)神经肽 Y(NPY):主要分布于中枢和外周神经系统中,由交感神经末梢释放,为一种含有 36 个氨基酸残基的多肽。可使冠状动脉强烈收缩或痉挛,使冠状动脉血流减少。这种作用不能被阿托品、α、β 受体阻断剂、5-羟色胺拮抗剂以及前列腺素合成抑制剂所拮抗。但钙离子拮抗剂维拉帕米可使其血管收缩效应减弱,提示其作用机制可能与钙通道有关。

(7)降钙素基因相关肽(CGRP):是体内神经系统中广泛存在的一种调节肽,在冠状动脉壁的神经纤维内也存在大量的 CGRP。它是迄今为止所知的最强的舒张血管物质,其舒张冠状动脉的作用是硝普钠的 240 倍。其扩血管作用不受其他受体或阻断剂的影响,可能对血管平滑肌有直接舒张作用。

3.细胞因子

细胞因子主要包括前列环素、内皮衍生松弛因子和内皮素等。

(1)前列环素(PGI_2):PGI_2 主要在血管内皮合成,具有抑制血小板释放的血栓素(TXA_2)引起的血管收缩作用,对冠状动脉等大多数血管有扩张作用。药源性 PGI_2 依前列醇具有抑制 ADP、胶原、花生四烯酸等诱导的血小板聚集及释放反应,且具有解聚作用、抗血小板和舒张血管作用,可防止血栓形成。其作用机制是激活腺苷酸环化酶(cAMP),而使血小板的 cAMP 浓度上升,抑制血小板聚集,是已发现抗凝药中最强者。较高剂量时可使血小板凝块解聚,延长出血时间,降低血小板的促凝作用。此外,能松弛血管平滑肌,产生降压作用。

(2)内皮细胞释放的舒张因子(EDRF):现认为 EDRF 即 NO,具有扩张血管、抗血小板黏附聚集作用。药用硝酸酯是一种母药,进入血管平滑肌内(大约位于浆膜的部位),经历一系列化学变化而转变为一氧化氮(NO),NO 也是硝普钠和心钠素(ANP)的最终产物和释放物质,具有舒张血管平滑肌的作用。

硝酸酯形成 NO 的精确步骤至今还不清楚,其可能的步骤是硝酸酯首先转变为单硝基分子而进入肌膜,在肌膜内与巯基结合而形成亚硝巯基,然后再生成 NO。NO 诱导或刺激鸟嘌呤环化酶(环鸟苷酶),使三磷酸鸟苷转变为 cGMP,致使细胞内的 cGMP 水平升高,发生蛋白激酶磷酸化并伴有细胞内 Ca^{2+} 水平下降(Ca^{2+} 内流受抑制或外流加速),因而引起血管平滑肌舒张。

(3)内皮素(ET):是迄今为止已知最强的缩血管物质,冠状动脉对其尤为敏感;ET 在调节血管舒缩功能中起重要作用。异丙肾上腺素、硝酸甘油、心钠素、CGRP 等可部分抑制其缩血管作用,但不能被 α 受体、H_1 受体和 5-羟色胺受体阻断剂及前列腺素所拮抗。

4.代谢因素

心肌代谢情况在冠状动脉血流调节中起重要作用,氧分压下降、二氧化碳潴留、乳酸增加、pH 下降、磷酸盐增加、渗透压升高、组胺增加等以及 ATP、ADP、AMP 等都可以使冠状动脉扩张,但在心肌缺氧时腺苷浓度增加所引起的冠脉扩张作用最为重要,故腺苷有冠脉血流自身调节信使之称。

总之,在正常生理情况下,心肌的氧供需处于平衡状态。当心肌需氧量增加或减少时,通过对冠脉血流的调节,使心肌的氧供需处于一种新平衡状态。如果冠状动脉发生功能或结构异常,冠脉血流的调节不能满足心肌耗氧量的需求,则导致心肌供血或供氧不足,从而诱发心肌缺血、损伤或坏死的临床表现。

第二节　心脏的血管吻合和侧支循环

心脏的血管间存在很多吻合,如冠状动脉间、动静脉间、动脉与心腔间、静脉间均有直径为$20\sim350\ \mu m$的吻合支。来自血管吻合支的血流称之为侧支循环(collateral circulation)。

一、冠状动脉的吻合

冠状动脉的吻合包括右冠状动脉圆锥支与左冠状动脉前降支的圆锥支之间的吻合,房间隔底部的连接心脏前、后动脉的吻合(Kugel动脉,前房间隔动脉),左房后支与房室结动脉的吻合,窦房结动脉与心房支的吻合,左、右冠状动脉的室间隔支间的吻合,动脉的吻合在室间隔、房间隔、心尖、房室交界、右室前面、窦房结动脉以及其他心房支之间较多,左、右心室的心内膜下亦有吻合。

吻合血管和侧支循环的存在不一定能保证发挥代偿作用,这主要取决与冠状动脉主干的闭塞速度、相邻血管的状态、是否有足够的动脉压促使血流通过吻合管到达阻塞动脉的远侧端、阻塞部位是在近端还是远端、梗死范围的大小以及神经、内分泌因素等。

正常人心脏的动脉吻合血管较直,口径小,而冠心病患者其动脉吻合血管显著弯曲,呈螺旋状,这种动脉吻合,可能真正具有侧支循环功能。

二、冠状动脉与心外动脉的吻合

冠状动脉在心房和大血管根部的血管网,通过心包反折处的心包动脉网与支气管动脉、食管动脉、胸廓内动脉等互相交通。

三、冠状动脉与心腔之间的交通

小动脉直接与心腔相通称之为动脉心腔血管(窦样管),还有的小动脉通过毛细血管经心最小静脉与心腔相通,还有通过窦样管、心最小静脉与心壁静脉、毛细血管与心腔联系起来。

四、侧支循环与心肌缺血

当某一冠状动脉主干或分支存在严重狭窄或闭塞时,其供血区心肌可由其他分支发出的交通支得到血供,这些交通支被称为侧支循环。自20世纪30年代就已了解冠状动脉完全阻塞并不一定都伴随心肌梗死,这是由于侧支循环血流维持了心肌细胞的生存。正常心脏含有广泛的小动脉间的吻合血管网,直径为$40\sim60\ \mu m$,这种侧支循环在出生时即存在,随冠脉床的生长而增大,当冠状动脉发生阻塞性病变时,这些附属的管道逐渐增大,血流量增加。这些潜在的附属血管的发展,在个体间存在很大的差异;而且有效侧支循环的建立需要较长时间,可能数年,故长期患冠心病的老年人侧支血流是较高的。急性心肌梗死患者中,发育良好的侧支循环是少见的。梗死灶的出现表明侧支血流不足以维持心肌细胞的生存;即便在这种情况下,若侧支循环较好,则患者梗死面积小,且仍能保存较好的心功能;反之,则梗死面积大,心功能不全的发生率高。偶尔,侧支循环还可能防止心肌梗死的发生。

1. 侧支循环的类型及方式

(1)冠状动脉内侧支循环:指同一支冠状动脉内部分支间形成的吻合,如前降支的穿隔支与前降支远端之间的吻合;如侧支来自同一血管闭塞的近端,跨过病变到远端,则称之为桥侧支。

(2)冠状动脉间侧支循环:指冠状动脉三大主支分支之间的吻合。

(3)冠状动脉外侧支:指心肌的 Thebesian 系统、心肌窦状隙等,不仅与心腔相通,也与小动、静脉和毛细血管床有广泛的联络,是冠状循环的辅助部分。

侧支循环血管可分为:①非危险性侧支:指侧支血管起源于血管无狭窄或为狭窄前发生的侧支;②危险性侧支:指侧支在狭窄70%冠状动脉的远端发出,侧支功能受限,随时可发生再梗死,见于多支病变。心肌梗死后远离性缺血多由危险性侧支供血。

2. 侧支循环建立的机制及影响因素

影响侧支循环建立的因素包括:心肌缺血的严重程度和持续时间,冠状动脉病变的支数、狭窄的速度、程度及部位,先前存在的吻合支的类型和数量,跨吻合支压差,神经、体液因素,运动、药物影响等。吻合支内的压力差大小对侧支形成起着重要作用,当存在心肌缺血和压力差时,侧支循环便开放。促使侧支循环建立的分子机制包括促进内皮细胞、成纤维细胞、平滑肌细胞、巨噬细胞的合成、增生和血管生长,以及各种细胞因子的作用,这些因子有碱性成纤维细胞生长因子(bFGF)、酸性成纤维细胞生长因子(aFGF)、血管内皮生长因子(VEGF)、胰岛素样生长因子、血小板衍生生长因子等。

3. 急性心肌梗死后侧支循环的作用

Dewood 等报道,在 Q 波急性心肌梗死后最初的几小时内,有86%患者的冠状动脉是完全闭塞的,其危险区心肌的存活依赖于闭塞血管的再通或侧支循环的建立。预先存在的侧支循环可以改变梗塞的类型、缩小心肌梗死范围,甚至可以避免心肌梗死的发生。而心肌梗死后建立的侧支循环则可防止或减缓心室重构。

侧支循环的出现,表明受累冠状动脉狭窄程度已达80%以上;而良好的侧支其供血量相当于近端狭窄90%冠状动脉的供血量,安静时可满足心肌的供血,但运动时可因血流量增加受限而出现心肌缺血。侧支循环的出现,既是梗死后残存心肌的标志,也是梗死后心绞痛和室性心律失常的根源侧支血管对循环中的缩血管物质有高反应性,可引起侧支血管闭塞,从而引起心血管病事件。可见,侧支循环具有正、负双向作用。对这类患者,应在积极促进侧支循环建立的同时,尽早行血运重建术,从根本上改善患者的预后。

研究表明,大约60%的 AMI 患者存在侧支循环,可能是侧支循环的存在保护了存活的心肌,这些存活的心肌既可以是有正常生理功能的心肌,也可以是顿抑或冬眠心肌,从临床角度进行判断心肌是否存活比较通用的指标是:①胸痛仍不缓解;②短阵室性心动过速或其他短暂的室性心律失常;③S-T 段持续升高。但判断心肌是否存活最准确的方法是心肌核素检查。对这些仍然存活但血运不足的心肌如何进行治疗?目前比较一致的看法是尽早进行血运重建治疗优于保守药物治疗,采用血运重建治疗的患者其复合终点(死亡、再梗死、再住院)降低33%,再梗死降低47%,因此,对梗死后有自发或诱发心绞痛患者应行血运重建治疗;对 AMI后无症状患者是否需要介入治疗的意见不一,有的临床试验未发现对 AMI 后无症状患者行经皮冠心病介入治疗(PCI)的益处；也有的临床试验证实，对这些患者行 PCI 后患者左心室射血分数改善，生存率提高。具备下列条件者，倾向于实施择期 PCI：①血管供血范围大；②有侧支循环；③有一定程度的左室收缩功能；④证实的心肌存活。由于 AMI 后不可避免地发生左室重构，故部分患者最终要发展为缺血性心力衰竭，所以对于无条件实施 PCI 或冠状动脉旁道移植术(CABG)的有残存心肌存活患者，应首选 β-受体阻断剂和螺内酯治疗。因为 β-受体阻断剂和螺内酯都可以抑制心肌胶原合成的标志物，血清Ⅲ型前胶原氨基酸端肽，从而防止或延缓梗死后心肌重构，防止左室扩张和左室舒缩功能进行性恶化。

第三节　冠状动脉系统微血管的功能与调节

冠状动脉呈树枝样分级，从冠状动脉主干到最小的动脉(直径 11 μm)约分为 10～11 级。冠状动脉微血管(coronary microvasculum)是指直径<100 μm 的冠状动脉。微血管异常在某些心脏病发病机制中起着重要作用，也可以是某些心脏病的后果。若冠状动脉造影显示心外膜下冠状动脉正常，但心肌影像学检查，如 MRI(磁共振成像)或 MCE(心肌声学造彩)示心肌灌注异常，则提示心肌内微血管损伤。心肌梗死后微血管完整性与钠积蓄时间过程有关，无微血管闭塞者的钠积蓄率较高和血流量恢复较快，故可用 ^{23}Na 磁共振成像监测急性心肌梗死心肌钠的含量，从而确定微血管的完整性、微血管闭塞的部位与微血管开放部位的比较。

毛细血管阻力是冠脉血流量及储备能力的主要影响因素。影响冠脉血流量及储备能力的因素有：①冠脉有效灌注压(P)：是指直接对心肌进行灌注的压力，即冠脉与心房之间的压差。正常情况下，冠脉压与主动脉压大致相等；右房压力很低，故有效灌注压可用主动脉压来代替。当冠脉有效灌注压在 60～150 mmHg 之间时，冠脉血流量保持相对稳定；当冠脉有效灌注压>150 mmHg 或<60 mmHg 时，冠脉血流量随冠脉灌注压的升降而增减。②冠脉阻力(R)：冠脉血流量与 P 呈正比，与 R 呈反比。冠脉阻力分为内在和外在成分，内在成分主要指冠脉小动脉口径，尤其是心肌内直径为 140 μm 的小血管；以及在冠脉微血管(直径<100 μm)内的血液流变特性，包括全血黏度和血浆黏度，尤其是血细胞黏附、聚集、变形和活化并与内皮细胞的相互作用。外在成分是心肌对血管的挤压力即心肌收缩挤压力，在静息状态下，冠脉血管外的挤压力相当于冠脉总阻力的 25%，心动过速时可达 55%；③心肌代谢的调节：心肌代谢水平即心肌氧耗量与冠脉血流量呈正相关。

在无狭窄的冠状循环系统中，休息状态下，毛细血管阻力/血管总阻力为(25±5)%；但在充血期间，虽然血管总阻力降低(51±13)%，但此比值却增至(75±14)%。在无狭窄时，休息时心肌血管总阻力降低(22±10)%，但毛细血管阻力却无变化，在充血期间，心肌血管总阻力增加(58±50)%。在这种情况下，心肌内小动脉和小静脉的阻力已经是最低的。因此，心肌血管阻力是由于毛细血管阻力增加并占优势(84±8)%。在冠脉血流量受限的狭窄时，冠脉血流量降低与冠脉系统毛细血管阻力增加密切相关。引发冠脉血流量降低的病理因素主要包括不同程度的血管内膜增生、血管周围纤维化、中膜肥厚和外在压力等，导致血管密度减少和血管阻力增高。

　　心肌缺血－再灌注期间可以导致微血管损伤,其最终结果是引起微栓塞。微血管性心绞痛即 X 综合征,系由心肌血流量异常分布所致。主要表现为:冠状动脉造影未发现冠状动脉有明显狭窄,但运动或心脏起搏后可诱发心绞痛发作和心电图 S-T 段压低。系因低跨壁心肌血流分布异常,心内膜与心外膜血流量分布的比率显著下降所致(详见 X 综合征)。

　　越来越多的证据表明,冠状动脉微循环在心肌供血中起着重要作用。如有些心肌梗死(AMI)患者,虽然通过血运重建治疗使梗死相关冠脉开通,但由于相关的冠状微循环出现无复流现象,而使近期和远期的心血管事件发生率和病死率增加;相反,有些冠心病患者虽然相关冠状动脉已闭塞,但其灌注区的心肌微循环却可由侧支循环得到灌注,而使心肌得以存活。

　　评价冠状动脉微循环的方法包括正电子发射断层摄影术、单光子发射断层摄影术,声学造影(MCE)和磁共振成像技术等。MCE 系经静脉注射微泡造影剂通过肺循环抵达左心室,使左心室腔充填和清晰限定内膜界面,进而使左心室心肌灌注显影,并可定性和定量评价心肌血流。MCE 时由于微气泡完全保持在微血管内,故能估价心肌微血管的完整性,是评价心肌存活较为理想的方法。对不典型胸痛和心电图可疑 AMI 患者先进行床旁超声检查,如室壁运动良好,则说明心肌血流灌注好,可排除 AMI;如患者超声图像不满意,行左心室声学造影,以增强对内膜的识别和了解心肌血流灌注情况。对 AMI 患者于溶栓、介入等再灌注前后行 MCE,可以评价再灌注治疗的效果;如心肌有复流,抬高的 S-T 段明显下降,则说明左室收缩储备和收缩功能恢复良好;反之,如心肌无复流,抬高的 S-T 段无明显下降,则预示心功能无改善或逐渐恶化,应加强药物治疗,部分患者在随访中室壁运动可有改善。在慢性冠心病方面,MCE 可以从心肌微循环水平检出冠脉狭窄以及微血管性心绞痛,与多巴酚丁胺超声负荷试验联用可提高诊断的可靠性。

　　冠状循环微血管功能损伤的防治方法包括:①减少白细胞数量和组织型纤维蛋白溶酶原激活剂。②去铁铵,为羟自由基清除剂,其抗氧化作用有利于拮抗微血管中血栓形成。③内源性抗氧化剂。前列环素合用拮抗小动脉中的血栓栓塞。④血管紧张素转化酶抑制剂,长期应用能促进冠状小血管结构的修复;应用培哚普利 4～8 mg/d,治疗高血压病 12 个月,可使左室重量指数降低 11%,最大冠脉血流摄增加 54%,冠脉血管阻力降低 33%,冠脉储备增加 67%,小动脉周围胶原面积逆转总间质胶原容积逆转 22%。⑤硝酸酯,硝酸甘油可减少血液黏性,从而增加心肌毛细血管内红细胞流速和侧支血流,从而发挥抗心肌缺血效应。⑥其他,如抗血小板糖蛋白 Ⅱb/Ⅲa 受体拮抗剂、抗氧化剂、维生素 C、极化液、控脂治疗、L-精氨酸制剂等。

第四节　冠状循环的病理生理

　　心肌缺血性损伤是一个动态演变过程,是缺血心肌从可逆性变化向不可逆性变化的发展过程,心肌供血减少或不足后,心肌代谢便从有氧代谢转向无氧酵解,高能磷酸化合物很快减少,心肌收缩逐渐停止。

　　在冠脉血流停止或降至对照水平 15% 以下时,心肌出现明显的生物化学和结构异常,心肌缺血 20～40 min 后,心肌细胞出现不可逆性紊乱,随之心肌细胞死亡或坏死。心肌细胞坏死从心内膜下 1~2 mm 处开始,扩展到缺血血管床侧面 1~2 mm 以内,细胞坏死从心内膜下区逐渐向侧支循环丰富的心外膜移动,大约 3~6 h,细胞坏死波及达心外膜区,这取决于侧支血流的程度和心肌氧的需求。随着不可逆心肌细胞损伤的开始,出现以下病理特征改变:①ATP 几乎完全耗竭;②线粒体肿胀,含有脂肪和蛋白质的无形基质;③质膜缺损,致使一些必需的酶进入细胞外,而 Ca^{2+} 和水进入细胞内;④核染色质聚集成块,细胞膜肿胀,线粒体和细胞膜崩解,线粒体内钙结晶集聚;随着收缩带的形成,肌原纤维破坏。

侧支循环越丰富,心肌细胞发展到不可逆损伤所需要的时间越长。心肌梗死后 8 h,受损心肌纤维即出现嗜酸性粒细胞增多,24 h 左右即出现肌纤维变细、细胞核脱失、胞浆固缩。随后出现组织间隙白细胞浸润,2 d 后白细胞发生胞浆崩解。3~4 d 后梗死的心肌纤维开始清除。在第 3 周时,瘢痕形成过程开始;在大面积心肌梗死时,坏死心肌需数月或数年才能发展瘢痕组织。

一、心脏功能的改变

在冠状动脉血流中断几秒内,心肌细胞便出现收缩和舒张功能异常。开始时缺血的心肌在心室充盈时被动扩张,舒张期顺应性增加(紧张性降低),此为心肌挛缩、间质水肿和白细胞浸润的结果。在随后的几分钟内缺血的心肌便僵硬起来,在心肌梗死的慢性期心肌僵硬性增加是由于纤维组织增生和胶原沉积的结果。心肌僵硬性增加引起左室舒张压增加和压力容积关系的不正常改变。

心肌血流停止导致四种相继异常的收缩期收缩形式:①同步失调或相邻心肌节段收缩时间分离;②运动减少或心肌缩短程度降低;③运动不能或心肌收缩停止;④运动障碍或心肌节段性收缩期膨出。这些改变可以在心肌血流停止几秒至几分钟内发生。

当大量心肌缺血或坏死(>左室心肌的 25%)时,整个左室功能明显恶化,以致静息时心输出量、心搏出量和峰值 dp/dt 都降低。Rackely 发现,左室功能和临床综合征之间存在线性关系,当左室受累 8% 时,主要表现为左室舒张期顺应性降低;当左室受累 10% 时,左室射血分数减低;当左室受累 13% 时,心室舒张末期容积增加;当左室受累 25% 时,临床上出现心功能不全症状;当左室受累 40% 时,出现心源性休克。

除非梗死区发生扩展或膨出,一般均可观察到整体左室功能的改善和恢复,这种改善发生在数天或数周,这可能与侧支循环改善、心肌瘢痕收缩或心肌肥大有关。心肌功能的恢复在单支血管病变者较多支血管病变者更多见。但若左心室有 20%~25% 的心肌不能收缩时,不管患者年龄如何,都会出现左心衰竭的血流动力学体征。

二、梗死区膨出和心室扩张

在心肌梗死的第 1 周内,发生梗死区膨出和左心室腔扩张,随后发生胶原沉积、梗死区收缩和变薄,而非梗死区发生容量超负荷性肥厚;这些改变是心室重构的表现。大面积心肌梗死较小面积梗死更容易发生膨出;梗死区膨出是梗死区室壁内纤维滑动的结果;明显的梗死区膨出和左心室扩张与预后不良有关;梗死区膨出有助于左心室壁瘤的形成。

三、电不稳定性

心肌梗死急性期常发生各种类型的心律失常和猝死。室性心律失常出现在梗死区周边的缺血区,常与以下因素有关:①由于后除极延长而使心肌细胞的电自律性增高,在心脏的特殊部位产生折返和再兴奋灶,兴奋的传导速度减慢;②在缺血区和非梗死区之间的不应期反复不定的缩短或延长以及不应期的不一致,故在缺血区和非梗死区之间出现单向性传导异常。而且在 AMI 实验观察到,局部区域可出现心室纤维颤动,这种纤维颤动可以从缺血区向非缺血区扩散。房性心律失常与以下因素有关:①心房肌缺血或坏死;②心室充盈压升高使心房扩张。

四、复发性心绞痛或梗死

当心肌梗死相关冠状动脉为非完全性堵塞,或虽为完全性堵塞但相关冠状动脉血流分布区内已存在侧支循环时,则堵塞相关冠状动脉分布区域的心肌可能仍有部分存活心肌。这一部分存活的心肌视供血情况好坏,可以是正常存活心肌、心肌顿抑和心肌冬眠。如果非完全性阻塞的冠状动脉进一步狭窄或完全性阻塞,或侧支循环血流不能满足部分存活心肌的血供,或与梗死区域无关的另一支冠状动脉发生狭窄或堵塞,那么这一患者就会出现复发性心绞痛或再梗死。复发性心绞痛提示患者仍存在可能会发生再梗死、但可被挽救的存活心肌,是可为患者行冠状动脉再通治疗的有力指标。

五、并发症

严重心肌缺血或心肌梗死后,视心肌受累范围和部位而定,可因心肌受损和心肌收缩功能减退,而使患者出现低血压或休克、心功能不全等;由于受损心肌的电活动异常而诱发各种类型的心律失常。大面积透壁心肌梗死时,近期可发生心室游离壁破裂;随着愈合过程发生室壁瘤。乳头肌受累者,可出现乳头肌功能不全或乳头肌断裂,从而出现严重二尖瓣反流。室间隔受累者,可发生室间隔穿孔。心包受累患者可出现心包积血、心包压塞、心包炎。其他并发症尚有:梗死后综合征、栓塞、复发性心绞痛和心肌梗死、梗死后精神行为异常、梗死后心律失常和心功能不全等。

第五节　心肌缺血的代谢和形态学改变

心脏是人体最大的产能和耗能器官之一。在有氧状态下,它能通过有氧氧化从各种能源中获得能量,这些能源物质包括脂肪酸、酮体、葡萄糖、乳酸盐,以及某些氨基酸;在生理状态下,只有血浆葡萄糖的水平是相对恒定的,而乳酸盐、脂肪酸和酮体的水平有很大的变化范围。氧化磷酸化是 ATP 的主要供应源,这一过程发生在心肌细胞的线粒体内,线粒体约占细胞容量的 35%。静息状态下,心肌从动脉血流中吸取一半以上的氧。心脏所有的能量几乎均来自有氧代谢,当有氧代谢增加时,冠脉血流随之增加。在缺氧情况下,葡萄糖可能是唯一的厌氧代谢的“应急燃料”。心肌在缺氧、炎症等损害情况下,产生由氧衍生的自由基,如果自由基不被及时清除,就会对心肌造成毒害;过氧化物歧化酶、催化酶、谷胱甘肽、维生素 C,维生素 E等,可被认为是自由基清除剂。心肌内的离子必须保持动态平衡,低钾、低镁、高钙等都会对心肌造成损害。此外,在缺血情况下质膜游离脂肪酸水平升高对心肌是有害的。总之,心肌像身体其他器官一样,必须维持新陈代谢和能量供需的动态平衡。

一、葡萄糖的代谢

在缺氧期间,除了谷氨酸盐,葡萄糖可能是唯一能通过厌氧底物磷酸化而产生 ATP 的底物。细胞内葡萄糖有两种来源:①质膜和间质中的细胞外葡萄糖;②细胞内糖原的分解。缺血刺激糖原分解,由于磷酸化激活,糖原分解增加。心肌缺血后,糖原储存 5 min 内降低 50%,20 min 内降低 70%。缺血时外源性葡萄糖的运输增加,己糖激酶和磷酸果糖激酶活性也增加。缺血早期,通过糖酵解途径的快速运转,导致乳酸在细胞内堆积,造成 3-磷酸甘油脱氢酶反应受阻而引起代谢产物堆积。乳酸和烟酰胺腺嘌呤=核苷酸(NADH)对此酶的抑制,使心肌厌氧产能受限,进一步使能量完全耗竭。在缺血心肌重新灌注期间,乳酸被迅速氧化,组织 ATP 和糖原重新储存到缺血前的水平,心脏功能恢复正常。

二、脂肪酸和脂类的代谢

脂肪酸代谢只能通过有氧代谢来完成,因此,在缺氧情况下脂肪酸难以产生 ATP。由于 β-氧化速度降低,乙酰辅酶 A 的组织含量降低,长链乙酰辅酶 A 和长链乙酰肉碱堆积。长链乙酰辅酶 A 在胞质中的堆积为脂肪酸的酶化提供了底物,导致甘油二酯的合成增加,进一步降低胞质中的 ATP 并造成 AMP 和磷的积累,增加三酰甘油合成。脂肪酸及其中间产物对细胞膜和酶活性的影响复杂且不完全清楚,研究显示高浓度的脂肪乙酰辅酶 A 抑制乙酰辅酶 A 合成,又导致脂肪酸的摄取降低,质膜游离脂肪酸水平升高对缺血心肌有害,通过对酶的抑制、氧化磷酸化的脱偶联和通透性的改变,引起心肌膜可逆性或不可逆件损伤,对离子泵起抑制作用,故可造成心律失常,降低心肌收缩力。

三、氨基酸的代谢

在心肌缺氧的情况下,丙氨酸的产生和谷氨酸摄取增加。丙氨酸并非来源于蛋白质的分解,而是来源于葡萄糖分解速度增强,也可能是通过一对氨基转移和苹果酸的脱羧作用而来自天门冬酰胺。通过其他途径产生的丙酮酸不是在厌氧状态下产生的,从丙酮酸产生的丙氨酸要比从乳酸产生的丙氨酸要少得多。当乳酸水平很高时,从丙酮酸到丙氨酸的分路是有意义的。谷氨酸和丙酮酸经氨基转移形成丙氨酸,在缺氧情况下谷氨酸的局限性氧化是与柠檬酸循环中的底物水平氧化磷酸化相联系,是厌氧状态下的能量来源,在缺氧状态下补充谷氨酸可能减轻心肌损害。

四、蛋白质的合成和降解

心肌蛋白质的合成和降解周期短,据估计所有心肌蛋白的平均半衰期约为 5 d,整个心脏每 3 周就被完全交换一次。在心肌缺氧的情况下,蛋白质的合成和降解都受到抑制,但合成被抑制的程度大于降解。心肌缺氧导致溶酶体破裂,溶酶体水解酶释放导致某些细胞成分的异常降解,细胞成分的异常水解能通过结构蛋白质和酶蛋白的进一步降解以及潜在的水解酶的进一步被激活而造成细胞损伤的进一步发展,如此形成恶性循环。

五、腺嘌呤核苷酸的代谢

在心肌缺氧的情况下,腺嘌呤核苷酸从 ATP、ADP 和 AMP 的总量中减少,其主要原因是腺嘌呤核苷酸离开心肌细胞而出现在血液中,导致细胞内腺嘌呤核苷酸的净丢失。腺嘌呤核苷酸在分解代谢中起着重要作用,其丢失会导致分解和能量代谢异常。

六、氧衍生的自由基

在心肌缺血或坏死过程中,由氧衍生的自由基不能及时被清除而堆积在细胞内,导致细胞功能损害和细胞破坏;尤其是缺血后再灌注会有大量自由基突然出现,可引起再灌注损伤;其对组织损伤的直接机制可能涉及 H_2O_2 和 O_2 引起蛋白质变构,使底物变性,加速细胞内蛋白质酶分解和脂质过氧化。过氧化物歧化酶、催化酶和谷胱甘肽、谷胱甘肽过氧化物酶、谷胱甘肽还原酶等可被认为是自由基清除剂,它们对缺血心肌的损坏和缺血后再灌注损伤能提供保护作用。

七、Ca^{2+} 的代谢

Ca^{2+} 是兴奋收缩耦联的媒介物,是调节很多水解 ATP 酶的刺激因子,是肌球蛋白横桥形成和线粒体脱氢酶的辅助因素,严重缺血造成细胞膜 Ca^{2+} 的高渗性,降低 Ca^{2+} 通过肌膜的逐出,降低肌浆网 Ca^{2+} 的摄取,降低线粒体 Ca^{2+} 的摄取,细胞内超负荷。严重 Ca^{2+} 超负荷可激活蛋白酶、磷酸酯酶、肌原纤维 ATP 酶等,破坏溶酶体膜,窒息线粒体的氧化磷酸化,导致收缩丧失,最终细胞死亡。如果在线粒体中磷酸钙变得很高之前损伤状态消失,过多的钙可以从沉淀中溶解并从肌膜系统外输,这个过程保证了受损心肌细胞的存活。

冠状动脉供血不足后,可引起心肌缺血或坏死。一般说来,冠心病患者从稳定型心绞痛(SA)到不稳定型心绞痛(UA),到非 Q 波心肌梗死(NQMI),再到 Q 波心肌梗死(QWMI)是一个连续体(continum)。在病理生理上呈波谱样(spectrum)分布,彼此之间存在交叉,也存在明显的差别。上述改变与心肌缺血的程度和心肌缺血的持续时间有关。

急性心肌梗死发生后心肌坏死的发生和发展可分为三个阶段:第 1 阶段即初始阶段,是冠状动脉梗塞后 20 min 内,该阶段几乎没有心肌坏死;第 2 阶段大约在冠状动脉梗塞后 20 min 到 6 h,心肌坏死量明显增加,在该阶段争取抢救时间,尽管只赢得一部分时间,却可挽救大量的心肌;第 3 阶段为冠状动脉梗塞 6 h 后,心肌坏死量不再明显增加。GISSI 研究显示,如在 AMI 后 1 h 内开始再灌注治疗,病死率降低 47%;3 h 内治疗,病死率降低 23%,再灌注疗效减少;6～9 h 内再灌注治疗,疗效明显减低;9～12 h 内再灌注治疗,疗效甚微,有时可能增加出血并发症的发生。

冠状动脉供血绝对或相对不足后,心肌代谢便从有氧代谢转为无氧代谢,继而发生能量代谢障碍、心肌电活动异常,直至心肌收缩逐渐停止。这期间,高能磷酸化合物很快减少,细胞内钾离子丢失,钙离子增加,镁离子减少,心肌细胞水肿,细胞膜损伤,线粒体肿胀、颗粒消失、基质出现空泡或变澄清、嵴变宽断裂甚至崩解、糖原减少或耗竭、肌原纤维溶解、横管及肌质网扩张、闰板裂开、毛细血管内皮肿胀、核浆变浅且染色质集中于核的周边部、间质细胞增生活跃等。严重心绞痛发作数小时后死亡的患者,可见心肌内有多少不等的小灶性病变,心肌细胞可出现凝固性坏死、白细胞浸润、间质细胞增生。坏死性病灶可在一天之内出现白细胞崩解,几天后被增生的间质细胞所置换,1～2 周内形成胶原性瘢痕。大体解剖可发现心房和心室扩张。

不可逆性细胞损伤和坏死与任何形式的能量代谢:蛋白质合成终止、核苷酸丢失、细胞质和线粒体 Ca^{2+} 的积累、细胞膜和蛋白质以及细胞核的破坏、酶蛋白质从心肌细胞释放入血流有关。某些心肌酶从心肌细胞释放入血流不仅可用于急性心肌梗死的诊断,还可用于心肌坏死数量的确定;但心肌组织释放酶的活动曲线受多种因素的影响,如再灌注、淋巴循环和体循环中酶的灭活和降解与细胞无关的膜漏出量；但 CK-MB 和 LDH（乳酸脱氢酶），目前仍用于急性心肌梗死诊断。某些低分子量蛋白，如肌钙蛋白也已用于诊断急性心肌梗死，尤其是用于急性冠状动脉综合征的诊断和鉴别诊断。

第六节　冠心病的分型

冠状动脉疾病（coronary artery disease，CAD），简称冠心病，是一种最常见的心脏病，是因冠状动脉痉挛、狭窄或闭塞，引起心肌供氧与耗氧间不平衡，从而导致心肌缺血性损害，也称为缺血性心脏病（ischemic heart disease，IHD）。引起冠状动脉狭窄的原因绝大部分为冠状动脉粥样硬化所致（占 95% 以上），因此习惯上把冠状动脉病视为冠状动脉粥样硬化性心脏病。冠心病目前是我国居民致残、致死的主要原因之一。本病多见于 40 岁以上的男性和绝经期后的女性。近年来，我国冠心病发病有增多趋势。

一、冠心病的发病机制及危险因素

（一）发病机制

冠心病的发病机制也即动脉粥样硬化的发病机制，目前尚不十分清楚，比较公认的几个学说：内皮损伤—反应学说；脂质浸润学说；免疫反应学说；血栓形成学说等。

目前观点看，动脉粥样硬化是一种慢性炎症性疾病。内皮损伤或血清胆固醇水平过高导致大量以低密度脂蛋白胆固醇（low-density lipoprotein-cholesterol，LDL-C）为主的脂质颗粒沉积于动脉内皮下；这些沉积的脂质颗粒随后被修饰标记并吸引血液中的单核细胞、淋巴细胞等迁移至内皮下；迁移至内皮下的单核细胞转化为巨噬细胞并大量吞噬修饰的脂质颗粒，但超过高密度脂蛋白胆固醇（high-density lipoprotein-cholesterol，HDL-C）等把胆固醇向内膜外转运能力，则巨噬细胞形成的泡沫细胞破裂、死亡；大量死亡的泡沫细胞聚集形成脂池并吸收动脉中层的平滑肌细胞迁移至内膜，随后平滑肌细胞由收缩型衍变为合成型并产生大量胶原和弹力纤维等包裹脂池形成典型粥样硬化病变。

（二）危险因素

尽管动脉粥样硬化发生机制并不十分清楚，但流行病学研究显示，有些因素与动脉粥样硬化的发生发展有明显相关性，称为危险因素。

1. 高血压病

收缩压或舒张压升高与冠心病发病危险性之间有明显的相关性，而且舒张压升高比收缩压升高的危险性更大。9 项前瞻性研究，包括 42 万人的回顾性分析表明，平均随访 10 年后，在舒张压最高的 20% 人中冠心病事件的发生率是舒张压最低的 20% 人群的 5～6 倍。舒张压每增高 1 kPa（7.5 mmHg），估计患冠心病的危险性增加 29%。且血压越高，持续时间越长，患冠心病的危险性就越大。降压药物使高血压病患者的血压降低 0.8 kPa（6 mmHg），冠心病事件减少 14%。我国冠心病患者中 50%～70% 患有高血压病，而全国的成人高血压病患者达 2 亿，患病率达 18.8%。

高血压病引起动脉粥样硬化的可能原因:①由于对动脉壁的侧压作用,动脉伸长等导致动脉壁机械损伤,使胆固醇和 LDL 易侵入动脉壁;②由于血管张力增加,使动脉内膜伸张及弹力纤维破裂,引起内膜损伤,并刺激平滑肌细胞增生,壁内黏多糖、胶原及弹力素增多;③由于引起毛细血管破裂,使动脉壁局部血栓形成;④使平滑肌细胞内溶酶体增多,减少动脉壁上胆固醇清除。

2. 吸烟

在 Framingham 心脏研究中,不论男女,每天吸 10 支烟,可使心血管病病死率增加 31%。原来每天吸烟 1 包的高血压病患者,戒烟可减少心血管疾病危险性 35%～40%。吸烟增加冠心病危险的机制:①吸烟降低 HDL-C 水平,男性减低 12%,女性降低 7%。吸烟改变卵磷脂胆固醇酯酰转移酶(LCAT)活性,对 HDL-C 的代谢和结构产生不良影响。吸烟可使 ApoA-Ⅰ和 ApoA-Ⅱ相互交联,使 HDL-C 的功能改变,失去保护心脏的作用,这可能是吸烟增加患冠心病危险的主要机制。②对冠状动脉血流量有不利影响。吸烟可明显增加血管痉挛的危险,对血管内皮细胞功能、纤维蛋白原浓度和血小板凝集性也产生不利影响。③可使碳氧血红蛋白显著增高,载氧血红蛋白减少,氧离曲线左移,从而使动脉组织缺氧,平滑肌细胞对 LDL 的摄取增加而降解减少。④可使组织释放儿茶酚胺增多,前列环素释放减少,致血小板聚集和活力增强,从而促进动脉粥样硬化的发生和发展。

3. 血脂异常

(1)血脂:血脂是血浆中的胆固醇、三酰甘油(triacylglycerol,TG)和类脂如磷脂等的总称。血脂异常指循环血液中脂质或脂蛋白的组成成分和浓度异常,可由遗传基因和(或)环境条件引起。冠心病是多因素疾病,其中,总胆固醇(total cholesterol,TC)作为危险因素积累了最多的循证证据。研究显示,LDL-C 每降低 1 mmol/L,冠心病死亡风险降低 20%,其他心源性死亡风险降低 11%,全因死亡风险降低 10%。在 Framingham 研究中,HDL-C 在 0.9 mmol/L以下者,与 HDL-C 在 1.6 mmol/L 以上者相比,冠心病的发病率增高 8 倍。

据估计,HDL-C 每增高 0.026 mmol/L,男性的冠心病危险性减少 2%,女性减少 3%。可见 HDL-C 具有保护心脏的作用。血浆三酰甘油和冠心病的关系尚未明确,但流行病学资料提示,TG 在判断冠心病危险性时起重要作用。在前瞻性研究中,单变数分析显示 TG 浓度和冠心病发生率直接相关,但在多变数分析时这个相关性减弱。在控制 HDL-C 的分析中,TG 和冠心病发生率的相关性可以消失。TG 增高和冠心病的相关性减弱的部分原因是富含 TG 的脂蛋白和 HDL-C 在代谢中有相互关系。现有证据显示,载脂蛋白 B(apo B)是心血管疾病(CVD)危险因素之一,比 LDL-C 更能反映降脂治疗是否恰当,而且实验室检测中 apoB 比 LDL-C 出现错误的概率更小,尤其对于有高三酰甘油血症的患者。因此,目前 apoB 已经作为评估冠心病危险因素的重要指标。

(2)临床应用:临床上检测血脂的项目为 TC、TG、HDL-C、LDL-C、Apo A1、apoB、Lp(a)、sLDL,其中前 4 项为基本临床实用检测项目。各血脂项目测定值的计量单位为 mmol/L,有些国家用 mg/L。

(3)治疗目标:血脂治疗的主要目标是降低 LDL-C,次要目标为降低 apoB。

2011 欧洲心脏病学会(ESC)/欧洲动脉粥样硬化学会(EAS)指南依据年龄、血压(SBP)、血脂水平(TC)、是否吸烟、性别对患者进行心血管总风险的分层,针对不同危险程度的患者制订治疗的具体目标值。

（4）药物治疗

1）他汀类：治疗血脂异常的基石。"他汀"的化学名为 3-羟基-3 甲基戊二酰辅酶 A 还原酶抑制剂。这类药物为一大类，其英文词尾均为"statin"因此得名为他汀类药物。

他汀类主要不良反应为肝脏转氨酶如丙氨酸氨基转移酶（ALT）和天冬氨酸氨基转移酶（AST）升高，且呈剂量依赖性。另外，可引起肌病，包括肌痛、肌炎和横纹肌溶解。因此，在启用他汀类药物时，要检测 ALT、AST 和 CK，治疗期间定期监测复查。

2）贝特类：临床上常用的贝特类药物：非诺贝特（片剂 0.1 g，3 次/天；微粒化胶囊 0.2 g，1 次/天）；苯扎贝特 0.2 g，3 次/天；吉非贝齐 0.6 g，2 次/天。其适应证为高三酰甘油血症或以 TG 升高为主的混合型高脂血症和低高密度脂蛋白血症。

当血清 TG 水平＞5.65 mmol/L 时，治疗目标主要为预防急性胰腺炎，首选贝特类药物。当患者为混合型高脂血症时，可以他汀和贝特类合用，但需严密监测 AST、ALT 和 CK。但注意吉非贝齐通过抑制 CYP450 酶升高他汀浓度，还可能抑制他汀的葡糖醛酸化，从而导致不良反应而发生危险增加。因此，临床上吉非贝齐与他河类不要联合应用，可选择非诺贝特与他汀类药物联合应用。

3）其他：烟酸类、胆酸螯合剂、胆固醇吸收抑制剂等药物治疗，尚有外科手术治疗（部分小肠切除和肝移植）、透析疗法及基因治疗等。

4.糖尿病

糖尿病使中年男性患冠心病的危险性增加 1 倍，中年女性增加 3 倍。胰岛素依赖性糖尿病（IDDM）患者有 1/3 死于冠心病。而非胰岛素依赖性糖尿病（NIDDM）患者有一半死于冠心病。若糖尿病患者同时伴有高血压，其冠心病的发生率为单纯高血压病者的 2 倍。另有报道，糖耐量不正常的男性发生冠心病的危险性较糖耐量正常者多 50%；女性则增加 2 倍。

糖尿病使患冠心病危险增高的机制：①糖尿病常与其他冠心病危险因素如高血压和肥胖同时存在；②糖尿病患者典型的血脂异常表现是血浆 HDL 胆固醇降低，TG 升高；常伴有小颗粒致密 LDL-C；③糖尿病患者的脂蛋白可经糖基化而改变结构，影响受体识别和结合。LDL 糖基化后在循环中积聚，使巨噬细胞中积聚的胆固醇酯增多，HDL 糖基化后可促进胆固醇酯在动脉壁中积聚；④伴有动脉粥样硬化的糖尿病患者血小板凝集性增高和纤溶酶原激活抑制剂（PAI-1）增多，导致高凝状态；⑤胰岛素促进平滑肌细胞增生，增加动脉壁内胆固醇的积聚。近年，已把糖尿病作为冠心病的等危症。

5.缺少体力活动

定期体育活动可减少患冠心病事件的危险。与积极活动的职业相比，久坐职业的人员冠心病相对危险是 1.9。

在 MRFIT 研究的 10 年随访中，从事中等体育活动的人冠心病病死率比活动少的人减少 27%。增加体育活动减少冠心病事件的机制，有增高 HDL 胆固醇、减轻胰岛素抵抗、减轻体重和降低血压。

6.肥胖

在男性和女性中，肥胖都是心血管疾病的独立危险因素。年龄＜50 岁的最胖的 1/3 人群，比最瘦的 1/3 人群的心血管病发生率在男性和女性分别增加 1 倍和 1.5 倍。

7.其他因素

（1）血栓因子：各种致血栓因子可预测冠心病事件。纤维蛋白原、凝血因子 Ⅶ 和 PAI-1 浓度增高,纤维蛋白溶解活性降低可导致高凝状态;溶解血块的能力和清除纤维蛋白片断的能力降低,在粥样硬化形成中起作用。

(2)高半胱氨酸血症:也是冠心病的一个独立危险因素。确切机制不明,可能与血管内皮损伤和抗凝活性减退有关。

(3)饮酒:在冠心病危险中的地位难以确定,中等量适度饮酒伴冠心病危险减少。这可能与饮酒增加 HDL 胆固醇浓度和增加纤溶活性有关。在中国居民膳食指南中建议每天红酒不超过 50 mL,白酒不超过 20 mL。

(4)A 型性格:A 型性格者患心绞痛或心肌梗死的危险性是 B 型性格者的 2 倍,但也有不同的意见,可能与不同的研究用于判断性格分型的方法不同有关。

(5)抗氧化物:血液中抗氧化物浓度低可使 LDL 和 Lp(a)易于氧化,脂蛋白氧化被认为是巨噬细胞上的清除受体识别脂蛋白的先决条件,抗氧化物浓度降低就增加了动脉粥样硬化的危险性。

8.不可调整的危险因素

(1)家族史:是较强的独立危险因素。在控制其他危险因素后,冠心病患者的亲属患冠心病的危险性是对照组亲属的 2.0～3.9 倍。阳性家族史伴随冠心病危险增加可能是基因对其他易患因素(如肥胖、高血压病、血脂异常和糖尿病)介导而起作用的。冠心病家族史是指患者的一级亲属男性在 55 岁以前、女性在 65 岁以前患冠心病。

(2)年龄:临床绝大多数冠心病发生于 40 岁以上的人,随着年龄增长患冠心病的危险性增高。致死性心肌梗死患者中约 4/5 是 65 岁以上的老年人。

(3)性别:男性冠心病病死率为女性的 2 倍,60% 冠心病事件发生在男性中。男性发生有症状性冠心病比女性早 10 年,但绝经后女性的冠心病发生率迅速增加,与男性接近。女性可调节危险因素与男性相同,但糖尿病对女性产生较大的危险。HDL 胆固醇减低和 TG 增高对女性的危险也较大。

冠状动脉粥样硬化性心脏病(coronary athero-slerotic heart disease)是指由于冠状动脉粥样硬化而引起的冠状动脉管腔狭窄或堵塞所致心肌缺血、缺氧或坏死所产生的心脏病或临床综合征。虽然冠状动脉粥样硬化是引起缺血性心脏病最主要的原因,但不是唯一原因。至今,我们已发现了几十种引起缺血性心脏病的病因,冠状动脉粥样硬化只是其中的病因之一,但冠状动脉粥样硬化所致的冠心病占全部病因的 95% 以上。

根据冠状动脉病变的部位、范围、血管阻塞程度和心肌供血不足的发展速度、范围和程度的不同,可以把冠心病分为五种临床类型。这五种类型的冠心病可以单独或合并出现。

1979 年国际心脏病学会和协会及世界卫生组织临床命名标准化联合专题组将冠心病命名为"缺血性心脏病"。1980 年中华医学会第一届全国内科学术会议的心血管病专家们同意冠心病与缺血性心脏病可为同义词应用,其他名称建议不再沿用。以下是缺血性心脏病的命名及诊断标准。

缺血性心脏病的定义是:由于冠状循环改变引起冠脉血流和心肌需求之间不平衡而导致的心肌损害。缺血性心脏病包括急性暂时性的和慢性的情况。可由于功能性改变或器质性病变而引起。非冠状动脉血流动力学改变引起的缺血,如主动脉瓣狭窄则不包括在内。缺血性心脏病的分类如下。

二、分型

(一)原发性心搏骤停

原发性心搏骤停是一突然事件,设想是由于心电不稳所引起,没有可以做出其他诊断的依据,如果未做复苏或复苏失败,原发性心搏骤停归诸于猝死,以往缺血性心脏病的证据可有可无,如果发生死亡时无人见到,则诊断是臆测性的。

(二)心绞痛

1. 劳累性心绞痛

劳累性心绞痛特征是由运动或其他增加心肌需氧量的情况下所诱发的短暂胸痛发作,休息或舌下含服硝酸甘油后,疼痛常可迅速消失。劳累性心绞痛可分为三类:①初发劳累性心绞痛:劳累性心绞痛病程在 1 个月以内;②稳定型劳累性心绞痛:劳累性心绞痛病程在 1 个月以上;③恶化型劳累性心绞痛:同等程度劳累所诱发的胸痛发作次数、严重程度及持续时间突然加重。

2. 自发性心绞痛(spontaneousangina pectoris)

自发性心绞痛特征是胸痛发作与心肌需氧量的增加无明显关系。与劳累性心绞痛相比,这种疼痛持续时间一般较长,程度较重,且不易为硝酸甘油缓解,未见酶学变化。心电图常出现某些暂时性 S-T 段压低或 T 波改变。自发性心绞痛可单独发生或与劳累性心绞痛合并存在。

自发性心绞痛患者的疼痛发作频率、持续时间及疼痛程度可有不同程度的临床表现。有时,患者可有持续时间较长的胸痛发作,类似心肌梗死,但没有心电图及酶的特征性变化。

某些自发性心绞痛患者在发作时出现暂时性的 S-T 段抬高,常称为变异性心绞痛,但在心肌梗死早期记录到这一心电图型时,不能应用这一名称。

初发劳累性心绞痛、恶化型心绞痛及自发性心绞痛常统称为"不稳定型心绞痛"。本报告则选用这些各自特异的名称。

(三)心肌梗死

1. 急性心肌梗死

其临床诊断常根据病史、心电图和血清酶的变化而做出。

病史:典型的病史是出现严重而持久的胸痛,有时,病史不典型,疼痛可以轻微甚或没有,可以主要为其他症状。

心电图:心电图的肯定性改变是出现异常、持久的 Q 波或 QS 波及持续 1 d 以上的演进性损伤电流。当心电图出现这些肯定性变化时,仅凭心电图即可做出诊断。另一些病例心电图示有不肯定型改变,包括:①静止的损伤电流;②T 波对称性倒置;③单次心电图记录中有一病理性 Q 波;④传导障碍。

血清酶:①肯定型改变包括血清酶浓度的序列变化或开始升高和继后降低。这种变化必须与特定的酶以及症状发作和采取血样的时间间隔相联系。心脏特异性同工酶的升高亦认为是肯定型变化;②不肯定改变为开始时浓度升高,但不伴有随后的降低,不能取得酶活力的曲线。

(1)肯定的急性心肌梗死:如果出现肯定性的心电图改变和(或)肯定性酶变化,即可诊断为明确的急性心肌梗死,病史可典型或不典型。

(2)可能的急性心肌梗死:当序列、不肯定性心电图改变持续超过 24 h 以上,伴有或不伴有酶的不肯定性变化,均可诊断为可能急性心肌梗死,病史可典型或不典型。

在急性心肌梗死恢复期,某些患者可呈现自发性胸痛,有时可伴有心电图改变但无新的酶变化,其中某些病例可诊断为 Dressler 梗死综合征,某些为自发性心绞痛患者,另一些则为急性心肌梗死复发或可能有扩展。其他的诊断措施可能有助于建立确切的诊断。

2.陈旧性心肌梗死

本病常根据肯定性心电图改变,没有急性心肌梗死病史及酶变化而做出诊断。如果没有遗留心电图改变,可根据早先的典型心电图改变或根据以往肯定性血清酶改变而诊断。

(四)缺血性心脏病中的心力衰竭

本病可因多种原因而发生心力衰竭,它可以是急性心肌梗死或早先心肌梗死的并发症,或可由心绞痛发作或心律失常所诱发。在没有以往缺血性心脏病临床或心电图证据的心力衰竭患者(排除其他原因),缺血性心脏病的诊断乃属推测性。

(五)心律失常

心律失常可以是缺血性心脏病的唯一症状,在这种情况下,除非进行冠状动脉造影证明冠状动脉阻塞,否则缺血性心脏病的诊断是臆测性的。

"梗死前心绞痛"和"中间型冠状动脉综合征"这两个名称不包括在本报告内,因为根据本组的意见,前者的诊断是回忆诊断,仅仅在少数病例中得到证实,而后一诊断的所有病例均可归属于本报告所描述的缺血性心脏病分类中的一种。

上述传统心绞痛分类方法多是根据临床心绞痛的发作方式进行分类,而不是根据心绞痛的发病机制及预后进行分类,对指导治疗的意义不够明确。Braunwald 曾建议将心绞痛分型为:①稳定型心绞痛;②不稳定型心绞痛;③变异型心绞痛三种类型。本文学者建议,在上述三型的基础上,再加上"X 综合征"。

第七节　冠心病的防治原则

一、冠心病的一二级预防

据粗略估计,我国目前已有冠心病患者 5 000 万左右。冠心病的最终转归是心肌梗死、猝死和心功能不全。左室大面积心肌梗死导致的肾衰竭,是目前急性心肌梗死(AMI)患者住院期间死亡的主要原因。按照 Killip 心功能分级的判断标准,AMI 患者四种心功能类型的构成比与相应住院期间的病死率分别是:心功能 I 级者占全部 AMI 患者的 40%～50%,病死率为6%;心功能 II 级占 30%～40%,病死率为 17%;心功能 III 级者占 10%～15%,病死率为 38%;心功能 IV 级者占 5%～10%,病死率为 81%,同时,心功能也是患者出院后近期和远期预后的最重要影响因素。因此,防治冠心病十分必要。

冠心病是可以预防的。冠状动脉粥样硬化是冠心病的最主要的病因。动脉粥样硬化是一个复杂的病理生理过程,涉及到脂质代谢异常、凝血功能异常、内皮细胞功能以及单核细胞、巨噬细胞和平滑肌细胞等的功能。无论动脉粥样硬化是怎样形成的,促发或危险因素的存在起着决定性的作用。WTO曾界定,在心血管病的发病因素中,遗传因素只占15%,而60%的比例取决于人的生活方式和心理行为习惯。可见,纠正不良生活方式和心理行为习惯对防治冠心病极为重要。经过几十年的临床观察和大系列临床试验研究,我们已经确定心血管病变的危险因素可分为二大类:一类是不能改变的因素,年龄、性别、家族史、气候、地域因素等;另一类是可以改变的因素,如吸烟、饮酒、高血压、糖尿病、血脂异常、肥胖症、高尿酸血症、高同型半胱氨酸血症、静坐生活方式以及其他不良生活习惯和精神行为因素等。预防和治疗这些危险因素,改变不良生活习惯,是防治冠心病的重要措施之一。由于冠心病的危险因素包括高血压、糖尿病、高脂血症等,故搞好冠心病的防治就等于防治了绝大多数心血管疾病。

冠心病的预防可分为一级预防和二级预防。一级预防是指无冠心病者防止发生冠心病;二级预防是指已患有冠心病者预防再次心肌梗死或病情进行性加重,目的在于延长寿命,提高生活质量。但有时很难把一级预防和二级预防严格地区分开来,比如,一位正在进行一级预防的患者,很可能已经就是一位冠心病患者,只不过他目前尚无冠心病的临床症状或未经冠状动脉造影以证实其已有较为严重的冠状动脉狭窄而已。

在防治冠心病危险因素时,一定要经常监测有关指标,如定期测量血压、血糖、血脂、体重,是否真正戒烟限酒,是否坚持合理饮食和适量运动,是否注意调整心态和避免应激生活方式等。例如,近期统计,我国高血压和高脂血症的控制率均不足20%,这说明心血管病危险因素防治和冠心病的一、二级预防任重而道远。

二、冠心病的治疗原则

冠心病的主要临床表现和常见并发症有心绞痛、心肌梗死、心功能不全、休克、心律失常、猝死等,比较少见的并发症有乳头肌功能不全或乳头肌断裂所致的二尖瓣反流、室间隔穿孔、左室游离壁破裂、心包积血、心包炎、栓塞、真假室壁瘤形成、梗死后心绞痛、再发心肌梗死、精神行为异常等。由于冠心病是多因素综合作用的结果,因此其治疗应该是综合性的。常用的治疗措施主要是针对以下病理生理改变:①休克;②急、慢性心力衰竭;③心肌梗死;④高血压;⑤心律失常和猝死;⑥心绞痛;⑦血栓形成或栓塞;⑧高凝状态;⑨高脂血症等。治疗方法包括非药物治疗、药物治疗、介入和手术治疗。

(一)非药物治疗

1.合理的膳食

提倡清淡饮食,多食富含维生素C(新鲜蔬菜、水果)和植物蛋白(豆类及制品)的食物,膳食总热量以维持正常标准体重为度,年过40岁者即使血脂无异常,也应避免食用过多的动物性脂肪和含胆固醇高的食物。

2.运动

参加一定的体力劳动和体育活动,可调整血脂代谢,预防本病。

3.合理安排工作和生活

要有规律,注意劳逸结合。

4.提倡不吸烟,限酒。

5.早期发现和治疗

早期发现和治疗与冠心病有关的疾病,包括高血压、高脂血症、肥胖症等,预防本病的发生。

（二）药物治疗

1.扩张冠状动脉

解除血管运动障碍,可用硝酸酯、钙拮抗剂等血管扩张剂。

2.减低心肌耗氧量

可用 β 受体阻断剂,该类药物可降低血压和心率,通过减小含脂斑块纤维帽周边压力,来减少斑块破裂的倾向,此外,还具有抗心律失常作用。

3.调脂治疗

调脂治疗不仅是冠心病一、二级防治的重要内容,也是治疗 ACS 的重要方法之一,尤其是他汀类调血脂药物,不仅具有降低 TC、LDL-C、TG 和轻度升高 HDL-C 的作用,而且具有稳定粥样硬化斑块的良好作用。经饮食调节、体力劳动和体育活动后,血脂水平仍未达到靶目标或目标水平者,可选用药物治疗。

4.抗血小板聚集

抗血小板聚集和黏附,防止血栓形成,有助于防止血管阻塞性病变的发生和发展。ASPECT-2试验表明,华法林与阿司匹林相比较,华法林能更好地降低死亡、心肌梗死或脑卒中等主要终点事件的发生率。

5.溶栓治疗

应掌握好溶栓治疗的适应证和禁忌证,注意溶栓时间窗口和溶栓剂量。

6.防止冠状动脉重构

ACEI 及 β-受体阻滞剂对防治动脉粥样硬化和狭窄可能有一定作用。ACEI 可以减轻血管内皮的炎性过程、稳定斑块,改善心肌重构。

第八节 非粥样硬化性冠心病

非粥样硬化性冠心病的病因主要包括:冠状动脉循环的先天性畸形、冠状动脉的机械性损伤、冠状动脉非粥样硬化性闭塞性病变和冠状动脉痉挛等。其中,冠状动脉的机械性损伤的病因多与已有冠状动脉粥样硬化性病变而行创伤性冠状动脉操作有关,而冠状动脉痉挛引起的心绞痛或心肌梗死多在冠状动脉已有粥样硬化病变的基础上发生的。

非粥样硬化性冠心病占全部冠心病的 5%～10%,由于在人群中相对少见,其临床表现易被同时并存的原发性全身性疾病所掩盖,故很容易被漏诊或误诊。非粥样硬化性冠心病常需特殊检查方法,尤其是使用冠状动脉造影进行确诊。它们的自然病史及合理的治疗仍需进一步探讨和研究。

一、心肌桥引起的心肌缺血

心肌桥(myocardial bridge,MB)是指包绕于冠状动脉及其分支正常走行于心脏表面的心外膜下组织的一段心肌,是一种较常见的先天性解剖变异,尸检及冠状动脉造影检出率分别为

15％～85％和 0.5％～16％。

心肌桥引起心肌缺血的机制与心肌桥内的冠状动脉收缩期受压导致管腔狭窄并一直持续至舒张中晚期和心肌桥内冠脉血流速度异常有关。Bourassa 通过逐幅分析整个心动周期中的造影图像发现,心肌桥引起的收缩期管腔狭窄现象延长至舒张期 136 ms 左右。应用定量冠脉造影和血管内超声显像技术发现,收缩期心肌桥内段平均管腔直径狭窄程度为71％～83％,舒张期心肌桥内段平均管腔直径狭窄程度为 34％～41％,心肌桥段血流速度的改变主要发生在舒张期,由此导致冠脉血流储备下降,正常冠脉血流储备为 4.0～6.0,而心肌桥患者的冠脉血流储备为 2.0～2.6。大多数患者在收缩期心肌桥近段显示逆向血流现象。桥内段静息时平均峰流速度和平均舒张期峰流速明显高于近端和远端,其瞬间最大流速是近、远端流速的2 倍。心率增快可进一步改变心肌桥内血流图形,使舒张早期血流峰值更高,舒张期平台缩短,逆向血流增加,加剧心肌缺血。

心肌桥的长度(4～40 mm)和厚度(1～4 mm)差异很大,心肌桥愈长或愈厚对血流动力学影响愈明显。心肌桥的肌束位置与走向也影响收缩期压迫程度,当肌纤维横向跨过血管朝向心尖及心肌桥较深围绕前降支近段时,管腔受压程度重。左室肥厚时肥厚的心肌对心肌桥段冠脉也有一定的压迫作用,有些患者在成年后逐渐出现症状,可能与此有关。心率增快时舒张期显著缩短,舒张早中期血流速度紊乱更为严重,因而使心肌缺血进一步加重。冠脉痉挛、内皮损伤时诱发血小板聚集增加,也可加重心肌桥节段冠脉的狭窄。此外,血管内超声显像发现,86％的心肌桥节段冠脉有动脉粥样硬化斑块。

心肌桥的患者可无临床症状。当心肌桥挤压的长段冠状动脉在收缩期的管腔直径小于舒张期内径的 25％时,便可出现心肌缺血症状。有症状的心肌桥患者主要表现为心绞痛发作或无症状心肌缺血,可出现心律失常,有些患者可发生急性心肌梗死。

诊断心肌桥主要依靠冠状动脉造影检查。心肌桥的冠状动脉造影常显示收缩期血管腔的节段性狭窄或挤奶现象(milking effect),而舒张期主要是舒张中晚期血管充盈较好;若心肌桥段冠脉存在动脉硬化斑块,则舒张期内亦可见相应的狭窄表现,但其狭窄程度仍小于收缩期。多普勒导管检查可发现,舒张早期心肌桥段冠状动脉血流突然加速,形成一突出的峰——指尖样(finger tip)现象,舒张中期血流速度快速下降,随后下降速度减慢,构成中晚期平台。

心肌桥治疗方法包括药物治疗、介入治疗和手术治疗。

1. 药物治疗

选用 β 受体阻断剂或钙拮抗剂。它们通过降低体循环压和肌内压,减少心肌桥段血管受压程度,延长舒张期,改善冠脉灌注,从而改善心肌缺血,缓解症状,减少心血管事件。也有一些学者报道应用硝酸酯类药物治疗本病有效,可能与硝酸酯减轻前负荷和缓解血管痉挛有关。

2. 介入治疗

在心肌桥受压节段冠脉内植入支架可抵住腔外压迫,使管腔稳定,消除了收缩期血管受压,使舒张期血流速度恢复正常,临床症状改善。支架常选用柔韧性强、支撑力大的支架。支架植入后也存在着再狭窄问题,对于支架几何形状的稳定性、再狭窄的发生率及其影响因素和长期疗效有待进一步研究。

3. 手术治疗

冠脉松解术是治疗有症状心肌桥的有效方法,术后缺血症状消失,多年症状不复发。但该手术有一定危险性,这是因为心肌桥内的冠脉壁薄、脆,极易损伤,并且心肌桥的走向不可预见,有时需切开心室壁,随后可能发生室壁瘤,故此手术现已少用,多被支架术所替代。对于药物和介入治疗仍有顽固性心绞痛发作的患者,可采用非体外循环下微创冠状搭桥术治疗。

二、先天性冠状动脉瘘

先天性冠状动脉瘘(congenital coronary arteryfistulas)是冠状动脉直接与心房、心室、上腔静脉、冠状静脉或肺动脉、静脉之间的异常连接。约占冠状动脉畸形的14%,在选择性冠状动脉造影中其发生率为0.08%~0.30%。本病多发生于大冠状动脉,漏入右侧心腔。

在受累的冠状动脉和接受引流的心脏结构之间可能存在多种类型的吻合,受累冠状动脉近端通常有明显扩张,通过瘘的血流量可为供给心肌血流量的数倍。当瘘引入静脉循环时,可因明显的左向右分流而致冠状动脉内舒张压降低,因而有些患者可因窃血现象使心肌供血不足而诱发心绞痛。

自发性瘘闭合罕见,手术是治疗冠状动脉瘘的最有效方法。年龄20岁以下的患者手术关闭瘘的危险性很小,且远期效果好,手术前应常规行冠状动脉造影。手术方法为直接缝合瘘口。同时行其他合并畸形手术,包括二尖瓣环缩、室缺修补、右室双出口矫治、法四矫治、二尖瓣成形术、冠脉旁路移植、房缺修补、肺动脉瓣打开、动脉导管未闭直视缝合、二尖瓣和(或)主动脉瓣置换、肺动脉瓣原位移植、右室流出道成形术等。应注意避免发生感染性心内膜炎,故需要时应预防使用抗生素。

三、冠状动脉血管瘤

冠状动脉血管瘤(coronary aneurgsm)是冠状动脉原本应为正常血管段出现的瘤样扩张,一般认为扩张的冠状动脉节段直径大于相毗邻节段冠状动脉的1.5倍,即可诊断为冠状动脉瘤。尸解或冠状动脉造影的患者中,冠状动脉血管瘤的发病率为1.5%左右。血管瘤常为多发性,有的血管瘤直径可达数厘米,右冠状动脉受累的几率高于左冠状动脉,其病因可为先天性或后天获得性。冠状动脉狭窄后扩张以及对冠状动脉内膜和中层的破坏是获得性冠状动脉血管瘤的重要原因,其诱发因素包括冠状动脉内膜撕裂或创伤(如冠状动脉成形术)、血管炎、霉菌栓塞、梅毒、多发性大动脉炎、皮肤黏膜淋巴结综合征(川崎病)、系统性红斑狼疮、结节性多动脉炎等。

冠状动脉血管瘤无特异临床表现,除可能诱发心绞痛、心肌梗死和缺血性心肌病的临床表现外,主要表现为原发疾病的有关症状和体征。患者的预后取决于原发病的进展情况和合并存在的冠状动脉瘤以外的冠状动脉病变程度,血管瘤内血流异常可致瘤内血栓形成,血栓脱落后可致远端冠状动脉栓塞或心肌梗死。冠状动脉血管瘤破裂者罕见,但若破裂,则可发生致命性并发症。体格检查时偶可在心前区闻及连续性或舒张期杂音。胸部X线片可发现心旁团块或钙化,超声心动图可检出左、右冠状动脉近端冠状动脉呈瘤样扩张,确诊有赖于冠状动脉造影检查。由于冠状动脉血管瘤患者常伴有其他血管的血管瘤样改变,故患者应做全面的血管造影检查。

无症状的冠状动脉血管瘤一般可予以随访观察,无特殊治疗方法,但抗凝或抗血小板治疗是必要的;有报道早期使用阿司匹林可预防冠状动脉血管瘤的发生。针对原发病进行有效治疗可能防止瘤体进行性扩大。对有症状的冠状动脉血管瘤患者可行支架置入、动脉切除或结扎以及冠脉搭桥手术。

四、冠状循环的先天性畸形

冠状动脉先天性畸形约见于人群的 1％～2％，主要为冠状动脉起始、走向或分布异常。其中部分患者可出现心肌缺血症状。

(一)冠状动脉起源于主动脉

1. 冠状动脉开口异常

冠状动脉开口异常可出现一支冠状动脉有两个或更多开口，如左前降支和回旋支起源于左主动脉窦内的单一开口，起自右窦的副冠状动脉和左前降支起自左窦等，偶见全心只有一个冠状动脉开口。

2. 开口位置异常

如冠状窦口的位置过高或过低，左、右冠状动脉开口于一个冠状窦，或起自无冠状动脉窦，或开口于窦外的主动脉等。

引起心肌缺血的情况为冠状动脉从对侧冠状窦起源，因此时异常起源的冠状动脉必须在心底部、主动脉与肺动脉之间绕行，畸形起源的冠状动脉会在主动脉起始部和主、肺动脉之间受到压迫，异常的机械张力或异常的血流会产生内膜损伤，进而促进畸形段血管发生动脉粥样硬化；患者有时可发作心绞痛，其中以左冠状动脉起源于右冠状动脉窦者更为明显。右冠状动脉起源于左冠状动脉近端段在主动脉和肺动脉之间穿过，是年轻人心脏性猝死的原因之一，猝死前患者多无症状；有这种畸形的患者以及有频发心绞痛的患者应预防性行 CABG。

(二)单一冠状动脉

单一冠状动脉少见，系指另一支动脉起自单冠状动脉的主干而成为主干的一个分支，其中 40％合并先天性心脏畸形，如法洛氏四联症。单一左、右冠状动脉的发生率相等。由于其中一支冠状动脉的走行与前述冠状动脉异常起源者相似，故起源于主干的另一支绕行的冠状动脉可产生角度，受到压迫和动脉粥样硬化加快。单一冠状动脉患者中有 15％的人在 40 岁以后产生心绞痛或严重心脏并发症。由于全部心脏由单一冠状动脉供血，故一旦近端发生严重狭窄，可致全部心肌缺血，缺血严重有可能发生猝死。对单一冠状动脉有临床症状的患者，应尽早行异常起源冠状动脉结扎和 CABG。

(三)冠状动脉起源于肺动脉

冠状动脉起源于肺动脉是一个严重畸形，其中 90％为左冠状动脉起源于肺动脉。若双侧冠状动脉均起源于肺动脉，则新生儿不能存活。单支冠状动脉起源于肺动脉的患儿，若不能从对侧冠状动脉获得充分的侧支供血，则畸形冠状动脉供血的心肌会发生缺血；出生后 4 周内的患儿表现为心绞痛或伴二尖瓣关闭不全的心力衰竭，心电图示有心肌缺血或心肌梗死的表现，称之为婴儿综合征。如不手术矫正，头一年病死率为 85％。

未发生婴儿综合征者，多有广泛的冠状动脉侧支循环，正常和畸形的冠状动脉都有扩张；畸形的冠状动脉内血流方向逆转，产生向肺动脉的左向右分流，尽管有广泛的侧支循环形成，但仍持续存在缺血的心电图改变和心内膜下心肌纤维化。这些患者可在儿童或成年期出现充血性心力衰竭、心脏杂音、心绞痛或猝死。

手术是治疗冠状动脉起源于肺动脉的唯一方法。手术方法为结扎畸形血管的起源处，并行大隐静脉的主动脉－畸形冠状动脉旁路移植；亦可将畸形动脉移植至主动脉或畸形动脉与锁骨下动脉行端端吻合。2 岁以下的儿童手术的技术难度大，移植的旁路发生障碍的几率高。

（四）其他形式的冠状动脉畸形

1. 多冠状动脉

开口数目异常时，可有多支冠状动脉。

2. 冠状动脉行程异常

冠状动脉行程异常以后降支行程异常最常见，可为双后降支平行下降，锐缘支或右室后支取代右冠状动脉的远侧段，前降支越过心尖取代后降支，圆锥支或右室前支特别发达而取代左冠状动脉前降支等。

3. 冠状动脉发育不全

如一侧冠状动脉发育差，而另一支冠状动脉过分发育；发育不全的冠状动脉分布区内的心肌易发生缺血。

4. 其他冠状动脉异常

如冠状动脉瘤、冠状动脉瘘（冠状动脉注入右室或冠状窦）、冠状动脉起始于肺动脉或起始于肺静脉等。

五、冠状动脉栓塞

冠状动脉栓塞（coronary artery embolism）是造成冠状动脉急性闭塞原因之一，其预后取决于栓子的大小和栓塞的部位。小的栓塞多产生冠状动脉远端分支闭塞，引起小面积心肌梗死，较大冠状动脉栓塞可引起大面积心肌梗死，产生明显的临床症状。

引起冠状动脉栓塞的栓子可来源于心内膜炎、心脏瓣膜病、人工心脏瓣膜、扩张型心肌病、肥厚型心肌病、心肌梗死、心房颤动、心力衰竭、左心导管术、冠状动脉介入治疗、心脏肿瘤、细菌性或无菌性赘生物、心脏手术过程中的材料等，少见的情况是静脉血栓脱落经未闭的卵圆孔到达左心后再引起冠状动脉栓塞。冠状动脉介入治疗引起的急性冠状闭塞，可能与冠状动脉严重痉挛、夹层、急性血栓形成或栓塞等有关。

大的冠状动脉栓塞发生后，患者表现为突发的持续性胸骨后或心前区疼痛，呈现撕裂样或压榨性，向左肩背部或后背放射，常伴有恐惧、冷汗、恶心、呕吐等。新发的心律失常以室性期前收缩与各种房室或束支传导阻滞最为常见。严重者可出现或加重心力衰竭与心源性休克，甚至死亡。小的冠状动脉栓塞患者可无明显临床症状和表现。

冠状动脉栓塞的治疗原则和方法应视引起急性冠状动脉闭塞的血栓性质而定。如栓子是新鲜血栓，可给予溶栓和抗凝治疗，如果栓子是非血栓性质的，可考虑手术取栓，手术取栓对心肌梗死的演变过程似无明显影响。由冠脉介入治疗引起的急性冠脉闭塞，应迅速开通冠状动脉。

六、冠状动脉痉挛

严重的冠状动脉痉挛可引起冠状动脉急剧狭窄或闭塞，从而引发心肌缺血，持久的冠状动脉痉挛性闭塞，可引起急性心肌梗死。冠状动脉痉挛（coronary spasm）可分为自发性痉挛和与介入性操作有关的痉挛两大类。

（一）冠状动脉痉挛的病因和临床分类

1. 与介入性操作有关的冠状动脉痉挛

（1）与球囊扩张相关的冠状动脉痉挛：约见于5％的球囊成形术患者，多发生于非钙化病变、偏心性病变及年轻患者,而变异性心绞痛并非高危人群。与球囊扩张相关的冠状动脉痉挛主要包括以下几种类型:①病变内痉挛:多为夹层导致的顽固性痉挛。冠脉内注射硝酸酯和钙拮抗剂对绝大多数患者有效。②远端心外膜血管痉挛:PCI后远端血管痉挛较为常见,冠脉内注射硝酸甘油能矫正痉挛,持续静脉内输注硝酸甘油能预防其复发。经皮冠状动脉腔内成形术(PTCA)后使用选择性5-羟色胺2受体拮抗剂能减轻远端血管痉挛,而阿司匹林的预防作用不确切。③微血管痉挛:硝酸酯疗效较差。④术后冠脉痉挛:在血管成形术后的数月内,于PTCA部位发生的血管痉挛,可导致心绞痛发作。

(2)与球囊扩张无关的冠状动脉痉挛:冠状动脉旋磨术的冠脉痉挛发生率为4%~36%,但导致急性闭塞并且需要再次行 PTCA 或 CABG 的严重痉挛少见。激光成形术血管痉挛发生率为 1.2%~16%,使用盐水灌注技术后明显降低其发生率,该类患者冠脉内应用硝酸甘油有效。

2.自发性冠状动脉痉挛

自发性冠状动脉痉挛最常见于变异型心绞痛。此外,其他类型的不稳定型心绞痛也可能或多或少地有冠状动脉痉挛因素参与。

(二)治疗

1.硝酸酯

冠脉内注射硝酸甘油(200~300 μg)对多数患者有效,部分患者需要使用大剂量。主要是耐药患者。

2.介入器械的撤出

若病变内痉挛明显,应保留导引导丝,同时使用硝酸甘油。若痉挛发生在靶病变以远,可能需要部分或完全撤出导引导丝,以使痉挛得到缓解。

3.钙拮抗剂

冠脉内注射维拉帕米(100 μg/min,最大剂量 1.0~1.5 mg);硫氮䓬酮(0.5~2.5 mg 推注1 min 以上,最大剂量 5~10 mg),对于硝酸酯无效的患者可能有效。

4.再次球囊扩张

如果在使用硝酸酯和钙拮抗剂后病变内痉挛仍然存在,采用适当大小的球囊进行延时(2~5 min)低压(1~4 atm,即 101.325~405.3 kPa)扩张往往有效,绝大多数血管痉挛经硝酸酯与再次球囊扩张后能得到逆转,顽固性血管痉挛应考虑存在夹层,后者往往需要支架治疗。

5.抗胆碱能药物

若冠脉痉挛伴低血压和心动过缓,应注射阿托品(0.5 mg 静脉,每 5 min 重复 1 次,总量2.0 mg)。

6.全身循环支持

若冠脉痉挛伴缺血和低血压,使用硝酸酯和钙拮抗剂将使其恶化。应首先全身循环支持。必要时应考虑使用主动脉内气囊反搏,同时使用硝酸酯和钙拮抗剂。

7.支架

支架能成功处理顽固性痉挛,但必须在其他措施无效时使用,多数顽固性痉挛支架治疗有效。

8.并发冠脉夹层与血栓

应进行多体位造影,除外夹层与血栓。血管内超声能协助明确诊断,指导进一步治疗。

9.预防

对大多数患者,术中持续静脉输注硝酸甘油($10\sim50\ \mu g/min$)能预防远端血管痉挛。

七、内分泌代谢紊乱与冠心病

(一)甲状腺功能亢进症与冠心病

甲状腺功能亢进(hyperthroidism)引起的甲状腺功能亢进性心脏病简称甲亢性心脏病或甲心病(hyperthroid cardiopathy),约占甲亢患者总数的$10\%\sim22\%$,主要表现为心律失常、心脏扩大和心力衰竭。发生心绞痛者约占甲心病的10%,偶见急性心肌梗死。心电图可出现ST-T改变,冠脉造影可无特殊发现。甲状腺功能亢进症并发心绞痛的主要发病机制为心肌耗氧量增加,故治疗时首选β受体阻断剂,其他治疗方法同一般性心绞痛。对甲亢本身的治疗是最重要的基础治疗,经治疗甲状腺功能恢复正常后,部分患者心绞痛发作可自行消失。甲亢并发心肌梗死的治疗方法同一般心肌梗死,对年龄在40岁以上的男性和高龄女性甲亢并发冠心病者,需考虑合并冠状动脉粥样硬化性病变的可能性,对甲亢症状控制后仍有心绞痛发作或发生心肌梗死者,应予进一步检查和处理。

(二)甲状腺功能减退症与冠心病

甲状腺功能减退(hypothyroidsm)所致甲状腺功能减退性心脏病(hypothyroid cardiopathy)也称黏液水肿性心脏病(myxedema heart disease)、甲减性心脏病。甲减者$70\%\sim80\%$可有心血管系统表现,并且是未经治疗甲减患者的主要死亡原因之一。由于甲减时胆固醇代谢不正常,造成高胆固醇血症,促进了冠状动脉粥样硬化的形成,患者易发生冠心病并有典型心绞痛表现。但由于心肌耗氧量减少,故发生心绞痛和心肌梗死较少;患者可有冠状T波,但S-T段改变不明显。用甲状腺素替代治疗时,若剂量偏大,则可发生心绞痛或心力衰竭故替代治疗时,甲状腺素的剂量必须从小剂量开始,缓慢增加剂量。及时正确的替代疗法可使心包积液逐渐消失,心功能逐渐恢复正常,预后较好。

治疗甲减并发冠心病时,除了控制甲减的临床表现外,调血脂治疗尤为重要,并应予以抗凝治疗。甲状腺功能减低症并发冠心病心绞痛可选用硝酸酯类及钙拮抗剂。甲减症状控制后仍有心绞痛发作或心肌梗死者,可按一般冠心病处理原则进行治疗。

(三)原发性甲状旁腺功能亢进与冠心病

原发性甲状旁腺功能亢进(primary hyperparathyroidism)因甲状旁腺素分泌过多,使血钙、尿钙、尿磷增加和血磷下降,导致冠状动脉有过多的钙沉积,使血管壁变硬,钙化还可以促发动脉粥样硬化。冠状动脉粥样硬化可导致冠心病。心脏瓣膜受累可表现为瓣膜钙化、卷缩乃至关闭不全,有可能进一步减少冠状动脉供血。本病心脏病变的治疗一般都是对症性的。其根本的治疗应是针对原发病的治疗。

(四)原发性甲状旁腺功能减退与冠心病

原发性甲状旁腺功能减退(primary hypopara-thyroidism)并发心肌病变称原发性甲状旁腺功能减退性心肌病,简称甲旁减心肌病。低钙易致冠状动脉痉挛,诱发自发性变异型心绞痛;对已有冠脉粥样硬化的患者,可出现典型心绞痛症状。严重的冠脉痉挛可导致急性心肌梗死。

本病治疗应以治疗低血钙为主。治疗心绞痛时可选用硝酸酯类及钙拮抗剂,应慎用β阻断剂,以防诱发或加重冠脉痉挛。

(五)放射性心脏病与冠心病

放射性心脏病(radiogenic heart disease)系恶性肿瘤患者接受放射治疗时所致心脏损害所引起的心包炎、心肌炎及冠状动脉病变。动物实验证实,心脏辐射可损伤毛细血管壁,可能导致心包炎和心肌纤维化。

患者可出现心包炎、心肌炎、心内膜炎及冠状动脉病变,患者可有心悸、气促、胸闷、胸痛、心绞痛等;急性心肌梗死可发生于电离辐射后的不同时期。患者还可有发热、心包摩擦音。心电图可出现 ST-T 改变、传导阻滞。

本病的治疗主要是对症治疗。发热、胸痛者可给予阿司匹林或消炎痛等非甾体抗炎药,心绞痛者可给予硝酸酯、β 受体阻断剂或钙拮抗剂以及抗凝和调脂治疗等,亦可给予糖皮质激素以缓解症状。发生急性心肌梗死者,处理原则和方法同一般 AMI。合并其他并发症者,应予相应处理。

第九节　急性冠状动脉综合征

急性冠状动脉综合征(acute comary syndrome,ACS)包括 Q 波心肌梗死(QWMI)、非 Q 波 MI(NQWMI)及不稳定型心绞痛(UA)和猝死。冠心病患者从稳定型心绞痛(SA)到 UA,到非 Q 波心肌梗死(NQMI),再到 Q 波心肌梗死是一个连续演变过程。在病理生理上呈波谱样(spectrum)分布,彼此之间存在交叉,也存在明显的差别。

一、分型和发病机制

(一)分型

根据 ACS 患者 ST 改变的情况,可将 ACS 分为 S-T 段抬高的 ACS 和无 S-T 段抬高的 ACS。在 ST 抬高的 ACS 患者中,大多数患者最终发生 Q 波心肌梗死(QWMI),少数患者最终发生 NQMI,他们均被称之为 S-T 段抬高的心肌梗死(STEMI)。在无 S-T 段抬高的 ACS 患者中,部分患者属于 UA,而另一部分属于无 S-T 段抬高的心肌梗死(CNSTEMI),最终形成非 Q 波心肌梗死(NQMI),两者的主要区别在 CK-MB 是否 > 正常上限的 2 倍及 TnT/TnI>0.01 ng/mL。大于正常上限 2 倍及 TnT/TnI>0.01 ng/mL 者为无 S-T 段抬高的 ACS,大多数患者最终发生 NQMI。

(二)发病机制

ACS 的主要发病机制是在冠状动脉粥样硬化的基础上斑块破裂,诱发急性血栓形成所致。其他病因尚有:①斑块上有非阻塞性血栓;②冠状动脉痉挛或收缩;③进行性机械性阻塞性炎症或感染;④继发性 UA。如果所形成的血栓造成冠状动脉急性闭塞,则会引起 S-T 段抬高的 Q 波 AMI;如果血栓为非闭塞性,或虽为闭塞性,但其远端已有侧支循环形成,则多引起非 Q 波 AMI 或 UA,它们统称为无 S-T 段抬高的 ACS。临床研究发现,相关冠状动脉血栓闭塞率在 S-T 段抬高的 Q 波性 AMI、无 S-T 段抬高的非 Q 波性 AMI 和 UA 患者中的发生率分别为 90%、20%~40% 和 10% 左右。

急性血栓形成的速度及其部位、大小范围,主要取决于相应冠状动脉内膜面上斑块破裂的程度和体内凝血与纤溶的状况。

斑块能否发生破裂,主要取决于斑块的结构类型。粥样斑块内有较大的脂质池(占整个斑块体积40%左右或以上者),其与血管壁仅隔一层纤维,在此纤维帽的周围常有大量炎症细胞存在,这些炎症细胞分泌基质金属蛋白酶(MMPs)降解基质,最终引起纤维帽破裂,导致局部血栓形成。此外,斑块溃烂,也是引起局部血栓形成的原因之一。

血栓形成的类型及大小,取决于以下因素:①斑块损伤的程度:损伤程度轻者,仅形成附壁血栓;损伤程度重者多形成闭塞性血栓。②脂质核心暴露程度:脂质体积越大,暴露的越多,其促凝作用越强,越易于形成闭塞性血栓。③斑块表面粗糙程度:斑块破裂后表面越粗糙,或溃烂程度越重,越容易引起血小板的激活。④纤溶状态:凝血或纤溶系统的基因异常、大量吸烟、高脂血症、高血压、糖尿病、高尿酸血症、高同型半胱氨酸血症以及其他各种原因引起的内皮功能异常者,都影响着血栓形成的速度、类型和大小,对病情的发生、发展和转归产生一定的影响。

冠脉造影发现,在S-T段抬高的Q波性AMI患者中,约半数以上的患者其冠状动脉粥样斑块破裂前的狭窄程度为50%~60%,这说明斑块破裂是诱发AMI的主要原因,而稳定斑块是预防AMI的主要措施之一;他汀类调血脂药物具有稳定斑块的作用。研究发现,引起S-T段抬高的Q波AMI的闭塞性血栓以红血栓为主,含有较多的纤维蛋白,故溶栓治疗有良好的疗效;而引起无S-T段抬高的非Q波AMI或UA的非闭塞性血栓则以白血栓为主,含有较多的血小板和较少的纤维蛋白,故常规标准剂量的溶栓治疗不仅无效,反而增加心肌梗死的发生率和病死率。

二、临床特点

(一)临床表现

1. 症状

(1)疼痛:患者常表现为胸骨后疼痛,呈压榨性,也可表现为胸部压迫感、紧缩感、沉重感、压榨感、烧灼感、疼痛感。疼痛可向颈、腭、肩、背或臂部放射。

此外,还应注意到与冠心病并存的、能诱发或加重ACS疼痛症状的一些疾病,如主动脉狭窄或主动脉瓣关闭不全,肥厚性心肌病,胃肠道出血(引起贫血),慢性阻塞性肺病(血氧饱和度降低),甲状腺功能亢进症,持续性心动过速、血压明显升高或下降等。

(2)消化道症状可表现为消化不良、烧心、恶心、打嗝或上腹痛。

(3)其他表现可为呼吸困难(持续性或非持续性)、出汗、乏力、头晕,个别患者出现意识丧失。

2. 体征

患者可出现低血压、肺部啰音或原先的啰音加重,严重者发生急性肺水肿。心脏听诊可发现第3心音,新出现二尖瓣关闭不全的反流性杂音或原有的反流性杂音加重,可出现心动过缓或心动过速。

(二)实验室检查

1. 心电图

心电图可表现为:①静息心绞痛伴一过性S-T段改变(>0.05 mV);新发生的或一过性S-

T 段改变(>0.05 mV)或 T 波倒置(>0.2 mV);③病理性 Q 波。

在判定心电图改变的临床意义时,应注意以下几点。

(1)90％以上表现为相邻两个以上导联 S-T 段抬高>0.1 mV 的患者,通过连续心脏标志物测定,可以肯定 AMI 的诊断。这种患者应考虑急诊再灌注治疗。

(2)S-T 段压低的 ACS 患者,应测定心脏标志物,心脏标志物异常升高者应诊断为 NSTEMI,不升高者应诊断为 UA。这二种患者都不适合做溶栓再灌注治疗。

(3)急性后壁梗死患者 $V_{1\sim3}$ 的 S-T 段压低,故应加做后壁 $V_{7\sim9}$ 导联心电图,如结合心脏标志物检查发现异常,可确定后壁梗死的诊断。这种患者可施行溶栓治疗。

(4)Q 波>0.04 s 时应高度提示 MI,而不支持 UA 的诊断。但Ⅲ导联孤立性 Q 波可能是一种正常表现,尤其是不伴有下壁导联异常复极时。

(5)T 波倒置可见于心肌缺血或 NQMI。胸前导联 T 波明显倒置(>0.2 mV),高度提示急性心肌缺血,系由左前降支冠状动脉严重狭窄所致,但应除外肥厚型(特别是心尖肥厚型)心肌病。

(6)S-T 段抬高的患者,应除外室壁瘤、心包炎、变异型心绞痛、早期复极综合征。S-T 段压低和 T 波倒置的患者,应除外其他病因以及中枢神经系统疾病以及服用三环抗抑郁药物和吩噻嗪等所致。

2.心脏生化标志物

(1)肌酸激酶同工酶(CK-MB):仍是目前评估 ACS 的主要血清心脏标志物,但其诊断心肌坏死的特异性有限。因为在健康人群中,也可测得低浓度的 CK-MB;骨骼肌损伤时,CK-MB 也增高。CK-MB 的同工酶有 $CK-MB_1$ 及 $CK-MB_2$,只有 $CK-MB_2$ 以一种形式存在于心肌细胞中,但不易常规检测。当 $CK-MB_2$ 浓度>1 U/L 或≥正常上限 2 倍,提高发病之后 6 h 内诊断 MI 的敏感性,但 CK-MB 也是非绝对心脏特异性。

(2)肌钙蛋白:心脏肌钙蛋白有三种亚型,分别是肌钙蛋白 T(TnT)、I(TnI)和 C(TnC)。TnC 亦存在于骨骼肌中,缺乏特异性,故目前临床只测定 TnT 和 TnI 以判断心肌受损程度。ACS 患者存在 ST-T 改变、但 CK-MB 正常,以往均被诊断为 UA,现在测定 TnT 或 TnI,结果发现,在静息时胸痛无 S-T 段抬高的患者中 CK-MB 没有升高,但 TnT 和 TnI 均>0.01 ng/mL,实际上应诊断为 NSTEMI。这种情况的发生率约占 30％。这种患者实际上是局限性心肌细胞坏死,现被称之为"微灶性心肌损害"(minor myocardial injury)或"微性梗死"(microinfarction),临床研究和随访观察发现,TnT 和 TnI 增高的无 S-T 段抬高的患者,以后 30 日内再梗死和死亡的危险性是无肌钙蛋白增高患者的 9 倍。

同 CK-MB 相似,肌钙蛋白升高并非对 AMI 具有特异性。下列疾病可引起肌钙蛋白升高:心包炎、心肌炎、急慢性充血性心力衰竭、心肌损伤(如心脏挫伤、消融、起搏、电除颤、PTCA、心脏手术)、高血压、低血压或休克、肾功能衰竭、药物中毒(如 5-FU)、重症患者(如糖尿病)、甲状腺功能降低、脓毒血症、淀粉样变性、急性神经系统病变等。

(3)肌红蛋白:肌红蛋白是存在于骨骼肌和心肌中的低分子血红蛋白,心肌梗死后释放速度快于 CK-MB 及 TnT(或 TnI),因而于心肌梗死后 2 h 即可测出。但其持续升高时间<24 h,缺乏心肌特异性,但敏感性较高。目前认为,胸痛发作 4~8 h 之内,只有肌红蛋白升高而不具备 ECG 诊断意义时,不能诊断 AMI。但如果症状发作后 4~8 h 测定肌红蛋白结果为阴性时,则有助于排除心肌梗死。

心肌生化标志物在无 S-T 段抬高的 ACS 患者中的诊断价值。

3.冠状动脉造影

可发现冠状动脉闭塞的部位、程度、范围。ACC/AHA 建议对非 S-T 段抬高的 ACS 患者应尽早行冠状动脉造影,以确定是否早期行有创治疗。

一般来讲,除对 S-T 段抬高的 ACS 患者行溶栓治疗成功者以外,对所有其他 ACS 患者均应在 1 周内行冠脉造影,以决定下一步的治疗方案。

ACS 患者冠脉造影的典型表现如下:①20%的患者没有严重狭窄,但部分患者造影剂排空延迟,提示存在微血管功能障碍,应考虑 X 综合征的诊断;②30%～35%的患者为单支狭窄;③40%～50%的患者为多支狭窄;④4%～10%的患者有明显的左主干狭窄(50%)。通常认为罪犯血管病变与复杂斑块有关,这些病变通常是偏心性、边缘不规则,并且与冠脉内血栓、静息状态下心肌缺血复发、MI 和心源性死亡有关。

冠状动脉造影适应证为:①所有 S-T 段不抬高的急性冠状动脉综合征(NSTEACS)患者,都应在一周内行冠状动脉造影检查,以确定下一步的干预措施;②对于充分抗缺血和抗栓治疗(抗血小板、抗凝)48 h 的不能满意控制心绞痛发作的高危患者,应立即行冠脉造影检查,以进一步确定下一步治疗方案;③凡患者出现以下情况者,应立即行冠脉造影检查,以决定进一步治疗方案。

(1)尽管已采取强化抗缺血治疗,但患者仍有静息或低活动量诱发的心绞痛/心肌缺血;心绞痛发作时间超过 30 min,并伴有持续 S-T 段压低,硝酸甘油不能缓解发作。

(2)复发性心绞痛/心肌缺血伴明显血流动力学不稳定,如低血压、充血性心力衰竭、奔马律、肺水肿、肺部啰音增多或新出现或恶化的二尖瓣关闭不全。

(3)无创性负荷试验有高危表现。

(4)无创检查显示 EF<0.40,大面积前壁或多发充盈缺损。

(5)反复发作自发型心绞痛,发作时 S-T 段下移≥1 mm,药物治疗效果不佳。

(6)发作时出现严重心律失常,如心率减慢或恶性室性心律失常。

(7)6 个月内做过心脏介入治疗手术。

(8)即往做过 CABG。

(9)年龄>65 岁,S-T 段压低,心脏标志物浓度升高并且没有血运重建术禁忌证的患者。有关 UA 和 NSEMI 的冠状动脉造影适应证。

三、治疗

对 ACS 进行新的分型的目的是为了判断患者的危险分层、预后和指导治疗。此处特别强调的是:ACS 患者初诊时 ECG 将其分为 S-T 段抬高和 S-T 段不抬高(或 S-T 段压低)两种类型是非常重要的。因为,S-T 段抬高的 ACS 可以立即行常规剂量溶栓治疗;而 S-T 段不抬高的 ACS 不宜行溶栓治疗,或只能行小剂量(常规溶栓剂量的 1/3 量或总量小于 100 万单位)溶栓治疗,并且还要强化抗凝或抗血小板治疗,否则可能促发心肌梗死,增加病死率。

根据上述诊断治疗对策,应对 ACS 患者做如下处理:将所有 S-T 段抬高的患者尽早施行冠脉再灌注治疗,即溶栓疗法、PCI 或 CABG。强调 S-T 段不抬高的患者不宜行溶栓治疗,对于 CK-MB 及/或 TnT(或 TnI)升高的患者应充分抗栓治疗。抗血小板治疗首选阿司匹林,不能耐受阿司匹林的患者应使用氯吡格雷或噻氯匹定。所有患者均应使用普通肝素或低分子肝素。持续性缺血或属于高危分层的患者以及准备行冠脉介入治疗的患者,除使用阿司匹林、肝素以外,还应当使用 GPⅡb/Ⅲa 受体拮抗剂,对充分抗凝抗缺血 48 h 仍不能满意控制心绞痛发作、或出现心功能不全、发作时血压下降者应紧急行 PCI 或 CABG。所有患者均应于一周内行冠脉造影,以进一步确定下一步的干预措施。

(一)一般治疗

1.休息

缺血正在发作的患者应卧床,无症状者可在床旁活动,活动量应以不诱发缺血症状发作为前提。

2.吸氧

有发绀、呼吸困难或高危患者应予吸氧。无发绀或无低氧血症(动脉血氧饱合度＞90%)的患者是否吸氧,尚无一致的看法。

3.ECG 监测

主要是为了发现再次出现的 S-T 段改变或及时发现恶性心律失常,防止猝死和心室纤颤的发生。

4.止痛

在含化或静脉滴注硝酸甘油或已充分抗心肌缺血治疗后,疼痛仍持续存在或疼痛复发者可使用麻醉性止痛药。一般静脉注射盐酸吗啡每次 1～5 mg,必要时 5～30 min 重复使用一次。吗啡具有较强的止痛和抗焦虑作用,还具有扩张静脉、通过提高迷走神经张力而降低心率和收缩压的作用;其主要不良反应是低血压,另有 20% 的患者可出现恶心和呕吐。吗啡最严重的不良反应是呼吸抑制和(或)循环衰竭,若发生这种不良反应时,可静脉注射纳洛酮 0.4～2.0 mg 予以治疗,对吗啡过敏的患者可使用盐酸哌替啶 50 mg 肌内注射。合并心动过缓的患者,可使用阿托品拮抗。

(二)抗缺血药物治疗

1.硝酸酯(盐)类

该类药物可降低心肌需氧,增加心肌供氧。其主要药理作用为:扩张外周血管和冠状血管,减轻心脏前后负荷,减轻室壁张力,故心肌耗氧量下降;此外,还具有抑制血小板聚集及促进冠脉侧支循环作用。临床上常选用硝酸甘油舌下含化,喷吸及静脉滴注。一般 1 次含服 0.3～0.6 mg,间歇 5 min 含化一次,可连续含化 3 次。静脉滴注时,初始剂量为 10 μg/min,每 3～5 min 增加 10 μg/min,一般常用最大剂量为 200 μg/min。

使用硝酸甘油的主要不良反应是低血压、头痛和耐药性问题,既往血压正常的患者,若用药后收缩压＜110 mmHg,或高血压患者平均动脉压下降 25% 时,应予减量或减慢滴速,任何剂型的硝酸甘油类药物连续用药 24 h 者,均可出现耐药性。间歇给药是克服耐药性的方法之一。但症状严重的患者往往需连续静脉滴注,此时需定期增加滴注速率。如果患者疼痛症状消失 12～24 h,则应试行减慢滴速,再过渡到口服用药,并延长给药间歇。无心绞痛症状和体征的患者应避免持续用药。

2.β-受体阻断剂

β 受体阻断剂可降低 AMI 进展的危险性 13%。无禁忌证的患者应尽早使用本品,并作为常规药物治疗的一部分。高危及进行性静息性疼痛的患者,可先静脉使用,然后改为口服。用药方法如下。

（1）美多心安：5 mg 于 1～2 min 内静脉注射，每 5 min 重复注射 1 次，总量可达 15 mg。在最后一次静脉注射后 15 min 时开始口服，每 6 h 口服 25～50 mg，共 48 h，维持量为 100 mg，2 次/天。

（2）心得安：静脉注射 5～10 mg，继之在 1～2 h 之内口服 10～80 mg，每 6～8 h 一次。

（3）文司洛尔：静脉注射 0.1 mg/(kg·min)，然后每 10～15 min 增加 0.05 mg/(kg·min)，直到达到疗效，或患者血压不能耐受或出现其他限制使用的症状，或总剂量达 0.3 mg/(kg·min)。亦可于 2～5 min 内静脉注射 0.5 mg/(kg·min)。

（4）阿替洛尔：静脉注射 5 mg，5 min 后再静脉注射 5 mg，然后于 1～2 h 内开始口服 50～60 mg/d。

β 受体阻断剂拮抗儿茶酚胺对 β 受体的作用，故能降低心肌收缩力，减慢心率和房室传导速度，因此降低心肌耗氧量。目前尚无证据表明这一类 β 受体阻断剂比另一类更好；但通常都选择无内源性拟交感活性的 β 受体阻断剂，如美多心安、心得安、氨酰心安等；需用超短效制剂时，可使用艾司洛尔。

房室传导阻滞（无起搏器保护）、严重心动过缓、低血压、变异型心绞痛、严重充血性心力衰竭的患者禁用 β 受体阻断剂；慢阻肺患者应慎用本品，如果必须使用时，则应选用选择性 β 受体阻断剂，如美多心安，且应由小剂量开始应用。

β 受体阻断剂的治疗目标是静息心率达到 60 次/分钟，使用过程中应注意观察其不良反应（如心动过缓、AVB、支气管痉挛）。

3. 钙拮抗剂

对钙拮抗是否适合治疗 ACS 的看法不一。目前认为其主要的适应证为：①已使用足量硝酸甘油和 β 受体阻断剂的患者，心肌缺血症状仍不能控制；②不能耐受硝酸酯或 β 受体阻断剂的患者；③变异型心绞痛患者；④在 ACS 没有联合使用 β 受体阻断剂时，应避免使用短效二氢吡啶类钙拮抗剂；⑤有肺水肿或严重左室功能不全的患者，应避免使用异搏定。

临床观察发现，单用硝苯地平可增加心肌梗死或复发心绞痛的危险性达 16%，DRS 试验证明，硫氮䓬酮可降低 NQMI 再梗死患者的 CK-MB 水平和 14 d 顽固性心绞痛的发生率，对病死率无明显影响。

总之，对钙拮抗剂在 ACS 患者中的应用问题，意见尚不统一。ACC/AHA 在 UA 和 NSTEMI 治疗指南中（2000 年 9 月）指出：二氢吡啶类钙拮抗剂可做为硝酸甘油和 β 受体阻断剂后的第二或第三选择；异搏定和硫氮䓬酮用于急性缺血综合征可能有益，不能选用 β 受体阻断剂时，可选用这二种药物之一，以减慢心率。

慢性左心功能不全的患者，似乎能较好地耐受氨氯地平和非洛地平，氨氯地平和其他新制剂的危险与益处仍未得到确定。

4. 血管紧张素转化酶抑制剂（ACEI）

ACEI 治疗 ACS 的疗效尚难以评价。目前比较肯定的适应证为：①AMI；②MI 伴左室功能（舒缩功能）障碍者；③合并糖尿病伴左室功能障碍者；④高危慢性冠心患者；⑤合并高血压的 ACS 患者。一般主张对已发生 AMI 的患者应尽早使用 ACEI。使用 ACEI 有不良反应者，如咳嗽等，可改用 Ang Ⅱ 受体阻断剂。

5. KATP 通道开放剂

代表药物为尼可地尔（Nicorandil），已用于 UA 患者，初步临床对照研究结果显示，可明显减少一过性心肌缺血、窦性和室性心动过速发作次数。这类药物仍在进一步评估中。

（三）抗血小板和抗凝治疗

抗血小板药物包括阿司匹林、噻氯匹定和氯吡格雷、血小板膜糖蛋白Ⅱb/Ⅲa拮抗剂。抗凝血药包括普通肝素、低分子肝素、水蛭素和华法林等。使用抗血小板和抗凝血药的目的，是为了防止血小板凝集、抑制凝血酶的活性，防止血栓形成或扩大，可能还有一定间接溶解血栓的作用。

通常，ACS患者一出现症状，应立即服用阿司匹林，不能耐受阿司匹林者，应改用噻氯匹定或氯吡格雷。对诊断肯定的患者还要给予普通肝素或低分子肝素。对持续性缺血或高危患者，以及准备行PCI的患者，还要再加用GPⅡb/Ⅲa受体拮抗剂。

1. 抗血小板治疗

血小板在冠脉血栓形成过程中，发生形态改变、黏附、聚集和释放反应。抑制或拮抗血小板的黏附和聚集反应是防止血栓形成的关键环节。

(1)阿司匹林：阿司匹林的主要作用机制是抑制血小板生成血栓素 A_2（TXA_2），而 TXA_2 是血小板聚集的强诱导剂，阿司匹林的这种抑制作用是不可逆的，一次用药其抑制作用可长达7 d。但骨髓巨核细胞每日都新生约10%左右的血小板，而阿司匹林对这些新生的血小板并无抑制作用，故需要每日服用阿司匹林，以保证抗凝作用持续存在。阿司匹林在抑制 TXA_2 生成的同时，也抑制 PGI_2 的生成，而对 PGI_2 的作用时间明显短于对 TXA_2 的抑制时间。目前采用的小剂量阿司匹林疗法，使其对 PGI_2 的影响变得更小。

临床试验已证明，阿司匹林能显著降低高凝状态、血栓前状态，降低血栓栓塞性事件的发生率，降低心脑血管疾病的病死率和致残率，在心肌梗死一、二级预防以及治疗不稳定型心绞痛中，发挥着重要作用；ACC/AHA认为，除非有禁忌证，否则所有UA/NSTEMI患者均应服用阿司匹林。阿司匹林作用迅速，疗效可靠，但如何用药，使用多大剂量合适，一直没有定论。目前认为ACC患者应尽早给予300 mg一次顿服，1~3日后改用维持量75~150 mg/d。预防ACS发作，宜采用150 mg/d，每日剂量超过300 mg并不增加抗凝疗效，反而明显增加其不良反应。

阿司匹林的禁忌证有：不能耐受的过敏（主要表现为哮喘）、活动性出血、血友病、视网膜出血、未控制的高血压、活动性溃疡或胃肠道、泌尿道出血。

(2)噻氯匹定和氯吡格雷：二者均为二磷酸腺苷（ADP）受体拮抗剂，对血小板的抑制作用是不可逆性的。但需要用药数天才能达到最大疗效。由于此两种药物与阿司匹林的作用机制不同，故联合用药可进一步提高疗效；其单用时的疗效与阿司匹林相当（但联合用药出血的发生率增加，故不宜长期并用）。其他不良反应尚有胃肠道反应（腹泻、腹痛、恶心、呕吐）、皮疹、中性粒细胞减少及血小板减少等，尤以噻氯吡啶明显，故用药过程应定期查血常规。

用药方法：①噻氯匹定：推荐剂量为250 mg一日2次（500 mg/d），1~2周后减至250 mg/d，长期维持治疗，本药现已很少应用；②氯吡格雷(Clopidogrel)：首剂300 mg，次日后改为75 mg/d。

(3)血小板膜糖蛋白Ⅱb/Ⅲa(GPⅡb/Ⅲa)受体拮抗剂是阻断血小板聚集最终环节的一类药物，即阻断纤维蛋白原与GPⅡb/Ⅲa受体的结合，是现今理论上最强的抗血小板聚集药。其代表药物、最早在临床上应用的是阿昔单抗(Reopro,Abciximab)。该类药物可明显降低ACS患者介入治疗后的心脏事件发生率，但其他几个临床试验，未能显示出对ACS患者的益处,且有 2 个试验显示病死率增高;同阿司匹林相比,也无任何优点。口服 GP Ⅱ b/Ⅲ a 拮抗剂在剂量、生物利用度和安全性方面也都存在着一些需要进一步研究的问题。

(4)其他抗血小板药:苯磺唑酮、双嘧达莫、前列腺素和拟前列素等药物不能使 UA/NSTEMI 患者受益,因此,不主张使用这类药物治疗 ACS;血栓烷 A_2(TXA_2)拮抗剂也未能显示出优于阿司匹林的疗效

2.抗凝血药

目前用于 ACS 的非肠道使用的抗凝血药有普通肝素、低分子量肝素(LMWH)、水蛭素等,口服用制剂有抗维生素 K 类药物、人工合成的戊聚糖,直接凝血酶抑制剂(Agatroban,Bivaluridine)等。抗凝血酶是一种蛋白分解酶,可使因子 Ⅱ a、Ⅸ a 和 Ⅹ a 失活,故可以预防血栓形成,但不能溶解已存在的血栓。低分子肝素是通过加速抗凝血酶水解对因子 Ⅹ a 抑制作用更强,且呈剂量依赖性并且半衰期长,每日皮下注射 1~2 次即可获得持续的抗凝作用。水蛭素直接与凝血酶的阴离子结合部位和水解部位结合,具有强烈的、并且是可以预测的抗凝作用。

(1)普通肝素:在治疗 UA 或 ACS 的临床试验中,单用普通肝素组或普通肝素+阿司匹林组,单用阿司匹林组相比较,普通肝素组降低复发性顽固性心绞痛发生率近 63%,降低 MI 危险性达 33%~89%。对 ACS 患者应尽早使用肝素治疗,ACC/AHA 在 ACS 治疗指南中推荐的使用剂量为:静脉注射 5 000 U 后,以 1 000 U/h 的速度静脉滴注,连续用药 2~5 日,用药期间应至少每日测定 1 次血红蛋白/红细胞比容和血小板。若患者发生出血,症状复发或血流动力学不稳定,应迅速测定 APTT。

应用普通肝素最大的不良反应是出血,血小板减少性紫癜是最常见的并发症(约见于 10%~20%的患者)。血小板减少性紫癜(PC<$100×10^9$/L 万)约见于 1%~2%的患者,少见的严重并发症是血小板减少性紫癜伴血栓形成,系因肝素诱发的自身免疫反应所致,多发生在使用肝素治疗的 10 日左右。一旦疑及本并发症的发生,应立即停用肝素治疗,并且使用盐水冲洗输液管。为避免发生上述不良反应要严格掌握好使用肝素的剂量、监测 APTT(安全靶范围为正常对照的 1.5~2.5 倍),连续用药时间不宜超过 5 日,否则肝素诱发的自身免疫性血小板减少性血栓形成的概率将会明显增加。

(2)低分子量肝素:LMWH 的主要优点是与血浆蛋白和内皮结合减少,清除呈剂量依赖性并且半衰期长,每日皮下注射 1~2 次即可获得持续抗凝作用,通常无须实验室监测其活性。与普通肝素组比较,LMWH 组的疗效报告不一,但大多数临床试验结果表明,LMWH 组的疗效优于普通肝素,故可采用低分子肝素代替普通肝素,并且其不良反应发生率明显减少。用药方法:①法安明 120 U/kg,1 次/日;②克赛 1 mg/kg,2 次/日,均皮下注连续用药时间一般在 10 日以内。

目前认为,施行心脏介入治疗的患者,应联合使用肝素和 GP Ⅱ b/Ⅲ a 受体拮抗剂,已有资料表明 LMWH 和 GP Ⅱ b/Ⅲ a 受体拮抗剂联合应用的安全性和有效性。但联合用药期间应监测 Hb 和 PC。一般严重 PC 减少(<$50×10^9$/L)的发生率为 0.5%,极重度 PC 减少(<$20×10^9$/L)的发生率为 0.2%。

(3)水蛭素(Lepirudin):目前仅用于肝素诱导的血小板减少性紫癜患者的抗凝治疗。用药方法:0.4 mg/kg 于 15~20s 内静脉注射,继之以 0.15 mg/(kg·h)持续静脉滴注,并将 APTT 值控制在对照组的 1.5~2.5 倍。

（4）华法林：对 UA 患者可先用肝素治疗 48 h 并口服华法林以长期抗凝治疗。与阿司匹林组相比较,报告的结果不一致。目前对华法林治疗无 S-T 段抬高的 ACS 的价值仍不清楚。使用华法林的明确指标是：UA/NSTEMI 患者合并心房颤动或心脏机械瓣置换术后。用药期间应经常监测 INR 使其维持在 2.0～2.5 之间。

第十节　隐匿性冠心病和无症状性心肌缺血

隐匿型冠心病（latent coronary heart disease）是无临床症状,但客观检查有心肌缺血表现的冠心病,亦称无症状性冠心病。无症状心肌缺血（silentmyocardial ischemia）的表现基本同前述,但患者的部分心肌缺血发作时,可出现心绞痛症状。例如,Holter 监测表明,有明显冠心病史及冠心病高危因素的患者中,无症状心肌缺血发作次数占发作总次数的 80%～90%。隐匿型冠心病可以认为是早期冠心病,但不一定是早期冠状动脉粥样硬化,它可能突然转变为心绞痛或心肌梗死,亦可能逐渐演变为心力衰竭和心律失常型冠心病（heart failure andarrhythmia coronary heart disease）,个别患者亦可能猝死。隐匿型冠心病在一般人群中的发病率达 2.5%～10%;在心源性猝死的患者中,隐匿型冠心病占 25%。无症状心肌缺血明显影响患者的预后,特别是有三支病变及左主干病变者,可能引起急性心肌梗死和猝死。长期的慢性缺血可引起心肌纤维化,或并存心肌冬眠,最终形成缺血性心肌病（心律失常和心力衰竭型冠心病）。

一、病因和发病机制

心绞痛发作的基本机制是心肌的冠脉供血减少或心肌耗氧量增加所致。但无症状性心肌缺血常发生于安静或心率减慢时,故其缺血发作主要与冠脉供血减少有关。无症状心肌缺血发作高峰在早上 6～12 时,占每日发作总次数的 50% 以上,与一般心绞痛、心肌梗死及猝死的高发时间段相吻合,提示其发作可能与该时间段内冠脉张力较高、血儿茶酚胺分泌达高峰、血小板聚集能力强、纤溶系统活性较低有关。冠脉张力增高的因素可能与运动、吸烟、气候寒冷、情绪紧张、药物（如心得安）、某些肽类激素、神经递质类物质、血小板因子、内皮素释放及内皮舒张因子减少等有关。

无症状的机制可能包括：①痛阈的改变：患者可能存在“疼痛警报系统”的缺陷,心肌梗死、糖尿病者更易发生痛阈改变。②内源性镇痛介质的作用：该类患者血浆 β-内啡肽水平显著高于典型心绞痛患者。③缺血程度轻、持续时间短：研究表明,典型心绞痛患者,在心绞痛发作时,首先出现舒张功能变化,继而出现心电图 S-T 段改变,最后才出现心绞痛症状;而无症状心肌缺血患者多支血管病变的发生率低（或侧支循环较好）、缺血时 S-T 段压低持续时间较短、S-T 段压低程度小、左室功能减退也轻。但也有学者不同意用心肌缺血程度及范围来解释无症状现象。

二、临床特点

有人将无症状心肌缺血分为三种临床类型。

（1）完全无症状的心肌缺血。

（2）心绞痛患者伴无症状性心肌缺血发作。

（3）心肌梗死后无症状心肌缺血。

按照 Cogh 的意见，可将无症状性心肌缺血分为三种类型。

Ⅰ型：患者完全无症状，而是在偶然的情况下发现患者有心肌缺血。可通过心电图运动试验、核素心肌显像证实患者存在心肌供血不足。中年男性中，无症状心肌缺血患者约占 2.5%～10%。有的学者报告，此型患者中心肌梗死的发生率为 14%，猝死的发生率为 8%；而有症状者心肌梗死的发生率为 7%，猝死的发生率为 2%，但多数学者认为，无症状者预后与心绞痛患者相似。

此外，无症状心肌梗死也较常见。Framinghan 研究显示，完全无症状心肌梗死男性中占 28%，女性中占 35%。无症状者以下壁心肌梗死和单支病变多见，也偶有三支病变者。

Ⅱ型：为心肌梗死后无症状心肌缺血，又称Ⅱb型。心肌梗死后约 40% 的患者无心肌缺血症状，其中部分患者在心肌梗死前有心绞痛症状而心肌梗死后疼痛症状也消失。在这些患者中，有 33% 的患者运动试验阳性；也有的学者报告，运动试验中无症状心肌缺血的发生率为 39%～58%。此型患者的预后不及Ⅰ型，尤其是合并心功能不全时，其年病死率为 5%～6%。未进行介入或手术治疗的Ⅱ型患者，其 7 年病死率为 24%，与心绞痛组的 23% 相似；而运动试验阴性组为 12%。

Ⅲ型：为有心绞痛症状和无症状交替出现，又称Ⅱa型。心绞痛患者 70%～80% 存在着无症状心肌缺血，其中无症状心肌缺血发作次数为有心绞痛症状发作次数的 3 倍。无症状心肌缺血的发生率在劳力性心绞痛为 54%，自发性心绞痛为 71.9%，混合型心绞痛为 71%，变异型心绞痛为 79.4%。在稳定型心绞痛患者中，无症状和有症状者的预后相似。在不稳定型心绞痛患者中无症状组的心肌梗死发生率为 16%，需做搭桥手术者为 27%，而有症状者心肌梗死和需要搭桥手术者分别为 3% 和 9%。24 h 动态心电图监测中无症状心肌缺血持续时间超过 60 min 者发生心肌梗死的几率是不足 60 min 者的 2 倍。

三、实验室检查

（1）动态心电图：S-T 段水平或下斜型压低＞1 mm，延续至 J 点后 0.08 s；持续时间超过 1 min，下一次 S-T 段下移的发作应在前一次 S-T 段移位发作恢复到基线至少 1 min 出现。少数学者也把 S-T 段抬高＞1 mm 作为观察指标。

（2）运动试验阳性。

（3）心肌核素扫描可见到放射性分布稀疏或缺损，并呈可逆性改变。

（4）超声心动图示室壁节段性运动异常，左室顺应性减低及心功能改变。

四、诊断和鉴别诊断

诊断本病主要根据静息、动态或负荷试验的心电图检查、放射性核素心肌显像、超声心动图检查。若发现患者有心肌缺血改变，而无其他原因可查，又伴有动脉粥样硬化易患因素，可考虑诊断本病；确诊依赖于进行选择性冠状动脉造影检查。

诊断本病应除外心肌炎、心肌病、心包炎、高血压左室肥厚、二尖瓣脱垂、心脏神经症、电解质紊乱、束支传导阻滞、内分泌和药物等作用引起的 ST-T 改变。

五、治疗

本病与心绞痛发作具有同等的预后意义,甚至更为不良;这是因为患者未发现自己已患冠心病,或因为无症状而不积极治疗;同样可发生严重心律失常、心肌梗死,甚至猝死。治疗目标应是积极控制无症状性心肌缺血发作,同时考虑重建冠脉血运。

1. 控制无症状性心肌缺血发作

可使用钙拮抗剂、硝酸酯、β受体阻断剂,联合用药效果更佳。在心率缓慢时出现的心肌缺血发作,最好选用硝苯地平。

2. 抗凝及溶栓治疗

抗凝剂可选用阿司匹林、氯吡格雷或华法林。频繁发作的无症状心肌缺血,可考虑小剂量溶栓剂溶栓治疗,溶栓前后均应行抗凝及抗血小板聚集;但多数学者不主张对这种患者行溶栓治疗。

3. 调血脂治疗

调血脂治疗有助于稳定斑块,减少急性冠状动脉综合征的发生。长期降脂治疗,还有助于消退冠脉上的粥样硬化斑块,减轻心肌缺血发作的次数和发作持续的时间,改善患者生活质量,减少 AMI 和猝死的发生率。

4. 其他

对药物治疗效果不佳或不稳定性心绞痛和 AMI 后的患者,均应行冠脉造影和检测心肌缺血的相应检查,以确定患者是否需要行 PCI 或冠脉搭桥手术治疗。

第十一节　猝死型冠心病

一、概述

心搏骤停(cardiac arrest)是指任何心脏病或非心脏病患者,在未能估计到的时间内,心跳突然停止,是心脏急症中最严重的一种情况。临床表现为意识丧失、心音及大动脉搏动消失,呼吸停止,瞳孔散大等。心电图表现有心室颤动(ventricularfi-brillation)、心室停顿(ventricular standstill)或心搏停止(asystole)、心电机械分离(electro-mechanicaldissociation)三种类型。其中心室颤动最常见,约占 80%;心搏停止占 15%;心电-机械分离则极少见。心搏骤停患者是"临床死亡",经积极挽救后有可能复苏成功;而"心脏停搏"则是指因慢性疾病患者的死亡,心脏发生停搏为必然结果,此种心脏停搏为"生物死亡"。挽救有价值的心室颤动复苏成功率占 40%,但存活出院率只占 20%,缓慢性心律失常复苏成功率占 9%,而能存活到出院者较少。

猝死(sudden death)是心搏骤停最重要的表现形式之一,通常是指无明显症状、意外发生的心脏性死亡;或有症状时,在症状起始后 1 h 内的发生的心脏性死亡。据统计,在猝死的患者中,约 75% 以上的心脏性猝死是由冠心病所致;在所有冠心病死亡的患者中,50%~70% 为心脏性猝死,冠心病猝死好发于冬季和凌晨到中午这一时间段。半数患者生前无症状;部分患者可有先兆症状,如疲劳、胸痛或情绪改变;少部分患者有心肌梗死的先兆症状。猝死者大多死于心室颤动,少数死于心脏破裂和心电-机械分离。

由于及时、有效地就地抢救,约有半数以上患者有生还的希望,故普及心脏复苏抢救知识,使基层医务人员和群众掌握猝死的抢救知识,对挽救患者生命有重大意义。

对冠心病患者及时进行治疗,特别是对有可能演变为心搏骤停的心律失常要及时发现,选择有效的抗心律失常药物或应用植入式心脏复律除颤器,可能对预防心脏性猝死有一定帮助。

现代复苏始于1936年,苏联外科专家建立动物模型,实施胸外心脏按压和电除颤,20世纪50~60年代形成复苏三要素,即胸外心脏按压、人工呼吸和电除颤。1985年全美复苏会议形成心肺脑复苏新指南,认识到复苏成功的最终标准是脑复苏。

二、病理生理改变

(一)心搏骤停的原因

导致心搏骤停的原因可以是冠心病患者心脏本身的病变,也可以是其他疾患或因素影响到心脏。主要有以下几个方面。

(1)在冠心病猝死的患者中,大多数患者为两支或三支冠状动脉直径>70%的狭窄,三支主要冠状动脉受侵犯的程度相似,左主干病变并不常见。在这些患者中,冠状动脉完全堵塞者约占1/4,多数为相关冠状动脉的非完全性堵塞。院外猝死、经复苏存活的患者中,三支病变者有50%的患者有猝死复发,而单支病变者仅10%猝死复发,猝死易发生于清晨,可能与清晨血儿茶酚胺水平升高和血小板聚集增强有关。动物实验显示,心肌缺血后迅速导致细胞内外酸中毒,细胞膜的完整性丧失,静息跨膜电位降低,延迟碎裂电活动和局部折返出现,从而诱发心室颤动。

(2)冠心病合并急性肺栓塞、室性心动过速、二度或三度房室传导阻滞。

(3)心脏游离壁心肌破裂、心脏压塞者,常表现为心电-机械分离。

(4)药物中毒及过敏反应,如胺碘酮、奎尼丁、普鲁卡因胺、苯妥英钠、洋地黄、钙阻滞剂、β受体阻断剂、肾上腺素和异丙肾上腺素及其他拟交感神经等药物中毒,常能诱发心室颤动而致心搏骤停;乙酰胆碱和其他拟副交感神经类药物,可导致心脏失去收缩而骤停;药物过敏反应也可引起心跳骤停。

(5)手术及麻醉意外,心脏手术,心导管检查或PCI,肌肉松弛剂应用不当,低温麻醉时体温过低等也可造成心跳骤停。

(6)电解质紊乱,如高钾血症、低钾或低镁血症、严重酸中毒。

(7)在某些情况下,过度迷走神经反射可诱发心搏骤停,如颈动脉窦按摩、气管插管、食管超声心动图,用力大便(Valsava动作)以及压迫眼球等,均可发生心搏骤停。

近年来研究发现,急性缺血性心脏事件的基础病因主要是闭塞性和亚闭塞性血栓形成,血栓常位于易损斑块处。斑块破裂是最常见的斑块并发症,斑块破裂是诱发血栓形成的主要原因。大量研究表明,70%~80%的急性冠状动脉综合征是由于轻、中度狭窄的冠状动脉斑块的破裂、继发血栓形成所致。由斑块破裂引起AMI和冠状动脉性猝死者约占全部急性缺血性心脏事件的70%,而其余30%系由斑块溃烂、钙化小结等引起。目前认为,猝死的冠心病患者为高危患者或易损患者,易损患者常具备易损斑块、易损血液(高凝状态)和易损心肌(心肌缺血和电不稳定性),因此,这种患者最容易发生急性缺血性心脏事件和心脏性猝死。在无血栓的心脏性猝死患者中,由冠状动脉痉挛、远端心肌内血管床栓塞或再灌注损伤以及先前有心肌损害所导致致命性心律失常,可能是猝死的主要病因。

(二)心搏骤停后的病理生理改变

心搏骤停意味着全身器官和组织的血液灌注停止,机体细胞处于缺血缺氧状态,导致全身代谢障碍,产生水、电解质紊乱和酸中毒,严重影响重要生命器官的功能,危及生命。

1. 机体代谢失衡

当机体动脉血氧分压降低时(<30 mmHg),细胞内线粒体的能量代谢转为无氧代谢,此时糖酵解产生的能量仅为有氧代谢时 1/12。

2. 细胞代谢的损害

(1)重要脏器对无氧缺血的耐受:正常体温下,心脏和肾小管细胞不可逆无氧损伤为 30 min;肝细胞可支持缺血状态仅 1～2 h;肺组织由于氧可从肺泡中弥散至肺循环血液中,可耐受更长的缺氧时间;最短为脑组织,约为 4 min,大脑为 4～6 min,小脑 10～15min,延髓 20～30 min,脊髓为 45 min,交感神经节 60 min。

(2)机体对供血的最低要求:心搏骤停发生后,如能及时抢救,使停止的循环重建,维护组织灌流量为正常的 25%～30%,此时大多数器官和组织细胞可通过糖分解而获得最低需要量的三磷酸腺苷(ATP)。这种情况下心脏可能会复跳,脑功能亦有机会恢复。

(3)再灌注损伤:其机制可能是:①由于心肌因缺氧已发生严重损伤,再灌注带来多种有害物质;②微循环障碍,缺氧后毛细血管内发生血栓,RBC＋WBC＋BPC 凝集,呈泥流状,内皮细胞也因缺氧发生水肿,使微血管狭窄,组织重新灌流后,不一定所有区域均有灌注,此为无再流现象,因此在复苏中如何防止再灌注损害,是一项重要课题。

三、心肺脑复苏术

心肺脑复苏(cardiac pulmonary cerebral resus-citation,CPCR),是指心搏呼吸骤停和意识丧失在意外发生时,以迅速有效的人工呼吸与心脏按压,在呼吸循环建立的同时积极保护大脑,最终使大脑功能完全恢复的系列挽救措施和复苏过程。

CPCR 是否及时准确,是生死存亡的主要影响因素。大量的资料表明,4 min 内开始复苏,50% 可被救活;4～6 min 开始复苏有 10% 可以救活;6 min 存活率仅 4%,10 min 后复苏存活可能性极低。

(一)心搏骤停的诊断

诊断应准确及时,其诊断要点如下。

(1)突然意识丧失并全身抽搐。

(2)呼吸频率慢而不规则,继而停止;大小便失禁。

(3)大动脉搏动消失,心音消失。

(4)瞳孔散大,皮肤及黏膜发绀,血压测不到。

(5)心电图表现为心室颤动/心室扑动或心脏静止或心脏电-机械分离。

必须注意的是判断心脏停搏时,若患者有昏迷和扪不到大动脉搏动即可下结论,应立即开始抢救。切忌反复听诊或等待心电图诊断。

(二)心肺复苏

一般分为三个阶段。

1. 现场复苏

现场复苏即基础生命支持(basiclife support,BLS),支持基础的生命活动,尤其迅速给脑组织及其他重要脏器以氧合血液,措施为建立有效人工循环。

2. 二期心肺复苏

二期心肺复苏给以高级生命支持(advance life support,ALS)维持生命活动,通常在一期复苏基础上使用药物或电技术(如除颤或起搏),恢复自主心律和呼吸。

3. 后期复苏

后期复苏即对复苏过程中出现各种心脏并发症和循环功能异常的处理。

4. 复苏后治疗

复苏后治疗即持续生命支持(prolongedlife support,PLS),主要为脑复苏以及治疗心搏骤停的原发疾病和并发症。

四、心脏性猝死高危患者的处理

本组人群包括心脏性猝死幸存者、以及电生理检查能诱发室速、室颤的患者,其治疗措施包括以下几点。

(一)抗心律失常药物

冠心病患者,尤其是 AMI 后存在频发复杂性室早或恶性室性心律失常的患者,抗心律失常治疗首选,β受体阻断剂或胺碘酮,这种患者不宜使用Ⅰ类抗心律失常药物,尤其是Ⅰc类抗心律失常药物,虽能减少室性心律失常的发生,但与对照组比较,却使猝死的发生率增加,这早日被 CAST 试验所证实;这种矛盾现象的机制还不完全清楚,可能与Ⅰc类抗心律失常药物抑制心肌收缩力和其致心律失常作用有关。β受体阻断剂或胺碘酮均能显著减少冠心病患者的猝死发生率,而不论患者是否为心肌梗死或是否合并心功能不全。目前主张,全部冠心病患者,除非为变异型心绞痛或患者不能耐受,均应给予β受体阻断剂治疗。对β受体阻断剂治疗效果不好的恶性室性心律失常,应使用胺碘酮治疗。

(二)植入 ICD

抗心律失常药物治疗无效,反复发作心室颤动的患者,应安装植入式转复除颤器(ICD)。ICD 可能有效防止猝死,Thomas 报告 3 600 例植入 ICD 患者,随访 1、3、5 年,存活率分别为 98%、95%、94%。多数文献报告,经植入 ICD,心脏猝死率<2%/年和<10%/5 年。

(三)介入和外科手术治疗

(1)冠状动脉的介入或旁路移植术,以解决心肌供血不足,合并室间隔穿孔或严重二尖瓣反流的患者,要尽早手术治疗。

(2)合并室壁瘤者行室壁瘤切除术,即可以改善心功能、防止血栓形成,又能消除室性心律失常赖以存在的基础。

(3)经导管射频消融、化学消融术、心内膜切除术及冷冻消融术、心内膜环切术,消除危害生命的快速性、恶性室性心律失常,去除引起心律失常的特殊组织或使其失去活性,或是将致心律失常组织和心脏的联结离断。

(四)治疗病因或诱发因素

主要是针对病因治疗,如冠心病患者的冠状动脉再通治疗、纠正水电解质平衡紊乱以及精神、神经、内分泌、代谢异常等。

(五)祛除高危因素

如降脂、抗凝、戒烟酒、抗高血压、治疗糖尿病等。长期服用阿司匹林行抗血小板治疗,可明显减少冠心病患者的急性心血管事件和猝死的发生率。

目前认为,调血脂治疗已不仅仅是为了调血脂,尤其是他汀类降血脂药物,具有显著的作用多向性,即非调血脂作用,它能够稳定冠状动脉粥样硬化斑块,减轻心室肥厚,防止左室重构,因此,具有降低猝死发生率的作用。他汀类可使室速/室颤伴昏厥心肺复苏者再发室速或室颤的危险性降低 40%,病死率降低 36%,心脏死亡的危险性降低 39%,说明他汀类具有抗心律失常作用。其抗心律失常的机制可能与下列因素有关:①延缓斑块进展或促进斑块消退;②稳定斑块;③改善冠状动脉内皮功能,减轻心肌缺血;④抗氧化作用,减少氧自由基对心肌的损害;⑤改善自主神经对心脏的控制作用。有使用 ACEI 或 AngⅡ受体拮抗剂适应证的冠心病患者,要选用这二种制剂之一,尤其是 AngⅡ受体拮抗剂在防止心房颤动复发时的疗效优于 ACEI;动物实验也证实,AngⅡ受体拮抗剂具有防止心房电重构和稳定心房电活动的作用,故推测 ACEI 或 AngⅡ受体拮抗剂也可能具有稳定心室电活动的作用,此外,所有冠心病患者只要无禁忌证,均应长期口服 β-受体阻滞剂和阿司匹林。

第十二节　特殊类型冠心病

一、妇女冠心病

绝经前妇女心血管事件发生率明显低于男性,绝经后心血管事件发生率随年龄增长迅速增加,并于短期内接近男性,成为妇女死亡的主要原因之一。由于内分泌等情况的不同,男女冠心病的发病因素、临床表现、治疗和预后有所差异。因此,近年妇女冠心病的研究受到广泛重视。

(一)妇女冠心病的发病因素

将 113 例经冠状动脉造影确诊为冠心病的患者分为男、女两组,结果发现男性组发病年龄早于女性组,男性组伴吸烟率及心肌梗死发病率高于女性组,而伴高血脂及糖尿病发病率低于女性,两组伴高血压发病率相似。可见,女性冠心病多发于绝经后,冠心病易患因素多于男性。

1.雌激素对冠心病发病因素的影响

有人检测了绝经后妇女的雌二醇、雌三醇及血脂水平,结果证实冠心病组雌二醇、雌三醇的水平显著低于正常组,而血脂两组无明显差异。流行病学研究也发现,绝经后妇女冠心病的发生率急剧上升,在应用雌激素治疗后,冠心病的发生率明显下降,提示雌激素对心血管具有保护作用。

(1)雌激素受体与心血管系统:1996 年 Venkov 等研究发现,在培养的血管内皮细胞中存在雌激素受体(ER)。利用分子生物学和免疫组化方法也发现动物和人的血管内皮细胞、平滑肌细胞和胞质及核内存在着 ER,与其他类固醇激素类似。在大多数情况下,雌激素通过其细胞内受体发挥其效应,经典的类固醇作用模式包括激素快速扩散进入靶细胞与胞质及胞核受体高亲和力结合,形成激素受体复合物,结合特异的 DNA 片段形成激素反应元件,然后用 mRNA 转录,蛋白质合成,发挥特有的生物学效应。心脏、血管壁内膜和平滑肌细胞上出现 ER,表明这些细胞是雌激素的靶器官。雌激素可通过 ER 调节血管平滑肌细胞和内皮细胞的功能,如血管的收缩、舒张等。

(2)雌激素对脂蛋白代谢的影响:血脂异常,即低密度脂蛋白胆固醇(LDL-C)增高、脂蛋白(a)水平升高和高密度脂蛋白胆固醇(HDL-C)降低,是冠心病的主要危险因素。在动脉粥样硬化中也占有十分重要的地位。绝经后妇女在使用雌激素后 LDL-C 降低,HDL-C 升高,并可降低脂蛋白(a)水平。雌激素对绝经后妇女脂蛋白代谢的有益影响,降低了绝经妇女冠心病的发病率。

(3)对内皮细胞及血管紧张性的影响:雌激素可通过血管内皮系统发挥其舒张血管的作用。近年来的研究发现雌激素可调节两种重要的血管舒张因子——前列腺素和内皮衍化舒张因子(NO)的生物活性。雌激素替代治疗可调节绝经妇女血管内皮细胞的自分泌功能,使血管扩张和抗凝集物质前列腺素分泌增多。

(4)对血管紧张素转化酶的影响:血管紧张素转化酶(ACE)升高,可增加冠心病的发病。Proudler 等研究表明接受雌激素替代治疗的绝经后妇女 ACE 活性明显下降,因此提示雌激素使 ACE 活性降低,可能是其产生心血管保护性作用的因素之一。

2.其他发病因素的影响

(1)血脂:女性的胆固醇水平与冠心病发病率、病死率无相关性。女性 LDL 密度低、颗粒大,致动脉硬化作用相对弱。与 HDL 的关系,女性比男性密切,绝经前女性血 HDL 水平,常高于 1.3 mmol/L,这可能是女性免于冠心病的重要保护性机制。绝经后 HDL 倾于降低,若低于 0.9 mmol/L,则是较明确的冠心病危险因子。TG 对女性不属危险因素,但若 TG 升高而 HDL 降低则属高危因素。另有报道单纯的 TG 升高就足以使女性尤其 50 岁以上女性发生冠心病。脂蛋白(a)是冠心病的危险因子,含量＞0.3g/L,性激素便丧失保护作用,并可能使女性 65 岁以前发生冠心病。最近国内对 50 岁以上女性冠心病患者统计 TG、LDL-C、Lp(a)水平较未患冠心病者明显升高,HDL-C 明显降低,TC 轻度升高,血脂升高程度远不如西方国家报道的数据明显。

(2)糖尿病:糖尿病对女性的危害比男性大,是独立引发冠心病的危险因子。有糖尿病的中年女性发生冠心病的危险性 3 倍于正常女性,总的冠心病病死率为正常女性的 10 倍。

(3)高血压:高血压也是女性冠心病的主要危险因子,50 岁以后其发生率迅速升高,有资料显示平均降低舒张压 6 mmHg,可减少高血压女性 14%～16% 发生冠心病的机会。

(4)吸烟:所有冠心病可逆的危险因子中,对女性最具有危险性的是吸烟,轻度吸烟史使女性患心肌梗死的危险性提高 1.7%,重度吸烟可达 4.3%。吸烟有对抗雌激素作用,可提早绝经,若同时口服避孕药危害更大。

(5)运动、饮酒及肥胖:运动可减少冠心病的病死率,但不如男性表现显著。大量饮酒,使女性非心血管病病死率明显增加;而少量饮酒,在没有其他危险因子参与时,可明显降低女性冠心病病死率和老年人冠心病发病率。肥胖与脂肪分布情况,女性不如男性与冠心病关系密切,出乎意料的是,女性过度减肥,会使冠心病发生率增多,原因未明。

(二)女性冠心病患者临床和冠状动脉病变特点

目前对冠心病临床特征的分析大多以男性为研究对象,对女性的评价报道较少,女性冠心病患者多发生于绝经后。北京地区对 1 614 例急性心肌梗死(AMI)患者进行男女分年龄段比较分析显示,429 例女性 AMI 中绝经前占 0.9%,围绝经期 7.5%,均明显低于同龄男性,围绝经后期为 36.1%,接近同龄男性,老年期 55.5%,明显高于老年男性。梗死部位绝经期及以前多发生于前、侧壁范围,多为无 Q 波心肌梗死,绝经期后 Q 波心肌梗死高于男性。围绝经期及老年期女性发生心源性休克及病死率明显高于男性。心电图的表现,女性 ST-T 改变比男性多,但意义比男性低。心电图运动试验的假阳性,女性可达 38%~67%,男性为 7%~44%,假阴性女性为 12%~22%,男性为 12%~40%。

围绝经期心绞痛症状不典型,以自发性心绞痛为多,主要与冠状动脉受雌激素的保护性作用削弱而痉挛有关,固定性狭窄病变较少且轻,但随年龄增加固定性狭窄病例逐渐增多。据 CASS 登记,临床诊断为心绞痛的妇女,冠脉造影几乎 50% 正常,而男性仅 17% 正常。国内对 72 例临床疑为冠心病的、年龄为(54.6±6.5)岁女性经冠脉造影确诊为冠心病 32 例,只有 9 例有典型心绞痛发作;X 综合征 9 例;23 例为单支血管病变,7 例为两支血管病变;24 例有左前降支病变,病变程度和范围较国内男性轻。另一项研究将 113 例经冠状动脉造影确诊为冠心病的患者分为男、女两组,男性组 62.7% 为多支病变,而女性组 58.1% 为单支病变。也证实了女性冠心病冠状动脉病变轻。

根据我们多年的临床观察,未绝经的女性冠心病患者症状多不典型,对冠心病诊断价值不大,冠心病家族史及高胆固醇血症为其易患因素,且冠脉病变程度相对较轻,可能与雌激素等保护因素有关。

(三)治疗与预防

冠心病的常用药物如硝酸酯类、钙拮抗药、β 受体阻滞药、阿司匹林等药物对女性患者也适用,但一般认为女性使用上述药物的量要比男性多,且疗效比男性差。女性 AMI 患者,由于大多年龄较大,入院时间迟,并发症较多,因此得到溶栓的机会明显低于男性,溶栓的疗效在男女之间是相似的,但溶栓后并发症及住院期间病死率高于男性。GISS-2 研究提出,女性是溶栓后颅内出血的一个独立危险因素。但溶栓治疗仍然是治疗妇女冠心病和降低病死率的有效方法。由于女性冠脉较细,内腔较窄,年龄较大,并发症多等因素,经皮冠脉成形术和冠脉旁路移植术,女性疗效不如男性,并发症和病死率比男性高,但若手术成功,长期预后则两性相似。

前文中已提到,近年来大量流行病学、临床和基础研究的结果都提示,雌激素替代治疗(ERT)在绝经期女性的冠心病一级和二级预防中有作用,认为能明显减少冠心病的发生,且对已患冠心病的妇女益处更大。但是,我们认为雌激素作为妇女冠心病的二级预防作用是值得怀疑的。这主要是基于美国国立卫生研究院(NIH)根据循证医学原则组织的心脏及雌激素/孕激素替代研究(HERS)结果的公布。

HERS 入选了 2 763 例绝经期老龄女性冠心病患者,平均年龄 66.7 岁。HERS 为前瞻随机双盲安慰剂对照的大规模多中心临床试验。患者被随机分为两组,一组(1 380 例)日服雌激素 1 片,另一组(1 383 例)服用安慰剂。平均对患者随访 4.1 年,主要终点为非致命性心肌梗死和冠心病死亡。研究结果表明,虽然激素组与安慰剂组相比,低密度脂蛋白胆固醇(LDL-C)降低 11%,高密度脂蛋白胆固醇(HDL-C)升高 10%,但主要预后终点在两组间无显著差异,用药后第 1 年激素组的终点事件多于安慰剂组,第 4、第 5 年激素治疗组的事件较少。因此,目前雌激素不应推荐用于冠心病的二级预防。

近有一项前瞻性的研究提供有力的证明,鱼及 n-3 多不饱和脂肪酸与妇女的冠心病危险呈逆向关联,认为 n-3 多不饱和脂肪酸能预防妇女冠心病。该研究观察了 84 688 名妇女,1980 年选入时年龄为 34～59 岁,无冠心病。16 年随访中,其中 484 名死于冠心病,1029 名发生非致命性 MI。每周食鱼一次者,多变量分析冠心病相对危险 0.71,每周食鱼 2～4 次者,相对危险 0.69,每周食鱼 5 次以上者,相对危险 0.66。研究者们认为 n-3 不饱和脂肪酸摄量较高者,冠心病危险较低。另外,意大利研究者也报道补充 n-3 多价不饱和脂肪酸可降低 MI 后的病死率。在我们临床工作中,常常会遇到许多有发作性胸闷憋气等类似心绞痛的妇女,其中不少心电图可见非特异性 ST-T 改变,因而往往被误诊为冠心病,但患者对常用疗法反应不佳。深入了解病情就能发现,其中隐伏着复杂的社会心理问题。表现在:①工作压力;②情绪影响;③家庭变故;④围绝经期;⑤性生活问题;⑥医源性。应当明确,心理问题在短时期内大多只引起机体的某些功能障碍,但如果长期未能被识别和处理,就会成为一种危险因素,导致冠心病或其他器质性疾病。因此,解决心理问题,具有重要的预防作用。

二、青年冠心病

过去习惯称冠心病为"老年病",近年来冠心病的发病年龄逐渐降低,已引起临床的日益关注。发病年龄≤40 岁的患者,又称为青年冠心病。

(一)青年冠心病的危险因素

我们收集了在 1999 年 11 月至 2001 年 11 月住院的 36 例冠心病患者,男 34 例,女 2 例,年龄 35～40(38.4±1.5)岁。其中心肌梗死 12 例,各型心绞痛 24 例。统计其体重指数(BMI)、血总胆固醇(TC)、三酰甘油(TG)升高的例数,冠脉病变的支数和例数,以及有吸烟、高血压、糖尿病和冠心病家族史的例数,并计算其所占百分比。其中,BMI＝体重÷身高^2,BMI＞25 为超重;TC＞5.75 mmol/L、TG＞1.7 mmol/L 为升高。

结果显示:36 例中,男性 34 例,占 94.4%,有吸烟史者 25 例,占 69.4%,平均吸烟 18.8(10～31)年;高胆固醇血症者 22 例,占 61.1%;体重超重者 21 例,占 58.3%;有高血压史者 17 例(1～15 年),占 44.4%;冠心病家族史者 14 例,占 38.9%;高三酰甘油血症者 7 例,占 19.4%;糖尿病者 3 例(1～2 年),占 8.3%。

影响冠心病的危险因素报道的有 200 多种,目前公认的有高血压、高胆固醇血症、吸烟、肥胖、性格和阳性家族史,而以前三者最为主要。与老年人不同,青年人冠心病危险因素有其自身的特点。高血压、高血脂、糖尿病及男性性别等为公认的冠心病危险因素。本研究发现在众多危险因素中,冠心病家族史、高胆固醇血症和男性性别为冠心病的独立危险因素。在早期的研究中,已注意到遗传因素的作用,但未得到肯定。有关双生子的研究发现,遗传因素是冠心病最危险的易患因素。有兄弟早期患冠心病的男性,其患冠心病的危险性增加 50%,死于冠心病的危险性较对照人群增加 5.2 倍。一组经 Logistic 多因素分析的资料,也证实男性、家族史、高血脂为青年冠心病独立的危险因素。

进一步的研究发现,冠心病的病理改变开始于儿童,甚至胎儿期,20 多岁即可出现典型冠心病临床症状(心绞痛、心肌梗死)。现已证明,冠心病诸多危险因素始于儿童及青少年,从生命的早期一直延续至成年期、老年期。本组病例平均年龄 38.4 岁,而吸烟史平均 18.8 年,最长者 31 年,表明青少年甚至儿童即开始吸烟,大大增加了成年后罹患冠心病的危险。另外,随着我国人民生活水平的提高,膳食结构的改变,超重(肥胖)者和血脂异常者也越来越多,儿童超重(肥胖)者已不少,增加了高血压、高脂血症发生的危险,使冠心病发病年龄提前。因此,预防冠心病应从儿童、青少年开始。流行病学研究发现,30~59岁者冠心病的发生与父母60岁以前是否发生过致死性和非致死性冠心病呈显著相关,有冠心病家族史患者发病年龄显著低于无家族史者,这表明冠心病有明显的遗传倾向,表现为危险因素的家族聚集性、独立遗传危险因素的可继承性和冠心病易感性的可继承性。可见,临床工作中,重视询问家族史颇为必要。

(二)青年冠心病冠状动脉病变的特点

一组年龄小于40岁的住院患者161例,其中男性141例,女性20例,平均年龄35.3岁(25~40岁)。101例冠状动脉发现有临床意义病变作为冠心病组,其中男性99例,女性2例,平均年龄37.1岁。冠状动脉造影显示,单支病变58例(57.4%),双支病变19例(18.8%),三支病变24例(23.8%)。共侵犯血管167支,前降支受累共73例(43.7%),右冠状动脉49例(29.3%),回旋支35例(20.9%)。轻度狭窄46例(45.5%),中、重度狭窄55例(54.5%),仅3例女性发现冠状动脉轻度狭窄。

近年来研究结果表明冠状动脉病变的起始年龄偏低,且年轻组冠状动脉病变较轻,其中59%为单支病变,冠状动脉痉挛占相当大的比例为25%。上述研究结果发现单支病变比例最高(57.4%),而三支病变占23.8%。共侵犯血管167支,前降支最易受累。其次是右冠状动脉和回旋支。轻度狭窄46例(45.5%),中、重度狭窄55例(54.5%),男性明显高于女性。另外,临床表现为严重心绞痛甚至急性心肌梗死的患者冠状动脉造影显示冠状动脉仅轻度狭窄,因未行麦角新碱试验,考虑在冠状动脉病变的基础上有痉挛因素的参与,说明冠心病在年轻化的基础上,男性占绝大多数,冠状动脉多支病变占相当大的比例且狭窄程度严重。

我们的研究结果表明,36例患者中,单支、双支和三支病变者分别为23例(63.9%)、7例(19.4%)和6例(16.7%);共有58支病变血管,50%~79%、80%~99%、100%狭窄各为26支(44.8%)、22支(37.9%)和10支(17.2%)。10支闭塞血管中左前降支为8支,左回旋支和右冠脉各1支;另外,尚有6支左主干同时受累(40%~70%狭窄)。从冠脉造影结果来看,36例患者以单支病变为主,但病变严重,管腔狭窄80%~100%者达55.2%,多数需要行经皮腔内冠脉成形术或冠脉旁路移植术治疗。

(三)青年心肌梗死的临床特点及介入治疗

为了探讨青年心肌梗死的临床特点及介入效果,有学者回顾性分析了18例年龄≤40岁的心肌梗死患者的资料。患者均为男性,平均年龄36岁,病史2h至4年。其中急性心肌梗死13例,前壁、前间壁9例,广泛前壁3例,前间壁、下壁、右心室心肌梗死1例;陈旧性心肌梗死5例:下壁3例,前壁1例,下壁、后壁1例。18例患者行冠状动脉造影后16例进行了PTCA。结果:94%(17/18)有过度吸烟史;50%(9/18)存在血脂异常;少数合并高血压、糖尿病。89%(16/18)的心肌梗死为首发症状。冠状动脉造影显示:冠状动脉正常2例,单支病变11例,双支病变3例,三支病变2例。PTCA共扩张19支血管,置入支架16个,手术成功率87.5%(14/16),支架置入成功率100%。术后3天死亡1例,随访1~12个月再狭窄2例。可见,青年心肌梗死患者接受介入治疗是安全有效的。

20年来的流行病学调查表明,我国冠心病发病率有增高趋势;尸检资料也表明,相同程度的冠脉病变在20世纪80年代末较50年代初提早了5~10年,提示冠心病发病也有年轻化的趋势。因此,重视青年冠心病患者的研究对冠心病的早期防治有重要意义。

第十三节　冠状动脉粥样硬化斑块

冠状动脉粥样硬化(coronary atherosclerosis)是动脉硬化的一种类型,由于在动脉内膜积聚的脂质外观呈黄色粥样,故称为动脉粥样硬化(athero-sclerosis)。

冠状动脉粥样硬化的特点是病变从受累冠状动脉的内膜开始,先后有局部脂质和复合糖类积聚,出血和血栓形成,纤维组织增生和钙质沉着,最后出现动脉中层的逐渐退化和钙化。

冠状动脉粥样硬化的病因尚未完全明了,可能与年龄、性别、血脂、血压、吸烟、糖尿病和胰岛素抵抗、体重、职业、饮食、遗传因素、尿酸、同型半胱氨酸、炎症等因素有关。微量元素铬、锰、锌、钒、硒的摄入量减少,铅、镉、钴 的摄入量增加;性情急躁的 A 型性格者;存在缺氧、抗原-抗体复合物、维生素 C 缺乏、动脉壁内酶的活性降低等能增加血管通透性的因素,都被认为易致本病。

动脉粥样硬化可能于出生后即开始进行,有病理材料证实某些婴幼儿或新生儿的主动脉内膜即可见到脂质条纹。约在 10 岁(有报道 2～3 岁)即可在冠状动脉出现粥样硬化的早期病变。动脉粥样硬化早期改变包括脂质条纹、胶样突起和附壁微血栓。

动脉粥样硬化的发病机制是多因素的,关于冠状动脉粥样硬化发病机制曾提出多种学说。

(1)脂肪浸润学说:认为本病的发生与脂质代谢失常有关,血浆中增高的脂质通过损伤的动脉内膜侵入动脉壁,并与增生的纤维组织一起形成粥样斑块。

(2)血小板聚集和血栓形成学说:认为本病是动脉内膜损伤后血小板在该处黏附、聚积,随后发生纤维蛋白的沉积,形成微血栓,并进入动脉壁,其中的血小板和白细胞崩解而释出脂质,形成粥样斑块。

(3)损伤反应学说:由于高血压,血管局部狭窄等引起血流动力学改变以及由细菌、病毒、血管活性物质如儿茶酚胺、5-羟色胺等的长期作用,都能损伤内膜;而内皮素分泌增加和一氧化氮分泌减少等,都有利于脂质沉积而形成粥样硬化。

(4)平滑肌细胞克隆学说:认为是平滑肌细胞在血小板源生长因子、内皮细胞源生长因子等因素作用下,不断增生并吞噬脂质所致。

(5)其他:神经、内分泌的变化,动脉壁基质内酸性蛋白多糖的质和量的改变,动脉壁酶活性的降低等均有利于粥样硬化病变的形成。在上述学说中,以炎症损伤反应学说和脂肪浸润学说最受重视。

一、炎症与冠状动脉粥样硬化

近年来研究发现,动脉粥样硬化的表现具有炎症病理的基本表现形式,即动脉内膜的细胞变性、渗出和增生;其形成过程也会出现炎症性疾病的细胞间相互作用;斑块中有大量炎症细胞浸润,以血管壁积聚大量单核细胞和淋巴细胞为特征,目前认为,动脉粥样硬化已不再是一种单纯的动脉壁脂质堆积疾病,而是进展性炎症反应,符合炎症表现的普遍规律。

(一)冠状动脉粥样硬化过程中炎症的触发机制

1.感染

目前认为,病原微生物可以通过释放内毒素和热休克蛋白作用于血管内皮细胞和平滑肌细胞而产生前炎症反应,同时影响血液的凝集状态和脂质的代谢改变,造成各种促炎因子和急性时相蛋白的升高,从而触发炎症反应。涉及炎症反应的病原微生物包括肺炎衣原体、幽门螺杆菌、巨细胞病毒、肠道病毒、EB 病毒、麻疹病毒、人类免疫缺陷病毒等。

2.脂代谢紊乱

进入冠状动脉血管内膜的低密度脂蛋白(LDL)常被氧化修饰成氧化 LDL,它可以诱导巨噬细胞和血管内皮细胞表达黏附分子、趋化性细胞因子、促炎因子及其他炎症反应中介物,引起全身和局部的免疫应答。极低密度脂蛋白(VLDL)和中密度脂蛋白(IDL)具有相似的作用;而高密度脂蛋白(HDL)则可以转运抗氧化酶,从而终止脂质氧化及其致炎症反应效应。载脂蛋白 B 也可以被氧化修饰,使其具有抗原性,从而激活淋巴细胞介导的免疫应答。

3.高血压

血管紧张素 II(Ang II)可以诱发血管内皮细胞和血管平滑肌细胞产生超氧阴离子,直接损伤血管壁,还可以诱发血管内皮细胞和平滑肌细胞表达白细胞介素-6(IL-6)、单核细胞趋化蛋白-1、血管间黏附因子-1 及细胞黏附分子等炎症因子,促进炎症和动脉粥样硬化的发生和发展。Ang II 在高血压的发病中起着重要作用,故高血压患者易发生动脉粥样硬化可能与 Ang II 的作用有关。此外,高血压患者常伴有内皮损伤,内皮损伤在动脉粥样硬化的发生和发展中起着重要作用。

4.糖尿病

高血糖状态可引起生物大分子糖基化修饰,形成高级糖化终产物(AGE),它与血管内皮细胞表面的相应受体结合,可以促进血管内皮细胞产生炎症细胞因子,激活其他致炎症途径。

5.肥胖

肥胖常伴有高脂血症,脂肪组织本身就是致炎因子的来源,它可以产生 IL-6 和肿瘤坏死因子,肥胖者体内 C 反应蛋白水平升高,白细胞和单核细胞计数与体质指数呈正相关。所以,肥胖者易发生致动脉粥样硬化炎症。

6.高血浆同型半胱氨酸血症

可以引起内皮功能紊乱、损伤凝血系统、诱导平滑肌细胞增生和氧化 LDL 生成、激活血管平滑肌细胞的核因子 NF-B 信号通路,而促进动脉粥样硬化的发展。

(二)细胞炎症反应与冠状动脉粥样硬化

血管内皮细胞不仅仅是一层被膜细胞,还具有代谢和分泌活性。它分泌许多活性物质如内源性舒张因子、内源性收缩因子,调节着血管壁的舒缩功能和平滑肌细胞的稳态与增生,调节着内皮细胞表面与血液接触界面上的凝血、纤溶、白细胞黏附与迁移等过程。内皮细胞分泌的前列环素,是强效的血小板聚集抑制剂。内皮细胞产生 V 因子和 VII 因子,有促凝作用;同时内皮细胞上还有凝血酶调控因子表面受体,在有凝血酶存在时,它激活蛋白 C,使 V 因子和 VI 因子失活而具有抗凝作用。内皮细胞膜上还存在类肝素的葡萄糖氨基糖苷,与抗凝血酶结合时具有抗凝作用。内皮细胞也具有明显的纤溶作用;内皮细胞还产生内皮细胞源生长因子,它可以促进细胞和纤维成分的增生。内皮细胞损伤后内皮细胞功能失常,使这些调节过程发生障碍,其正常的抗凝、抗细胞黏附和抗氧化功能减弱,成为致动脉粥样硬化的发生发展因素。

在高胆固醇血症、血流动力学变化、某些病毒和细菌感染以及香烟中的成分等刺激下,使内皮细胞受损,使内皮细胞功能失调,内皮细胞功能改变可产生黏附因子(V-CAM-1),使血流中大单核细胞易与内皮细胞黏附,并进入皮下间隙。肿瘤坏死因子-α(TNF-α)、白细胞介素-1(IL-1)和细菌脂多糖(LPS)等均可刺激内皮细胞表达 V-CAM-1。

大单核细胞与内皮黏附后向内皮下间隙迁移,这种迁移与内皮活化时合成的一种趋化因子有关,这种趋化因子是一种蛋白质,对大单核细胞有特异的化学趋化性或化学吸引力(MCP-1),它能加速大单核细胞的迁移过程,使单核细胞进入皮下间隙。此时大单核细胞本身也被活化,通过清道夫细胞受体摄入脂质,形成泡沫细胞。部分大单核细胞变为巨噬细胞,也成为含有大量脂质的泡沫细胞,合称大单核/巨噬细胞。

巨噬细胞来自大单核细胞,在动脉粥样硬化早期就出现在脂质条纹或粥样斑块附近,并在细胞内有脂质沉积。巨噬细胞通过一高度特异的细胞表面受体介导的内吞作用而摄取脂质,被摄取的胆间醇脂在溶酶体中被酸性脂酶水解,游离胆固醇进入细胞质中,重新脂化而堆积在细胞内。激活的巨噬细胞能分泌巨噬细胞源性生长因子(MDGF),其作用类似血小板源性生长因子(PDGF)。巨噬细胞还可以释放超氧化物、羟自由基、过氧化氢,促使 LDL 氧化;氧化 LDL 的促进动脉粥样硬化作用更强,它可以再被巨噬细胞摄取,使巨噬细胞变成泡沫细胞;巨噬细胞产生的氧自由基、蛋白酶等可通过清道夫受体摄取脂蛋白,介导非特异性免疫反应。另外,巨噬细胞还能将外源性抗原提呈给 T 淋巴细胞,启动特异免疫应答。

T 淋巴细胞广泛存在于动脉粥样硬化斑块处并处于激活状态,例如,辅助性 T 细胞可以分泌干扰素-γ(IFN-γ)、白细胞介素-2(IL-2)和肿瘤坏死因子-α(TNF-α),它们可以激活巨噬细胞并促进炎症的发生。

平滑肌细胞是动脉粥样硬化斑块中最重要的细胞成分之一,平滑肌细胞迁移在内膜增厚的形成中是一重要发病因素。平滑肌细胞迁移受平滑肌细胞分泌的平滑肌源迁移因子的调节,此因子的活性不受 PDGF 抗体及纤维联结蛋白抗血清的影响,是一自分泌系统。平滑肌增生是冠脉粥样硬化斑块形成和冠脉再狭窄的重要原因之一。平滑肌增生受 PDGF、平滑肌自分泌的促分裂素(mitogen)、大单核/巨噬细胞分泌的生长因子以及内皮细胞和平滑肌细胞本身所分泌的因子的影响。内皮细胞和平滑肌细胞并非免疫细胞,但在发病过程中对免疫有反应,甚至可以产生一些免疫介质:两者均能表达白细胞介素-1 和白细胞介素-6,这些介质对淋巴细胞的激活有明显放大效应。平滑肌细胞亦可转变为泡沫细胞,直接参与动脉粥样硬化斑块的发生和发展。

(三)体液免疫反应与冠状动脉粥样硬化

体液免疫反应参与冠状动脉粥样硬化过程。在人和动物的动脉粥样硬化斑块中已检测到免疫球蛋白和终末性 C5-b9 补体复合物或补体受体,表明沉积于组织的 IgG 可能导致斑块内局部的补体激活,此外,非抗体物质也可以通过 C3 旁路途径诱导血管壁内补体激活。胆固醇沉积早期就可以发生补体激活,提示脂质可能是激活补体的因素。补体激活后可以趋化单核细胞,诱导巨噬细胞产生白细胞介素-1,诱导内皮细胞表达黏附分子,并使巨噬细胞转化为泡沫细胞。

(四)炎症与急性冠状动脉综合征

从病理生理学角度可以将动脉粥样硬化斑块分成稳定性和不稳定性斑块。急性冠状动脉综合征(ACS)中的不稳定心绞痛(UA)和急性心肌梗死(AMI)绝大多数是因为不稳定粥样硬化斑块破裂或斑块糜烂伴随血栓形成造成血管堵塞所致。急性炎症反应在此过程中起了关键性的作用。

与稳定的斑块相比,易损斑块在病理组织细胞水平上具有以下特征:偏心性管腔分布,较大的脂质池(>40%),较薄的纤维帽,局部巨噬细胞、活化的淋巴细胞、肥大细胞及新生血管增多,而平滑肌细胞凋亡减少,内皮功能紊乱。炎症细胞集中于斑块最易破裂的部位,炎性标志物增加,基质金属蛋白表达、细胞内核因子 NF-κB 活化和热休克蛋白表达均增强,致该部位张力较高,故斑块易于破裂。

研究发现,不稳定斑块内存在异常炎症反应。斑块内的泡沫细胞、巨噬细胞、淋巴细胞和肥大细胞等炎症细胞聚集,释放各种酶分解基质引起斑块不稳定。ACS 患者斑块破裂部位可见大量 HLA-DRⅡ类抗原在炎症细胞和相邻的平滑肌细胞上表达,斑块内 IL-2 受体(CD25)阳性的 T 细胞比例明显高于稳定型心绞痛患者的粥样硬化斑块;活化的 T 细胞合成并释放 IFN-γ,后者抑制平滑肌细胞增生和胶原合成,协同炎症因子诱导斑块内的平滑肌细胞凋亡,调节巨噬细胞合成降解基质增加,从而削弱粥样斑块的稳定性。同时在 ACS 中检出 NF-κB 高表达,提示活化 NF-B 介导斑块内的炎症反应是 ACS 的主要病理机制。

ACS 患者 C 反应蛋白水平升高,它不仅是局部和全身性炎症反应的标志物,而且可能参与冠状动脉粥样硬化的发生和发展过程。C 反应蛋白水平是心血管事件的重要预测因素,强烈提示炎症反应参与了 ACS 的发病过程。

(五)抗感染疗法与动脉粥样硬化防治

抗感染疗法防治动脉粥样硬化在冠心病一、二级预防及 ACS 治疗中占重要地位。抗感染疗法包括对冠心病危险因素和前述动脉粥样硬化触发因素的防治,其中调脂药物的临床应用倍受重视。调脂药物已不再是单纯调整血脂水平,在治疗 ACS 初期尽早应用他汀类调血脂药的主要目的是为了发挥他汀类药物的非调脂作用(其中抗感染作用占有重要位置),从而起到稳定粥样斑块的作用;以防止冠状动脉内血栓进一步增大和病情进展或梗死面积扩大。调血脂药物,抗血小板药物阿司匹林、氯吡格雷,抗高血压药物血管紧张素转化酶抑制剂和血管紧张素Ⅱ受体拮抗剂以及降血糖药物中的噻唑烷二酮类药,也具有抗感染作用。其他,如免疫接种疗法、抗黏附治疗、白介素-2 阻断剂、干扰素拮抗剂、NF-B 抑制剂等也有潜在的应用价值。

二、脂代谢异常与冠状动脉粥样硬化

高胆固醇(TC)血症、高低密度脂蛋白(LPL-C)血症、高甘油三酯(TG)血症,低高密度脂蛋白胆固醇(HDL-C)血症、ApoB 水平增高、ApoA 水平降低等是冠心病的重要危险因素。血胆固醇水平长期增高,冠心病事件的发生率增加,长期控制血胆固醇于合适的水平,可以预防动脉粥样硬化;而降低血胆固醇水平可以减轻动脉粥样硬化斑块,减少心血管病事件。高胆固醇血症,尤其是氧化 LDL-C 在动脉粥样硬化发生和发展中起着重要作用。

冠状动脉粥样硬化的发生和发展是一个复杂的动态过程,其始动步骤可能与动脉内皮功能障碍有关,涉及因素有血脂异常、高血压、吸烟及糖尿病等。其中,血脂异常最为重要。流行病学调查研究表明,不同国家或地区人群中的 TC 水平与冠心病的发病率和病死率呈正相关。如芬兰 TC 水平最高,则冠心病发病率也最高;而日本 TC 水平最低,则冠心病发病率也最低。大系列临床试验研究和长时间随访观察表明,高胆固醇血症在动脉粥样硬化发生和发展过程中,所起的危害性作用,明显大于高血压和糖尿病,如果高胆固醇血症合并高血压和(或)糖尿病,则其危害性增加数倍。动脉内皮功能障碍导致其分泌一氧化氮、选择性通透、抗白细胞黏附,抑制平滑肌细胞增生以及抗凝与纤溶等功能受损,致使血浆中脂质与单核细胞积聚于内皮下间隙,低密度脂蛋白胆固醇氧化为 OX-LDL,单核细胞变为巨噬细胞,经清道夫受体成为泡沫细胞,形成脂质核心,而血管平滑肌细胞迁移到内膜而增生形成纤维帽。脂质核心有很强的致血栓作用,纤维帽含致密的细胞外基质,能使质核与循环血液分隔,从而保持斑块的稳定。

近年来,人们逐渐认识到动脉粥样硬化不仅是大动脉局部脂质沉积性疾病,也是一种慢性炎症性疾病。各种因素引起血管内皮损伤,使血小板激活和炎性分子释放,通过激活内皮细胞,募集单核细胞和淋巴细胞,致使平滑肌增生,并产生反应性氧类(ROS)。体内过度升高的LDL胆固醇通过损伤的内皮进入内膜下与 ROS 作用,导致内皮下区域氧化型 LDL 的停滞和聚集,从而引起慢性血管壁细胞炎症反应。

氧化修饰型 LDL 是导致炎症反应的主要脂质成分,LDL 中的磷脂对于氧化修饰极其敏感。循环中 LDL 微粒携带具有致炎作用的修饰物,包括 1-磷酸鞘氨醇、溶血磷脂酸等。LDL微粒中的氧化型磷脂的含量由血浆中的血小板活化因子乙酰水解酶(PAF-AH)、对氧化酶(PON)等多种酶来调节。

目前认为 HDL 具有抑制 LDL 氧化、降低 LDL 生物活性的功能。HDL 可以通过类似于清除 PON 的方式来抑制 LDL 的氧化,阻断轻微氧化型 LDL 的致炎症作用。因此被认为是一种抗感染微粒。HDL 对内皮还具有不依赖 LDL 存在的直接抗感染作用。但是在炎症反应过程中的急性期反应物进入 HDL 后,可以使得 HDL 对 LDL 氧化的抑制作用下降,功能减退的HDL 微粒不仅不能抑制 LDL 被氧化,而且还有促进作用,致使氧化型 PAPC 的生物活性增高,此时的 HDL 反而有了"致炎性"的意义。

过氧化物增生激活受体(PPARs)通过几种不同机制影响单核细胞滞留和募集:①减少细胞因子引起的 VCAM-1、ICAM-1 和内皮细胞化学因子的激活;②PPARα 通过减少单核细胞CCR2 表达,可降低 MCP-1 介导的单核细胞募集;③影响细胞外基质的其他成分的表达;④PPARα的激活导致强致炎性递质血小板活化因子(PAF)受体基因下调,从而抑制白细胞募集。PPARs 通过清道夫受体 CD36 来调节巨噬细胞对氧化型 LDL 的摄取,并通过诱导脂结合蛋白/aP2 的合成,从而加强脂质在巨噬细胞的储存;PPAR 的激活也增加清道夫受体 A 和CD36 的表达,并能诱导 A 型脂肪酸/脂肪酸连结蛋白的表达,发挥抑制巨噬细胞脂质和胆固醇储存的作用。PPARα 和 PPARγ 也能通过增强 HDL 受体和清道夫受体以及对炎性细胞因子(金属蛋白酶-9、TNF-a、IL-6、IL-β、IL-10、IL-12 等)的抑制作用,而发挥抗动脉粥样硬化和稳定斑块的作用。

根据美国国家成人胆固醇教育计划第三次(ATP Ⅲ)报告,非高密度脂蛋白胆固醇(non-HDL＝总 TC 减去 HDL-C)作为心血管病危险因子的地位进一步受到重视。non-HDL-C 包括了结合了载脂蛋白 B 的所有胆固醇。non-HDL-C 对男性和女性心血管病危险度都有预测价值,non-HDL-C 水平每改变 0.78mmol/L(30 mg/dL),男性和女性心血管病危险度分别发生 19％和 11％的变化,non-HDL-C 水平也是心绞痛、心肌梗死和猝死的独立危险因素,因此,调脂治疗应以降低 non-HDL-C 水平为主要治疗目标。

三、遗传因素与冠状动脉粥样硬化

大量的临床研究表明,80％的冠心病患者的胆固醇血浆水平与非冠心病患者一样;降低LDL 只能减少临床事件,还有大量患者虽已降低 LDL,但仍发生临床事件。这说明高 LDL 不是造成冠心病的唯一原因。

现在认为,动脉粥样硬化和冠心病主要是遗传性疾病,常是复杂的基因与环境相互作用的结果。例如,在冠心病患者群中的 77％,以及第一级及第二级亲属中的 54％有遗传性脂质异常。早发性冠心病患者的同胞兄弟的冠心病危险性约50％；同卵孪生女性中一方65岁以前死于冠心病，另一方死于冠心病的相对危险为15，而不同卵生者为2.6；同卵孪生男性中一方死于55岁以前，另一方的相对危险性为8.1，而不同卵生者为3.8。研究遗传因素在冠心病发病中的作用，不仅为未来的基因干预治疗提供科学依据，而且对指导当前冠心病的治疗有重要临床意义。

四、感染与冠状动脉粥样硬化

目前认为动脉粥样硬化是一个缓慢而复杂的病理过程。血管内皮的损伤和血管内皮功能减退是引起动脉粥样硬化的始动因素。高血压、高脂血症、糖尿病、吸烟等可能损害血管内皮。血管内皮受损后引起内皮Ⅰ胶原组织暴露，促发血小板黏附聚集，使氧自由基产生增加和脂质过氧化物形成，加上炎性细胞趋化浸润，巨噬细胞吞噬脂质形成泡沫细胞，再加上各种生长因子合成增加，促进血管平滑肌细胞从中层向内膜下层迁移和增生。动脉粥样硬化斑块形成后，由于微血管出血、机化，最后使动脉粥样硬化斑块纤维化、钙化，完成了动脉粥样硬化的病理过程。当动脉粥样硬化斑块破裂后，促发血小板黏附聚集和血栓形成，引起动脉管腔的不完全阻塞和完全阻塞。其他危险因素如高凝状态、高黏度血症、同型半胱氨酸代谢异常、血管紧张素转化酶基因异常也对动脉粥样硬化形成发生不利影响。上述因素相互促进、互相影响，使抗动脉粥样硬化因素受到损害，促动脉粥样硬化因素失去抑制，最终使动脉粥样硬化过程得以完成。

近年来，大量临床病理及流行病学研究提示，感染或炎症与动脉粥样硬化特别是与冠心病的发生与发展有关，幽门螺杆菌（Hp）、肺炎衣原体、病毒极有可能是导致动脉粥样硬化和冠心病的危险因素。临床研究表明，冠心病和心肌梗死组Hp抗体阳性率、肺炎衣原体TWAR株的血清免疫球蛋白G或A抗体阳性率等、血清抗病毒抗体、病毒分离、病毒抗体及病毒脱氧核糖核酸的阳性率均高于对照组，提示动脉粥样硬化及冠心病的发生和发展与感染或炎症有关。

有学者已从人的冠状动脉及颈动脉粥样斑块中分离出肺炎衣原体。在已有颈动脉粥样硬化的斑块中，肺炎衣原体、巨细胞病毒、单纯疱疹病毒的出现频率分别是71％、35％和10％；二种病原体的出现率为23.7％，三种病原体共同感染发生率为7.9％。

（一）幽门螺杆菌（Hp）感染与冠状动脉粥样硬化

感染Hp导致冠心病的机制尚不清楚，推测：①慢性Hp感染可导致血液脂质过氧化物、白细胞水平、纤维蛋白原增高，这些因素均为冠心病的预报因子；②Hp感染引起的疾病不仅限于胃、十二指肠，也影响儿童时期的身高，这也可能是胃的炎症影响营养吸收的结果，而身材矮小已认为是冠心病发生的独立危险因素；③Hp感染可引起机体维生素$_6$、维生素$_{12}$和叶酸缺乏，这些物质缺乏会导致同型半胱氨酸水平升高，后者被认为是冠心病发生的新的致病因素。

（二）肺炎衣原体感染与冠状动脉粥样硬化

肺炎衣原体导致动脉粥样硬化的机制可能有两个方面：①直接作用：单核巨噬细胞可将肺炎衣原体从呼吸道转移到冠状动脉，引起冠状动脉的直接感染（特别是动脉壁中的巨噬细胞和平滑肌细胞），诱发初始的血管损伤病变和慢性炎症反应；②肺炎衣原体感染可通过诱发细胞因子（如干扰素、白介素-6和肿瘤坏死因子）的产生，加重和触发机体的炎症连锁反应，加速血浆纤维蛋白原和C反应蛋白等急性期蛋白的合成，刺激促凝血物质如组织因子的表达，引发脂质代谢异常，间接促进动脉粥样硬化的形成。肺炎衣原体TWAR株的脂多糖可与低密度脂蛋白结合,使之产生抗原性或直接对内皮细胞产生毒性作用;该菌株抗体还可以改变低密度脂蛋白胆固醇的特性,使之易被摄入动脉壁内,从而加速动脉粥样硬化病变的形成。

血管细胞对肺炎衣原体有易感性,肺炎衣原体可以感染巨噬细胞、内皮细胞、动脉平滑肌细胞、粥样硬化中细胞栓的成分。感染的首要宿主细胞是上皮细胞,它排列在气管和鼻咽部,然后由单核巨噬细胞将肺炎衣原体从呼吸道转移到冠状动脉。体外研究发现,在有低密度脂蛋白存在时,由人类单核细胞衍生的巨噬细胞转变为泡沫细胞并促使胆固醇酯的聚集,而泡沫细胞的形成是动脉粥样硬化疾病的早期变化。肺炎衣原体对人类血管内皮细胞的感染可导致组织生长因子的产生、单核细胞趋化蛋白-1 的水平增高和血小板粘连到感染细胞。内皮细胞的感染还可导致粘连分子的渗出,这些分子在白细胞连接中起重要作用。巨噬细胞的感染导致亲炎性细胞激肽、肿瘤因子-α、白细胞介素-1 及 6、以及与 CD14 分子相似的白细胞介素-8 的产生,它们在炎性反应中起重要作用。

总之,在动脉粥样硬化形成早期阶段,肺炎衣原体可促进脂质沉积,单核细胞黏附、渗出和活化以及泡沫细胞形成,从而引致动脉粥样硬化的发生。在动脉粥样硬化损伤进展阶段,肺炎衣原体诱导泡沫细胞活化和增生,并诱发多种细胞因子促进平滑肌细胞迁移、增生以及死亡/凋亡,从而推动动脉粥样硬化的发展;并且肺炎衣原体感染降低动脉粥样硬化斑块的稳定性,增加机体的促凝血活性,从而导致急性心血管事件的发生。但肺炎衣原体在动脉粥样硬化发生发展中的始动、促动作用和在动脉粥样硬化发生发展中的作用机制及其所起作用的地位仍需深入研究。

(三)病毒感染与冠状动脉粥样硬化

现有的研究表明,单纯疱疹病毒和巨细胞病毒可引起动脉炎症损伤、平滑肌细胞增生、局部脂类物质积聚等病理变化,导致动脉粥样硬化和冠心病的发生与发展。病毒感染引起动脉粥样硬化和冠心病的发生机制也不十分清楚。一般认为,病毒感染可通过细胞膜上的受体侵入动脉内皮细胞和平滑肌细胞,可产生持续和潜伏感染,病毒糖蛋白黏附于感染细胞表面,吸引单核细胞、淋巴细胞及多形核白细胞聚集,导致内皮细胞受损、局部凝血反应异常、脂质代谢紊乱,造成胆固醇、胆固醇酯等脂类物质的局部积聚,平滑肌细胞增生,加上其他因子的参与,共同作用导致冠心病的发生与发展。

五、动脉粥样硬化形成

动脉粥样硬化斑块形成是一个慢性、长时间过程。

(一)动脉粥样硬化的初期改变

动脉粥样硬化的初期改变包括脂质条纹、胶样突起和附壁微血栓。

1.脂质条纹

脂质条纹呈扁平的、稍稍突起的索条状物,内含大量充满胆固醇的泡沫细胞,也有一定量的细胞外脂质。脂质条纹是可逆性病变,在减少动脉硬化危险因子的情况下可以逆转或消退。

2.胶样突起

显示内膜水肿、结缔组织分离,细胞成分减少,很少含脂质,此种病变以后可转变成纤维斑块。

3.附壁微血栓

可出现在受损内膜或早期动脉硬化病变上,含有纤维蛋白和血小板,初期病变是可逆的。

（二）成熟的动脉粥样硬化斑块

成熟的动脉粥样硬化斑块是由脂核和纤维帽组成。大体上先是 $8\sim12\ \mu m$ 直径的卵圆形突起,继续发展时可由几个小斑块融合成面积较大的斑块,并有血管壁的滋养血管长入。这种斑块中除了有脂质、纤维、泡沫细胞、平滑肌细胞、巨噬细胞、淋巴细胞、血小板、白细胞产物外,还有基质成分如胶原、弹力蛋白、蛋白糖苷及糖蛋白等。成熟的斑块过大时中心可发生坏死,坏死组织中可有钙质沉着。

（三）急性冠状动脉综合征(ACS)与动脉粥样硬化斑块

ACS 患者在发病前往往先有高脂血症,巨噬细胞摄取越来越多的脂质后形成泡沫细胞,大量泡沫细胞聚集即形成脂质条纹;当巨噬细胞摄取的脂质超出其清除能力时,可引起泡沫细胞坏死,导致细胞外脂质核心的形成。同时,平滑肌细胞大量增生,穿插于巨噬细胞源性泡沫细胞之间,产生胶原、弹力纤维及蛋白多糖,使病变演变为纤维斑块。随着病理过程的进一步发展,纤维斑块逐渐演变为粥样斑块。粥样斑块破裂或损伤后,即可引发 ACS 的临床表现。

一般来说,动脉粥样硬化斑块形成是一个慢性、长时间过程,从内皮功能障碍的角度看,不同的时间段的病理变化各不相同。从第一个 10 年到第三个 10 年,内皮功能障碍的进展主要为脂质聚集,从第四个 10 年开始,内皮功能障碍主要表现为平滑肌和胶原的改变以及血栓形成、出现血肿等。

第六章　冠心病介入治疗

第一节　冠心病介入治疗概况

1977 年 Gruentzig 进行了世界上第一例经皮冠状动脉腔内成形术(PTCA),开创了介入心脏病学的新纪元。在此后的 30 多年中以 PTCA 为基础的冠心病介入治疗技术迅速发展,成为冠心病血管重建治疗的重要手段。据估计,2001 年全世界行各种经皮冠状动脉介入治疗(PCI)约 260 万例,仅在美国即 89 万例。我国于 1984 年开展 PTCA,1999 年完成 8 000 例,2000 年完成 1.2 万例,目前每年 2 万例左右,尽管其数量与国外相差甚远,远远不能满足广大患者的需要,但近几年发展也十分迅速。在过去的 30 多年中,冠心病介入治疗取得了重大进展,新的介入治疗技术不断出现并应用于临床,根据循证医学原则对各种介入治疗的适应证及治疗价值进行了评价,介入治疗在攻克其存在的主要问题——再狭窄的过程中不断发展。

一、经皮冠状动脉介入治疗的评价

(一)经皮冠状动脉介入治疗与冠状动脉旁路移植术(CABG)的疗效比较

PCI 由于应用简便、避免全麻、开胸,患者痛苦小,恢复快,并且在紧急情况下可迅速达到血管重建,因而其应用日益广泛。近年来对 PCI 与 CABG 的疗效进行了多个随机对照临床试验,得出了一些普遍性结论。

1. 对单支病变患者

PTCA 与 CABG 远期生存率与心肌梗死发生率相似,但是接受 PTCA 的患者,需要抗心绞痛药物治疗及靶血管重建术(TVR)者明显多于 CABG,主要由于 PTCA 后再狭窄所致。

2. 对多支病变患者

20 世纪 90 年代中期进行的几项随机对照临床试验结果显示,PTCA 与 CABG 组随访中总死亡率、心脏性死亡和心肌梗死发生率无明显差别,PTCA 组重返工作早,但由于再狭窄,TVR 明显高于 CABG 组,功能改善不如 CABG。亚组分析表明,糖尿病、多支弥散病变、左心室功能减退、左主干远端以及伴有前降支开口病变的多支病变和通过 PTCA 不能达到完全血管重建的患者 CABG 则更为受益。多支病变支架置入术与 CABG 随机对照的 ARTS 临床试验结果显示,冠状动脉支架置入术与 CABG 组死亡、脑卒中及心肌梗死发生率仍相似,支架组 TVR 较 CABG 多见(仍与再狭窄有关);糖尿病患者 CABG 组 1 年时存活率高于支架组(96.9% vs 92.9%),主要心脏事件发生率低于支架组。

(二)经皮冠状动脉介入治疗与药物治疗的比较

PCI 与药物治疗的比较研究较少,ACME-2 等试验研究显示,PCI 与药物治疗相比,主要是缓解症状,改善生活质量,而两组远期预后相似。AVERT 研究表明,对于低危的稳定性冠心病患者,积极的他汀类调脂治疗在减少缺血事件方面至少与 PTCA 同样有效。基于以上研究结果,目前认为,对于无症状或轻度心绞痛(加拿大心绞痛分级 CCS Ⅰ 或 Ⅱ 级)患者、冠状动脉二级分支病变、非前降支开口或近端的不能血管重建的单支病变或在50%~60%的轻度病变可药物治疗。对于心肌缺血症状重以及希望保持较旺盛体力活动的患者、病变适宜、预期PCI成功率高、风险低、再狭窄率低的前降支受累的单支或多支病变,能达到完全性血管重建者,有外科手术禁忌证,或急性冠状动脉综合征尤其急性心肌梗死患者更适宜PCI。而左主干病变,三支病变伴左心功能减退(射血分数<0.40),PCI不能达到完全性血管重建,糖尿病伴多支弥散病变,前降支开口部伴多支病变及无前壁心肌梗死患者前降支闭塞PCI不能成功者,则应选择CABG。

(三)经皮冠状动脉介入治疗在非S-T段抬高急性冠状动脉综合征中的应用

非S-T段抬高的急性冠状动脉综合征主要包括不稳定性心绞痛(UA)和非Q波心肌梗死,FRISCII和TACTICS TIMI 18研究结果支持对这些患者早期血管重建,对高危患者尤有意义。

(四)急性心肌梗死的经皮冠状动脉介入治疗

1. 直接经皮冠状动脉介入治疗

直接PCI与溶栓治疗比较,梗死相关动脉再通率高,达到心肌梗死溶栓治疗临床试验(TIMI)3级血流者明显多,再闭塞率低,缺血复发少。

据Weaver等对10个单中心和多中心的直接PTCA与溶栓治疗的随机对照临床试验的汇总分析,直接PTCA患者30 d病死率(4.4%),显著低于溶栓治疗的患者(6.5%,P=0.02),并可减少非致死性再梗死及脑卒中发生率。近来发表的SHOCK临床试验结果表明,急性心肌梗死并发心源性休克患者,急诊血管重建较初始内科稳定组(包括溶栓和主动脉内球囊反搏)可明显降低6个月时病死率(53.0% vs 63.1%,P=0.027)。目前一致公认,急性心肌梗死发病12 h以内或虽发病超过12 h,但仍有胸痛及心电图S-T段抬高者,以及急性心肌梗死并发心源性休克患者应首选直接PCI治疗;适合再灌注治疗但对溶栓禁忌者也应行PCI。急性心肌梗死急性期只对梗死相关动脉进行PCI,非梗死相关动脉病变待恢复期行择期PCI。

2. 溶栓后经皮冠状动脉介入治疗

近年来RESCUE等研究表明,溶栓失败后(TIMI 0~1级)补救性PTCA仍可减少死亡,改善心功能。因此主张在溶栓后仍有明显胸痛、抬高的S-T段无明显回落,临床提示未再通或有再梗死证据者,应进行补救性PTCA。

(五)冠状动脉内支架置入术

冠状动脉内支架置入术为PCI发展过程中最重要的进展之一,大量临床试验已证实了支架置入术的临床价值,在PTCA并发夹层、急性闭塞或濒临闭塞时,置入支架可保持血管通畅,从而避免急诊CABG和心肌梗死。对初次进行介入治疗的(de-novo)病变置入支架可明显降低狭窄率。目前在行PCI的患者中80%以上置入支架,球囊扩张和支架置入术已成为冠心病介入治疗的基本技术。近年来支架置入也广泛用于急性心肌梗死的再灌注治疗,Zwolle、STENT PAMI和CADILLAC研究已证明,在急性心肌梗死患者原发置入支架其心脏事件发生率明显低于单纯PTCA组。

(六)斑块消蚀技术

斑块消蚀即将冠状动脉斑块去除从而使管腔扩大。曾经较广泛应用的消蚀技术包括激光血管成形术、定向性斑块旋切术（DCA）和旋磨术等。大量临床研究表明，这些消蚀技术与球囊扩张比较并不能降低再狭窄率，仅对某些特定病变有一定优越性，可作为球囊扩张和支架置入的辅助治疗。如准分子激光血管成形术可用于弥漫性狭窄的治疗；定向性斑块旋切术适用于大的非迂曲血管的局限性偏心性病变，尤其是前降支开口部病变的治疗；旋磨术则主要用于钙化性病变及对球囊扩张有抵抗的纤维性病变。

二、近年来应用的新技术

（一）经桡动脉介入治疗

近年来经桡动脉穿刺途径进行 PCI 应用日趋广泛，与传统的经股动脉穿刺途径比较，其最大的优点在于不需卧床，患者恢复更快，对股动脉或髂动脉狭窄、闭塞、过度迂曲或穿刺失败的患者尤为适宜。国内许多单位也已较熟练地掌握了此技术。但由于经桡动脉途径通常用 6 F 引导导管（少数可用 7 F 引导导管），后坐力较差，不宜用于十分复杂的病变以及需同时置入主动脉内球囊反搏或临时起搏导管的患者。经桡动脉穿刺途径仅能用于 Allen 试验显示手掌动脉弓通畅的患者。因桡动脉易于发生痉挛，操作必须轻柔，必要时可自鞘管注入硝酸甘油 0.2 mg、维拉帕米 2～4 mg。

（二）血管内超声（IVUS）、多普勒血流测定和冠状动脉内压力测定

冠状动脉造影技术显示血管腔的变化，不能反映血管壁的变化。而血管内超声则不仅显示血管腔的形态，且能显示血管壁的形态和结构，可以较冠状动脉造影更精确地显示病变的形态、性质和大小，从而指导 PCI 的进行并判断 PCI 的效果。对于冠状动脉造影和血管内超声检出的临界性狭窄病变，多普勒血流测定冠状动脉血流储备（CFR）对决定是否做介入治疗有重要参考价值，如狭窄远端 CFR<2.0、近远端血流速度比>1.7、舒张期与收缩期流速比<1.5，或与参照血管相比得出的相对血流储备（rCFR）<0.75，表明狭窄具有明显血液动力学意义，应考虑介入治疗。应用压力导丝测定冠状动脉内压力，计算血流储备分数（FFR），也是评价冠状动脉狭窄程度的良好指标，如<0.75 可考虑介入治疗。

（三）血管远端保护装置

PCI 术中病变部位血栓或斑块脱落引起远端栓塞是一重要并发症，在退化的大隐静脉旁路血管、血栓负荷大的冠状动脉病变（如急性心肌梗死、急性冠状动脉综合征等）以及颈动脉介入治疗时更为常见。近年来研制的血管远端保护装置如 Angio Guard 滤器、Percu Surge 导丝和抽吸导管以及 EPL 滤器等的应用使远端栓塞发生率降低，增加了介入治疗的成功率及安全性。

（四）激光心肌血运重建术

激光心肌血运重建术可经开胸由心外膜进行激光心肌血运重建术（TMR），也可经皮穿刺由心内膜进行激光心肌血运重建术（PMR），近年来还研制了根据心肌生物电和机械运动标测存活缺血心肌用以指导经心内膜激光打孔的定向 PMR（即 DMR）。目前 TMR 多用 CO_2 激光或钬激光，PMR 多用钬激光，准分子激光正在研究之中。激光心肌血运重建术用于晚期冠心病既不适合介入治疗也不适于 CABG 的弥漫性狭窄或多次 CABG 后血管闭塞患者的替代治疗。已有几个临床试验表明 TMR 可显著改善晚期冠心病的心绞痛，如 ATLATIC 试验将 182 例 CCSⅢ～Ⅳ级心绞痛患者随机分为 TMR 组和内科药物治疗组，12 个月后 TMR 组心绞痛分级及运动负荷试验改善明显优于内科药物治疗组。PMR 与药物治疗对照研究也显示

类似结果,如 PACIFIC 试验将 221 例患者随机分为 PMR 组和持续内科治疗组,12 个月随诊 PMR 组心绞痛改善及运动耐量增加优于持续内科治疗组。但大多研究尽管症状改善、运动耐量增加,然而病死率及心肌梗死发生率无改变,是否能改善心肌灌注尚无定论,远期疗效也有待观察。因此,激光心肌血运重建术需严格掌握适应证,不可滥用。至于 PMR 或 TMR 缓解心绞痛的机制,目前认为可能由于激光孔道与冠状动脉血管间直接交通或产生侧支循环,或由于创伤后组织愈合过程中血管生成,从而减轻心肌缺血;也可能由于激光导致的去神经作用,甚或安慰剂效应。最近报道的 DIRECT 试验将 CCS Ⅲ 或 Ⅳ 级顽固性心绞痛、运动负荷试验阳性且可重复、SPECT 显示可逆性缺血的患者,随机分为安慰剂组(仅用 Biosenses 标测)、低剂量 DMR 和高剂量 DMR,每组各 100 例,结果 3 组间 360 d 无心脏事件存活率无显著差别,心绞痛均改善,且改善程度相似,运动试验改善程度也相似,因此认为 DMR 乃安慰剂效应。

(五)治疗性血管生成

血管生成治疗指应用血管生长因子或基因促进新的毛细血管生成,从而形成供血血管区至梗阻血管区的侧支循环,缓解心绞痛,改善心肌缺血。生长因子和基因可经冠状动脉注射,在开胸手术时注入心肌,也可应用导管技术经心内膜途径注入。有研究表明,应用左心室心电—机械标测的方法经心内膜注射质粒介导的血管内皮生长因子基因(PhVEGF-2)是安全而可行的,不引起室性心律失常、心肌梗死或心室穿孔等并发症,可改善心绞痛、减轻心肌缺血。目前进行临床试验的血管生长因子除血管内皮生长因子蛋白和基因外,尚有成纤维细胞生长因子(FGF)蛋白和基因等。AGENT 试验应用腺病毒载体(Ad5)介导的 FGF4 基因冠状动脉内输注,12 周时运动负荷试验改善,Ad5 中和抗体滴度增高,但多聚酶链反应未检出病毒,循环中未检出 FGF4 基因,证明应用冠状动脉内转基因促进血管生成是安全的。也有报道 CABG 同时对不能旁路移植部位的心肌注射碱性成纤维细胞生长因子(bFGF),经(16.0±6.8)个月随访心绞痛改善,缺血区减少。但 VIVA 临床试验对 178 例严重心绞痛而不适合血运重建术的患者注射 2 个剂量的 VEGF 或安慰剂,结果 3 组 60 d 时心绞痛及活动平板运动试验未见明显差别。促血管生成基因治疗的疗效、安全性和靶向性仍有待进一步研究和临床试验验证。

(六)经皮原位冠状动脉旁路移植术(PICAB)和经皮原位冠状静脉动脉化(PICVA)

PICAB 应用与冠状动脉伴行的冠状静脉,在冠状动脉病变的近端和远端冠状动、静脉之间分别建造一个通路,封闭冠状静脉新建的通路的近端和远端,冠状动脉血流则在其病变近端通过在体静脉旁路绕过病变以后再回到冠状动脉,从而解除心肌缺血。PICVA 在冠状动脉病变近端冠状动、静脉之间仅建造一个通路,封闭冠状静脉近端,使冠状静脉接受冠状动脉血流,静脉动脉化并供应心肌血液。这两项新的经皮血运重建技术刚刚进入临床试验的初期,其疗效有待进一步评价。

三、介入再狭窄的防治

(一)机制的认识

经皮冠状动脉腔内成形术(PTCA)后 6 个月内再狭窄发生率高达 $30\% \sim 50\%$,是介入治疗面临的重要问题,也是介入心脏病学研究的焦点之一。近年来大量研究结果表明,再狭窄的机制主要为:①血管弹性回缩;②血管负性重塑(remodeling),血管内超声(IVUS)研究表明,再狭窄主要由于血管大小(即外膜口径)的缩小,而血管壁面积的变化很小,在 6 个月的随访中,73％晚期管腔丧失乃由于外弹力膜缩小;③血栓形成并机化;④平滑肌细胞过度增生,细胞外基质聚集。

(二)再狭窄防治研究进展

1.药物治疗

许多药物在动物实验均可预防再狭窄,但迄今临床试验仅显示血小板衍生生长因子抑制剂(trapidil)和抗氧化剂普罗布考(Probucol)全身给药可降低再狭窄发生率。近来有报道血管紧张素Ⅱ1型(ATI)受体拮抗剂缬沙坦(Valsartan)可减少 B2/C 型病变支架术后再狭窄。

2.药物涂层或洗脱支架(drug eluting stent)

支架置入术有效地降低再狭窄发生率至 20％～30％。支架降低再狭窄率的机制主要由于有效地制止了血管弹性回缩及负性重塑。但支架置入后仍有平滑肌细胞增生,且由于不锈钢异物的存在,其平滑肌细胞增生的程度较单纯球囊扩张更为明显,因此,仍会有再狭窄发生。近来携带并释放抑制平滑肌细胞增生药物的药物涂层支架的应用,有望进一步显著降低再狭窄发生率,是近年来介入心脏病学又一突破性进展。雷帕霉素(Rapamycin)涂层支架首先应用于临床试验,该涂层支架在 BX-VELOCITY 支架上涂有均匀等重的抗腐蚀聚合物和雷帕霉素,聚合物有两层,一层为基本涂层,表面的一层用来控制调节雷帕霉素释放速率。支架携带的药量为 148 $\mu g/cm^2$,分为快速释放和缓慢释放两种。目前用于临床试验的支架为带缓慢释放涂层的支架。雷帕霉素为一天然的大环内酯类抗生素,同时具有强的免疫抑制作用和抗细胞增生作用,用于预防肾移植后的排异反应。研究表明,雷帕霉素通过抑制生长因子,阻止细胞周期 G1 期至 S 期的转化,产生明显的抑制平滑肌细胞增生和迁移的作用。动物实验研究表明,可预防支架置入后再狭窄。该支架的Ⅰ期临床试验(FIM)入选 45 例患者,病变长度 <18 mm,血管直径 3.0～3.5 mm,以 BX-VELOCITY 裸支架作为对照,结果 6 个月时雷帕霉素涂层支架组造影再狭窄率为 0,靶病变再次血运重建术(TLR)为 0,而对照组再狭窄率为 26％,TLR 为 22％。FIM 研究的患者现已随访 2 年,涂层支架组造影再狭窄率仍为 0。TRAVEL 试验为另一雷帕霉素涂层支架预防支架内再狭窄的临床试验,病变长度 <18 mm,血管直径 2.5～3.5 mm,共入选 238 例患者,随机分为两组,6 个月造影再狭窄率为 0,对照组为 26％(P<0.001)。另一项较大规模的临床试验 SIRUS 的中期试验结果也已在巴黎举行的 PCR 会议上公布,结果表明,支架内造影再狭窄率 2％,较裸支架减少 94％;节段内再狭窄率 9.2％,较裸支架减少 72％。紫杉醇(Paclitaxel)涂层支架的临床试验也取得显著效果。紫杉醇通过稳定微管系统并预防细胞有丝分裂而抑制平滑肌细胞增生和迁移,预防再狭窄。ASPECT 试验应用的紫杉醇涂层支架直接涂布在支架表面,无聚合物涂层,共入选 177 例患者,分为高剂量(3.1 $\mu g/mm^2$)、低剂量(1.3 $\mu g/mm^2$)药物涂层支架组和裸支架对照组,6 个月时造影再狭窄率高剂量药物涂层支架组为 4％,低剂量药物涂层支架组 12％,裸支架对照组为 27％(P<0.001),TLR 在高剂量药物涂层支架组为 3.3％,低剂量药物涂层支架组为 3.4％,裸支架对照组为 3.4％,无显著差异,但高剂量药物涂层支架组亚急性血栓形成较常见,可能与高剂量时影响内皮细胞再生有关。TAXUSI 试验为紫杉醇聚合物涂层支架预防再狭窄的随机对照研究,共入选 61 例患者,随机分为紫杉醇涂层支架组和裸支架组,病变长度 <12 mm,血管直径 2.5～3.5 mm。6 个月造影再狭窄率紫杉醇涂层支架组为 0％,裸支架组 10％(P<0.001),两组 30 d 时均无主要心脏不良事件(MACE)发生。另一项随机临床试验 ELUTES,应用无聚合物涂层的紫杉醇支架,共入选 192 例患者,均为单个病变,长度

<16 mm,随机分为 5 组,其中 4 组涂层支架组紫杉醇含量分别为 $2.7~\mu g/mm^2$、$1.4~\mu g/mm^2$、$0.7~\mu g/mm^2$、$0.2~\mu g/mm^2$,另一组为裸支架,上述 5 组 6 个月造影再狭窄率分别为 3.1%、13.5%、11.8%、20% 和 20.6%($P=0.055$),各组间死亡、心肌梗死和亚急性血栓发生率无显著差别。该研究结果表明,紫杉醇涂层支架可明显减少再狭窄,其标准剂量密度为 $3~\mu g/mm^2$ 左右。但并不是所有动物试验研究能有效抑制平滑肌细胞增生的药物涂层支架,在临床上均能预防支架内再狭窄,放线菌素(Dactinomycin)支架的临床试验由于再狭窄率高已终止。Batimistat 支架也由于再狭窄率高而暂停。药物涂层支架的初步临床试验的确取得了卓越效果,但目前临床试验所选的病例均是较简单的病变,当广泛临床应用以后,预期再狭窄发生率会在 10% 左右。但无论如何,较裸支架再狭窄率 $20\%\sim30\%$ 已是一个大的突破性进展。药物涂层支架的研究方兴未艾,除了扩大病例验证以外,新的药物如雷帕霉素衍生物及其他化合物以及各种不同的涂层材料及方法也都在积极研究之中。但实验病理学家告诫我们,目前临床有效的这些药物涂层支架,在小型猪模型的研究中一个月时可明显抑制平滑肌细胞增生,预防再狭窄,但 3 个月时多与对照组无显著差别,提示我们在临床上仍需长期追踪观察;另外,某些药物可能影响内皮细胞再生,使血管再内皮化延迟,而发生亚急性血栓形成。

3. 血管内近距离放射治疗

放射治疗产生的电离辐射可抑制活跃细胞的增生,用于治疗肿瘤和良性增生性疾病。由于介入治疗后再狭窄与平滑肌细胞表型改变、过度增生和迁移有关,因此,理论上放射治疗可能预防再狭窄的发生。动物实验结果表明,当血管壁外膜吸收的射线剂量在 $12\sim20$ Gy 之间时可预防再狭窄,当 <8 Gy 时可能刺激增生,>20 Gy 时可能导致动脉瘤。目前用于血管内放射治疗的射线种类有 γ 射线源如 ^{192}Ir 和 β 射线源如 ^{90}Sr/Y、^{32}P、^{186}Re、^{188}Re 等。血管内放射治疗的方式有固体源如放射导丝、串珠样点源、液体源(放射球囊)和放射支架。血管内放射治疗的临床试验显示无论 γ 射线或 β 射线均可降低再狭窄发生率。SCRIPPS 试验应用 ^{192}Ir,6个月再狭窄率降低 71%,3 年时较对照组仍降低 48%。WRIST 试验(^{192}Ir)6 个月降低靶血管重建术 78%。CAMMAl(^{192}Ir)试验对病变 <30 mm 者 6 个月再狭窄率降低 70%,病变 $30\sim40$ mm 者降低 48%。应用 β 射线源 ^{90}Sr/Y 的 BERT 试验 6 个月再狭窄率为 15%,PREVENT 试验(应用 ^{32}P)靶血管重建术也明显降低(6% vs 24%)。近来发表的 START 临床试验应用 β 射线源(^{90}Sr/y)治疗支架内再狭窄 476 例,随机分为 PTCA 组和 PTCA 加血管内放射治疗组,8 个月复查靶病变血管重建减少 42%,主要心脏事件减少 31%,再狭窄发生率在支架段减少 66%,分析段减少 36%。有心血管病医院近来应用 Beta Cath 系统(^{90}Sr/y)进行支架内再狭窄的治疗,至 2001 年底已完成 53 例,在治疗后 8 个月以上进行随访造影的 29 例患者中(占应随访患者的 87.9%),分析段再狭窄 7 例(占 23.3%),支架段再狭窄 3 例(占 10.0%),与国外临床试验结果类似(支架内再狭窄单纯球囊扩张后再狭窄率为 $40\%\sim50\%$)。血管内放射治疗临床应用以来发现了下述问题:①边缘效应(包糖纸现象):由于放射源未完全覆盖损伤的血管段,导致中心部分无再狭窄,而两端未覆盖部分发生再狭窄,造影表现类似"包糖纸"。为了避免边缘效应的发生,放射源应较血管损伤段每侧长 7 mm。②晚期血栓形成:血管内放射治疗后置入新支架者晚期血栓形成可高达 14%,单纯球囊扩张以后放射治疗,血栓形成率 3%,其原因主要由于内皮细胞延迟愈合。因此血管内放射治疗后应尽量避免置入新支架,并需加强和延长抗血小板治疗。对无新支架置入者,通常阿司匹林、噻氯匹定(或氯吡格雷)应用 6 个月;对置入新支架者有人主张服用 1 年。③动脉瘤或假性动脉瘤:可能与靶病变接受剂量

过高有关。④放射防护及安全性：β射线源由于穿透距离近，照射时间短，易于防护。γ射线源穿透强，照射时间长，防护问题尤为突出。近来血管内放射治疗后 IVUS 研究发现黑洞（black hole）或黑壁（black wall）现象，原因尚不完全清楚。另外还发现血管壁与支架分离，呈剂量依赖性，常见于放疗前置入新支架者以及在斑块负荷小的血管区域。

4. 支架内再狭窄治疗的建议

局限性支架内再狭窄（< 10 mm）：第一次出现可高压球囊扩张或切割球囊扩张；再发则应球囊扩张以后放射治疗。弥散性支架内再狭窄（10～20 mm）：球囊或切割球囊扩张后放射治疗。增生性支架内再狭窄（15～20 mm，且范围超出支架边缘）：对增生组织消蚀以后高压球囊扩张，然后血管内放射治疗。

近年来介入治疗技术飞速发展，介入心脏病学已发展成为一个亚学科，而冠心病介入性治疗又是介入心脏病学中发展最快、最具挑战性的领域。目前，各种介入治疗技术的疗效及应用价值在循证医学原则下已得到科学评价，冠心病介入治疗在攻克再狭窄的征途中不断发展。近来，药物释放支架的研究显示了良好前景。今后介入治疗将从冠状动脉本身扩展到心肌血管生成和心肌细胞移植等领域。易损斑块的检出和治疗、急性心肌梗死再灌注损伤及"无再流"的预防和治疗，对晚期冠心病患者血管重建的研究也将成为新的起点。

第二节　冠状动脉介入治疗的基本器械选择

一、指引导管

冠状动脉介入治疗的完成主要包括四个基本步骤：第一，通过指引导管建立体外与冠脉的联通；第二，冠状动脉导丝通过指引导管进入靶血管，通过靶病变，到达血管远端；第三，相关器械通过导丝送达靶病变做支架置入前的诊断和预处理；第四，支架通过导丝送至靶病变处释放及随后的诊断和后处理。其中，第一步是基础，是前提，是极其重要的关键步骤。选择一个合适的指引导管，是确保手术安全、顺利、省时、省对比剂、减少 X 线暴露的重要前提。

选择指引导管要遵循以下几个原则：①支撑力强；②同轴性好；③对冠状动脉开口损伤小；④对入路血管损伤小；⑤不超选不深插；⑥注意配合使用造影导丝；⑦确保冠脉灌注好，压力不衰减、不心室化；⑧确保满足手术器械操作需求；⑨要考虑入路血管和升主动脉的影响；⑩要考虑靶血管起源异常和桥血管的影响。

二、导引导丝

导引导丝的选择和应用在冠脉介入治疗中具有举足轻重的作用，有时是成败的关键，尤其是在复杂病变中，如慢性闭塞病变（CTO）。导丝不能通过病变，手术就不能成功。因此，认真仔细阅读冠脉造影结果，对病变进行充分的评估，选择或顺序选择合适的导引导丝，是确保手术安全、成功的前提和保障。

（1）导丝的分类。①按亲水与否可分为亲水导丝和非亲水导丝；②按导丝头端的形状分为直头导丝和锥形头导丝；③按适用性分为通用型、工作导丝和 CTO 导丝；④按支撑力强弱分为强支撑力导丝和中低支撑力导丝;⑤按适用于前向和逆向导丝技术可分为适用于前向导丝法导丝和逆向导丝法导丝;⑥按适用于器械交换与否可分为交换导丝和工作导丝。

(2)为选择合适的导丝,要遵循以下几个原则:①确保安全不损伤血管;②确保进入靶血管通过靶病变;③一般多选通用型、工作导丝,少选亲水导丝,特殊病变除外;④保护导丝不选亲水导丝,以免套脱落、涂层脱胶;⑤CTO病变导丝选择遵循联合其他导丝、配合其他器械、循序渐进的原则;⑥逆向导丝技术选择逆向导丝法导丝;⑦操控性和触觉反馈好;⑧支撑力强;⑨近1∶1的扭矩传导;⑩头端硬度适中;⑪需换为交换导丝时一定要交换导丝。

三、球囊扩张导管

导丝通过靶血管和靶病变后,就要开始选择合适的球囊。根据球囊在PCI术中的作用,可分为预扩张球囊(pre-dilation balloon)和后扩张球囊(post-dilation balloon);根据球囊的顺应性可分为顺应性球囊(compliant balloon)、半顺应性球囊(semi-compliant balloon)、非顺应性球囊(non-compliant balloon);根据载药与否,可分为非药物洗脱球囊和药物洗脱球囊(drug-eluting balloon, DEB);根据是否具有切割功能,分为非切割球囊和切割球囊(cutting balloon, CB);根据球囊外是否有"类切割"作用的导丝,分为单导丝球囊和双导丝球囊(如safecut,minirail球囊);根据交换导丝的情况,分为快速交换球囊(monorail)和整体交换球囊(over the wire, OTW);根据标记情况,可分为单标记球囊和双标记球囊。

选择球囊时,要根据病变特点,结合球囊的性能指标进行选择。球囊几个重要的性能指标包括:外径(profile),跟踪性(trackability),推送性(pushability),顺应性(compliance),切割、类切割性(cutting and cutting-like),载药性(drug-eluting),OTW性能。

PCI时,为安全考虑,一般不选择顺应性球囊。预扩张通常选择半顺应性球囊(特殊病变可选择非顺应性球囊),而后扩张选择非顺应性球囊。预扩张球囊直径比血管直径为1∶1,后扩张球囊直径比血管直径为(1.1~1.2)∶1。CTO病变、重度钙化病变、重度狭窄病变、穿支架网眼(strutcell)等情况下,一般要先选小外径、短、单标记球囊,如1.25 mm、1.5 mm球囊,待通过病变,预扩张后再换用较大外径球囊进行充分预扩张。钙化病变、开口病变、分叉病变、支架内再狭窄病变、小血管病变可选用切割球囊。

双导丝球囊多适用于钙化病变和支架内再狭窄病变(ISR)和分叉病变(减少斑块移位,降低边支闭塞风险)。置入BMS后的支架内再狭窄病变,可选择药物洗脱球囊(IA类推荐)。OTW球囊主要用于CTO病变,有利于提高导丝的操控性和通过病变的能力,同时便于交换导丝。

四、冠状动脉支架

置入支架是冠状动脉介入治疗最重要内容和步骤。前期的工作是为支架置入做准备,支架置入是前期工作的目标和目的。支架的选择要依据病变特点、支架性能和患者意愿综合考虑进行选择。

根据设计的不同,分为网状支架、管状支架、缠绕型支架和环状支架。根据材料不同,分为316 L不锈钢支架、钴支架、铬支架、镍支架、钽支架等。根据膨胀方式的不同,分为球囊膨胀性支架和自膨胀性支架。根据特殊用途而设计的支架分为分叉支架、分支支架、覆膜支架等。根据是否带药,分为药物涂层支架和非药物支架。

支架的性能指标主要包括:开环、半开环设计和闭环设计;网眼大小;支架丝厚度;金属动脉比值；可视性；释放后缩短（foreshortening），弹性回缩（elasticrecoil）。

支架的选择原则如下。

（1）病变结合患者意愿。

（2）血管近端病变尤其是左主干病变应选择径向支撑力强的管状支架。

（3）病变前血管显著迂曲者，选用柔顺性好的环状支架。

（4）分叉病变应选择网眼大的支架。

（5）支架要完全覆盖病变，即略长于病变，病变长度＋6 mm。

（6）支架释放顺序由远及近。

（7）以注射硝酸甘油后的血管直径为参考，按支架血管比为（1.1～1.2）：1 选择支架。

（8）内径 3.5 mm 以上的血管可选择 BMS，内径 3.5 mm 以下血管多推荐 DES。

第三节　冠心病的介入治疗

经皮冠状动脉介入治疗（percutaneous coronary intervention，PCI）是指所有采用经皮穿刺方法减轻冠状动脉狭窄的各种心导管技术。

一、适应证和禁忌证

（一）无症状心肌缺血或 CCS 分级 Ⅰ 级或 Ⅱ 级心绞痛

1. Ⅱa 类推荐

（1）1～2 支冠脉有 1 处或多处严重狭窄适合 PCI，成功率高、病死率和致残率低，拟行 PCI 的血管必须供血于大面积存活心肌或无创检查示有中度至重度缺血（B 级）。

（2）此类患者 PCI 后，再次心绞痛，同时有大面积存活心肌或无创检查符合高危者，可行 PCI（C 级）。

（3）严重左主干病变（狭窄＞50％）同时适合血管重建但不适合 CABG，可实施 PCI（B 级）。

2. Ⅱb 类推荐

（1）2 或 3 支血管病变同时伴前降支近段有严重狭窄、适合采用一根动脉桥实施 CABG 且有严重糖尿病或左心室功能不全者，尚未确立实施 PCI 的有效性（B 级）。

（2）非前降支近段病变但供血于中等面积存活心肌，且无创检查示缺血者，考虑PCI（C 级）。

（二）CCS 分级 Ⅲ 级心绞痛患者

1. Ⅰ 类推荐

（1）CCSⅢ级心绞痛，1 支或多支冠脉病变并正在药物治疗，1 支或多支冠脉有 1 处或多处严重病变适于 PCI，成功率高、病死率和致残率低者（B 级）。

（2）CCSⅢ级心绞痛，1 支或多支病变正在药物治疗，1 处或多处大隐静脉桥局限狭窄，不宜再次外科手术而严重病变适合 PCI，成功率高、死亡/致残率低者（C 级）。

(3)CCSⅢ级心绞痛伴严重左主干病变(狭窄＞50％),适合血管重建但不适合 CABG 者,可实施 PCI(B 级)。

2.Ⅱb 类推荐

(1)CCSⅢ级心绞痛,1 支或多支冠脉病变且正在药物治疗,而 PCI 成功可能性低者,考虑实施 PCI(B 级)。

(2)CCSⅢ级心绞痛,无创检查有缺血证据或正在药物治疗,2 或 3 支冠脉病变伴前降支近段病变且有严重糖尿病或左室功能不全者,考虑 PCI(B 级)。

(三)不稳定心绞痛(UA)/非 S-T 段抬高心肌梗死(NSTEMI)

1.Ⅰ类推荐

(1)无严重合并疾病和冠脉病变适合 PCI,且有相关高危特征的 UA/NSTEMI 患者,有指征早期 PCI(A 级)。

(2)1 或 2 支冠脉病变,合并或不合并左前降支近段严重病变,但无创检查示大面积存活心肌并有高危特征的 UA/NSTEMI 患者,建议实施 PCI 或 CABG(B 级)。

(3)多支病变冠脉解剖适合、左室功能正常和无糖尿病的 UA/NSTEMI 患者,建议 PCI 或 CABG (A 级)。

(4)UA/NSTEMI 患者施行 PCI,一般建议使用静脉内血小板 GPⅡb/Ⅲa 受体拮抗药(A 级)。

2.Ⅱa 类推荐

(1)大隐静脉桥局限或多处狭窄、正在药物治疗且不适合再次外科手术的 UA/NSTEMI,可行 PCI(C 级)。

(2)1 或 2 支 CAD、合并或不合并 LAD 近段严重病变、但无创检查示有中等面积存活心肌并有缺血的 UA/NSTEMI 患者,可实施 PCI(或 CABG)(B 级)。

(3)1 支病变合并 LAD 近段严重病变的 UA/NSTEMI,实施 PCI(或 CABG)受益大者(B 级)。

(4)严重左主干病变(狭窄＞50％)、适合血管重建但不适合 CABG 或需在血管造影时急诊介入处理血流动力学不稳定的 UA/NSTEMI,可实施 PCI(B 级)。

2.Ⅱb 类推荐

(1)1 支或多支 CAD 正在药物治疗和 1 处或多处病变扩张成功可能性小的患者,没有与 UA/NSTEMI 相关的高危特征,可以考虑 PCI(B 级)。

(2)正在药物治疗,2 或 3 支血管病变、LAD 近段严重病变和接受治疗的糖尿病或左心室功能异常,血管解剖适合介入的 UA/NSTEMI 患者,考虑 PCI(B 级)。

3.Ⅲ类推荐

(1)1 或 2 支 CAD、没有 LAD 近段严重病变、无症状复发或症状可能不是心肌缺血所致,且无创检查无缺血者,不建议 PCI(或 CABG)(C 级)。

(2)1 或多支 CAD,有下述 1 项或多项的 UA/NSTEMI 患者,没有与 UA/NSTEMI 相关的高危特征,建议实施 PCI,包括:仅小面积心肌濒危(C 级);冠脉造影显示球囊扩张成功可能性低的所有病变或罪犯病变(C 级);有与手术相关的致残率或病死率高危风险(C 级);非严重病变(狭窄＜50％)(C 级);严重左主干病变并适合 CABG(B 级)。

(3)NSTKMI 后,梗死相关动脉长期闭塞的稳定患者,无指征实施 PCI(B 级)。

（四）S-T 段抬高急性心肌梗死（STEMI）

1. Ⅰ类推荐

总的考虑：AMI 或 S-T 段抬高或新出现的左束支阻滞患者在缺血症状 12 h 内可行梗死相关冠脉 PCI，但必须由经验丰富的医生在设备齐全的心导管室进行，患者就诊至球囊扩张时间应在 90 min 内（A 级）。

特殊考虑：①AMI 患者在 S-T 段抬高或新出现左束支阻滞发生的 36 h 内出现心源性休克、年龄＜75 岁，且在休克发生的 18 h 内可行血运重建者（A 级）；②严重心力衰竭和（或）肺水肿（KillipⅢ级）且症状＜12 h，直接行 PCI。就诊至球囊扩张时间尽可能短（＜90 min）（B 级）。

2. Ⅱa 类推荐

（1）年龄＞75 岁，S-T 段抬高或新出现左束支阻滞或心肌梗死左心室功能异常，血管解剖适合介入的 UA/NSTEMI 患者，考虑 PCI（B 级）。

（2）症状发生 12～24 h，同时具备下述 1 项或多项者，可实施直接 PCI：严重心力衰竭；血流动力学或心电活动不稳定；有持续性缺血证据（C 级）。

3. Ⅱb 类推荐

适合静脉溶栓，由每年 PCI＜75 例（或每年直接 PCI＜1 例）的术者实施直接 PCI（C 级）。

STEMI 急诊 PCI，可用 DES 代替 BMS（Ⅱa/B）；小血管病变、长病变和糖尿病者，使用 DES 是合理的（Ⅱa/B）。对解剖适宜、PCI 风险低而 CABG 风险高的左主干病变，PCI 可作为 CABG 的替代治疗（Ⅱb/B）。

（五）STEMI 不适合静脉溶栓者的 PCI

1. Ⅰ类推荐

不适合静脉溶栓，症状＜12 h，应直接 PCI（C 级）。

2. Ⅱa 类推荐

不适合静脉溶栓，症状 12～24 h，同时具备下述 1 项或多项，可实施直接 PCI：严重心力衰竭；血流动力学或心电活动不稳定；有持续性缺血证据（C 级）。

（六）STEMI 溶栓失败后补救性 PCI

1. Ⅰ类推荐

（1）AMI 在急性 S-T 段抬高或新出现左束支阻滞的 36 h 内发生心源性休克、年龄＜75 岁，且在休克发生的 18 h 内可进行血运重建者（B 级）。

（2）严重心力衰竭和（或）肺水肿（KillipⅢ级），且症状发生 12 h 内者，应施行补救性 PCI（B 级）。

2. Ⅱa 类推荐

（1）年龄≥75 岁，S-T 段抬高或新出现左束支阻滞或心肌梗死 36 h 内心源性休克，且在休克发生 18 h 内适合血管重建者，可行补救 PCI（B 级）。

（2）具备下述 1 项或多项，可行补救 PCI：严重心力衰竭；血流动力学或心电不稳定；有持续性缺血证据（C 级）。

3. Ⅱb 类推荐

再次心绞痛，但无心肌缺血/心肌梗死证据（C 级）。

(七)冠脉旁路移植术后的 PCI

1. Ⅰ类推荐

(1)CABG 术后早期 30 d 内有心肌缺血症状(B级)。

(2)只要技术上可行,大隐静脉桥实施 PCI 患者,主张应用远端保护装置(B级)。

2. Ⅱa 类推荐

(1)CABG 后 1~3 年有心肌缺血、孤立桥病变,且左室功能好(B级)。

(2)CABG 后出现新病变,严重心绞痛;如症状不典型,则需有心肌缺血客观证据(B级)。

(3)CABG 后 3 年,桥静脉血管有病变(B级)。

(4)乳内动脉桥通畅,但其他血管病变重(B级)。

(八)PCI 的禁忌证

1. 绝对禁忌

冠脉无明显病变者,PCI 属绝对禁忌。

2. 相对禁忌

预计成功率低,致死或致残危险性较高者;退化性弥散狭窄或闭塞的大隐静脉旁路血管;临界性狭(<50%);AMI 直接 PCI 时对梗死非相关动脉行 PCI;有严重出血或高凝血倾向者;PCI 初学者或技术不熟练者,不应作为术者做 AMI 的介入治疗。

二、基本操作技术

(一)患者术前评估

1. 病史

(1)明确心脏病史:如既往心肌梗死、冠脉搭桥、心力衰竭、心律失常、瓣膜性心脏病及既往心导管和心脏介入术中出现的并发症。

(2)其他病史:确认是否存在急性感染、外周或脑血管疾患、肾功能不全、慢性阻塞性肺疾病(COPD)、高血压病、糖尿病、妊娠、肝功能不全、出血倾向及溶栓的相对或绝对禁忌证。

(3)过敏史:了解有无阿司匹林、碘、麻醉剂、造影剂、316 L 不锈钢、雷帕霉素和紫杉醇及其衍生物的过敏反应。湿疹和哮喘有可能会增加造影剂反应的危险。

2. 体格检查

体格检查指导估计患者血容量、是否存在瓣膜病及严重程度、左心功能不全及代偿能力。同时也应当记录血管杂音、外周脉搏以及 COPD 的证据。

3. 实验室检查

(1)血常规、肝肾功能、凝血酶原时间是术前标准的实验室评价。

(2)手术前后 12 导联心电图及血压监测。

(3)术前 X 射线胸片及超声心动图,明确心脏结构及功能。

(4)阅读以前造影片、心导管记录及手术报告,有助于确定手术风险、血管穿刺部位、治疗策略。

出现以下情况,考虑延迟介入手术:阿司匹林或造影剂过敏、失代偿心力衰竭、严重高血压、未控制的心律失常、高度房室传导阻滞、失代偿的肺疾患、未控制的糖尿病、正在接受双胍类治疗、电解质紊乱、急性肝炎、活动性胃肠道出血、严重出血倾向、进展性肾功能不全、不能解释的发热。

(二)术前准备

(1)术前备皮、签订手术同意书、碘过敏试验、Allen试验。

(2)术前用药:PCI前至少1d开始口服阿司匹林300 mg,PCI前应给予负荷量氯吡格雷,至少术前6 h给300 mg负荷量,有充分的证据表明有效。

(三)术中用药

局麻药止痛;注入硝酸甘油用于减轻缺血和血管痉挛。整个手术过程给予肝素(100 U/kg);建议PCI器械进入冠脉前ACT应>300 s。如同时给予GPⅡb/Ⅲa受体拮抗药,建议调整肝素量(70 U/kg)使ACT达250 s。有主张术前6~8 h皮下注射依诺肝素,术中可不用肝素。但缺乏大规模的循证医学证据,不推荐使用。

(四)血管穿刺

1.经股动脉

确定股动脉搏动最强点,给予局麻(1%利多卡因8~10 mL)。常规选择右侧股动脉,如已经证实右侧股动脉迂曲或最近1周内有过穿刺,则可选对侧。运用Seldinger技术穿刺股动脉前壁,获得手术入径。可靠的穿刺标志是股骨头中下1/3交界、腹股沟韧带下3 cm处。

2.经桡动脉

先做Allen试验:即同时压迫尺、桡动脉30~60 s,放开尺动脉,继续压迫桡动脉,手颜色10 s内应恢复正常。试验正常者,在桡骨茎突近心端1 cm处、桡动脉上方确定搏动最强点,给予局麻;穿刺时避开浅表静脉,进针方向与桡动脉走向一致,角度30°~60°。可在桡动脉壁的上方直接穿刺前壁或穿透桡动脉,再缓慢退针至针尾部有血液喷出,尽量一针成功,反复试穿会引起痉挛。

穿刺部位出现血肿,需按压5 min或更长时间,再行穿刺时应在第一次穿刺部位近心端的1~2 cm处。

(五)主要器械装备及操作技巧

在0.035~0.038 in(0.89~0.97 mm)导丝导引下,送入大小形状合适的指引导管,进入升主动脉后,撤出导丝,将指引导管与三联通装置及一个γ形适配器连接,然后冲洗、排气。二联三通装置与一个压力传感器连接,后者可持续记录中心动脉压。操纵指引导管直到冠脉开口。

1.球囊型号的选择

直径选择应适于参照血管的直径(球囊/血管=1.1)。参照血管直径是依据与靶血管导引导管对比估测得(6 F=2 mm,7 F=2.3 mm,8 F=2.7 mm)。视觉估测直径是最简便的方法,但术者的丰富经验更重要。血管直径也可经数字定量造影或血管内超声法估测。应仔细估测预选球囊的型号,低估球囊直径(球囊/血管<0.9)导致明显的残余狭窄;高估球囊直径(球囊/血管>1.2)有增加并发症的危险。精确的直径估测对于合适的支架置入是十分重要的。

2.导引导丝的选择

导引导丝的选择是基于冠脉的解剖、病变形态及术者的经验。导丝尖端的形状应适合于靶血管的形态,这可以通过塑形来完成。总之,要求远端弯曲的长度大致与血管直径一致,因为较小的远端弯曲限制操纵力;而较大的远端弯曲增加导丝脱垂的危险性。双弯曲对于操纵进入成角血管是非常有用的。

3. 导丝和球囊的输送

导丝与球囊通过 Y 形适配器进入导引导管,必须清除装置中的空气。然后将球囊和导丝送入导引导管的尖端。

4. 导丝跨过病变

导丝应轻柔地通过病变,如遇阻力,应撤回导丝重新进入,而不应强行通过,导致打折而损伤血管。尤其在通过亚闭塞、溃疡斑块、成角病变之前,应少量造影剂定位,在确认导丝尖端已顺利通过病变并留在真腔内,才可快速送导丝,尽量送达靶血管远端,以获得较好的支撑力。

5. 球囊扩张

固定导丝,通过造影确定球囊到达病变合适位置后,用带有 1:1 的造影剂与生理盐水压力泵逐渐加压至病变消失即可。扩张一般持续 10～30 s。在扩张过程中应重视询问患者有无胸痛,并观察 12 导心电图变化,这对患者术后急性闭塞的诊断是有帮助的。

6. 即刻造影结果评价

仔细观察造影结果,评价有无残余狭窄、血栓、夹层、侧支闭塞、远端血栓形成、痉挛、穿孔及无复流现象。如结果不满意,则多数经支架置入可解决问题。

(六)PCI 成功的定义

成功包括 3 个方面的内容。

1. 血管造影成功

以前定义为:冠脉靶血管的管腔明显增大,残余狭窄<50%,同时达 TIMI 3 级血流。目前认为,术后残余狭窄<20%是理想的。

2. 操作成功

操作成功指已达造影成功标准,同时住院期间无主要临床并发症(如死亡、心肌梗死、急诊CABG)。与操作有关的心肌梗死定义为:具备病理性 Q 波和(或)cTnT 升高 3 倍以上。

3. 临床成功

(1)近期成功:指达到解剖学(造影)和操作成功后心肌缺血症状和(或)体征缓解或消失。

(2)远期成功:指上述有益作用持续>6 个月。

再狭窄是近期临床成功而远期临床不成功的主要原因,它不是并发症,而是一种血管损伤后修复反应。再狭窄决定 PCI 后再次靶血管(TVR)或靶病变(TLR)的血运重建。随着药物洗脱支架(DES)的广泛应用,可将临床和造影再狭窄率降至 10%以下。

许多临床因素、病变特点和术后血管情况均与再狭窄有关,包括糖尿病、不稳定型心绞痛、前降支近段病变、小血管病变、完全闭塞、长病变、NSTEMI 和 STEMI、既往再狭窄、静脉旁路移植血管病变、术后残余狭窄重、急性期 PCI 管腔径获得小。目前认为,处理再狭窄最好的方法是置入药物洗脱支架。一旦一种 DES 术后再狭窄,置入另一种 DES 可能会有效。

三、PCI 并发症及处理

(一)并发症的危险因素

1. 冠脉解剖因素

冠脉病变的形态学及其严重程度直接影响 PCI 的成败与效果。完全闭塞,特别是慢性完全闭塞病变(>3 个月)、长而弥散病变、扭曲成角病变(>45°)、严重钙化病变、造影可见的冠脉内血栓、保护困难的大分支血管以及开口病变进行 PCI,并发症危险性增大。

2.临床因素

如有下列因素,则 PCI 并发症危险增大。

(1)高龄:>70 岁。

(2)女性。

(3)伴心力衰竭、急性心肌梗死、左主干病变。

(4)既往实施过血运重建(CABG)。

(5)不稳定型心绞痛。

(6)紧急 PCI。

(7)肾功能不全。

国内死亡病例资料表明,合并糖尿病、心肌梗死、左主干病变、左心功能严重受损及肾功能不全者,PCI 病死率明显增加。

3.技术因素

见于器械选择不当和术中操作不当。如:

(1)指引导管操作不规范。

(2)选用具有特殊亲水涂层的加硬导丝,较易损伤血管内膜造成夹层,并在未发现情况下行球囊扩张,导致严重并发症。

(3)球囊及支架选择不当。

(二)常见并发症及处理

1.冠状动脉痉挛

(1)冠脉痉挛分类:①病变血管痉挛。球囊扩张过程中,冠脉痉挛发生率为 1%～5%。易发因素有非钙化病变、偏心病变和年轻患者而不是变异性心绞痛。血管内超声有助于鉴别顽固性血管痉挛和夹层。但多数血管痉挛经冠脉内给硝酸甘油和(或)钙拮抗药可得到缓解。②远端心外膜血管痉挛。PCI 较常发生远端血管痉挛。血液循环中血小板释放的 5-羟色胺对痉挛起重要作用,冠脉内给硝酸甘油或持续静脉滴注硝酸甘油可缓解或预防远端血管痉挛。③微血管痉挛。与心外膜血管痉挛相反,痉挛的微血管对硝酸甘油无反应。④术后血管痉挛。病变扩张处,术后数月对血管痉挛较为敏感。麦角新碱和乙酰胆碱诱发 PCI 后血管痉挛的比率分别为 15% 和 46%。自发性血管痉挛可引起 PCI 术后持续数周或数月的心绞痛。

(2)冠脉痉挛的处理。①硝酸盐类:冠脉内给硝酸甘油(200～300 μg),痉挛可迅速缓解,但有些患者需给较大剂量。正在经静脉、口服或皮下应用硝酸盐类,无停药间歇可能会产生耐药,而对冠脉内硝酸甘油无治疗反应(或需给较大剂量)。②介入器械的撤出:病变血管痉挛,给予硝酸甘油时导丝应保留通过病变部位,以维持血管通畅。如靶病变远端血管痉挛,需部分或完全撤出导丝使痉挛缓解。③钙拮抗药:冠脉内维拉帕米 100 μg/min,直到总量达 1～1.5 mg;或地尔硫卓 0.5～2.5 mg(>1 min),直到总量 5～10 mg,用于硝酸甘油无效者。尽管发生房室阻滞、心动过缓和低血压的危险性低,但也应经静脉临时起搏。④再次球囊扩张:给予硝酸盐和钙拮抗药病变血管痉挛仍未缓解,使用与参照血管相匹配的球囊,低压力、持续(2～5 min)扩张病变部位,常可成功缓解痉挛。绝大多数血管痉挛对硝酸盐和再次 PTCA 反应良好。⑤抗交感神经治疗:内皮脱落的动脉血管,乙酰胆碱可能诱导矛盾性血管收缩反应,此与血管局部 NO 减少或乙酰胆碱对血管平滑肌的直接血管收缩效应有关。因此,如血管痉挛伴低血压和心动过缓,可给阿托品 0.5 mg 静脉注射(5 min),直到总量达到 2 mg。⑥全身循环支持:严重血管痉挛伴心肌缺血和低血压,给予硝酸甘油或钙拮抗剂可能会加重低血压,治疗会处于少有的两难境地。此时,应 IABP 行全身循环支持,同时给予冠脉内硝酸盐或钙拮抗药。α肾上腺素能受体拮抗药(酚妥拉明)可加重血管痉挛应避免使用,但正性肌力药多巴胺可在必要时使用。⑦支架置入:冠脉支架已成功用于顽固性血管痉挛,但应视为所有其他非手术手段无效时的最后选择。多数"顽固性"冠脉痉挛可能是冠脉夹层引起,对支架置入有良好反应。

2.支架内血栓

尽管手术前后均积极抗凝、抗血小板,但支架内血栓仍时有发生(0.5%~1.6%)。

(1)定义。由于 DES 支架血栓可发生在 1 年后,故目前将支架血栓分为急性(<24 h)、亚急性(24 h~30 d)、晚期(31 d~1 年)和晚晚期(>1 年)血栓,后者又称迟发晚期血栓。根据病理、冠脉造影结果和临床表现,分为如下几种:①肯定性支架血栓。ACS 并冠脉造影证实或病理证实有血栓形成。②可能性支架血栓。支架 30 d 内不能解释的死亡或未经造影证实靶血管重建区域的心肌梗死。③不能除外的支架血栓。支架 30 d 后不能解释的死亡。

(2)危险因素。①临床:UA 和 AMI 等 ACS 斑块破裂、血小板激活、体内促凝物质释放增加;急性期阿司匹林和氯吡格雷应用不充分;左心功能不全导致的冠脉血流不足;糖尿病、慢性肾功能不全。②支架释放技术:扩张不充分支架贴壁不良和支架未完全覆盖病变,尤其未能覆盖夹层;多支架、长支架、PCI 前病变血管有血栓、支架覆盖分支开口。③药物:DES 延长支架内皮化时间,可能与支架内血栓有关。阿司匹林和氯吡格雷双抗治疗,术后 12 个月甚至更长。

(3)预防及处理。①良好的支架释放:选择大小合适支架,定位准确,充分覆盖整个病变,覆盖范围至少超过病变两端 1~2 mm;有时需高压球囊,使支架充分扩张和贴壁。IVUS 和 OCT 技术有助于确定最佳的支架释放;②药物:不能长期抗血小板治疗者,BMS 是首选;高危患者适当延长双重抗血小板时间(>1 年)。肾功能不全、长支架、左主干病变、分叉病变、糖尿病等,或有动脉瘤、晚期贴壁不良者,可延长抗血小板时间。

3.急性冠脉闭塞

急性冠脉闭塞是指冠脉介入过程中或之后,病变靶血管发生完全闭塞,冠脉血流TIMI 0~2 级。

(1)急性冠脉闭塞类型。根据冠脉造影和冠脉血流分为如下几类。①完全闭塞:TIMI 血流 0~1 级;②即将闭塞:狭窄严重程度急性恶化,TIMI 血流 2 级;③濒临闭塞:造影显示>50%的残留狭窄是由夹层或血栓引起,呈正常冠脉血流(TIMI 血流 3 级)。

(2)冠脉闭塞的原因。主要为冠状动脉夹层,其次有弹性回缩、冠脉痉挛和血栓形成,发生率2%~11%。血管内膜损伤造成胶原和组织因子暴露,导致血栓形成和(或)冠脉痉挛,引起急性血管闭塞。

冠脉痉挛常与冠脉夹层、冠脉血栓共同参与急性冠脉闭塞。

(3)急性冠脉闭塞的防治。

规范操作:①操作轻柔,以免导引导管、导引导丝、球囊及支架直接损伤冠脉内膜,造成夹层;②根据病变特点,选择适当手术器械,忌用球囊高压反复扩张挤压病变,避免过高的压力撕裂血管内膜;③一旦发生急性闭塞,首先冠脉内注射硝酸甘油除外冠脉痉挛;④如不缓解,再用球囊扩张恢复血流并置入支架,支架选择宜长不宜短,应完全覆盖夹层。

抗血小板药：①阿司匹林：降低急性闭塞危险 50%～75%，应在术前一天开始用，否则推迟介入时间。抗酸药或 H_2 受体阻滞药会减少阿司匹林吸收，因此至少 100 mg/d。急诊介入时 300 mg 嚼服。阿司匹林耐药率为 9%。②氯吡格雷：安全性好（中性粒细胞减少、肝炎和皮疹发生率低），起效较快（数小时至数天）且方便（1 次/天至 2 次/天），故已取代噻氯匹定。通常 300 mg 顿服，然后 75 mg/d 维持。阿司匹林过敏或急诊 PCI 但未服阿司匹林者，应给负荷量 600 mg。氯吡格雷＋阿司匹林在 ACS 介入治疗的作用已被肯定。③血小板 GP Ⅱ b/Ⅲ a 受体拮抗药：抑制血小板聚集和血管内血栓形成，改善 PCI 近期和远期预后，尤其在高危患者。

抗凝剂：①普通肝素：降低术后急性闭塞危险。但静脉注射 10 000 U 仍然有 5% 稳定性心绞痛和 15% 不稳定性心绞痛患者 ACT 延长不足。由于低水平 ACT 是急性闭塞的强力预测因子，故建议一旦得到治疗性 ACT 值，应每隔 30 min 重复测一次。术后 6～24 h 逐渐停用，以避免血栓复发。②低分子量肝素：抗因子 Ⅹ a 活性/抗凝血酶活性比值为 1.5～4（普通肝素为 1），其抗栓作用强而出血风险低，一般不需测；肝素—血小板减少发生率低；不受 PF_4 抑制（与普通肝素不同）；抗 Ⅹ a 活性 $t_{1/2}$ 长（200～300 min），是普通肝素的 8 倍，静脉注射维持 12 h；生物利用度高，是普通肝素的 3 倍，皮下给药生物利用度几乎 100%。③水蛭素：是循环中游离和与血凝块结合的凝血酶的一种直接、有效抑制药。与肝素不同，其抗凝作用不需血浆中 AT Ⅲ 的存在，可用于缺乏 AT Ⅲ 而又需抗凝者。不像肝素会引起血小板减少性紫癜，可用于血小板减少而又需抗凝者。不像肝素激活纤溶系统而引起出血，本品不激活纤溶系统，出血不良反应少；④戊糖（Fondaparinux，Arixtra，艾草）皮下注射生物利用度高，血浆半衰期 17 h，故每日 1 次。以原形从尿排泄，禁用于肾衰竭。不与血小板或 PF 结合。不诱导形成肝素-PF_4 复合物，不发生肝素诱导的血小板减少症（HIT）。然而，戊糖也不与肝素的解毒剂硫酸鱼精蛋白相互作用；使用戊糖发生不能控制的出血，重组因子 Ⅶ a 可能有效。

紧急 CABG：由于冠脉支架广泛应用，使最初单纯冠脉球囊扩张的急性冠脉闭塞发生率显著降低，因急性闭塞而行紧急 CABG 降至 1% 以下。紧急 CABG 适应证：不能通过置入支架达到稳定的严重冠脉夹层、左主干病变和冠脉穿孔。

4. 慢血流与无复流

（1）定义：是指正常的冠脉血流在球囊扩张或支架置入后，前向血流明显减慢甚至消失的现象，但需排除明确的夹层、血栓形成、冠脉痉挛或高度狭窄。血流减为 TIMI 2 级称为慢血流，TIMI 0～1 级称为无复流。

（2）机制：机制不明，与多因素导致微血管功能障碍有关。PCI 时从粥样硬化斑块脱落的活化组织因子、小的微栓子等引起心肌小动脉和毛细血管堵塞或微血管痉挛；氧自由基介导的内皮损伤、炎症反应，红细胞和白细胞淤滞在毛细血管床；细胞内/细胞间质水肿伴管壁出血等。

（3）高危因素。①临床因素：常见于 AMI、MI 后心绞痛、不稳定心绞痛、心源性休克；②病变因素：在接近闭塞、溃疡、血栓、钙化或退化的静脉桥病变中常见；③技术因素：旋磨和旋切无复流发生率高。一方面是因为其产生的血管碎屑栓塞毛细血管；另一方面是因其用于无复流高危患者，如退行性静脉桥及重血栓负荷病变。旋磨无复流发生率最高，和旋磨时间、病变长度、近期不稳定心绞痛及 24 h 内用 β 受体阻滞药呈正相关。

（4）临床特征：无复流与急性闭塞相似，但后果更严重；因无复流提示有侧支循环障碍，不单是前向血流受损。急性闭塞在支架置入后血流多可立即恢复，而无复流多在支架后较长时间才有所恢复,有导致严重缺血事件的风险。无复流使病死率、再次心肌梗死率和恶性心律失常率增加 10 倍,且心功能障碍常见。在导管室,无复流常表现为心电图改变和胸痛;然而临床表现主要取决于心肌缺血范围、基础心功能状态和伴随的心律失常,无复流可无症状或导致一系列缺血事件,包括传导阻滞、低血压、心肌梗死、心源性休克和死亡。除 CK-MB 及 cTn 一过性升高,冠脉内超声可观察到微栓塞。

(5)预防:高危病变支架高压扩张前,应用硝酸甘油或钙拮抗药。旋磨术预防无复流可采用鸡尾疗法,将硝酸甘油(4 μg/mL)+维拉帕米/地尔硫䓬/腺苷加入肝素化(20 U/mL)旋磨冲洗液中。高危病变预防性应用钙拮抗药的疗效尚待评价。远端保护装置使粥样碎屑不进入微循环,但除了搭桥的移植大隐静脉外,该方法的效果令人失望。相对于远端保护装置而言,近端保护装置对静脉桥及 AMI 高血栓负荷原位病变中出现的远端栓塞和无复流更有效,可显著降低 30 d 内不良事件。

(6)处理:无复流发生于各种临床情况,是多机制的,单一方法不可能适用于所有病例。无复流诊断是排除性的:如需排除夹层导致的高度残余狭窄、血栓和血管痉挛。血流障碍部位造影和远端压力梯度测定,有助于鉴别无复流(造影无病变、无压力梯度)和远端夹层或狭窄(造影显示有压力梯度的远端病变)。尽管轻微血流障碍可自行改善,但建议对无复流仍应采取积极措施,具体如下:①逆转并发的血管痉挛。冠脉内给硝酸甘油(200~800 μg)通常对无复流无效,但可逆转伴发的血管痉挛。由于硝酸甘油无延迟效应,不增加治疗危险性,因此常规用于所有无复流病变。②排除冠状动脉夹层。多投照体位造影可排除血流障碍性夹层。即使"成功的"PCI,血管镜也常会证实被冠脉造影低估的内膜撕裂或夹层。测量并行或未行压力梯度测定的阻塞部位,造影也有助于排除冠脉夹层。如造影剂在 PCI 部位滞留,则有可能是血流障碍性夹层和(或)血栓,应给予进一步治疗(支架术、血栓清除术)。由于远端血流状况较差,会增加支架内血栓的危险,故在无复流部位植入支架时应慎重。③冠脉内应用钙拮抗药。冠脉内应用钙拮抗药是重要的治疗方法。维拉帕米(100~200 μg,总量 1~1.5 mg)或地尔硫䓬(0.5~2.5 mg冲击量,总量 5~10 mg)能逆转 65%~95% 的无复流病变。药物通过中空的球囊或输送导管注入,有利于药物到达血管远端;通过导引导管不可能把药物送到血管远端。尽管通常不会出现高度房室传导阻滞,但也应事前备好临时起搏。无复流导致的低血压不是冠脉内给钙拮抗药的禁忌症;必要时可给升压药、正性肌力药和IABP 等以支持循环。尽管冠脉内应用钙拮抗药,但缺血并发症仍高于正常。④血小板 GPⅡb/Ⅲa 受体拮抗药。是否应用强力的 GPⅡb/Ⅲa 受体拮抗药来预防或逆转无复流尚有争议。一些研究显示有益,而一些关于静脉桥的研究却显示无益。在 EPIC 试验,阿昔单抗可降低静脉桥的远端栓塞率,但并不改善最终 TIMI 血流分级。⑤治疗远端栓塞。给予上述治疗,无复流仍持续存在,特别是在含血栓病变的介入治疗后,可考虑给予溶栓药物。如尿激酶 10 万~50 万 U;或 rt-PA 5~20 mg(50~30 min)。但一些临床研究显示,单纯应用尿激酶不能逆转无复流,因此应慎重权衡利弊。⑥清除微血管栓塞。快速和适度强力地注射盐水或造影剂可能有助于清除由内皮细胞、红细胞和中性粒细胞聚集或血栓形成而产生的微血管栓塞。⑦增加冠脉灌注压。尽管 IABP 可增加冠脉灌注压,促进血管活性物质的清除,缩小梗死范围,但不能逆转无复流,建议对心肌缺血、血流动力学障碍或 TIMI 血流<3 级的患者应用 IABP。严重血流动力学障碍者,行经皮心肺血管旁路移植术,可在无复流期间提供循环支持。⑧关于 CABG。由于心外膜冠脉大量开放,冠脉血流阻塞发生在毛细血管水平,故 CABG 对无复流治疗无效。⑨收入 CCU 治

疗。由于无复流的不良结果,因此对治疗无即刻疗效者应收入 CCU 监护,连续检测心肌酶学和非侵入性左室功能评价。⑩其他方法。强力冠脉血管扩张药如罂粟碱、腺苷曾用于某些顽固性无复流。冠脉内给予腺苷(10～20 μg),因其抑制中性粒细胞功能和降低中性粒细胞介导的自由基形成和内皮损伤,理论上是有效的。抗氧化药,如超氧化物歧化酶和别嘌呤醇(减少再灌注损伤)及甘露醇(减轻心肌水肿),对无复流的疗效尚不清楚。

5.急性冠脉夹层

支架置入在治疗急性夹层、逆转急性闭塞和降低缺血并发症,显然是最重要手段。而 PCI 术后的支架边缘夹层,易发生支架内血栓。

(1)冠脉内夹层的分类。小的内膜损伤多见于 PCI 及冠脉内激光和放射治疗后,常无严重后果。相反,未经处理的严重复杂的冠脉损伤可造成冠脉急性闭塞。美国国立心肺血液病研究所(NHLBI)根据冠脉损伤形态学特点,将冠脉内损伤分为 6 型。

(2)冠脉夹层的处理:轻微夹层一般不需处理,但术后应严密观察。严重的夹层,如螺旋夹层、长度＞10 mm 的夹层、已经引起前向血流减慢的夹层,有可能引起急性血管闭塞甚至 AMI 和死亡,需及时识别、积极处理。最好办法是置入支架以防急性闭塞。极少数如出现低血压、休克、大面积心肌缺血或坏死,病变为近端血管,支架置入不成功时,应立即行急诊 CABG。

(3)冠脉夹层的预防。①导引导管进入冠脉口时应尽量轻柔,选择支撑力强的导引导管,使用深插技术时更应如此;应用 AL 导引导管进入右冠脉口时应特别小心;②导引导丝推送过程中应辨明方向,仔细柔顺操作,始终保证导丝处于游离状态,切忌盲目粗暴推送;③选择较参照血管直径小一号的球囊进行预扩张(严重钙化病变除外);④避免反复扩张,尽量减少损伤。

6.冠状动脉穿孔

冠状动脉穿孔是 PCI 术少见而重要并发症,其发生率 0.1%。根据造影可分为游离穿孔(造影剂直接外溢到心包,31%)、包裹性穿孔(造影剂外溢到管腔外形成局限性包绕的圆形龛影,50%)和未定型穿孔(无法确定的穿孔,19%)。74% 是球囊或新器械操作不当所致;20% 是导丝操作不当造成;6% 原因未明。近 10 年冠脉穿孔发生率较前增加,可能与病变复杂、应用旋切、支架术后行高压扩张、应用坚硬的和(或)亲水性导丝和应用强力 GP Ⅱ b/Ⅲ a 受体拮抗药有关。

(1)危险因素。在 PCI 术中,可由推送导丝、球囊、球囊加压或球囊破裂而导致冠脉穿孔。PTCA 导致血管夹层和血管壁牵拉伸长,此时应用超大号球囊(球囊/动脉＞1.2)可使夹层扩展到冠脉血管外膜,导致冠脉穿孔。球囊破裂,特别是球囊出现小孔(而不是纵向撕裂),产生高压喷射可增加夹层和穿孔的危险。破坏血管壁完整性的治疗装置,如组织被切除(TEC,DCA)、粉碎(旋磨)或消融(ELCA)而导致冠脉穿孔。行旋磨术时,易发生冠脉穿孔的病变特征有偏心病变、长病变＞10 mm,血管迂曲。过大的治疗器械,特别是用于分叉或严重成角的部位,穿孔危险性增加。应用坚硬的导丝、过大顺应性的球囊(用于输送支架)、行高压球囊扩张(使支架最佳展开)或支架经由内膜下到达严重夹层血管均易冠脉穿孔。此外,复杂病变(慢性完全闭塞、分叉、严重迂曲或成角病变)也使冠脉穿孔危险性增加。

(2)穿孔预后。冠脉穿孔可致心包积血和心脏压塞(17%～24%)、左室或右室瘘管形成或冠状动-静脉瘘。冠脉穿孔后死亡(0%～9%)、心梗(4%～26%)、需急诊外科(24%～36%)和输血(34%)的发生率较高。发生穿孔时,如术中接受血小板 GP Ⅱ b/Ⅲ a 受体拮抗药,则死亡危险增加 2 倍。有些冠脉穿孔术中造影不能被发现,而在穿孔后 8～24 h 出现心脏压塞。移植血管穿孔可致胸腔和纵隔积血,但由于搭桥术中心包被部分切除、移植血管位于心外膜之外,故心脏压塞者少见。

(3)冠脉穿孔诊断。①冠脉穿孔诊断:明确的穿孔在术中造影较易发现;小的游离穿孔造影不易发现,但也会导致心脏压塞,血管壁外血肿的间接影像是血管壁受压。PCI 后远端血管腔变小一般是痉挛所致,但应排除穿孔,后者不被硝酸甘油缓解。穿孔的严重后果是心脏压塞,可在术后数小时或数天发生,因此对有较深夹层者应严密监护,重复造影可发现延迟穿孔;②心脏压塞诊断:术中造影发现冠脉游离穿孔强烈提示会发生心脏压塞;术中或术后出现胸闷、烦躁、恶心、心动过缓或心动过速和低血压状态,首先要想到心脏压塞。此时应静脉注射阿托品提高心率和排除迷走反射,X 线透视下心影搏动显著减弱或消失强烈提示心脏压塞,心影内可见与心影外缘平行相隔的透亮带则可确诊心脏压塞。超声心动图检查可帮助确诊。

(4)冠脉穿孔的预防。①导丝选择:尽量避免使用中等以上硬度导丝及亲水涂层导丝。增强指引导管支撑力以减少应用易穿孔导丝的可能,逐渐增加导丝硬度,通过病变后可换掉硬导丝,以减少穿孔机会。②器械操作:导丝的头端应平滑地通过狭窄部位,并保持一定的扭矩反应。如导丝出现弯曲、运动受限或推进时有阻力,则有可能进入血管内膜下,应回撤导丝重新放置。若球囊导管可能进入假腔,应回撤导丝轻柔地推注造影剂,使造影剂通过球囊的中央管腔到达血管内。如出现持续性造影剂滞留,说明球囊导管进入了假腔。在假腔内行球囊扩张,可致冠脉破裂和迅速恶化,应回撤导丝和球囊,重新放置。③器械选择:过大型号器械(行 TEC、ELCA 和旋磨术时器械/动脉比>0.8,行 PTCA 时器械/动脉比率>1.2)与冠脉穿孔密切相关。高危病变,行 PTCA 时最好选择球囊/动脉比为 1 的球囊,行激光、TEC 和旋磨术时最好选择器械/动脉比率为 0.5～0.6 的器械。使用这些器械时,最好通过辅助 PTCA 来获得更好的管腔扩大效应,而不是使用更大型号的器械。

(5)冠脉穿孔的处理。除非术前应用血小板 GPⅡb/Ⅲa 受体拮抗药,通常导丝引起的冠脉穿孔很少导致严重结果。相反,球囊、旋切装置或激光治疗引起的冠脉穿孔可导致心包积血和心脏压塞。不论何种情况,最初治疗应着眼于非手术封堵穿孔,稳定血流动力学,并迅速做好急诊心外科手术的准备。

冠脉穿孔的非手术治疗方法如下。①延迟性球囊扩张:迅速在造影剂溢出处置入球囊(与冠动脉比率为 0.9～1)(甚至在行心包穿刺术、安置 IABP 或心肺复苏前),维持球囊膨胀压力 2～6 atm(202.65～607.95 kPa)至少 10 min,如封堵不完全,应给予第二次持续时间为 15～45 min 的低压球囊扩张,如有可能,则用灌注球囊导管以预防远端心肌缺血,不需另外给予肝素。延迟性球囊扩张(必要时心包穿刺)可使 60%～70%冠脉穿孔患者免于外科手术。②支架:在某些病例,可使用支架—静脉同种异体移植片或 PTFE 覆膜支架封堵冠脉穿孔和假性动脉瘤。然而,制备支架—静脉同种异体移植片在技术上要求高,可能不适于严重血流动力学障碍的患者。PTFE 覆膜支架有稳定冠脉穿孔的作用。③心包穿刺术:如有可能,应在第一时间做超声心动图检查。如心包积血明显,应立即行心包穿刺。如有血流动力学障碍,应将充盈球囊置于穿孔部位,立即行心包穿刺。心包穿刺时,采用多侧孔导管交换心包穿刺针,以利持续抽吸和监测。④逆转抗凝效应:旋磨或激光治疗出现穿孔,立即用鱼精蛋白逆转全身肝素化效应。在持续性球囊扩张后造影剂仍持续外溢,应在再次球囊扩张同时,增加鱼精蛋白剂量(根据 ACT 测值)。在不宜冠脉外科手术或穿孔发生于小的边支血管的患者,造成血管闭塞也是可选方法。一旦冠脉穿孔,立即停用 GPⅡb/Ⅲa 受体拮抗药,阿昔单抗的作用可由输注血小板(6～10 U)而逆转,但目前尚无逆转依替巴特或替罗非班的药物。尽管支架—静脉同种异体移植血管片已用于封堵冠脉假性动脉瘤,但由于到达靶病变耗时长,故对急性冠脉穿孔和血流动力学障碍者没有太大价值。⑤栓塞:在选择性病例,如不宜外科修补(小血管或远端血管穿孔、受累心肌范围较小、慢性完全闭塞性病变或存在不宜外科治疗的其他情况)的持续性穿孔病变,弹簧圈栓塞可作为治疗手段。导丝引起冠脉远端穿孔,也可通过灌注导管注射明胶海绵治疗。⑥非手术治疗成功后的监护:所有患者均需在 CCU 监护。持续右房压监测有利于早期发现心包积血。在 PCI 术中行心包穿刺者,应留置引流导管 6～24 h。每 6～12 h 进行系列超声检查,以早期发现心包积血的再次聚集。如为持续性出血或再发出血,应行急诊心外科手术。

冠脉穿孔的手术治疗:如穿孔较大,伴严重心肌缺血,或血流动力学不稳定,以及非手术治疗后穿孔仍持续存在,均应急诊外科手术,修补穿孔或结扎穿孔血管,对严重狭窄冠脉行 CABG 术。如有条件,在准备手术期间可放置灌注球囊导管行低压球囊扩张;应用肝素化的盐水间歇性冲洗中央管防止血液凝固,确保前向血流。30%～40%的冠脉穿孔需行外科手术。如 PTFE 覆膜支架获准用于临床,则外科手术病例可能会减少。

7. 支架脱载

支架脱载是 PCI 术少见并发症(0.9%～7.6%),其中右冠 2.3%、回旋支 2.2%、前降支 1.4%。与支架结构和术者操作技术有关;钙化、扭曲病变是主要原因。

支架脱载后若导丝仍在支架中,可送入小直径球囊低压力在支架远端加压,将支架缓慢撤出;或利用双导丝钳住支架将其取出;支架在较大的血管时可使用抓取器取出;若试图取出不成功,也可将脱落支架尽量推送至血管远端,然后将支架加压扩张。

8. 穿刺部位并发症

穿刺部位并发症包括血管迷走反射、腹膜后血肿、动-静脉瘘、假性动脉瘤、深静脉血栓形成。关键在于及时发现及时处理。

发现假性动脉瘤立即准确包扎,大部分会消失;极少数不消失,要依赖加压时间延长;可在超声引导下瘤腔内注射凝血酶 100～400 U 治疗。

四、PCI 效果的预测因素

病变形态和绝对狭窄程度是支架前时代 PTCA 即刻疗效的重要预测因子。随着支架的应用,影响成功的因素有了变化。ACC/AHA 专家委员会重新修订病变分类,分为高度危险(至少有一处 C 型病变)和非高度危险。

(一)临床因素

临床因素包括糖尿病、高龄、女性、不稳定心绞痛、肾衰竭、左心衰竭、心源性休克等。

1. 高龄

年龄>75 岁是危险性增加的重要因素。尽管>80 岁可以做介入,但危险性明显增高。80 岁以上、多有 MI 病史、左室射血分数低,常伴有充血性心力衰竭。虽介入成功率和短期效果与<80 岁者相似,但住院和长期病死率及血管和出血并发症发生率较高。AMI 合并心源性休克介入治疗时,>75 岁病死率明显高于<75 岁患者。

2. 女性

女性与男性相比,PCI 的女性年龄较大,合并高血压、糖尿病、高胆固醇血症及其他疾病者较多。此外,女性不稳定型心绞痛较多,心绞痛严重程度也较重,充血性心力衰竭发生率高。

3. 糖尿病

糖尿病影响血管重建方式的选择和再狭窄的发生率。糖尿病患者 1 年的校正病死率和再次血运重建率明显增高。DES 虽可减少靶血管重建,但长期效果并不确定。均需强调介入后的血糖控制和二级预防。

(二)CABG 术后的 PCI

尽管预计风险高,但近年发现 CABG 患者对其原位血管行 PCI,与外科手术相比,并发症的发生率几乎相当。进行大隐静脉旁路移植血管介入治疗时,需考虑搭桥时间、心肌缺血时间和严重程度。GPⅡb/Ⅲa 受体拮抗药不能改善大隐静脉旁路移植血管介入的效果。目前认为远端保护装置可增加退化性静脉旁路移植血管介入治疗的安全性,减少远端栓塞和心肌梗死并发症,对于 CABG 术后患者,如果可行介入治疗,应尽量处理自身血管;对于高龄和大隐静脉旁路移植血管病变严重者,再次择期手术可能效果更好。

五、围手术期的药物应用

近年,在 PCI 经验及器械进步的同时,各种围手术期药物应用对提高成功率,减少并发症起了重要作用。

1. 口服抗血小板药物

噻氯匹定引起严重致死性血栓—血小板减少性紫癜,且起效慢,需 3 d,不宜直接 PCI 使用,已被氯吡格雷替代。

(1)氯吡格雷:口服 2 h 开始发挥作用,75 mg/d,3~7 d 达稳态血浓度,连服 4 d 以上,术前不需顿服;术前负荷 600 mg,2 h 达最强作用,术前负荷 300 mg,6 h 达最强作用,故根据紧急情况分别术前给负荷剂量 300~600mg,术后 75 mg/d 至少连用一年。

(2)普拉格雷:负荷量 60 mg,术后 10 mg/d 连用一年。

(3)替格瑞洛:负荷量 180 mg,术后 90 mg,2 次/天连用一年。

后 3 种药血液系统不良反应明显少。

GPⅡb/Ⅲa 受体拮抗药纤维蛋白通过 GPⅡb/Ⅲa 受体与邻近的血小板结合,是血小板性血栓形成的"最后共同通道",可被 GPⅡb/Ⅲa 受体拮抗药有效阻断。GPⅡb/Ⅲa 受体拮抗药可显著减少 PCI 缺血并发症,使高危患者受益更多。推荐在 ACS 早期行 PCI、复杂病变以及 AMI 溶栓和直接 PCI 时常规应用。

主要并发症为出血,与常规剂量普通肝素合用时易发生,减少肝素剂量则出血并发症与安慰剂组相比无差异。

2. 抗凝药物

术中静脉注射普通肝素,可防止动脉损伤部位和导丝及导管表面凝血块的形成。活化的凝血时间(ACT)对 PCI 时肝素治疗的监测较 APTT 更有意义。未使用 GPⅡb/Ⅲa 受体拮抗药者,普通肝素剂量 70~100 U/kg,ACT 应达 250~300 s。使用 GPⅡb/Ⅲa 受体拮抗药者,普通肝素应减至 50~70 U/kg,使 ACT 达到 200 s。

使用替罗非班的 ACT 靶值<100 s。成功 PCI 后,无明确的抗凝适应证,则停所有肝素。直接凝血酶抑制药效果并不优于标准治疗,在肝素诱导血小板减少性紫癜和肾功能不全者,可作为替代。

六、血管重建与药物治疗比较

（一）PCI 与 CABG

PCI 及 CABG，每年手术量均超过 100 万例，作为冠脉血运重建的 2 种方法，各有其优缺点。由于不开胸，PCI 比 CABG 更易被患者接受；PCI 后靶血管再次重建（TVR）率明显高于 CABG。但 CABG 高危的顽固性心肌缺血者，可选择 PCI。

1.单支血管病变

PCI 和 CABG 两者的病死率和心肌梗死率无明显差别，但 CABG 者心绞痛缓解更完全，PCI 患者 TVR 高于 CABG。但年轻患者、弥散性血管病变及其他原因可能需再次 CABG 者，PCI 仍是首选。

2.多支血管病变

CABG 完全的血运重建率明显高于 PCI，TVR 率少于 PCI；两者生存率无明显差别，糖尿病者 CABG 生存率较 PCI 提高。但以上结果大都是支架（尤其 DES）广泛应用前的资料，近 10 年来 PCI 技术和器械明显改进，而 CABG 在改善预后方面变化较小。最近研究支持对多支病变行 PCI，但需更多临床证据支持。

3.慢性完全闭塞病变（CTO）

PCI 治疗 CTO 能有效改善预后，降低再狭窄率。但对此类病变，应以病变特征为依据，综合判断；如 PCI 治疗困难，宜选用 CABG 或药物治疗。近年随着导丝、导管和支架的改进，PCI 治疗 CTO 的成功率明显提高，并发症减少，与 CABG 比较有待进一步研究。

（二）PCI 与药物治疗

近年，冠心病的药物治疗有明显进步，如抗血小板与抗凝、新的抗缺血药物、急性心肌梗死的溶栓治疗，特别是"他汀时代"的出现，冠心病预后大为改善。临床研究重视 PCI 与 CABG 的比较，而对 PCI 与药物治疗的比较关注较少。PCI 的优势在于：单支病变患者心绞痛症状的缓解、运动耐量的提高及生活质量的改善均明显。所以，心肌缺血症状重而又希望保持体力活动的患者更易接受 PCI。PCI 并不提高远期生存率和减少心肌梗死的发生率。

第四节　冠状动脉介入治疗的技术评价

冠状动脉（冠脉）介入治疗在经历了单纯球囊扩张及支架置入术的发展以后，一些新技术的出现和应用使冠心病的治疗更趋于多样化。随着介入医生经验的积累和新技术不断地被采用使介入治疗日渐完善。

一、经桡动脉途径介入治疗术

前臂具有尺、桡动脉双重血供，局部易于压迫，且无重要静脉和神经相伴，因此与传统的经股动脉途径进行的介入治疗比较，经桡动脉途径具有创伤更小，并发症率更低，住院时间短，甚至可使冠心病介入治疗成为"一日手术"等特点。Mann、Kiemeneij、Marco、Benit 等研究者均在各自的研究中得出了相似的结论:经桡动脉和股动脉途径行冠脉内支架置入在平均手术操作时间、平均到达冠脉时间、使用导管数、首次支架置入成功率、术后血管造影结果和主要冠脉事件等方面差异无显著性,但是经股动脉途径在出血并发症、平均住院时间患者不适反应和患者搬运(部分患者来自外院急诊)等方面明显差于经桡动脉途径,说明经桡动脉行冠脉内支架置入与经股动脉同样安全有效,尤其适合于经股动脉途径困难者。经桡动脉途径行介入治疗是安全、可行的。但应根据经桡动脉途径的特点,注意以下问题:①器械选择:桡动脉穿刺应用前述的特殊的桡动脉穿刺器械,一般为 6 F,部分患者可用 7 F,现也有应用 5 F 器械的报道,经桡动脉应用的指引导管的类型与经股动脉相似,多采用 Judkin′s 型或 Amplatz 型,但由于其在主动脉弓附着情况的差别,指引导管的支撑力较差,现已有专门应用于桡动脉途径的指引导管,如 Cordis 公司 JFR 型指引导管,可获得更好的支撑力。②外周血管的影响:经桡动脉穿刺置管易致桡动脉痉挛,一般于穿刺成功后注入 200～500 μg 硝酸甘油和(或)利多卡因。严重的血管痉挛使导管进出困难也时有发生,尽量避免粗暴操作。经桡动脉穿刺置管后,约有30%的患者桡动脉搏动减弱,血流减少,10%～15%者桡动脉搏动消失,但桡动脉血流的变化一般不会给患者造成临床不良后果。术前行 Allen 试验检查是必不可少的。少数患者可有手指手背肿胀,多数患者很快消失。经桡动脉途径介入治疗方法应用越来越普通,应用中确实显示了一定的优点,但就目前器械和国人应用情况,尚不宜推广所有患者都采用经桡动脉途径,尤其是复杂病例,需要同时置入临时起搏器的病例。但对于不能长时间平卧的患者,下肢动脉高度弯曲的患者及股动脉穿刺失败的患者无疑是较好的选择。

二、冠状动脉旋磨术

旋磨术是采用高速的旋磨头将动脉粥样硬化斑块磨成很多细小的碎屑而起到清除冠脉阻塞、扩大管腔的目的。ERBAC 研究是一项单中心、随机性的前瞻性研究,入选了 658 例复杂病变(B/C 型)的患者,比较了准分子激光、旋磨和球囊成形术,结果显示:无主要并发症的手术操作成功率在旋磨组最高(89.2%),经皮冠脉腔内成形术(PTCA)组次之(79.7%),激光组最低(77.2%),3 组比较有显著性差异(P=0.002);靶血管重建(TVR)在旋磨组为 42.4%,激光组为 46.0%,均明显高于 PTCA 组(31.9%)。COBRA 研究也证实了旋磨术的再狭窄率明显高于 PTCA(39% vs29%,P<0.01)。综合多项研究的结果,旋磨术的再狭窄率为38%～57%。因此旋磨术的应用有一定的选择性,目前主要应用于:钙化病变、开口病变、分叉病变、支架内弥散性再狭窄病变以及球囊扩张/支架置入术前的应用等。旋磨装置通过自身特有的机制增加了 PTCA 及支架置入的成功率,扩展了 PTCA 及支架置入的适应证,对于某些病变的介入治疗,起到了对 PTCA 的辅助作用。但仍存在着一些不足如再狭窄率高、费用高、冠脉的夹层和穿孔等问题。

三、定向性冠状动脉斑块旋切术(DCA)

定向性冠状动脉斑块旋切术是经皮沿导引钢丝切割动脉粥样硬化斑块并将其回收的系统,能够去除组织是该系统的主要特征,组织去除的同时,管腔得到了不同程度的扩张。定向性冠脉斑块旋切术的另一特点是具有定向性,由术者确定。BOAT 试验结果表明:长期随访的死亡、心肌梗死和靶病变血运重建在定向性冠脉斑块旋切术与 PTCA 之间无明显区别。综合多项大型临床试验结果,定向性冠脉斑块旋切术术后再狭窄率为 25%～58%。目前定向性冠脉斑块旋切术主要应用于:偏心病变、溃疡病变、分叉病变、开口病变、左主干病变、大隐静脉桥血管病变等。总之,在经皮介入治疗中定向性冠脉斑块旋切术对其他器械是一种补充手段,但并不能明显降低再狭窄,现在支架应用日益广泛,定向性冠脉斑块旋切术的应用有限。

四、切割球囊

切割球囊是一种将常规球囊与微创外科的刀片有机地结合在一起的装置。在切割球囊扩张时,锋利的刀片暴露,沿血管壁的纵向切开动脉粥样硬化斑块和管壁,减轻环状压力,可以用最小的力量和时间最大限度地扩张靶病变。与常规 PTCA 相比,切割球囊是将扩展的力量集中在血管 3～4 个特定的点上,结果对动脉的损伤较小。切割球囊扩张后再狭窄的发生率与患者临床特征、造影特征及扩张参数无关,只与术终残余狭窄程度有关,因此,降低术终残余狭窄程度成为降低再狭窄率的有效途径。切割球囊与血管直径的比值与残余狭窄的程度呈负相关,所以应适当选择直径略大于参照血管直径的球囊,而不能单纯依靠增大扩张压力来降低残余狭窄程度,这样可以获得最大的血管内腔、最平整的切口,管腔的损伤和弹性回缩也最少。如果病变前后的血管不规则而不能确定血管的大小,可以 1:1 地选择切割球囊。由于切割球囊导管的外形轮廓比较大,为了提高导管一次到位率,应选用支撑力较好的导引导管和导丝,病变狭窄较重时,要求术者有较好的控制导引导管的能力,有时可能需要将导引导管较深地插入到冠脉中,此时须避免损伤冠脉近端。准备时应采用负压,保证刀片在球囊内。加压前切割球囊内不应有气体或液体。压力泵中有 5 mL 稀释的造影剂即可,以保证有足够的空间抽取负压。先慢慢加压至 1 个大气压(101.325 kPa),再缓慢加压至 6 个大气压(607.95 kPa),加压时间通常为 90 s。如果需要第 2 次或多次加压,一定要缓慢而逐渐增加压力,每增加一个压力,需要 3～5 s 的间隔以保证刀片周围的球囊充分"张开"。第 2 次加压不宜太快,否则球囊容易破裂。切割球囊是短球囊,不宜用于严重成角病变。其外形轮廓较大,扩张后球囊回撤不好,在病变近端血管严重弯曲时,扩张后回撤球囊的过程中有可能造成近端血管损伤。为避免球囊多次往返进出冠脉损伤近端血管,扩张后可将球囊保留在原位,造影确认效果满意后再将球囊回撤。对闭塞病变及切割球囊不能顺利到位的严重狭窄病变,可先用普通小球囊预扩张,预扩张球囊直径不宜大,因为使用切割球囊的目的就是减轻内膜损伤程度,并使球囊对内膜造成的损伤较小且规则,如果先用大球囊预扩张,血管内膜已有明显不规则损伤,则失去了使用切割球囊的意义。目前主要应用于开口病变、分叉病变、小血管病变及支架内再狭窄等方面。

五、冠状动脉腔内斑块旋切吸引术(TEC)

冠脉腔内斑块旋切吸引术是将动脉粥样硬化斑块和管腔内的碎屑,特别是血栓,切下并吸出的装置。在 75%～100% 的静脉桥血管病变,它可以全部/部分清除血栓,对于球形血栓尤其有效。尽管冠脉腔内斑块旋切吸引术能够明确减少治疗部位的血栓负荷,但在冠脉腔内斑块旋切吸引术治疗后造影仍有 26% 的病变有管腔的充盈缺损和模糊。目前临床上主要用于治疗弥散性病变、退行性桥血管病变以及自身冠脉造影或临床怀疑有血栓存在的病变。

六、涂层支架

药物涂层支架为解决支架术后再狭窄提供了一种新的预防途径,是目前研究的热点之一。主要有药物包被支架(coating stent)与药物洗脱支架(eluting stent)。目前研究的药物有雷帕霉素、紫杉醇、放线菌素 D、地塞米松、肝素、雌三醇、磷酸胆碱等。其中放线菌素 D 因涂层支架的再狭窄率高而试验终止。目前正在进行的多项试验:ELUTES、ASPECT、TAXUSI Ⅳ 试验结果提示了紫杉醇的安全性及有效性可以维持到术后 12 个月；SIRIUS、RAVEL 试验评价了雷帕霉素的安全性及有效性；STRID 试验评价了地塞米松的安全性及有效性。尽管药物涂层支架的应用开辟了冠脉介入治疗的新纪元，但尚未解答的问题较多，寄希望于目前正在进行中的多个临床研究结果，新技术为冠脉介入治疗现状中诸多复杂病变如长病变、小血管、慢性闭塞、分叉、左主干等病变的治疗提供了更广阔的空间。今后药物涂层支架的发展可以考虑应用不同种类的药物，并结合其他局部药物释放、局部基因治疗等方式共同抑制内膜增生，防治再狭窄的发生。假如药物涂层支架的再狭窄真的消失，仍然有大量患者需置入金属支架，而且药物涂层支架真正应用于临床常规治疗还需一段时间的疗效和安全性的验证，方可逐渐向实现"无再狭窄"的时代迈进。支架置入技术的几点建议：不要挤捏支架以防止支架表面聚酯膜起皱折或翘起；尽量缩短置入支架时间，避免药物在操作过程中的丢失；不推荐直接置入药物涂层支架，因为可能增加机械张力和不能快速到位而延长支架暴露于血液的时间；多个支架置入时，如 2 个药物支架部分重叠，可能造成药物过量引发毒副作用，但 Cypher 支架的临床研究结果表明此现象较少发生；如未重叠，2 个支架中间缝隙可能药物浓度不够而达不到治疗效果，或支架内再狭窄的发生率高；对于长病变的药物涂层支架的置入问题，尽量不选用一个过长的支架完全覆盖病变，因长支架的内膜再生时间明显延长，易造成支架内的血栓迟发形成。

七、血管远端保护装置

在血管介入不断发展的过程中，血栓并发症大大增加了不良事件的发生，尽管加强了抗血小板治疗并改良了手术器械，血栓并发症仍是临床医生面临的巨大挑战。为了有效地解决这一难题，血管远端保护装置逐步应用于临床，其目的是在介入治疗过程中捕捉动脉粥样硬化斑块和血栓碎屑，防止血管远端栓塞。其应用原理主要有 3 种：①闭塞机制；②逆流机制；③过滤机制。目前临床上常用的血管远端保护装置根据不同的应用原理主要有以下几种。

闭塞机制：Percu Surge Guard Wire TM（Medtronic AVE）系统包括 3 部分：①Guard Wire TM 导丝加球囊装置；②Micro Seal TM 接合器；③Export TM 吸引导管。可应用于大隐静脉桥血管（SVG）病变介入治疗。

逆流机制：①MO. MA（Invatec）系统：包括 1 根导引导管和附着其上的两个球囊，两个球囊分别膨胀以闭塞颈外动脉和颈总动脉，形成从颈内动脉到颈总动脉的逆向血流；关闭近端球囊，推进血管造影装置和吸引装置，行血管造影和支架术；顺着鞘管抽吸血液以清除颈内动脉的栓塞颗粒；②PARODI（Arteria Medical Science Inc）系统：包括一个小球囊导管和一个大鞘管，与 MO. MA 相似，不同之处在于球囊导管用来闭塞颈外动脉，大鞘管用来闭塞颈总动脉。另外，逆行血流建立在动脉鞘和放置在股静脉内的静脉鞘之间，滤器放置于动静脉分流处以阻止栓塞颗粒进入静脉系统；③逆流机制可能的优缺点：在保护性装置放置之前不必经过损伤的颈内动脉；逆行血流可能是预防严重栓塞事件的最安全方式。使用比较麻烦；很多患者不能耐受颈动脉完全闭塞。

过滤机制：过滤机制的基本组成部分包括导丝、传送导管、滤器、回收导管。基本操作方法（以 Med Nova Neuro Shield TM 为例）：①分别推送导丝和传送导管跨越损伤部位（导丝约在损伤血管远端 2～4 cm 处），使附着于传送导管上的滤器远端到达导丝标记部位；②缓慢回撤传送导管使滤器完全扩张；③行血管造影和支架术；④推送回收导管到支架远端并回撤导丝使其标记位于滤器远端，继续推送回收导管使其远端的回收豆荚完全包住滤器，撤退滤器。

其他装置特点：Angio Guard XPTM(Cordis)系统：①便于操作，滤器具有很好的可视性不会损伤血管；②传送豆荚外形小弹性高；③回收豆荚有一弹性尖端容易通过支架。

E. P. I Filter Wire TM（Boston Scientific)系统：①支撑杆不阻碍颗粒进入滤器；②便于操作；③跨越轮廓小；④镍钛套圈良好的可视性；⑤一个套圈适用所有血管直径。

Microvena TRAPTM(ev3)系统：①可个性化选择导丝；②传送导管轮廓小；③回收机制会有效防止颗粒物质遗漏。Microvena TRAPXLPTM(ev3)系统：TRAPXLPTMVFS为快速更换导丝装置，附有一风向袋状滤器篮。此滤器篮由镍钛网格组成，其外形介于 E. P. IFilter Wire TM 和 Medtronic 远端保护装置之间。它有一层肝素膜及一个卡环，可保证其近端开口与血管壁吻合。它的跨越直径为 2.2 F，滤器直径 4.0～7.0 mm，适用于 6 F/7 F 导引导管或 5 F/6 F 鞘管。Medtronic AVE 系统：由 300 cm 长、直径 0.014″粗(0.36mm)的导引导丝和远端的镍钛瓣状交错编织的滤器篮组成。滤器篮的两端均有可视性标志，其直径为 3.5～6.0 mm（每增加0.5 mm为一规格）。滤器扩张后，其 4 个入口部位覆盖80%的血管横截面；滤器远端孔径75～125 μm。4 F 导管同时具有放置和回收功能。已完成的 SAFER 试验（多中心，前瞻性研究，入选病例 801 例，均采用大隐静脉桥）研究结果显示，对照组发生初级终点事件（死亡、心肌梗死、紧急冠脉搭桥和靶血管血运重建），高于保护装置组（65%vs39%，$P=0.004$)。保护装置减少不良心脏事件的发生。基础和临床研究显示，任何一个斑块都会产生大量栓塞物质，对单一的患者个体来说，血管介入术的栓塞事件都无法预测，因此广义地说，保护装置对每一个患者都是必要的。

当介入手术为禁忌时保护装置即为禁忌，其相对禁忌证包括：①由于靶血管解剖原因，在远端放置保护装置不安全；②靶损伤远端严重血管畸形，动脉瘤或狭窄；③导丝不能跨越损伤部位；④对闭塞装置而言，因脊椎或颅内病变致对侧颈动脉完全闭塞者也是禁忌的。血管远端保护装置的应用为减少血栓并发症开辟了鼓舞人心的崭新局面，但其广泛开展还有待于大规模、随机临床研究的深入验证，将来这种干预有可能转变为一种普遍的治疗措施。

第五节　急性心肌梗死的介入治疗

根据病理生理机制，急性心肌梗死（AMI）是由于冠状动脉（冠脉）粥样硬化斑块破裂后，在血小板激活和聚集的基础上有血栓形成，致冠脉急性闭塞的结果。因此，治疗 AMI 的关键是尽早实施冠脉血运重建术，迅速使闭塞的梗死相关冠脉（IRCA）再通，恢复心肌梗死溶栓治疗临床试验（TIMI) 3 级血流和心肌灌注，才能挽救缺血心肌，缩小梗死面积，保护心室功能，从而改善 AMI 患者的近期和远期预后。目前，AMI 冠脉血运重建的方法主要是溶栓疗法和经皮冠脉介入治疗（PCI）。

一、从冠状动脉闭塞到再通

迅速使 IRCA 再通是治疗 AMI 的关键和目标。经皮冠脉介入治疗作为最为直接、有效的冠脉再通术，是最有效的方法，主要包括直接经皮冠脉腔内成形术（PTCA)、补救性 PTCA 和原发性支架置入术。

（一）直接经皮冠状动脉腔内成形术

直接 PTCA 是指对 AMI 患者不进行溶栓治疗，而直接行 PTCA，使闭塞的 IRCA 再通，恢复冠脉血流。直接 PTCA 自 1983 年 Hartzler 等首先报道以来，一系列临床研究均证实其有效和可行；与溶栓治疗相比，直接 PTCA 再通率高（＞90％），残余狭窄轻，病死率、再梗死发生率和出血并发症发生率均更低，左心室功能更好。Weaver 等对 10 项直接 PTCA 和溶栓治疗的随机对照试验进行荟萃分析也显示：AMI 接受直接 PTCA 者（$n=1348$）比溶栓治疗者（$n=1377$）30 d 和 6 个月的病死率和非致死性再梗死联合发生率分别降低 40％（7.2％对 11.9％，$P=0.001$）和 37％（9.6％对 15.2％，$P=0.0001$）；30 d 脑卒中发生率也均显著降低，证明 AMI 直接 PTCA 优于溶栓治疗。直接 PTCA 也可明显降低 AMI 并发心源性休克的病死率。AMI 并发心源性休克内科治疗的病死率高达 80％～90％，静脉溶栓治疗（GISSI 研究）的病死率仍高达 70％，而直接 PTCA 可使其病死率降至 50％以下；直接 PTCA 成功者的存活率为 58％～100％，未成功者仅为 0％～29％。最近，SHOCK 临床试验将 302 例 AMI 并发心源性休克的患者随机分成急诊经皮冠脉介入治疗（$n=152$）组和初始内科治疗后晚期经皮冠脉介入治疗（$n=150$）组，结果两组虽 30d 病死率相似（46.7％和 56.0％，$P=0.11$），但 6 个月的病死率在前者则显著低于后者（53.0％对 63.1％，$P=0.027$）。特别是经皮冠脉介入治疗能使 61％患者恢复 TIMI 3 级血流，与未恢复 TIMI 3 级血流者相比，30 d 病死率显著降低（35％对 65％），且 83％存活者的心功能良好，为 NYHA Ⅰ 或 Ⅱ级。提示对 AMI 并发心源性休克的患者应当立即插入主动脉内气囊反搏（IABP），行冠脉造影和急诊经皮冠脉介入治疗。

（二）补救性经皮冠状动脉腔内成形术

补救性 PTCA 是指 AMI 溶栓治疗未成功，再行 PTCA 治疗。早年 TAMI 研究就显示补救性 PTCA 比药物治疗的患者出院前 IRCA 通畅率更高、心肌梗死区节段收缩运动更好和心肌缺血复发率更低。RESCUE 研究对 151 例前壁 AMI 溶栓治疗后 TIMI 0～1 级血流的患者随机分成补救性 PTCA 组和内科治疗组，30 d 时病死率及心功能Ⅲ、Ⅳ级者在补救性 PTCA 组更少（6.4％对 16.6％，$P=0.05$）、运动射血分数也更高（0.45 对 0.40，$P=0.05$）。两组间的差异至随访 1 年时仍显著，确定了补救性 PTCA 的疗效。但对溶栓治疗成功后冠脉再通已达 TIMI 3 级血流者则不应行 PTCA。补救性 PTCA 改善 AMI 预后的机制有：①挽救缺血心肌，缩小梗死面积，改善心功能；②促进心肌梗死区愈合，防止心肌梗死区扩展和左心室重构，从而保护心功能，改善患者预后。

（三）原发性支架置入

传统上，支架置入由于本身有血栓形成的并发症而禁用于富含血栓病变的 AMI。而近年来，由于支架的改进，置入技术的完善（高压扩张，支架与血管贴紧不留缝隙）和抗血小板治疗的加强（阿司匹林＋噻氯匹定或氯吡格雷）使支架内血栓形成的并发症大大降低，支架置入已能用于 AMI 的治疗，包括直接 PTCA 并发夹层或急性闭塞时置入以保持血管通畅，也可原发性置入。急诊 PTCA 后置入支架对于保持 IRCA 通畅，防止其再闭塞或再狭窄，将会使 AMI 患者得益更多。Zwolle 试验将 227 例 AMI 患者随机分成原发支架置入组（$n=112$）和直接 PTCA 组（$n=115$），结果两组病死率虽相似（2％对 3％），但再梗死发生率（1％和 7％）和靶血管再血管重建（TVR）率（4％对 17％）在支架置入组均显著为低；无心脏事件存活率在支架置入组显著为高（95％对 80％）。STENTPAMI 研究将 900 例 AMI 患者随机分成 PTCA 组和

（或）PTCA＋肝素涂层支架组，结果 6 个月时的联合终点（死亡、致残性脑卒中和 TVR）发生率在涂层支架组显著低于 PTCA 组（12.4％对 21.0％，$P < 0.01$），晚近，CADILLAC 研究（$n = 2\,655$）对比了 AMI 原发支架置入和直接 PTCA 用或不用血小板膜糖蛋白Ⅱb/Ⅲa 受体阻滞剂阿昔单抗（Abciximab）的临床疗效，结果显示支架置入（用或不用 Abciximab）6 个月时的主要不良事件发生率比直接 PTCA 者减少一半（10.8％和 10.9％对 20.0％）。目前认为，对 AMI 患者行 PTCA 时，可常规置入支架。

二、从冠状动脉再通到心肌再灌注

AMI 早期有效的心肌再灌注才能挽救缺血心肌、保护心肌梗死区功能并降低病死率。这主要是依赖于闭塞的 IRCA 恢复 TIMI 3 级血流。然而，近年来的研究发现 IRCA 的血流即使达到了 TIMI 3 级，也不一定就恢复了心肌或微血管的再灌注。同位素正电子发射断层显像（PET）和心肌声学造影显示：AMI 患者 IRCA 已恢复 TIMI 3 级血流者，心肌梗死区与正常节段相比仍有明显的灌注缺损；Doppler 导丝测得冠脉血流速度和冠脉血流储备仍低下；2 周时心肌梗死区功能改善不多，均提示心肌微循环灌注仍低下。因此，TIMI 3 级血流中的心肌灌注不足，直接影响心肌梗死区功能的恢复，若能在 IRCA 成功再通后恢复心肌或微循环的有效再灌注，方能使心肌梗死区的收缩功能得到恢复。近年来的研究发现血小板膜糖蛋白Ⅱb/Ⅲa 受体阻滞剂 Abciximab 能够进一步改善梗死区心肌再灌注和收缩功能。

（一）血小板膜糖蛋白Ⅱb/Ⅲa 受体阻滞剂改善急性心肌梗死

介入治疗的再灌注血小板膜糖蛋白Ⅱb/Ⅲa 受体阻滞剂在 AMI 介入治疗中的有关作用首先来自 EPIC 研究。Lefkovits 分析总结了该研究中 3％患者（$n = 64$）同时接受了急诊 PTCA ＋Abciximab 治疗的 AMI 亚组的结果，发现 30 d 的死亡、再梗死、再次介入治疗或需外科搭桥的发生率比对照组降低了 83％（4.5％对 26.1％，$P = 0.06$）；6 个月时缺血事件（再梗死或靶血管重建术）发生率降低了 91 ％（4.5％对 47.8％，$P = 0.002$）；特别是在 Abcixiinab＋直接 PTCA 组的 30 d 至 6 个月的随访期中，无 1 例发生死亡、再梗死或需再次血运重建。此后，PAPPORT 研究将 483 例 AMI 接受了直接 PTCA 术患者随机分成 Abciximab 和安慰剂组，结果 7 d、30 d 和 6 个月死亡、再梗死和靶血管重建术的复合风险 Abciximab 分别降低 67％、48％和 35％；而且术后 7 d 时的死亡、再梗死和预料外保护性支架置入率复合风险降低了 70.2％（从 4.7％降至 1.4％，$P = 0.047$），从而进一步证明了 Abciximab 在急诊 PTCA 中的保护价值。Neumann 等研究进一步发现 AMI 支架置入时合用 Abciximab 能增加或改善心肌灌注，保护心功能，改善 AMI 患者的预后。共 200 例 AMI 患者发病 48 h 内置入冠脉支架后随机分成标准剂量肝素（$n = 98$）或 Abcixiinab＋低剂量肝素（$n = 102$）两组，两组冠脉再通后基础血流速度和罂粟碱激发后的峰值血流速度（Doppler 导丝测定）相似；至术后 14 d 时，两组冠脉内平均峰值流速均已显著增加，尤其在 Abciximab＋低分子肝素组增加更显著，接近标准剂量肝素组的两倍（18.1 cm/s 对 10.4 cm/s）；且基础冠脉内血流速度仅在 Abciximab 组增加显著。多因素回顾分析发现 Abciximab 治疗是冠脉峰值流速增加的唯一独立预测因素。冠脉血流增加意味着微血管功能或心肌灌注改善，故心功能也增强。对 151 例患者进行了心功能分析（Abciximab 组 79 例，肝素组 72 例），显示支架置入后即刻，两组梗死区功能相似，室壁运动指数（WMI）分别为 −2.08 和 −2.04，左心室射血分数分别为 0.56 和 0.54，运动低下区的轴数均为 32；但术后 14 d 时，Abciximab 组比肝素组心功能改善更明显，室壁运动指数分别为-1.64对$-1.89(P=0.017)$，左心室射血分数分别为0.62和0.56$(P=0.003)$，运动低下区域的轴数分别为17和25$(P=0.016)$。多因素回顾分析发现室壁运动指数增加的两个独立因素是Abciximab的应用和支架置入前的TIMI血流级别；同时还观察到冠脉内峰值血流的变化与室壁运动指数的变化显著相关$(Y=0.20,P=0.022)$，可见，AMI支架置入应用Abciximab不仅仅是能维持大血管通畅，而且能改善心肌或微循环的再灌注，从而改善心肌梗死区低下的心功能及对预后的影响。Neumarm等报道的最新研究$(n=401)$结果显示，Abciximab使AMI患者30 d时的复合终点（死亡、再梗死或靶血管重建术）比肝素降低了53%$(P=0.038)$。

（二）血小板膜糖蛋白Ⅱb/Ⅲa受体阻滞剂改善再灌注的机制

研究发现，AMI在IRCA再通后由于血小板血栓栓塞远端释放缩血管物质、血小板—白细胞与血管壁的直接相互作用，可产生冠脉微血管损伤，影响心肌有效的再灌注；而血小板膜糖蛋白Ⅱb/Ⅲa受体阻滞剂abciximab则主要通过减少与介入治疗有关的冠脉微血管的血小板血栓栓塞，在保持IRCA通畅的同时，改善了冠脉微血管的功能，从而增加心肌再灌注。Smyth的研究也显示，40例前壁AMI置入支架后随机分成abciximab+小剂量肝素和标准剂量肝素单用两组，两组再灌注失败（未达TIMI 3级血流或残余狭窄≥50%）或"慢血流"现象的联合发生率分别为10%和35%$(P=0.04)$。可见，冠脉微血管功能障碍是AMI冠脉内介入治疗后出现"无再流"或"慢血流"的主要原因，而abciximab的作用机制就是有效防治了微血管功能障碍的结果。

三、冠状动脉联合介入治疗

冠脉联合介入治疗是指AMI小剂量溶栓、血小板膜糖蛋白Ⅱb/Ⅲa受体阻滞剂和介入治疗联合应用的三联治疗，三者优势互补以达到理想的早期和最终冠脉再通和心肌再灌注，是新近提出的AMI再灌注治疗的新方法。TAMI和TIMIⅡA研究因AMI溶栓治疗后立即PTCA(iraraediate PTCA)使病死率、需急诊搭桥和再次PTCA的发生率增加，而曾经否定了溶栓和介入联合治疗的策略，但随着新一代血小板抑制剂（糖蛋白Ⅱb/Ⅲa受体阻滞剂）的问世和临床应用，以及介入器械改进、技术的完善和经验的提高，又使得溶栓+介入联合治疗AMI的策略成为可能。最近，在PACT研究初步证明在支架和血小板膜糖蛋白Ⅱb/Ⅲa受体阻滞剂应用的时代，AMI溶栓后早期行介入治疗在安全的基础上，SPEED和TIMI 14两项临床试验均证明了其有效和安全性。SPEED研究主要对比评价了小剂量溶栓治疗+abciximab+早期经皮冠脉介入治疗的三联治疗对AMI患者的疗效和安全性。结果显示早期经皮冠脉介入治疗$(n=323)$的成功率为88%，30 d时病死率虽与三联治疗相似(3.4%和3.7%)，但再梗死(1.2%和4.9%，$P<0.05$)和急诊血运重建率(1.6%和9.3%，$P<0.05$)早期经皮冠脉介入治疗组均比非经皮冠脉介入治疗者$(n=162)$显著降低。临床成功率（30 d时无死亡、再梗死和急诊血运重建术）在经皮冠脉介入治疗组也显著高于非经皮冠脉介入治疗组(94.4%对83.8%，$P<0.001$)。有294例评价了TIMI血流，发现TIMI 2～3级血流率从经皮冠脉介入治疗前的66%增加到经皮冠脉介入治疗后的98%$(P<0.001)$。特别是联用abciximab和减量rt-PA溶栓的经皮冠脉介入治疗使90 min时TIMI 3级血流率达到86%；也使死亡、再梗死和紧急血运重建复合终点(5.9%)低于单纯Abciximab(8.1%)和rt-PA(7.1%)组。可见联合介入治疗是安全和有效的。TIMI 14研究中，有12%的患者$(n=105)$在90 min冠脉造影

后经受了经皮冠脉介入治疗,其中与 Abciximab 和溶栓治疗联用的经皮冠脉介入治疗患者的 S-T 段迅速回落(为心肌再灌注指标)率比单用溶栓治疗显著增高(49% 对 8%,$P=0.002$),提示与 abciximab 和溶栓联合的经皮冠脉介入治疗有助于提高心肌再灌注。联合经皮冠脉介入治疗的优势在于既改善 AMI 早期也改善 AMI 晚期的心肌再灌注,代表了 AMI 介入治疗的新方法和新策略。当然,为了确定联合经皮冠脉介入治疗的优势能进一步降低 AMI 的病死率,还需大规模临床试验 FINESSE(Facilitated Intervention with enhanced reperfusion speed to stop evente)的结果来证实。

第六节　介入治疗并发症的防治

冠心病介入治疗的并发症包括因冠状动脉(冠脉)损伤或穿刺血管损伤引起的血管并发症和与血管损伤无关的全身并发症,即非血管并发症。因受病变解剖和临床情况以及影像条件、器械条件、术者经验及操作技巧等多种因素的影响,冠心病介入治疗的并发症难以避免,因此,努力提高对各种并发症的识别能力并予以积极防治,是最大限度地提高手术成功率,降低病死率并改善远期预后的关键因素。

一、血管并发症

(一)冠状动脉损伤并发症

冠心病介入治疗无论是球囊扩张、支架置入或其他的介入技术均需在有病变的冠脉内进行,对冠脉损伤而导致严重并发症的风险性远远大于诊断性冠脉造影,应予高度重视。

1.死亡、急性心肌梗死、急诊冠状动脉旁路移植术

死亡、急性心肌梗死(AMI)、急诊冠状动脉旁路移植术(CABG)是冠脉损伤并发症的严重后果。急性血管闭塞、严重内膜撕裂、冠脉痉挛、血栓形成或栓塞、边支闭塞、无再流现象、冠脉穿孔和心包填塞等均可导致上述严重后果,防治关键在于积极预防、及时识别和紧急处理各种冠脉损伤并发症。在目前冠脉内支架得以广泛应用的年代,死亡、AMI、和急诊 CABG 的发生率均已降至 1% 以下。

2.急性血管闭塞

急性血管闭塞是冠心病介入治疗严重而较常见的并发症之一,多发生在术中或离开导管室之前,少数发生于术后 6~12 h,是导致 AMI、急诊 CABG 甚至死亡的主要原因。急性血管闭塞通常是严重内膜撕裂、冠脉痉挛、血栓形成或三者并存的结果,而其中最常见的原因是内膜撕裂(约占 75%),因此,术前认真分析靶病变解剖学特点、合理选择手术器械、术中规范操作以尽量减少严重内膜撕裂的机会,是预防急性闭塞的先决条件。一旦发生急性闭塞,治疗的关键在于迅速开通闭塞的血管,恢复冠脉血流。首先于冠脉内注入硝酸甘油以缓解或除外冠脉痉挛的因素;如果因严重内膜撕裂引起急性闭塞或濒临闭塞(血流在心肌梗死溶栓治疗临床试验(TIMI) 2 级),应立即于病变部位置入支架以覆盖损伤的血管内膜,如果内膜撕裂发生在支架的近端或远端,应置入新的支架覆盖撕裂部位。术前、术中充分应用抗血小板、抗凝药物

包括二磷酸腺苷（ADP）受体抑制剂、糖蛋白（GP）Ⅱb/Ⅲa受体拮抗剂和低分子肝素的合理应用可减少冠脉内血栓形成，而对于血栓性闭塞，亦首选球囊重新扩张，尽快恢复远端血流。对于经上述处理不能使闭塞血管重新开放且血流动力学不稳定的患者，则应考虑在主动脉内球囊反搏（IABP）和升压药物支持下行急诊CABG。

3.内膜撕裂

内膜撕裂是一种急性血管并发症，其发生率为25％～60％，与病变复杂程度及术者操作不当或器械选择不当有关。根据美国国立心肺血液研究所（NHLBI）的分类方法，内膜撕裂按冠脉损伤的形态学特点分为A、B、C、D、E、F 6型，A型一般不会引起急性血管闭塞，而其他各型内膜撕裂引起急性血管闭塞的概率依次为3％，10％，30％，40％和70％。术前应充分了解靶病变的形态学特征，据此适当选择相应的手术器械（如适当的球囊血管直径比），术中严格操作规程，动作轻柔，切忌粗暴，尽力避免严重内膜撕裂的发生。对于轻度内膜撕裂又无缺血指征者，可不做特殊处理，而对于严重内膜撕裂应立即置入支架，且必须准确和完全覆盖所有的撕裂内膜，以免因遗留在支架之外的撕裂内膜导致支架内急性或亚急性血栓性闭塞。最严重的内膜撕裂可立即引起血管闭塞或伴血栓形成，经支架置入处理失败者可考虑行急诊CABG。

4.边支闭塞

边支闭塞是分叉病变介入治疗较为常见的并发症，通常因球囊扩张或支架置入时引起病变处或其临近发出的分支开口闭塞。如为小的分支，可无缺血症状，亦不引起严重后果；若为大的分支，则可导致严重缺血并发症。边支闭塞关键在于预防，术前应根据分支大小、分支开口病变的程度及分支起源与主支病变的相对位置来确定处理策略。当分支血管直径较大（>2 mm），其开口病变狭窄≥50％，或分支起源于主支血管病变部位时，应采用双导丝技术保护分支或应用双球囊对吻技术扩张病变。分叉处病变最好选用侧孔较大的支架，以免影响分支血流，一旦发生边支闭塞，应力求送入导丝，并行球囊扩张，必要时置入支架。

5.无再流现象

无再流（no reflow）现象是指介入治疗后靶病变局部无内膜撕裂、血栓形成、血管痉挛或高度残余狭窄，但冠脉血流急性减少至TIMI 0～1级，如血流为TIMI 2级，则称之为"慢血流"（slow flow）。无再流或慢血流发生机制尚未完全明确，目前认为系微循环功能紊乱所致，包括微血管痉挛、栓塞、再灌注损伤、毛细血管填塞、细胞间质水肿等，可引起AMI、低血压、心源性休克、传导障碍甚或死亡。冠脉内给予硝酸甘油和钙拮抗剂，对血栓性病变或退行性大隐静脉桥病变充分抗血小板、抗凝尤其应用糖蛋白Ⅱb/Ⅲa受体拮抗剂可缓解无再流现象，远端保护装置的应用减少了无再流现象的发生。

6.冠脉穿孔和心包填塞

冠脉穿孔是冠脉介入治疗中较少见但极其严重的并发症，常因导丝操作不当尤其带有亲水涂层和中等硬度以上的导丝穿出小分支或末梢血管，或因球囊过大、加压过高过快而造成血管破裂，如不及时发现并积极处理，可导致心包填塞而危及患者生命。冠脉穿孔一经发现，应首先用球囊在穿孔部位持续低压力扩张，必要时以鱼精蛋白中和肝素；经上述处理无效的较大穿孔可置入带膜支架封闭破孔；一旦发生心包填塞，应立即行心包穿刺引流或心包切开引流术，必要时需外科修复穿孔或结扎血管，同时行CABG。

（二）穿刺部位血管并发症

穿刺部位血管并发症包括穿刺动脉损伤导致动脉夹层、血栓形成、出血、血肿、假性动脉瘤和动-静脉瘘以及穿刺静脉血栓形成并脱落引起肺栓塞。动脉夹层多发生于髂动脉和降主动脉，均为导丝、鞘管或导管损伤动脉壁所致，规范操作，切忌在遇有阻力时强行推送导丝或导管，一般可避免其发生。导管或导丝损伤动脉内膜或局部压迫止血方法不当或压迫时间过长可导致局部血栓形成。术后应密切观察足背动脉搏动情况，一经确定动脉血栓形成，应立即请血管外科进行手术取栓和修补，以免造成肢体缺血坏死。穿刺局部出血和血肿多可经重新压迫止血奏效，如果血肿太大而因失血过多致血压下降，或经腹部超声或电子计算机断层摄影术（CT）证实为腹膜后出血和血肿，应给予补液或输血以补充血容量，必要时由外科处理。假性动脉瘤的形成与穿刺部位血管病变，穿刺点过低致鞘管进入股浅动脉，动脉鞘型号过大及应用抗凝药物等因素有关。避免穿刺部位太低或多次刺入动脉，可减少其发生机会。小的假性动脉瘤可经局部加压包扎并减少活动而自行愈合，大的假性动脉瘤经压迫不能愈合者应请外科手术修补。近年来国内外报道在超声引导下压迫或向瘤体内注入凝血酶治疗假性动脉瘤取得较好疗效，值得进一步探讨和借鉴。Judkins法穿刺股动脉引起动-静脉瘘的几率很低，一旦发生，往往需要外科手术矫正，但带膜支架的应用可以考虑。介入治疗术后因深静脉血栓形成引起急性肺栓塞者已屡见报道，值得介入医师高度警惕，力争积极预防，及时发现，给予抗凝及溶栓治疗。

二、非血管并发症

冠心病介入治疗中与血管损伤无关的全身并发症包括低血压、血管迷走神经反射、脑卒中及肾功能损害等。患者术前禁食，术中失血，术后显性或隐性失血，应用硝酸甘油等血管扩张药物，造影剂的迟发性过敏反应以及血管迷走反射等因素均可引起低血压，应适当扩容并应用血管活性药物。血管迷走神经反射较为常见，多发生于术后拔除鞘管及压迫止血时，典型表现为血压下降和心动过缓，应立即静脉注射阿托品 $0.5\sim1.0$ mg，必要时给予多巴胺等升压药物。

脑卒中包括缺血性和出血性卒中，均很少见但后果严重。术中操作规范、轻柔可减少动脉系统栓子脱落的机会。抗凝宜充分但需注意监测，老年患者尽量应用低分子肝素或低强度的抗凝，并适当控制血压以避免颅内出血并发症。

肾功能损害的最常见原因是造影剂引起肾小管功能损伤，称为造影剂肾病，多见于有肾功能不全史和糖尿病肾病的患者。以基础肾小球滤过率（GFR）指标预测造影剂导致肾功能不全有一定参考价值，肾小球滤过率＞50％为低危险，30％～50％为中度危险，＜30％为高危险，中度和高度危险患者术前给予适量的晶体液输入维持一定的血容量被证实为有效的预防措施。术中应选择含碘浓度低的非离子型造影剂并将用量控制在最低水平。术后 24 h 常规监测血肌酐水平，给予晶体液 $100\sim150$ mL/h 静脉滴注以维持足够的尿量，高危险患者应做好肾透析的准备，并取得患者的理解。可适当应用利尿剂，必要时给予低剂量多巴胺以增加肾血流量。

第七章 心血管内科疾病的中西医治疗

第一节 心律失常

心律失常是指心脏激动的起源部位、心搏频率、节律、传导速度和传导顺序等任何一项异常。按心室率快慢分为快速性心律失常和缓慢性心律失常。在多数情况下,心律失常并不是一种独立的疾病,而是众多心内外疾患或生理情况下引起的心肌细胞电生理异常。在少数情况下,心律失常以综合征的形式出现,如预激综合征、病态窦房结综合征、长 Q-T 综合征、短 Q-T 综合征等。

快速性心律失常,指以心率过快、心室率高于 100 次/分钟为特征的一类心律失常。临床常见于期前收缩,心动过速(室上性、室性),扑动和颤动(房性、室性),预激综合征及并发的快速性心律失常等。

缓慢性心律失常,指以心率缓慢、心室率低于 60 次/分钟为特征的一类心律失常。临床常见于窦性心动过缓,各种类型的心脏传导阻滞,病态窦房结综合征,室上性和室性逸搏等。

心律失常的临床表现多种多样,十分复杂。属中医"心悸""胸痹""眩晕""昏厥"等范畴。

一、诊断要点

(一)症状

1. 快速性心律失常

(1)窦性心动过速:常无症状,或表现为心悸、乏力、易激动等不适,可持续时间较长。症状多继发于发热、焦虑、运动、血容量不足、低钾血症后出现,严重者可诱发心绞痛、心力衰竭等症状。

(2)非阵发性室上性心动过速:表现为心悸、乏力,甚至心前区不适、头晕等,症状逐渐起始和终止,运动后症状常加重,可伴有原发病症状。发作时间较长可出现昏厥、心绞痛、心力衰竭等症状。

(3)阵发性室上性心动过速:突然发作,可持续数秒、数小时或数日,发作时有心悸、乏力、紧张、心前区不适,甚至诱发心绞痛、心源性休克等症状。

(4)阵发性室性心动过速:突然发作、突然消失,发作时表现为心悸、头晕、头颈部发胀、心前区不适、乏力、出汗、多尿、呕吐、四肢发麻等,严重者可出现心绞痛、心源性休克、阿—斯综合征等。

(5)期前收缩:可无症状,或有心悸、心前区不适,自觉心律不规则,有心搏增强或心跳停歇感。期前收缩连续发生或较频繁时,症状明显,可出现头晕、乏力、心绞痛,甚至昏厥、阿—斯综合征等。

(6)心房扑动与颤动:心室率不快时可无自觉症状;心室率较快或阵发性发作时,有心悸、气促、乏力、头晕、心前区不适感,严重者可出现恶心、呕吐、昏厥,甚至诱发心绞痛、心力衰竭、心源性休克等。

2.缓慢性心律失常

(1)窦性心动过缓:一般无特殊症状,但心率减慢显著,尤其伴有器质性心脏病患者,可有头昏、乏力、心前区不适,甚至昏厥;可诱发心绞痛、阿—斯综合征等。

(2)病态窦房结综合征:轻者表现为心悸、乏力、头晕、记忆力减退等;重者表现为昏厥、少尿、心绞痛、心力衰竭,甚至出现阿—斯综合征及重要脏器供血不足等。

(3)房室传导阻滞:一度房室传导阻滞除原发疾病的临床表现外,可无症状。二度房室传导阻滞在心率较慢时有心悸、头晕、乏力、劳动后气急等不适。三度房室传导阻滞、高度房室传导阻滞常有心悸、气短、眩晕、心前区不适,甚至昏厥、抽搐,出现心绞痛、心力衰竭或阿—斯综合征等。

(二)体征

1.快速性心律失常

(1)窦性心动过速:心率增快,听诊心率＞100 次/分钟,常逐渐增快和逐渐减慢,病因未消除时持续时间较长;心尖搏动和颈部血管搏动增强,心音响亮,有时可在心尖部听到收缩期杂音。

(2)非阵发性室上性心动过速:心动过速逐渐起始和终止,心率＞100 次/分钟,运动后心率加快,按压颈动脉窦可减慢心率,听诊时心律略不齐。

(3)阵发性室上性心动过速:常突发突止,发作时心率可达 100～200 次/分钟,心律规则,发作持续时间长而严重时血压常下降。

(4)阵发性室性心动过速:发作时心率可达 150～250 次/分钟,心律大致规则,心尖区第一心音时有强弱差异。

(5)期前收缩:有心搏提前,其后有较长的间歇(房性者可不明显),第一心音常增强,第二心音减弱或消失;脉搏有两个急速而连续的跳动,其后有一较长的间歇,发生短绌或脱漏;有的期前收缩呈规律性出现。

(6)心房扑动:一般心率快,如房室阻滞呈 2:1,则心室率为 150 次/分钟左右;但如房室阻滞为 4:1 或 3:1,则心室率可减慢为 75～100 次/分钟;有时阻滞比例不等,使心室律不规则。

(7)心房颤动:心率常在每分钟 100～180 次/分钟,心脏听诊时第一心音、心率和心律均绝对不规则,当心率较慢时,心律可似规则;有脉搏短缺、强弱不等和血压测量结果差异较大,同时伴有原发心脏病的体征。

2.缓慢性心律失常

(1)窦性心动过缓:心率减慢,＜60 次/分钟,但一般＞40 次/分钟,常伴有心律不齐,严重时出现低血压、心功能不全等体征。

(2)病态窦房结综合征:心率减慢,常＜50 次/分钟,有心音低钝、烦躁、间歇性记忆障碍等体征,严重时出现言语不清、判断错误等;甚至出现昏厥、抽搐。听诊心脏搏动出现较长停歇、节律不整、心音低弱。

(3)房室传导阻滞:一度房室传导阻滞常无体征;二度房室传导阻滞,莫氏Ⅰ型,听诊时第一心音可强弱不等,在一系列规则的心脏搏动中出现一个长的间歇,在间歇前无期前收缩。莫氏Ⅱ型听诊可发现每隔 1 次至数次规则性心脏搏动后有一间歇,或心率慢而规则。三度房室传导阻滞,或完全性房室传导阻滞,心率常在 40 次/分钟左右,心尖区第一心音强弱不等,收缩压偏高、舒张压偏低,而脉压差大。严重时因心室率突然减慢或暂时停搏,心音、脉搏消失。

(三)实验室辅助检查

选择必要的辅助检查能确定快速与缓慢性心律失常的类型、发生机制、病因与诱因等,并为合理选择药物和(或)非药物治疗、判断疗效等提供有价值的信息。与心律失常相关的辅助检查有常规心电图、动态心电图、运动试验、心室晚电位、临床电生理检查、超声心动图、动态血压监测、放射性核素检查技术、心血管造影、血液生化及内分泌系统检查等。

1.常规心电图检查

12 导联常规心电图是确诊心律失常的重要依据,对各种类型的心律失常、血清电解质紊乱、观察药物(如洋地黄、抗心律失常药等)对心脏的作用有重要意义。

2.动态心电图(Holter 监测)检查

采用长时间(24~72 h)连续记录心电图的方法,能获得比常规心电图更多的信息。提供心率,包括 24 h 平均心率、最快和最慢心率;心律失常的类型、发作时间和方式;心脏停搏的时间、次数;评价患者活动、伴随症状与心律失常的关系。对于心律失常的危险性分析、心律失常诊断及对抗心律失常药物疗效评价具有一定意义。

3.运动试验

使受检者接受适量运动,观察其症状、心率、血压、心电图及其他指标变化情况,并据此辅助诊断心脏疾病或对预后做出判断的方法。并用于评价与运动有关的心律失常及药物疗效。

4.心室晚电位

心室晚电位是出现于 QRS 波终末部的高频、低振幅碎裂电活动。心室晚电位阳性者,发生室性心动过速和心脏性猝死的危险性较大。

5.临床电生理检查

临床电生理检查用于心律失常的诊断。根据检查目的,可将电极导管放至心房、心室及冠状窦内,记录心脏不同部位的电活动,可确定心动过速的类型和机制。此外,它有助于确定房室传导阻滞的部位。在有昏厥病史的冠心病患者,心内电生理检查能否诱发出室性心动过速,对预测心脏性猝死的危险性和选择治疗方案均具有一定价值。

6.其他检查

超声心动图、动态血压监测、放射性核素检查技术、心血管造影、血液生化及内分泌系统检查等亦有助于明确心律失常的病因和疾病诊断。

二、鉴别诊断

1.快速性心律失常

(1)窦性与阵发性室上性心动过速:窦性心动过速体检时有心率增快(>100 次/分钟),当心率>150 次/分钟时,须与阵发性室上性心动过速相鉴别。窦性心动过速常逐渐增快和逐渐减慢,在病因未消除时,持续时间较长;而阵发性室上性心动过速,以突发突止为特征。

(2)阵发性室上性与室性心动过速:阵发性室上性心动过速发作时心率在 160~220 次/分钟,心律绝对规则,不因呼吸和运动而变化,第一心音强度不变,脉细而快速,心脏原有杂音减弱甚至消失。阵发性室性心动过速心率在 140~180 次/分钟,心律略不规则,心尖第一心音强弱不等并可有心音分裂。

（3）期前收缩：功能性期前收缩常在运动后心率增快时减少或消失，病理性活动后反而增多。期前收缩分房性、房室交界性及室性期前收缩三种，从心电图上可资鉴别。

（4）心房扑动与颤动：心房扑动时心率快而规则，如压迫一侧颈动脉窦或眼球，能使心率暂时减慢或减少，压迫解除后，恢复原来心率，可与阵发性室性心动过速相鉴别。此外，心房颤动心律绝对不规则，心率在 100～180 次/分钟，心音强弱不一，脉搏短绌。

（5）器质性心血管疾病：冠状动脉粥样硬化性心脏病，除心动过速外，还可出现心绞痛、心肌梗死，心电图有典型改变；心肌炎常在发热、感冒后出现，心电图有 ST-T 改变；心肌病有心脏普遍增大的体征和心脏超声表现。风湿性心脏病可闻及典型的心脏收缩与舒张期杂音等。

（6）甲状腺功能亢进症：除有心悸、心率加快外，可有神经过敏、情绪激动、消瘦、低热、出汗等症状。发病时有甲状腺肿大、突眼、高代谢症候群的典型临床表现。

2.缓慢性心律失常

（1）病态窦房结综合征与心动过缓：病窦患者的症状缺乏特异性，诊断主要依靠心电图表现。应作阿托品试验：静脉注射阿托品 2 mg 后，心率不超过 90 次/分钟；窦房结功能检查不正常，即可做出诊断。

（2）房室传导阻滞：除病因相关表现外，一度房室传导阻滞常无症状。二度Ⅰ型和Ⅱ型房室传导阻滞常有心悸、乏力等不适。高度和三度房室传导阻滞的症状取决于发病原因和心室率快慢，常有心悸、乏力、昏厥，甚至心功能不全、心绞痛，发生阿—斯综合征或猝死。体检时，一度房室传导阻滞常有第一心音减弱；二度房室传导阻滞常有心搏脱漏；三度房室传导阻滞第一心音强弱不一，听诊闻及响亮清晰的大炮音，为心房心室几乎同时收缩所致。

三、中医证候学特征

心律失常属中医心悸、胸痹、眩晕等病范畴，病性有虚证、实证和本虚标实证之分，病位在心，涉及肝脾肾三脏。因患者体质禀赋有异，发病原因、证候演变不同，故临床症状表现复杂。但分析证候时只要紧扣病机，仍可以找出其规律性的特征。

四诊中，以切脉对心律失常的诊断最为重要。中医证候学中的脉象与心律失常类型之间有一定的相关性，多数心律失常患者可出现数、迟、结、代、涩、促等典型脉象，可资临床判定病情和预后。促脉：脉来急促，时而一止，止无定数，常见于心率快而不齐如心房颤动、频发期前收缩；结脉：脉来缓慢，时而一止，止无定数，常见于心率慢而有间歇，如各种期前收缩、窦房阻滞、二度房室传导阻滞；代脉：为脉来中止，良久复动，止有定数，常见于期前收缩二联律、三联律等联律，窦性静止；迟脉常见于缓慢性心律失常，数脉多见于快速性心律失常。促、结、代脉多为心气不足，不能鼓动血脉，心律失常所致。

1.主症特征

心悸怔忡、胸闷、气短呈阵发性或持续性发作，频发或持续时间较长时可有胸痛、乏力、眩晕、视朦等，部分患者也可无不适症状，严重者可出现昏厥、搐搦，甚则猝死。

2.次症特征

分七种特征：①心虚胆怯特征：善惊易恐，坐卧不宁，少寐多梦，舌苔薄白，脉虚数或结代；②心脾两虚特征：面色无华，健忘失眠，食欲缺乏，舌质淡，苔薄白，脉细弱结代；③阴虚火旺特征：虚烦不眠，潮热盗汗，口干耳鸣，舌红质干，苔净或少，脉细数或细结代；④心阳不振特征：面色苍白，身寒肢冷，浮肿尿少，舌体胖，苔薄，脉沉迟或结代；⑤痰火扰心特征：胸闷呕恶，口苦痰稠,失眠耳鸣,舌质红,苔薄黄或黄腻,脉滑数或促;⑥水气凌心特征:喘促气短,咯吐痰涎,不能平卧,肢肿尿少,舌苔白腻或白滑,脉沉滑结代;⑦心血瘀阻特征:胸闷心痛,痛有定处,舌质紫黯或有瘀点瘀斑,脉涩或结代。

四、病因、病机

临床主症为心悸气短、胸闷不适、头晕乏力,甚则昏厥。心动悸,有惊悸与怔忡之分:惊悸多因惊恐、恼怒所诱发,全身情况较好;怔忡自觉心悸不安,全身情况较差,病情较重。要辨析病因需在临床症候群中找出具有表述主症病性(气、血、阴、阳、虚、实、寒、热)特征的次症或兼症,结合舌象、脉象分析推求。

主症伴见善惊易恐,坐卧不宁,舌苔薄白,脉虚数或结代,多为心虚胆怯;主症伴见面色无华,食欲缺乏,舌淡苔薄白,脉细弱结代,多为心脾两虚;主症伴见虚烦不眠,潮热盗汗,舌质红苔少,脉细数或细结代,多为阴虚火旺;主症伴见面色苍白,浮肿尿少,舌胖苔薄,脉沉迟或结代,多为心阳不振;主症伴见呕恶,口苦痰稠,舌红苔薄黄,脉滑数或促,多为痰火扰心;主症伴见喘促气短,肢肿尿少,舌苔白滑,脉沉结代,多为水气凌心;主症伴见心痛,痛有定处,舌质紫黯有瘀点瘀斑,脉涩或结代,多为心血瘀阻。

本病发病原因多为外邪侵袭、七情失调、嗜食肥腻、劳倦过度,影响脏腑机能与气血运行障碍。如外感湿浊,蕴聚中焦,清阳不升,浊阴不降,上犯于心;外感热邪,灼津于里,炼液为痰,上扰心窍;七情抑郁,郁而化火,火扰心神;嗜食肥甘厚味、烟酒辛辣,久而生热,暗耗阴血,热炽心火;劳倦过度,心气本虚,复感外邪,凝滞经络;久病伤阳,心阳不振,鼓动血行无力,瘀血内阻等。

综上所述,本病病位在心,其发病与肝、脾、肾、肺密切相关。多因外感邪毒、痰浊内停、气郁化火、瘀血阻滞,或阳气不振、阴精亏损、心脉不畅、心失所养所致。

五、辨证论治

(一)辨证要点

1.辨主症特征

心悸怔忡,不能自主,或轻或重,或发或止,常呈阵发性或持续性发作。诊脉可见数、迟、结、代、涩、促等典型脉象,甚则出现怪脉、败脉等危重脉候。本病多伴胸闷气短,头晕目眩,心烦不宁,少寐多汗,疲乏无力等;中老年发作频繁者,可伴有心胸疼痛,甚至喘促、肢冷汗出、昏厥。

2.常见诱因

发作常因情志不畅、惊恐、焦虑、劳倦过度、嗜酒饱食等诱发。

3.临床注意

一看患者是否有心悸、怔忡而不能自主的自觉症状;其次根据症情区别心悸的性质,是实证还是虚证,是心阳虚还是心阴虚,是夹痰还是夹瘀;第三要掌握惊悸与怔忡的区别。惊悸之证,临床常因惊而悸,以实证为多;怔忡之证,以虚证为多;惊悸日久不愈,亦可发展成为怔忡。此外,亦有虚中夹实的,临证时应予详细辨别。

(二)治疗原则

临床治疗虚证,当以养心安神为主,实证如因瘀血所致,当活血化瘀为法;若因痰热引发,又当清热化痰。若是久病,虚中有实,病情较为复杂者,则宜标本兼顾,攻补兼施。

(三)分类证治

1.心虚胆怯证

主症:心悸不安,善惊易恐。

兼次症:少寐多梦,坐卧不宁,面色少华,神疲倦怠。

舌象:舌淡红,苔薄白。

脉象:虚数或结代。

病机概要:心虚胆怯,心神不守。

治法:镇惊定志,养心安神。

方药:安神定志丸加减。本方出自《医学心悟》。方中茯苓、茯神、石菖蒲、远志以安神定志;人参补益心气,龙齿以镇静宁心。

若惊悸心虚胆怯甚者可加炙甘草以补益心气;心阴不足者加柏子仁、五味子、酸枣仁以养心安神,收敛心气。若心悸而烦,善惊痰多,食少泛恶,舌苔黄腻,脉象滑数者,系痰热内扰,胃失和降,心神不安之故,可用温胆汤和胃降逆,清热化痰,痰热清则心自安;亦可加酸枣仁、远志等以安神养心。

2.心脾两虚证

主症:心悸不宁,乏力气短。

兼次症:神疲倦怠,动则尤甚,面色无华,头晕自汗。

舌象:舌淡,苔薄白。

脉象:细弱结代。

病机概要:思虑过度,劳伤心脾,气血亏虚。

治法:养心健脾,安神定悸。

方药:归脾汤加减。本方出自《济生方》。方中以人参、黄芪、白术、炙甘草大队甘温之品补脾益气以生血,使气旺而血生;当归、龙眼肉甘温补血养心;茯苓(多用茯神)、酸枣仁、远志宁心安神;木香辛香而散,理气醒脾,与大量益气健脾药配伍,复中焦运化之功,又能防大量益气补血药滋腻碍胃,使补而不滞,滋而不腻;方中姜、枣调和脾胃,以资化源。全方共奏益气补血、健脾养心之功,为治疗思虑过度,劳伤心脾,气血两虚之良方。

本方配伍特点:一是心脾同治,重点在脾,使脾旺则气血生化有源,方名归脾,意在于此;二是气血并补,但重在补气,意即气为血之帅,气旺血自生,血足则心有所养;三是补气养血药中佐以木香理气醒脾,补而不滞。故清代医学家张璐说:"此方滋养心脾,鼓动少火,妙以木香调畅诸气。世以木香性燥不用,服之多致痞闷,或泄泻,减食者,以其纯阴无阳,不能输化药力故耳。"

如见心动悸而脉结代者,乃气虚血少,血不养心之故,宜用炙甘草汤益气养血,滋阴复脉。方中炙甘草甘温复脉,以利心气;人参、大枣补气益胃;桂枝、生姜辛温通阳;地黄、阿胶、麦冬、麻仁为伍,滋阴补血,以养心阴。诸药配合,能使气血充盈,则心动悸而脉结代之症可解。

若热病后期,损及心阴而致心悸者,则用生脉散益气养阴。本方人参补益元气;麦冬养阴;五味子收敛耗散之心气。三药合用,有益气养阴补心之功。

3.阴虚火旺证

主症:心悸虚烦,潮热盗汗。

兼次症：头晕目眩，口干多梦，耳鸣腰酸。

舌象：舌红质干，苔净或少。

脉象：细数或细结代。

病机概要：肾阴不足，水不济火，心火内动。

治法：滋阴清热，养心安神。

方药：天王补心丹加减。本方出自《摄生秘剖》。方中生地、玄参，补水所以制火，取既济之义也；丹参、当归补血养心；血生于气，人参、茯苓益心气；人参合麦冬、五味子，又为生脉散。盖心主脉，肺为心之华盖而朝百脉，补肺生脉。天冬滋肾降火；远志、枣仁、柏仁养心神。而枣仁、五味子，酸以收之，又以敛心气之耗散也。桔梗清肺利膈取其载药上浮而归于心，故以为使。朱砂色赤入心，镇心安神。全方具有滋阴清热，养心安神的功效。

若见虚烦咽燥、口干口苦等热象较著者，可用朱砂安神丸主之。方中朱砂重镇安神；当归、生地养血滋阴；黄连清热泻火。诸药为伍，有泻心火，养心阴，补心血，宁心神之功效，为治疗心神不安、烦躁心悸的常用方药。如阴虚火旺而兼见五心烦热、梦遗腰酸者，乃阴虚相火妄动之故，可用知柏地黄丸化裁以滋阴降火。

4.心阳不振证

主症：心悸胸闷，形寒肢冷。

兼次症：面色苍白，遇寒加重，体倦懒言。

舌象：舌体胖，苔白。

脉象：沉迟或结代。

病机概要：阳气衰弱，损伤心阳，心失温养。

治法：温补心阳，安神定悸。

方药：桂枝甘草龙骨牡蛎汤加减。本方出自《伤寒论》。方中桂枝、甘草温补心阳；龙骨、牡蛎安神定悸。如病情严重，汗出肢冷，面青唇紫，喘不得卧者，可加人参、附子以温阳益气，加服黑锡丹以回阳救逆。

5.痰火扰心证

主症：心悸而烦，胸闷呕恶。

兼次症：口苦痰多，失眠多梦，头晕目眩，耳鸣腰酸。

舌象：舌红质干，苔黄或薄腻。

脉象：滑数或结代。

治法：清热化痰，宁心定悸。

病机概要：痰热内盛，化火生热，心火亢盛。

方药：温胆汤加黄连、山栀。本方出自《备急千金要方》。方中陈皮、半夏、茯苓、枳实理气化痰，和胃降逆；黄连、山栀、竹茹清心降火，宁心安神。若心悸惊惕不安者，加龙齿、珍珠母、百合以安神定志；若饮食停滞，胃中不和者，加神曲、焦山楂、莱菔子以消导和中，宁心定志。

6.水气凌心证

主症：心悸眩晕，胸闷喘咳。

兼次症：咯吐痰涎，肢肿尿少，不能平卧。

舌象：舌苔白腻或白滑。

脉象：沉滑结代。

病机概要:脾肾阳虚,水饮内停,上凌于心。

治法:振奋心阳,化气行水。

方药:苓桂术甘汤加减。本方出自《伤寒论》。方中茯苓淡渗利水;桂枝、甘草通阳化气;白术健脾祛湿。

如水饮上逆,恶心呕吐者,加半夏、陈皮、生姜之品以和胃散饮。如肾阳虚衰不能制水,水气凌心,心悸喘咳,不能平卧,小便不利,浮肿较甚者,宜用真武汤加减,以温阳行水。正如离照当空,则阴霾自散。

7.心血瘀阻证

主症:心悸不宁,胸痛时作。

兼次症:面晦唇青,爪甲色黯,肌肤甲错。

舌象:舌质紫黯或有瘀斑。

脉象:涩或结代。

治法:活血化瘀,理气通络。

病机概要:心脉瘀阻,血运不畅,心失所养。

方药:血府逐瘀汤加减。本方出自《医林改错》。方中当归、赤芍、桃仁、红花活血祛瘀,通脉宁心;柴胡疏肝,枳壳理气,一升一降,调整气机。取气为血帅,气行则血行之意。可加入桂枝、甘草以通阳气,龙骨、牡蛎以镇心安神。若伴胸痛甚者,可酌加降香、郁金、延胡索以活血理气止痛。

若血瘀较轻者,可改用丹参饮为治。方中丹参活血化瘀;檀香温中理气,兼治心腹诸痛;砂仁温胃畅中,能疏散胸中郁闷。三药相伍,活血散瘀,理气止痛,使心络通畅,则悸痛自宁。

六、其他治疗

(一)中成药

1.气血两虚证

(1)补心气口服液:补益心气,定悸安神。每次 10 mL(1 支),每日 3 次,疗程 4 周。

(2)参麦口服液:益气养阴,宁心安神。每次 10 mL(1 支),每日 3 次,疗程 4 周。

2.心阴不足证

(1)滋心阴口服液:滋养心阴,通络定悸。每次 10 mL(1 支),每日 3 次,疗程 4 周。

(2)稳心颗粒:滋养心阴,安神定悸。每次 9 g(1 袋),每日 3 次,疗程 4 周。

3.心阳不振证

(1)麝香保心丸:芳香温通,益气活血。每次 45 mg(2 粒),口服或舌下含服,每日 3 次,疗程 2 周。

(2)参附注射液:温阳益气,扶正固本。每次 20~40 mL,稀释后静脉滴注,每日 1 次,疗程 2 周。

4.痰火扰心证

清开灵注射液:清心泻火,化痰开窍。每次 20~40 mL,稀释后静脉滴注,每日 1 次,疗程 2 周。

5.水气凌心证

(1)宁心宝胶囊:补虚损,益精气。每次 0.5 g(2 粒),每日 3 次,疗程 4 周。

(2)金匮肾气丸:温补心肾,化气行水。每次 6 g(10 粒),每日 3 次,疗程 4 周。

6.心血瘀阻证

(1)复方丹参滴丸:活血理气,化瘀通络。每次 250 mg(10 粒),口服或舌下含服,每日 3 次,疗程 4 周。

(2)地奥心血康:活血行气,宁心定悸。每次 200 mg(2 粒),每日 3 次,疗程 4 周。

(3)复方丹参注射液:行气活血,化瘀通络。每次 20～40 mL,稀释后静脉滴注,每日 1 次,疗程 2 周。

(二)针灸

1.体针

(1)期前收缩:主穴取内关、神门、心俞、厥阴俞。心气虚加关元、膻中、足三里;气阴两虚加三阴交、肾俞;血脉瘀阻加膻中、膈俞。手法平补平泻,留针 10～20 min。

(2)室上速、房颤:内关透外关、合谷、厥阴俞,强刺激不留针。

(3)缓慢性心律失常:针刺双侧内关、太渊二穴,捻针 20 min;或取人中、膻中、心俞穴,人中穴向鼻中隔斜刺 0.5 寸,雀啄手法,另两穴用捻转补泻法,每日施针 1～2 次。

2.耳针

选心、皮质下、交感、神门。每次 2～3 穴,捻转轻刺激,留针 15 min。

3.三棱针

(1)阵发性室上速:首选心俞、神门,配穴足三里、三阴交,电刺出血少量,隔日 1 次。

(2)缓慢性心律失常:用三棱针刺人中、涌泉穴,配合毫针刺内关穴,艾条灸百会、足三里穴,隔日 1 次。

4.穴位注射

主穴取内关、心俞、厥阴俞、足三里。心动过速配间使,心动过缓配通里。每次选 2～3 穴,用当归注射液 1 mL 注射,隔日 1 次。

七、西医治疗

应根据心律失常患者的症状、心律失常的类型及其对血液动力学的影响,来判断是否需要治疗。通常包括发作时心律失常的控制、去除病因病灶、改良基质、预防复发等几个方面。治疗方法上可分为非药物治疗和药物治疗。

1.非药物治疗

非药物治疗方法包括压迫眼球、按摩颈动脉窦、捏鼻用力呼气和屏气等反射性兴奋迷走神经的方法;电复律、电除颤、心脏起搏器植入和消融术等电学治疗方法;外科手术等。

(1)反射性兴奋迷走神经方法可用于终止多数阵发性室上性心动过速,可在药物治疗前或同时采用。

(2)电复律和电除颤分别用于终止异位快速心律失常发作和心室扑动、心室颤动。

(3)心脏起搏器多用于治疗窦房结功能障碍、房室传导阻滞等缓慢性心律失常。

(4)导管消融术可以根治多种室上性心动过速,如预激综合征、房室折返性心动过速等。

(5)外科手术治疗目前主要是用于治疗房颤合并其他心脏病需要开胸手术者。

2.常用抗心律失常药物

现临床应用的抗心律失常药物已 50 余种,至今还没有统一的分类标准。大多数学者同意根据药物对心脏的不同作用原理将抗心律失常药物分以下四类,以指导临床合理用药,其中Ⅰ类药又分为 A、B、C 三个亚类。

(1)Ⅰ类:即钠通道阻滞药。

1)ⅠA 类:适度阻滞钠通道,属此类的有奎尼丁等药。

2)ⅠB 类:轻度阻滞钠通道,属此类的有利多卡因等药。

3)ⅠC 类:明显阻滞钠通道,属此类的有普罗帕酮等药。

(2)Ⅱ类:为 β 肾上腺素受体阻断药,因阻断 β 受体而有效,代表性药物为普萘洛尔。

(3)Ⅲ类:是选择地延长复极过程的药物,属此类的有胺碘酮。

(4)Ⅳ类:即钙通道阻滞剂。它们阻滞钙通道而抑制钙内流,代表性药有维拉帕米。

长期服用抗心律失常药均有不同程度的不良反应,严重的可引起室性心律失常或心脏传导阻滞而致命。因此,临床应用时应严格掌握适应证,注意不良反应,以便随时应急。

第二节 病毒性心肌炎

病毒性心肌炎系嗜心性病毒感染引起的心肌炎性疾病。以引起肠道和上呼吸道感染的各种病毒最多见,尤以柯萨奇 B 组病毒对心肌膜受体有极大的亲和力,临床上半数以上的病例系该组病毒所致。发病机制:第一阶段是病毒经血流直接损伤心肌;第二阶段主要为免疫变态反应期,由病毒或病毒与心肌形成抗原、抗体复合体,发生免疫变态反应,引起心肌变性坏死,导致心功能减退。本病归属中医学"温病""心悸""胸痹"等范畴,其发病多因外感温热邪毒,自口鼻而入,犯肺入血,邪毒伤心;或因湿热邪毒经口侵袭胃肠,淫壅气分,入营伤心;毒热蕴于营血,耗气伤血,凝痰生瘀,损伤心肌脉络而发病。轻者可见胸闷、心前区隐痛、心悸、气短、无力等症,重者可见心悸、喘促、四肢厥冷等心阳欲脱之证。

一、诊断要点

(一)症状

(1)发病前 1～3 周内常有上呼吸道或消化道病毒感染史。

(2)轻者有心悸、胸闷、心前区隐痛、气短、乏力等;重者可发生心力衰竭、休克或严重心律失常。

(二)体征

1.心脏增大

轻者可有暂时性心脏浊音界增大,不久即恢复;重者心脏浊音界显著增大,提示心肌炎症性损伤范围广泛。

2.心率改变

心率增速与体温不成比例,或心率异常缓慢。

3.心音改变

心尖区第 1 心音减低或分裂;心音呈胎心样;出现心包摩擦音,提示有心包炎存在。

4.杂音

二尖瓣区或三尖瓣区可有收缩期吹风样杂音,系因心脏扩大造成二尖瓣或三尖瓣关闭不全所致。

5.心律失常

心律失常极常见,各种心律失常都可出现,以房性与室性期前收缩最多见,其次为房室传导阻滞,亦可出现心房颤动、病态窦房结综合征等。心律失常严重者可发生猝死。

6.心力衰竭

重症弥散性心肌炎因心肌泵血功能衰竭而致急性心力衰竭,易合并心源性休克。

(三)实验室辅助检查

1.血液检查

白细胞计数可升高;急性期红细胞沉降率(血沉)可增速;部分患者血清心肌酶增高,其中尤其以心肌肌钙蛋白 I 或肌钙蛋白 T 的定量测定增高、心肌肌酸磷酸激酶(CK)及其同工酶(CK-MB)的定量测定增高最有诊断价值。

2.心电图

①ST-T 变化:S-T 段升高或压低,T 波平坦或倒置,Q-T 间期延长。②心律失常:除窦性心动过速与窦性心动过缓外,异位心律与传导阻滞常见。房性、室性、房室交界性期前收缩均可出现,以室性期前收缩为主要表现。室性心动过速比较少见,但易引起昏厥;心房颤动与扑动亦可见到;心室颤动较少见,但可发生猝死。Ⅰ~Ⅲ度窦房、房室传导阻滞,束支或分支传导阻滞都可出现,而Ⅲ度房室传导阻滞亦可发生猝死。上述各种心律失常可合并出现。心律失常多见于急性期,在恢复期消失,也可随瘢痕形成而造成持久的心律失常。

3.X 线检查

局灶性心肌炎无异常变化。弥散性心肌炎或合并心包炎的患者心影增大,心搏减弱,严重者可见肺瘀血或肺水肿。

4.超声心动图

左室扩张多不明显,可有收缩或舒张功能异常、节段性及区域性室壁运动异常、室壁厚度增加、心肌回声反射增强和不均匀、右室扩张及运动异常。

5.核素检查

2/3 患者可见到左室射血分数降低。

6.病毒学检查

病毒学检查包括从咽拭子或粪便或心肌组织中分离出病毒,血清中检测特异性抗病毒抗体滴定度,从心肌活检标本中用免疫荧光法找到特异抗原或在电镜下发现病毒颗粒,以及用PCR 从粪便、血清、心肌组织中检测病毒 RNA。

综上所述,在上呼吸道或消化道病毒感染后1~3 周内,有胸闷、心前区隐痛、心悸、气促、乏力等心脏症状出现,重症者有心力衰竭、休克。心电图有异常改变,出现心律失常;两个以上导联 S-T 段呈水平型或下斜型下移≥0.05 mV,或 S-T 段抬高,或出现异常 Q 波;两个以上以R 波为主的导联 T 波倒置、平坦或降低(＜R 波的1/10),Q-T 间期延长。实验室检测血白细胞正常或增多,红细胞沉降率(血沉)增快,CK 及 CK-MB 增高,心肌肌钙蛋白 I 或肌钙蛋白 T的定量测定增高;病毒中和抗体＞1：640,或心肌活检分离出病毒等应考虑病毒性心肌炎的诊断。

在考虑病毒性心肌炎诊断时,应除外β受体功能亢进、甲状腺功能亢进、二尖瓣脱垂综合征及影响心肌的其他疾患,如风湿性心肌炎、中毒性心肌炎、冠心病、结缔组织病、代谢性疾病、克山病等。

二、鉴别诊断

1. 风湿性心肌炎

风湿性心肌炎常可有扁桃体炎或咽峡炎链球菌感染史,抗"O">500 U,红细胞沉降率(血沉)明显增快,可达 80～120 mm/h,C 反应蛋白(CRP)阳性,心电图改变以 P-R 间期延长较常见,咽拭培养常检出链球菌阳性,且多合并全身大关节炎,阿司匹林(4～6 g/d)治疗常能奏效。

2. β受体功能亢进综合征

本征多见于青年女性,无心脏增大、心功能不全等器质性心脏病的依据,常与精神因素有关,主诉多而易变,客观体征少,主要表现为心电图 ST-T 波异常改变及窦性心动过速,口服心得安 20～30 mg,半小时后可使异常改变的 ST-T 波恢复正常。

3. 心包积液

病毒性心肌炎有时亦可累及心包,发生心包积液(多为少量积液),称为病毒性心肌心包炎,需与其他病因所致的心包炎相鉴别。结核性心包炎常有低热、消瘦、盗汗、血性心包积液、心包积液培养结核菌阳性,同时有心包外结核感染的证据,常形成缩窄性心包炎。化脓性心包炎常有高热及全身感染中毒症状,血培养及心包积液培养有阳性化脓性细菌。

4. 原发性心肌病

可有家族史,起病隐匿,进展缓慢;扩张型心肌病常有明显心脏增大,出现栓塞现象,心电图上有各种心律失常;肥厚型心肌病可有病理性 Q 波,无病毒感染的依据。资料表明,部分病毒性心肌炎可演变成扩张型心肌病,某些所谓原发性心肌病可能是慢性病毒性心肌炎或心肌炎的晚期表现,两者很难鉴别。

三、中医证候学特征

病毒性心肌炎相当于中医温病学中的"温热邪毒"及"湿热邪毒"伤害心脏而发生的"心悸""胸痹"等范畴。病机性质属本虚标实,病位在心,涉及肺脾胃肠。临床表现以心病症状为主症,他脏症状为兼次症。按病程发展分为急性期、恢复期和慢性期。急性期多见标实证,恢复期多见本虚标实证,慢性期多见本虚证和本虚标实证。

1. 主症特征

胸闷、心前区隐痛、心悸、乏力。

2. 兼次症特征

(1)标实特征:①温毒侵心特征:发热,咽痛,咳嗽,口苦,小便黄赤,舌质红绛,苔黄厚,脉浮数或促或结;②湿热损心特征:发热,腹泻,腹痛腹胀,恶心呕吐,大便黄色稀水,灼肛,小便黄赤,舌质红绛,苔黄厚腻,脉滑数,或促或结。这两种特征多见于急性期。

(2)本虚标实特征:①阴虚火旺特征:头晕面赤,目眩耳鸣,手足心热,心烦不寐,舌质红苔薄黄,脉细数;②气虚痰瘀特征:心前区隐痛,胸闷憋胀,脘痞纳呆,恶心欲呕,唇甲青紫,舌质紫黯边有瘀点,苔白,脉弦涩或结或代。这两种特征多见于慢性期,亦可见于恢复期。

(3)本虚特征:①气阴两虚特征:乏力,自汗盗汗,两颧黯红,舌质红,苔少,脉细数或促或结；②心阳不足特征：面白少华，形寒肢冷，舌质淡紫，苔白，脉沉细无力；③心阳欲脱特征：喘促气短，不能平卧，烦躁不安，四肢厥冷，唇甲紫青；舌质淡紫，苔白，脉微欲绝。此三种特征多见于慢性期，亦可见于恢复期，亦可见于急性期。兼次症的七种特征，是心肌炎证候分类的依据。

四、病因、病机

病毒性心肌炎归属中医学"温病邪毒"伤心而发生的"心悸""胸痹"等范畴，临床主症为心悸、胸闷、心前区隐痛、气短、乏力等。要辨析病因需在临床症状群中找出具有表述主症病性（寒、热、虚、实）特征的次症或兼症，结合舌象、脉象分析推求。

主症伴见发热，咽痛，咳嗽，口苦，小便黄赤，舌质红绛，苔黄厚，脉浮数或促或结多为温毒犯肺，入营伤心；主症伴见发热，腹泻，腹痛腹胀，恶心呕吐，大便黄色稀水，灼肛，小便黄赤，舌质红绛，苔黄厚腻，脉滑数或促或结多为湿热伤胃，入营损心；主症伴见头晕面赤，目眩耳鸣，手足心热，心烦不寐，舌质红，苔薄黄，脉细数多属温毒伤阴，毒火上炎；主症伴见乏力气短，两颧黯红，自汗盗汗，舌质红，苔少，脉细数或促或结多为气阴两虚，心失濡养；主症伴见自汗，乏力气短，脘痞纳呆，恶心欲呕，唇甲青紫，舌质紫黯边有瘀点，苔白，脉弦涩或结代多为气虚痰壅，瘀阻心络；主症伴见面白少华，形寒肢冷，舌质淡紫，苔白，脉沉细无力，多为心阳受损，不能自主；主症伴见喘促气短，不能平卧，烦躁不安，四肢厥冷，唇甲紫青，舌质淡紫，苔白，脉微欲绝多属邪毒伤心，心阳欲脱。

综上所述，本病病位在心，涉及肺脾胃肠；其发病多因外感温热邪毒，自口鼻而入，犯肺入血；或湿热邪毒，经口侵袭胃肠，蕴壅气分，入营伤心；毒热蕴于营血，耗气伤血，凝痰生瘀，损伤心肌脉络而发胸痹、心悸诸症。发病急性期多见实证，恢复期及慢性期多见虚实夹杂证或虚证。

五、辨证论治

(一)辨证要点

1. 辨主症特征

胸闷、心前区隐痛、心悸、乏力、气短是心肌脉络，气血阴阳受损的特征。

2. 辨病邪性质

温热邪毒侵心，临床多见发热、咽痛、咳嗽、口苦、小便黄赤、舌质红绛苔黄、脉浮数或促或结等温热犯肺入营的特征。湿热邪毒损心，临床多见发热、腹泻、腹痛腹胀、恶心呕吐、大便黄色稀水、灼肛、小便黄赤、舌质红绛苔黄厚腻、脉滑数或促或结等湿热邪毒侵袭胃肠，湿热壅阻中焦，由气入营的特征。

3. 辨虚实夹杂

在心肌炎的急性发病期多见实证，恢复期和慢性期多见虚证或虚实夹杂证。

(二)治疗原则

急性期宜祛邪为主：属温热邪毒犯肺入营者，应清热解毒，凉营养心；属湿热邪毒侵袭胃肠由气分入营者，应清热化湿，凉营护心。恢复期宜扶正祛邪：属阴伤热羁者，宜滋阴清火，益心安神；属气阴两虚者，宜益气养阴为主，佐以散邪养心。慢性期宜扶正养心为主，兼以散邪：属气虚痰瘀者，宜补益心气，化瘀祛痰；属心阳不足者，宜温振心阳，安神定悸为主，佐以化瘀祛痰；属心阳欲脱者，宜回阳救逆，固脱定悸。

（三）分类论治

1. 温毒侵心证

主症：胸闷，气短，心悸，乏力。

兼次症：发热，咽痛，咳嗽，口苦，小便黄赤。

舌象：舌质红绛，苔黄。

脉象：浮数或促或结。

病机概要：温毒犯肺，入营伤心。

治法：清热解毒，凉营护心。

方药：清营汤加减。本方出自《温病条辨》。方中犀角（水牛角代）、黄连以清心营之热；生地、玄参、麦冬、丹参清营热而滋营阴；金银花、连翘、竹叶轻宣泄热，使营分邪热转出气分而解；加沙参益心气，桔梗、枳壳、杏仁宣肃肺气。全方具有清热解毒，凉营护心之功效。

2. 湿热损心证

主症：胸闷，心悸，乏力，气短。

兼次症：发热，腹泻，腹痛腹胀，恶心呕吐，大便黄色稀水，灼肛，小便黄赤。

舌象：舌质红绛，苔黄厚腻。

脉象：滑数或促或结。

病机概要：湿热侵胃，入营损心。

治法：清热化湿，凉营护心。

方药：王氏连朴饮加减。本方出自《霍乱论》。方中川黄连苦寒清热化湿，厚朴苦温理气化湿，半夏降逆和胃，菖蒲芳香化浊，栀子、豆豉清宣郁热，芦根清利湿热，生津止渴；加黄芩、滑石以增清热化湿之力；加杏仁、郁金宣通上焦，开胸消痞；加沙参益气养心。全方具有清热化湿，开胸消痞，凉营护心之功效。

3. 阴虚火旺证

主症：心悸，胸闷，乏力，气短。

兼次症：面赤心烦，手足心热，头晕目眩，不寐。

舌象：舌质红，苔薄黄。

脉象：细数。

病机概要：阴津耗损，毒火上炎。

治法：滋阴清火，养心安神。

方药：黄连阿胶汤加味。本方出自《伤寒论》。方中用黄连、黄芩清心火，除烦热；阿胶、白芍、鸡子黄滋肾阴，养营血，安心神；加生地、麦冬、丹皮、山栀、百合以增滋阴凉血，除烦养心之功效。

4. 气阴两虚证

主症：乏力，气短，心悸，胸闷。

兼次症：两颧潮红，自汗盗汗，纳呆食少。

舌象：舌质红，苔少。

脉象：细数或促或结。

病机概要：气阴两虚，痰瘀未尽。

治法：益气养阴，通脉养心。

方药:炙甘草汤加减。本方出自《伤寒论》。方中用炙甘草为主药甘温益气,通经脉,利血气;人参、大枣补气益胃,以资脉之本源;生地、麦冬、阿胶、麻仁滋阴补血,以养心阴;桂枝、生姜振奋心阳,以通脉气;加丹参化瘀通脉,加竹茹涤痰开郁。全方具有益气养阴,通脉开郁,养心定悸之功效。

5.气虚痰瘀证

主症:心前区隐痛,胸闷,乏力,心悸。

兼次症:胸脘憋胀,纳呆恶心,唇甲青紫。

舌象:舌质紫黯边有瘀斑,苔白。

脉象:弦涩或结代。

病机概要:心气耗伤,痰瘀蕴阻。

治法:补益心气,化瘀祛痰。

方药:保元汤加味。本方出自《博爱心鉴》。方中用人参、黄芪、炙甘草、肉桂补益心气,温振心阳;加丹参、川芎、桃仁、延胡索化瘀镇痛;茯苓、半夏配肉桂温化痰饮,和胃降逆;檀香、郁金行气消痞。全方具有补益心气,散邪宣痹之功效。

6.心阳不足证

主症:心悸,乏力,气短,胸闷。

兼次症:面白少华,形寒肢冷。

舌象:舌质淡紫,苔白。

脉象:沉细无力。

病机概要:心阳受损,不能自主。

治法:温振心阳,安神定悸。

方药:桂甘龙牡汤合保元汤加减。两方分别出自《伤寒论》和《博爱心鉴》。方中用肉桂、甘草温振心阳,人参、黄芪补益心气,龙骨、牡蛎潜镇安神。全方具有温振心阳,益心定悸之功效。

7.心阳欲脱证

主症:心悸,烦躁,乏力,气短。

兼次症:喘促不安,不能平卧,四肢厥冷,自汗不止,唇甲紫青。

舌象:舌质淡紫,苔白。

脉象:微欲绝。

病机概要:心肾阳衰,心阳欲脱。

治法:回阳救逆。

方药:四逆加人参汤加味。本方出自《伤寒论》。方中附子配干姜温补心肾阳气,以回阳救逆;人参大补元气;炙甘草和中益气。四药合用温阳益气,回阳固脱。可加煅龙骨、煅牡蛎潜镇浮阳,安神定悸。

六、其他治疗

(一)中成药

1.注射剂

(1)清开灵注射液:由牛黄、水牛角、黄芩、金银花、栀子等有效成分提取物组成。具有清热解毒,化瘀通络功效。主要用于病毒性心肌炎的急性期发热者,肌内注射,每次 2~4 mL,每日

1～2 次。重症患者静脉滴注,每次 20～40 mL,用 5％葡萄糖液或 0.9％氯化钠液 250 mL 稀释,每日 1 次,10 d 为 1 疗程。

(2)双黄连粉针:由金银花、黄芩、连翘等有效成分提取物组成,具有清热解毒功效,适用于病毒性心肌炎急性期发热者。静脉滴注前先用适量注射用水充分溶解,再用生理盐水或 5％葡萄糖液 250 mL 稀释,60 mg/kg,每日 1 次。

(3)黄芪注射液(每 1 mL 相当于黄芪 2 g):适用于病毒性心肌炎恢复期或慢性期。静脉滴注,每次 20～60 mL 用 5％或 10％葡萄糖液 250 mL 稀释后使用。

(4)生脉注射液:由人参、麦冬、五味子有效成分提取物组成。具有益气养阴,复脉固脱功效。适用于病毒性心肌炎恢复期、慢性期气阴两虚者。静脉滴注,每次 20～60 mL,用 5％或 10％葡萄糖液 250 mL 稀释后使用。

(5)参附注射液:由人参、制附片有效成分提取物组成。具有温阳益气,回阳固脱之功效。用于病毒性心肌炎心阳衰微,阳虚欲脱证。静脉注射,每次 5～10 mL,用 50％葡萄糖液40 mL 稀释后缓慢推注。静脉滴注,每次 10～20 mL,用 10％葡萄糖液 250 mL 稀释后使用。

2.口服剂

(1)抗病毒颗粒:由板蓝根、忍冬藤、山豆根、川射干、鱼腥草、重楼、贯众、白芷、青蒿组成,具有清热解毒功效,用于病毒性心肌炎急性期。每次 12～24 g,开水冲服,每日 3 次。

(2)板蓝根冲剂:每次 10 g,开水冲服,每日 3 次。用于本病急性期。

(3)维 C 银翘片:每次 6 粒,每日 3 次,温开水送服。用于本病急性期发热者。

(4)芎芍胶囊:由川芎、赤芍有效成分组成,具有化瘀镇痛功效,适用于病毒性心肌炎慢性期有气滞血瘀者。

(5)补心气口服液:由黄芪、人参、薤白、石菖蒲组成。具有补益心气,祛痰止痛功效,适用于本病慢性期气虚痰淤证。每次 10 mL,每日 3 次,口服。

(6)滋心阴口服液:由麦冬、北沙参、三七、赤芍组成。具有滋养心阴,活血止痛功效。适用于本病慢性期阴虚血瘀证者。每次 10 mL,每日 3 次,口服。

注:①糖尿病患者采用生理盐水稀释注射药物静脉滴注,口服药物应采用无糖型;②儿童用药酌情减量,按千克体质量计算。

(二)针灸

1.体针

主穴:膻中、内关、心俞。

辨证配穴:气虚痰瘀者加足三里、阴郄、中脘、丰隆;心阳不振者加百会、气海;气阴两虚者加足三里、三阴交;心肾阳衰,心阳欲脱者加百会、神阙、关元(隔姜灸)。

方法:每次选主穴、配穴 4～5 穴,用 75％酒精常规消毒后,采用常规补泻手法捻转3～5 min,留针 10～15 min,阳虚者多用灸法(百会穴除外)。

2.耳针

主穴:心、神门、交感。

方法:用 75％酒精常规消毒后,针刺捻转 3～5 min,留针 30 min,每日 1 次,10 d 为 1 疗程。针刺耳郭穴皮下,不刺透耳郭为度,可缓解心悸、心前区隐痛、胸闷等症状。

七、西医治疗

本病至今无特效治疗,一般采用对症及支持疗法,主要为减轻心脏负荷,注意休息和营养,改善心肌代谢及调节免疫功能。

1. 一般疗法

急性病毒性心肌炎主要病理改变是广泛散在心肌细胞坏死灶及周围间质炎性细胞浸润。急性期应卧床休息,直至热退,心率、心律、心脏大小及心功能基本恢复正常。安静卧床休息可使心率、血压、心搏量降低,可以减轻心脏负荷。有严重心律失常、心力衰竭的患者,卧床休息1个月,半年内不参加体力活动;无心脏形态改变者,休息2周,3个月内不参加重体力活动。饮食以富有营养、容易消化为原则,食物中以高维生素、优质蛋白、适量碳水化合物为主。居住环境的空气应保持流通、新鲜,并应及时退热、止痛、解除焦虑等,以减轻心脏负荷;有严重心律失常者,应进行连续心电监护,防止严重心律失常和猝死;必要时给予氧疗。

2. 抗病毒治疗

抗病毒治疗可应用于疾病的前三周,动物实验的结果表明,病毒在心肌细胞内的存在不超过18 d。抗病毒药物常选择干扰素。

α-干扰素能够阻断病毒的复制,调节细胞免疫功能。动物实验表明干扰素对柯萨奇病毒感染的心肌有保护作用,有体内抗柯萨奇病毒的作用。基因工程制备的α-干扰素每支300万单位,每日肌内注射1支,连用2周。

3. 免疫抑制剂治疗

免疫抑制剂可使病毒复制加剧,多数学者主张在病程早期不宜常规合用激素,以免抑制内源性干扰素合成而加速病毒繁殖,加重心肌损害。对重症患者,即以突然泵衰竭或严重心律失常为主要临床表现、可在短期内引起死亡或猝死者,尤其是高度房室传导阻滞或阿一斯综合征时,激素治疗可抑制免疫反应,减轻心肌炎症,减轻毒素症状,能帮助患者度过危险,起到挽救生命的作用,故在重症心肌炎早期使用激素治疗。在病程的后期证实心肌病变由免疫反应所引起者可试用激素。常用强的松每日30～40 mg或地塞米松每日4～10 mg,分3～4次口服,2周后逐渐减量,或先用醋酸地塞米松10～20 mg或醋酸氢化可的松100～300 mg/d分次静脉滴注,连用3～7 d,待病情稳定后改口服,并迅速减量至停用。激素疗程不宜过长,以防继发感染,同时应注意停用激素后病情复发,个别病例应用硫唑嘌呤100 mg/d,分次口服。

4. 营养心肌等辅助治疗

临床可使用大剂量的维生素C,每日3～5 g加入5％葡萄糖中静脉滴注;辅酶A 50～100 U、肌苷200～400 mg肌内注射或静脉注射,1次/天;细胞色素C 15～30 mg静脉注射,1～2次/天,但使用前应皮试,无过敏反应方可使用;三磷酸腺苷(ATP)或三磷酸胞苷(CTP) 20～40 mg肌内注射,1～2次/天;辅酶Q10 30～60 mg/d口服,肌内注射或静脉注射10 mg,2次/天。门冬氨酸钾镁20～40 mL加入葡萄糖注射液中静脉滴注,1次/天,可以补充钾和镁,改善心肌代谢,纠正心律失常。以上药物可以据病情适当搭配或联合应用,10～14 d为1个疗程。

5. 对症治疗

心力衰竭患者,按心力衰竭的治疗常规纠正心力衰竭,根据具体病情使用利尿剂、洋地黄、ACE抑制剂、β-受体阻滞剂。

使用洋地黄时用量宜小,如心肌有炎症坏死应慎用洋地黄类药物。严重的心律失常可根据病情慎重选择抗心律失常药物。非危险性心律失常如偶发室性早搏、单源性频发室性早搏、房性早搏可先观察而不一定给予抗心律失常药物。如有完全房室传导阻滞,应使用临时体外起搏器,Ⅲ度以上房室传导阻滞、病态窦房结综合征患者,可短程应用地塞米松 10 mg 静脉滴注,1 次/天,不能恢复者安装起搏器。

6.恢复期处理

根据病情可逐渐增加活动量,对于心脏增大者应密切观察心功能状态,遗留完全房室传导阻滞的患者应安装永久型人工心脏起搏器。

第三节　原发性心肌病

原发性心肌病是指一类原因未明、合并心脏功能障碍的心肌疾病。按心肌病变的类型,本病可分为三型:扩张型心肌病、肥厚型心肌病和限制型心肌病。本节重点介绍扩张型心肌病的诊断与鉴别诊断、中医现代临床诊治特色及研究进展。肥厚型心肌病及限制型心肌病不作介绍。

本病常伴有心律失常。病情呈进行性加重,死亡可发生于疾病的任何阶段,男性发病率高于女性(2.5:1),在我国发病率为(13～84)/10 万不等。

本病中医归属于"心悸""胸痹""水肿"等范畴。

一、诊断要点

(一)症状

易疲劳,乏力,劳累后气急,心悸,晚期出现端坐呼吸、阵发性夜间呼吸困难等左心衰竭及食欲减退、腹胀、水肿等右心衰竭症状。

(二)体征

体检可发现心脏明显增大,可触及双重心尖搏动,闻及奔马律,胸骨左缘第五肋间有喷射性收缩期杂音,心脏二尖瓣区及(或)三尖瓣区有全收缩期杂音。此外,可见心力衰竭的各种体征,如肺底湿啰音、颈静脉怒张、肝大、腹腔积液、下肢浮肿等。

(三)实验室辅助检查

1.化验室检查

常有红细胞沉降率(血沉)加速,肝瘀血可引起球蛋白异常,偶有血清心肌酶活性增加。

2.心电图检查

各房室肥大劳损,心肌损害,病理性 Q 波,传导阻滞和各种复杂心律失常。

3.X 线检查

显示心脏扩大(X 线检查心胸比>0.5)和肺瘀血。

4.超声心动图检查

全心扩大,尤以左心室扩大为显,左室舒张期末内径≥2.7 cm/m²,心脏可呈球型。室壁运动弥散性减弱,射血分数小于正常值。

5.心血管造影检查

心室腔扩大,心室收缩功能减弱,造影剂潴留;冠状动脉主干及分支正常。

6.放射性核素检查

核素心室造影显示心腔扩大,室壁运动减弱,左室射血分数小于正常值。

二、鉴别诊断

1.风湿性心脏病

心肌病亦可有二尖瓣或三尖瓣区收缩期杂音,但一般不伴舒张期杂音,且在心力衰竭时较响,心力衰竭控制后减轻或消失;风湿性心脏病则与此相反。心肌病时常有多心腔同时扩大,不如风湿性心脏病以左房、左室或右室为主。超声检查有助于区别。

2.高血压性心脏病

心肌病可有暂时性高血压,但舒张压多不超过 110 mmHg,且出现于急性心力衰竭时,心力衰竭好转后血压下降;与高血压性心脏病不同,眼底、尿常规、肾功能正常。

3.冠心病

中年以上患者,若有心脏扩大、心律失常或心力衰竭而无其他原因者必须考虑冠心病和心肌病。有高血压、高血脂或糖尿病等易患因素,室壁活动呈节段性异常者有利于冠心病诊断;若过去无心绞痛或心肌梗死,与心肌病颇难区别。再则心肌病亦可有病理性 Q 波及心绞痛,此时鉴别须靠冠状动脉造影。

4.先天性心脏病

先天性心脏病多数具有明显的体征,不难区别。三尖瓣下移畸形有三尖瓣区杂音,并可有奔马律、心搏减弱、右心扩大与衰竭,须与心肌病区别。但此病症状出现于早年,左心室不大,发绀较著。超声心动图检查可明确诊断。

5.心包积液

心肌病时心脏扩大、心搏减弱,须与心包积液区别。心肌病时心尖搏动向左下方移位,与心浊音界的左外缘相符;心包积液时心尖搏动常不明显或处于心浊音界左外缘之内侧。二尖瓣或三尖瓣区收缩期杂音,心电图上心室肥大、异常 Q 波、各种复杂心律失常,均提示心肌病。超声检查不难区别:心包内大量液体平段或暗区说明心包积液,心脏扩大则为心肌病;心肌病时也可有少量心包积液,但不引起心脏压塞,也不影响心脏的体征与心脏功能,仅是超声可鉴别。

6.继发性心肌病

全身性疾病如系统性红斑狼疮、硬皮病、淀粉样变性、糖原累积症、神经肌肉疾病等都有其原发病的表现可资区别。

重要的是与心肌炎的区分:急性心肌炎常发生于病毒感染的当时或不久以后,较易区别;慢性心肌炎若无明确的急性心肌炎史时,则难以与心肌病区分,实际上不少扩张型心肌病是从心肌炎发展而来,即所谓"心肌炎后心肌病"。

三、中医证候学特征

1.主症特征

喘促气短,心悸。

2.次症特征

(1)标实特征:①气滞血瘀特征:发作性胸痛,痛处固定不移,情志不遂时容易诱发,胁胀胸闷,唇甲青紫,舌质紫黯边有瘀斑,苔白润,脉沉涩或弦;②痰瘀痹阻特征:胸闷疼痛,咳嗽喘促,脘痞满闷,恶心纳呆,舌质黯淡,苔薄或腻,脉弦滑。

(2)本虚特征:①心气虚弱特征:气短乏力,心悸不宁,怕冷自汗,面色苍白,舌质淡红,边有齿痕,苔白润,脉细结代;②气阴两虚特征:心慌不宁,动则加剧,少寐多梦,乏力倦怠,口干少饮,舌淡红少苔,脉虚或细数;③心肾阳虚特征:心悸气促,畏寒肢冷,腿足浮肿,小便短少,面色晦滞,口唇青紫,舌质淡紫,苔白滑,脉沉细或结代;④阳虚欲脱特征:心悸气促,大汗淋漓,四肢厥冷,神志淡漠,唇甲青紫,尿少浮肿,舌青紫,苔白滑,脉微欲绝。

以上六种特征是心肌病证候分类的依据。

四、病因、病机

心肌病属中医的"心悸""胸痹""喘证""水肿"等范畴,临床主症为喘促气短、心悸等。要辨析病因需在临床症状中找出具有表述主症病性特征的次症或兼症,结合舌象、脉象分析推求。主症伴见发作性胸痛,痛处固定不移,情志不遂时容易诱发,胁胀胸闷,唇甲青紫,舌质紫黯边有瘀斑,苔白润,脉沉涩或弦,多为气滞血瘀证;主证伴见胸闷疼痛,咳嗽喘促,脘痞满闷,恶心纳呆,舌质黯淡,苔薄或腻,脉弦滑者,多为痰瘀痹阻;主证伴见气短乏力,心悸不宁,怕冷自汗,面色苍白,舌质淡红,边有齿痕,苔白润,脉细结代者多为心气虚弱;主证伴见心慌不宁,动则加剧,少寐多梦,乏力倦怠,口干少饮,舌淡红少苔,脉虚或细数者,多为气阴两虚;主证伴见心悸气促,畏寒肢冷,腿足浮肿,小便短少,面色晦滞,口唇青紫,舌质淡紫,苔白滑,脉沉细或结代者,多为心肾阳虚;主证伴见心悸气促,大汗淋漓,四肢厥冷,神志淡漠,唇甲青紫,尿少浮肿,舌青紫,苔白滑,脉微欲绝者,多为阳虚欲脱。

总之,本病以脾肾阳虚,心阳不振为本,瘀血、水饮、痰浊为标,其病位在心,波及脾、肺、肾诸脏。证候多虚实夹杂,并且各证型之间可以互相转化。

五、辨证论治

(一)辨证要点

1.辨主症特征

喘促气短、心悸等为临床主要特征。

2.辨虚实标本

本病总属本虚标实。本虚为脾肾阳虚,心阳不振;标实为瘀血、水饮、痰浊痹阻心脉。

3.辨虚实夹杂,分孰轻孰重

本病属本虚标实,但证候表现多为虚实夹杂,要分清实中夹虚或虚中夹实。

(二)治疗原则

本病的治疗应分虚实。实证则理气、活血、化痰;虚证分别予以益气、回阳、滋阴。但本病多为虚实错杂,且虚实的主次、缓急各有不同,故治疗当应兼顾。

(三)分类论治

1.实证

(1)气滞血瘀证

主症:发作性胸痛。

兼次症:痛处固定不移,情志不遂时容易诱发,胁胀胸闷,唇甲青紫。

舌象:舌质紫黯边有瘀斑,苔白润。

脉象:沉涩或弦。

病机概要:气滞血瘀,心脉痹阻。

治法:行气活血,化瘀通脉。

方药:血府逐瘀汤加减。本方出自《医林改错》。方中桃仁、红花、赤芍、川芎活血化瘀;当归、生地滋阴养血;桔梗、枳壳宣痹降气,调理胸肺气机;柴胡疏肝解郁,以助理气之效;甘草利血脉,和诸药。心痛甚者,加制乳香、延胡索或三七通脉镇痛。

(2)痰瘀痹阻证

主症:胸闷心悸,动则胸痛。

兼次症:咳嗽喘促,脘痞满闷,恶心纳呆。

舌象:舌质黯淡,苔薄或腻。

脉象:弦滑。

病机概要:痰瘀互结,心脉痹阻。

治法:化瘀祛痰,宣痹通脉。

方药:通窍活血汤合瓜蒌薤白半夏汤加减。前方出自《医林改错》,后方出自《金匮要略》。方中用瓜蒌涤痰宣痹,薤白行气散滞,桃仁、红花、川芎、赤芍活血化瘀。加三七化瘀镇痛。全方具有化瘀祛痰,宣痹通脉的功效。

2.虚证

(1)心气虚弱证

主症:胸闷时痛。

兼次症:气短乏力,心悸不宁,怕冷自汗,面色苍白。

舌象:舌质淡红,边有齿痕,苔白润。

脉象:细结代。

病机概要:心气虚弱,胸气不畅。

治法:补益心气,活血通脉。

方药:保元汤加减。本方出自《博爱心鉴》。方中人参、黄芪补益心气;肉桂温振心阳;加白术、生姜、甘草甘温健脾益气;当归、川芎养血化瘀通脉。全方具有补益心气,活血通脉之功。

(2)气阴两虚证

主症:胸闷隐痛,心慌不宁。

兼次症:乏力气短,动则加剧,少寐多梦,口干少饮。

舌象:舌淡红少苔。

脉象:脉虚或细数。

病机概要:气阴两虚,心失濡养。

治法:益气滋阴,活血养心。

方药:生脉散合当归补血汤加减。两方均出自《内外伤辨惑论》。方中人参、黄芪补益心气;麦冬滋养心阴;当归养血活血;五味子敛阴生津。加朱砂、远志、柏子仁、炒枣仁养心安神。

(3)心肾阳虚证

主症:胸闷胀痛,心悸气喘。

兼次症:畏寒肢冷,腿足浮肿,小便短少,面色晦滞,口唇青紫。

舌象:舌质淡紫,苔白滑。

脉象:脉沉细或结代。

病机概要:心肾阳衰,心失温煦。

治法:温阳益气,化瘀利水。

方药:真武汤加味。本方出自《伤寒论》。方中制附子温补心肾阳气;茯苓渗湿利水;生姜辛散水气;白术健脾化湿;白芍一则制附子之辛燥,二则养阴利水;桂枝、桃仁化瘀通脉。全方具有温阳益气,化瘀利水之功。

(4)阳虚欲脱证

主症:心悸气促,不能平卧。

兼次症:大汗淋漓,四肢厥冷,神志淡漠,唇甲青紫,尿少浮肿。

舌象:舌青紫,苔白滑。

脉象:微欲绝。

病机概要:心阳暴脱,心神失摄。

治法:回阳救逆,益气固脱。

方药:四逆加人参汤加味。本方出自《伤寒论》。方中以人参大补元气;附子、干姜回阳救逆;加煅龙牡潜镇阳气,敛汗固津;当归、黄芪、山茱萸益气养血,酸温收敛,以助回阳救逆之效。

六、其他治疗

(一)中成药

1.参附注射液

参附注射液用于阳虚欲脱证。每次 40 mL,用 5% 葡萄糖注射液 250 mL 稀释后缓慢静脉滴注。

2.生脉注射液

生脉注射液用于气阴两虚证,每次 40 mL,用 5% 葡萄糖注射液 250 mL 稀释后缓慢静脉滴注。

3.参麦注射液

参麦注射液用于气阴两虚证,每次 40 mL,用 5% 葡萄糖注射液 250 mL 稀释后缓慢静脉滴注。

4.四逆汤口服液

每次 10～20 mL,口服,每日 3 次。

(二)针灸

1.体针

主穴:关元、气海、百会。

配穴:内关、足三里、心俞。

用法:每次取 3～5 穴,每日 1 次,穴位常规消毒,关元、气海用灸法(隔盐灸),每穴15 min,百会、内关、足三里采用补法,连续捻转 6～10 min,留针 15 min。

2.耳针

选心、交感、内分泌等穴区,每次取 3 穴,每日 1 次,每穴以刺入皮肤,平针捻转,不刺透软骨为度,留针 15 min。

七、西医治疗

由于本病病因未明,目前尚无特效疗法。主要针对心肌损害、心力衰竭、心律失常和血栓栓塞等治疗。

1.一般治疗

避免过劳,注意休息,心力衰竭者应卧床休息,有感染者应积极控制感染,以免病情恶化。

2.纠正心功能不全

(1)强心苷:地高辛 0.125～0.25 mg,口服,每日一次。注意本病由于心肌损害广泛,洋地黄类药易于中毒,应减量应用。

(2)非洋地黄类强心药:多巴酚丁胺每分钟以 2.5～10 μg/kg 速度静滴,给药后 1～2 min 起效。氨吡酮静脉给药负荷量 1.5～3 mg/kg,再以每分钟 10 μg/kg 静脉滴注维持,口服 100 mg,每日 3 次。

(3)血管扩张剂:消心痛 5～10 mg,每日 3～4 次;开搏通 12.5～25 mg,每日 3 次,严重病例可用硝普钠 25～50 μg/min 静脉点滴。

(4)利尿剂:双氢克尿噻 25～50 mg,每日 1～3 次;氨苯喋啶 50～100 mg,每日 1～3 次;水肿明显或有急性左心衰竭时可用速尿口服或静脉给药。

3.纠正心律失常

(1)房早、房颤:扩张型心肌病可用地高辛 0.125 mg,口服,每日 1 次,心室率过快时,可加服小剂量 β-受体阻滞剂,如氨酰心安 6.25 mg,每日 2～3 次。

(2)频发或多源性室早或室性心动过速,可用慢心律 100～200 mg,每日 3～4 次;乙胺碘呋酮 0.1～0.2 g,每日 3 次。静脉用药可选利多卡因、普鲁卡因酰胺、心律平、溴苄胺等。注意抗心律失常药物对心肌的抑制作用。药物治疗无效,危及生命或意识丧失者可考虑电击复律。

(3)缓慢性心律失常可考虑安装人工心脏起搏器。

第四节　心包炎

心包炎是常见的心包疾病,有多种因素引起,除原发性感染性心包炎外,尚有肿瘤、代谢性疾病、自身免疫性疾病、尿毒症所致的非感染性心包炎。本病可单独存在,但更多的还是全身疾病的一部分,或由邻近组织器官疾病蔓延而来。临床分为急性与慢性两种,前者常伴有心包积液,后者又常以慢性缩窄性心包炎多见。

心包炎尚无特定中医病名与其相对,相当于中医学"心痛""胸痹""悬饮""支饮"等范畴。

一、诊断要点

(一)症状

1.急性心包炎

(1)心前区痛:多见于急性非特异性和感染性心包炎,在结核性及肿瘤性心包炎则不明显。

轻者仅为胸闷,重者呈缩窄性或尖锐性痛。常局限在心前区或胸骨后,可放射至颈部、左肩、左臂、上腹部;呼吸、咳嗽和左侧卧位时加重,坐位及前倾位时减轻。

(2)呼吸困难:是心包积液时最突出的症状,心包填塞时,可有端坐呼吸、呼吸浅促、身躯前倾、发绀、水肿、乏力,甚至休克。

(3)次要症状:急性心包炎常伴有发热、畏寒、汗出、干咳、声音嘶哑、吞咽困难、烦躁不安、呕逆等。

2.慢性心包炎

有不同程度的呼吸困难、腹部膨胀、乏力、肝区疼痛、头晕、食欲缺乏、体重减轻症状。极少数病例起病初始症状为心慌,或为水肿。

(二)体征

1.急性心包炎

(1)心包摩擦音:可在胸骨左缘 3、4 肋间闻及一抓刮样、粗糙的高频音,颇似踩雪音。于前倾坐位时易听到,一般存在数天至数周,有时只存在数小时。在心包积液时,如两层之间还有粘连,仍可听到此音。

(2)渗液性心包炎:当积液量在 200 mL 以上时可有下列体征:①心绝对浊音界向两侧增大并随体位而变化;②心尖搏动消失或微弱,位于心浊音界的左内侧;③心音低而遥远,心率增快,少数可听见心包叩击音;④Ewart 征:即背部左肩胛角下呈浊音、语颤增强,可闻及支气管呼吸音,为大量积液时心脏被推移向后,压迫左后下肺,造成压迫性肺不张所致。⑤Rotch征:胸骨右缘第 3～6 肋间出现实音;⑥颈静脉怒张、肝大、下肢水肿、腹腔积液等。

(3)心脏压塞征:颈静脉怒张,颈静脉压显著增高;动脉收缩压下降,舒张压不变,脉压减小,重者休克;奇脉,即吸气时脉搏搏动幅度明显下降,是对心包积液的诊断有特异性价值的体征。大量心包积液时则表现为呼吸困难、心动过速及奇脉。如心包积液缓慢增加,则血压正常;如迅速增加,尤其是血性液体,则常见血压突然下降或休克。颈静脉显著怒张、Kussmaul征阳性、心音低弱遥远等,称为 Beck 三联征。

2.慢性心包炎

心脏表现(心脏受压表现):颈静脉充盈、怒张,肝瘀血性肿大,腹腔积液,胸腔积液,下肢水肿,重者可发展为全身水肿,伴四肢肌肉慢性萎缩。心尖搏动不易触及,心浊音界正常或稍大,心音减低,呈拍击样,称为心包叩击音。心前区有时可听到舒张中期隆隆样杂音,类似房室瓣狭窄,常见于房室环处的缩窄。心动过速,心率一般为窦性心律,晚期患者可出现心房纤颤、动脉压降低、脉压变小;35％患者有奇脉。

(三)实验室辅助检查

1.常规检查

常规检查常取决于原发病,感染性者常见白细胞计数增加及红细胞沉降率(血沉)加快等。

2.X 线检查

X 线检查对渗出性心包炎有一定诊断价值,当心包积液量大于 250 mL 时,心影向两侧普遍增大,呈烧瓶状或梨形,心缘正常轮廓消失,心影形状随体位而改变,卧位时心底增宽,心脏搏动减弱或消失。上腔静脉影增宽,右侧心膈角呈锐角。肺野清晰有助于与心力衰竭相鉴别。慢性心包炎心影正常、偏小或轻度增大,心影可呈三角形或球形,左右心缘变直,上腔静脉影增宽,大多数缩窄性心包炎可见到心包钙化,常呈不规则的环状。如缩窄局限于房室沟,可伴双房扩大。可见心脏搏动减弱或消失。

3.心电图检查

急性心包炎的心电图改变主要因心外膜下心肌受累引起：①除 aVR 导联外,普遍导联S-T 段弓背向下抬高,T 波高尖;②数小时至数周后,S-T 段回到基线,T 波平坦或倒置;③T 波改变常持续数周至数月后逐渐恢复正常,有时仍留轻度异常;④心包渗液时可有 QRS 波低电压;⑤心脏压塞或大量渗液时可见电交替;⑥无病理性 Q 波;⑦心律失常多为窦性心动过速、房性期前收缩或房颤;⑧慢性心包炎心电图呈非特异性改变,QRS 波低电压,T 波低平或倒置,P 波可呈双峰或增宽;⑨除 aVR 和 V_1 导联外 P-R 段压低,提示心包膜下心房肌受损。

4.超声心动图检查

正常心包腔内可有 20～30 mL 的液体起润滑作用,超声心动图常难以发现。如整个心动周期均有心脏后液性暗区,则心包内至少有 50 mL 的液体,可确诊为心包积液。舒张末期右心房和右心室受压出现塌陷现象是诊断心脏压塞的敏感而特异的征象。慢性心包炎超声心动图具有以下特点：①心包增厚,可呈双线或多条平行线,但此乃增益依赖性,并不可靠;②左室后壁舒张运动平坦,运动小于 1 mm;③室间隔矛盾运动;④心室舒张期扩张幅度逐渐减少至消失;⑤上、下腔静脉和肝静脉扩张,伴呼吸运动受限;⑦双房或单房扩大。

5.磁共振成像检查

磁共振成像可分辨心包增厚及有无缩窄存在,能清晰地显示心包积液的容量和分布情况,并可分辨积液的性质。如非出血性渗液大都是低信号强度;尿毒症、外伤、结核性液体内含蛋白和细胞较多,可见中或高强度的信号。

6.心包穿刺检查

心包穿刺检查适用于了解心包填塞程度及通过心包积液的生化、培养、细胞学分析等进行心包积液的病因学诊断,心包积液测定腺苷脱氨基酶(ADA)活性＞30 U/L,对诊断结核性心包炎具有高度特异性。

7.心包活检

心包活检主要指征是心包积液的病因不明确而持续时间较长,通过心包组织学、细菌学等检查以明确病因。

8.右心导管检查

慢性心包炎有以下特点：①右心房、右心室、肺毛细血管楔压升高;②右心房压力曲线呈 M 或 W 型,由增高的a、V 波和加深 Y 波和正常的 X 波形成;③右心室收缩压轻度升高,并呈下陷－高原波形。

9.心音图

于心尖部及胸骨左缘第3、4 肋间可录得心包叩击音的波形,该波形在缩窄性心包炎中发生率约为 70%。

二、鉴别诊断

1.急性心肌梗死

急性非特异性心包炎胸痛剧烈时,应与急性心肌梗死相鉴别。前者病前常有上呼吸道感染史,疼痛因呼吸、咳嗽或体位改变明显加剧,早期出现心包摩擦音,血清谷草转氨酶、乳酸脱氢酶和肌酸磷酸激酶正常,心电图无病理性 Q 波;后者发病年龄较大,常有心绞痛或心肌梗死病史,心包摩擦音出现于病后3～4 d,心电图有病理性 Q 波、弓背向上的 S-T 段抬高和 T 波倒置等改变,常有严重的心律失常和心脏传导阻滞,并有心肌酶学的动态改变。

2.限制型心肌病

缩窄性心包炎应与限制型心肌病相鉴别:前者心脏听诊可闻及心包叩击音,后者可在二、三尖瓣听诊区听到器质性收缩期杂音伴第三心音;胸片及 CT 显示前者为心包钙化,而后者为心内膜钙化;磁共振成像见缩窄性心包炎心包增厚,而限制型心肌病则有心房内血液滞留征。心导管检查:缩窄性心包炎左右心室舒张末压平衡(相差小于 5 mmHg);限制型心肌病则左室较右室舒张末压高,相差大于 5 mmHg,心室舒张中期压力缓慢持续上升。

3.其他疾病

出现心包积液时,应与扩张型心肌病相鉴别,后者心界虽也有扩大,但心音清晰,无奇脉,超声波检查无液平面,不难鉴别;当出现心包填塞症状时,应与右心力衰竭的体循环瘀血相鉴别,后者心尖波动位置与心浊音界相一致,无心音遥远,无奇脉,超声波无液平面,与本病有别。

三、中医证候学特征

1.主症特征

胸痛、喘促为本病的主要症状。胸痛为膻中或左胸部闷痛或隐痛,严重时缩窄样锐痛,可随体位改变而加重或减轻。喘促气短、不能平卧,唇甲发绀。

2.次症特征

病机性质多属本虚标实,病位在心,涉及多个脏腑,临床表现复杂。标实多由外感、痰饮、瘀血、热毒交互为患;本虚则与心包、肺、肾、肝、脾等脏腑相关。①外邪犯心特征:大多为本病初起时,突然发热恶寒,心慌气短,心悸,胸闷不适,胸骨后疼痛,伴见汗出咳嗽,全身骨节酸痛,舌红苔薄黄,脉浮数或结代;②热毒壅心特征:胸闷胸痛,心悸怔忡,身热,咳嗽气短,呼吸急促,咳痰色黄,便秘溲赤,口干咽红,舌质红苔黄腻,脉数或滑数;③气阴不足,痨虫蚀心特征:午后低热,五心烦热,心悸心慌气短,动则加剧,伴见咳嗽,咳痰,痰中带血,自汗盗汗,体倦乏力,舌质红,苔薄少津,脉细数,或促结代;④心阳亏虚,水气凌心特征:胸痛或胸闷气憋,口唇发绀,伴见咳嗽痰多,痰质清稀容易咳出,不能平卧,张口抬肩,头晕心悸,肢体浮肿,小便量少,舌苔胖嫩边有齿痕,苔白水滑,脉濡滑或沉迟;⑤瘀血结心特征:心前区刺痛,固定不移,心悸怔忡,伴见气短,喘息不得平卧,夜间加剧,甚者持续不缓,或伴有口唇青紫,胁下痞块,舌质青紫晦黯,脉沉或涩或结代。

四、病因、病机

本病属中医心痛、胸痹、悬饮、支饮范畴,以胸痛、喘促为主症。故辨证应结合临床症候群中表述主症之寒热虚实之次症,结合舌脉综合分析:①主症伴见发热恶寒,汗出咳嗽,全身骨节酸痛,舌质红,苔薄黄,脉浮数或结代者,多为外邪犯心;②主症伴见身热烦渴,咳嗽气短,咳吐黄痰,口干咽燥,舌红苔黄腻,脉滑数者多为热邪壅心;③主症伴见痛楚固定,入夜加剧,口唇青紫,舌质灰黯或有瘀点,脉沉涩或结代者,多为瘀血结心;④主症伴见午后低热,五心烦热,咳嗽,咳痰,痰中带血,自汗盗汗,体倦乏力,舌质红,苔薄少津,脉细数者多为气阴不足,痨虫蚀心;⑤主症伴见咳嗽痰多,质稀易咳,头晕心悸,肢体浮肿,舌质淡胖嫩,边有齿痕,苔白水滑,脉沉迟或濡滑者,多为心阳亏虚,水气凌心证。

综上所述,本病患者可因起居不慎,劳倦过度,致腠理疏解,卫外不固,加之气候突变、寒温失调,风邪乘虚侵入人体,阻碍肺气而发;可因饮食失调,过食肥甘,或喜食生冷,损伤中焦,致使脾胃运化失职,湿热内蕴,湿聚为饮,阻于胸中,流于包络而发;可因痰湿内阻致血行不畅,瘀血内停致水液输布不均,痰瘀阻于胸中,心之脉络不通而发;可因感触痨虫,久病伤阴,阴虚内热,气阴不足,无以养心而发;可因心阳不足,无以温化水饮,致水湿内停,痰饮上凌心脉而发。

五、辨证论治

(一)辨证要点

1. 辨证候之虚实

病程急性期、早期以标实为主,后期则多以本虚或本虚标实为主。标实多为痰饮、瘀血、热毒等交互为患;本虚则多以阳气亏虚、气阴不足为多,涉及心、肺、肾等多个脏腑。

2. 辨病势之轻重

根据心痛发作次数:频繁者重,偶发者轻;持续时间:持续不解者重,转瞬即逝者轻;心痛发作部位:疼痛部位固定者病情较重,疼痛部位游移者病情较轻;病程长短:病程长者为重,病程短者为轻。

(二)治疗原则

心包炎的治疗以急性期治标、慢性期治本或标本兼治的原则。大体上急性期以清热解毒,涤痰逐饮为主;慢性期以温阳逐饮,涤痰活血为主。

(三)分类论治

1. 外邪犯心证

主症:发热恶寒,心悸气短,胸痛胸闷。

兼次症:咳嗽咽干,全身骨节酸痛,烦躁汗出。

舌象:舌红,苔薄黄。

脉象:浮数或结代。

病机概要:风热犯肺,肺失疏泄。

治法:疏风清热,宣肺开胸。

方药:银翘散加减。本方出自《温病条辨》。用金银花、连翘为君药,既有辛凉透邪清热之效,又有芳香辟秽解毒之功。以辛温的荆芥穗、豆豉为臣药,助君药开皮毛而逐邪,桔梗宣肺利咽,甘草清热解毒,竹叶清上焦热,芦根清热生津,皆是佐使药。全方共奏辛凉解表,透邪泄肺,清热解毒之功。风热偏盛者加桑叶、菊花以疏风清热;湿邪偏重者加木防己、薏苡仁以利湿;痰热壅盛者加浙贝母、瓜蒌仁以清热化痰;伤阴明显者去淡竹叶,加沙参、麦门冬以养阴生津。

2. 热毒壅心证

主症:身热心烦,胸痛心悸。

兼次症:咳嗽气促,咯痰色黄,口干咽燥,便秘溲赤。

舌象:舌红苔黄。

脉象:数或滑。

病机概要:热毒壅盛,心脉痹阻。

治法:清热解毒,活血止痛。

方药:仙方活命饮加减。本方出自《校注妇人良方》。是清热解毒,活血行气消肿止痛的代表方。方中重用金银花,配连翘、蒲公英清热解毒;配白芷、防风意在疏风散邪,使热毒从外透解;归尾、赤芍、乳香、没药活血散瘀;浙贝母、天花粉清化痰热;加全瓜蒌、薤白、延胡索、宣通胸痹,涤痰止痛;甘草解毒。诸药合用,共奏清热解毒、涤痰化瘀,宣痹镇痛之功。兼气滞血瘀者加桃仁、丹参、红花以活血化瘀;兼关节疼痛者,上肢加老桑枝、秦艽除湿通痹止痛,下肢可加川牛膝、苡仁舒筋利节,除湿止痛。若伴有痰热互结,热扰心包,以致咳吐黄稠痰,应清热化痰,开胸散结,方用小陷胸汤加味。

3. 气阴不足,痨虫蚀心证

主症:午后低热,五心烦热,心悸气短,动则加剧。

兼次症:咳嗽,痰中带血,自汗或盗汗,少气懒言,身困乏力。

舌象:舌红少津。

脉象:细数或兼促结代。

病机概要:痨虫蚀心,阴虚内热。

治法:养阴清热,补虚杀虫。

方药:月华丸加减。本方出自《医学心悟》。方中以沙参、麦门冬、天门冬、生地黄养阴清热;百部、川贝母润肺止咳,兼能杀虫;阿胶、三七有止血活血之功;茯苓、山药健脾,以资生化之源。

诸药合用,有养阴清热、补虚杀虫之功。肺阴亏虚者,去茯苓,加玉竹、百合滋阴补肺;痰中血丝加仙鹤草、侧柏叶、白及等凝血止血;低热酌加银柴胡、地骨皮、青蒿(后下)以清热除蒸。

4. 心阳亏虚,水气凌心证

主症:心胸冷痛,或胸闷气憋,呃逆喘息,口唇发绀。

兼次症:畏寒肢冷,痰多质稀,不能平卧,张口抬肩,头晕心悸,肢体浮肿,小便短少。

舌象:舌淡胖嫩,有齿痕,苔白水滑。

脉象:濡滑或沉迟。

病机概要:湿浊蒙心,心阳郁闭。

治法:温阳化饮,利湿祛痰。

方药:真武汤合苓桂术甘汤。两方均出自《伤寒论》。方中以附子大辛大热,温壮心肾阳气;茯苓、白术健脾化湿,扶土以治水,合附子温阳健脾以助运化;白芍敛阴和里,缓急止痛,利小便,并制附子、生姜之辛燥,以利水而不伤阴;生姜辛温,既助附子温阳散寒之力,又助术、苓温散水气之功;桂枝温阳化饮;甘草调药和中。诸药合用,共奏温阳利水之功。见气短乏力者可加黄芪、党参补气;兼心胸疼痛明显、胁下有痞块、舌质紫黯者,加桃仁、延胡索、三七末活血化瘀;伴腹胀纳呆、口淡无味者,加橘皮、砂仁、莱菔子行气健脾消食。

5. 瘀阻心络证

主症:心前区刺痛,痛楚固定不移,心悸怔忡。

兼次症:胸闷气短,喘息不得平卧,夜间加剧,甚者口唇青紫,胁下痞块。

舌象:舌青紫晦黯。

脉象:沉或涩,或结代。

病机概要:瘀血内阻,心脉不畅。

治法:活血化瘀,通络止痛。

方药:血府逐瘀汤合失笑散加减。两方分别出自《医林改错》《太平惠民和剂局方》。方中当归、丹参、赤芍、桃仁、红花活血化瘀;柴胡疏肝理气;桔梗开胸宣痹,枳实降气散结,两药合用,令升降得宜;生地黄凉血清热合当归养血润燥,使瘀去而阴不伤;五灵脂通利血脉、散瘀止痛,蒲黄活血止血、化瘀止痛,二者皆入血分相须为用,散瘀止痛力强;甘草调合诸药。全方共奏活血祛瘀,散结止痛之效。

六、其他治疗

(一)中成药

1.清热解毒,化痰止咳类

(1)鱼腥草注射液:有效成分为葵酰乙醛,肌内注射每次 4 mL,每日 2 次;或 100 mL 静脉点滴,每日 1～2 次。

(2)穿琥宁注射液:肌内注射每次 40～80 mg,每日 2 次。

(3)双黄连粉针剂:由金银花、黄芩、连翘等组成,具有清热解毒功效。每次每千克体质量 60 mg,每日 1 次。

2.温阳益气养阴类

(1)参附注射液:由人参、附子组成,具有回阳救逆、温化水湿之效。每次 10～20 mL 静脉点滴,每日 2 次。

(2)黄芪或参芪扶正注射液:具有益气固本作用,改善心肌细胞活性,提高免疫功能,对心律有双向调节作用。

(3)生脉注射液:适用于气阴两虚患者。

3.活血化瘀类

在本病中早期使用活血化瘀药常能提高疗效,因心主血脉,故病亦常由气病而及血,出现瘀血现象,该类注射液有灯盏细辛注射液、香丹注射液等。丸散类有通心络胶囊、复方丹参滴丸、田七片、血竭胶囊等。

(二)针灸

1.针刺

取曲池、大椎、合谷等穴施针,有清热解表、止咳平喘等作用;针刺内关、太冲、神门、心俞、后溪、外关、合谷、通里等,每次选穴 3～5 穴,手法以平补平泻为主,得气后留针 10～15 min,每日 1 次,适用于胸痛者。

2.耳针

常用穴位有心、内分泌、神门、皮质下、肾、交感等穴位;或取压痛敏感点,每次取 3～4 穴,采用埋针或按压王不留行籽法,均可埋 3～5 d。

(三)推拿

以拇指或手掌按揉心俞、膈俞、厥阴俞、内关、间使、三阴交、心前区、阿是穴,每次 10 min。

(四)敷贴

(1)丹参、红花加入载体药物,每次 2 贴,贴敷于心前区,24 h 更换 1 次。

(2)麝香心绞痛膏外敷心前区、心俞穴。

七、西医治疗

治疗原则为:治疗原发病,改善症状,解除循环障碍。

目前关于本病的治疗仍以对原发病的治疗为主。必要时可采取对症治疗措施,如胸痛者可给予止痛药等。若心包积液量大者可行心包穿刺术等。

1. 一般治疗

急性期应卧床休息,呼吸困难者取半卧位、吸氧,胸痛明显者可给予镇痛剂,必要时可使用可待因或哌替啶,加强支持疗法。

2. 病因治疗

结核性心包炎给予抗结核治疗,用药方法及疗程与结核性胸膜炎相同,也可加用强的松,以促进渗液的吸收减少粘连。风湿性者应加强抗风湿治疗。非特异性心包炎一般对症治疗,症状较重者可考虑给予皮质激素治疗,化脓性心包炎除选用敏感抗菌药物治疗外,在治疗过程中应反复抽脓,或通过套管针向心包腔内安置细塑料导管引流,必要时还可向心包腔内注入抗菌药物。如疗效不佳,仍应尽早施行心包腔切开引流术,及时控制感染,防止发展为缩窄性心包炎。

尿毒症性心包炎则应加强透析疗法或腹膜透析改善尿毒症,同时可服用消炎痛,放射损伤性心包炎可口服强的松;停药前应逐渐减量,以防复发。

3. 解除心包填塞

大量渗液或有心包填塞症状者,可施行心包穿刺术抽出液减压。穿刺前应先做超声波检查,了解进针途径及刺入心包处的积液层厚度,穿刺部位有:①常于左第五肋间,心浊音界内侧 1～2 cm 处(或在尖搏动以外 1～2 cm 处进针),穿刺针应向内、向后推进,指向脊柱,患者取坐位;②或于胸骨剑突与左肋缘形成的角度处刺入,针尖向上、略向后,紧贴胸骨后推进,患者取半坐位;③对疑有右侧或后侧包裹性积液者,可考虑选用右第 4 肋间胸骨缘处垂直刺入或于右背部第 7 或 8 肋间肩胛中线处穿刺,为避免刺入心肌,穿刺时可将心电图机的胸前导联连接在穿刺针上。

在心电图示波器及心脏 B 超监测下穿刺,如针尖触及心室肌则 S-T 段抬高但必须严密检查绝缘是否可靠,以免患者触电。另外,使用"有孔超声探头",穿刺针经由探头孔刺入,在超声波监测下进行穿刺,可观察穿刺针尖在积液腔中的位置以及移动情况,使用完全可靠。

第五节　肺源性心脏病

肺源性心脏病,简称肺心病,是由各种病因损伤肺的结构和功能,导致右心损害的一种心脏病。其病因包括气道、肺、肺血管、胸廓的病变,也可由于呼吸中枢的通气调节异常,导致肺循环阻力增加,进而肺动脉高压,右心室负荷增加,右心室肥厚、扩大,最后发生右心功能不全,出现右心力衰竭。

按其发病及病程的急缓,临床可分为急性和慢性两种,以后者多见。慢性肺源性心脏病在我国发病率较高,尤其在寒冷、潮湿地区和山区,如矿山工人、长期吸烟者,患者年龄多在 40 岁以上,随年龄增长,患病率增高。急性发作以冬春季多见,急性呼吸道感染常为诱因,常导致肺心功能衰竭等,病死率较高。

一、诊断要点

(一)症状

1.急性肺心病的症状

常发生于大块肺栓塞或多发栓塞后,患者突然感到呼吸困难、发绀、剧烈咳嗽、心悸和咯血。病变累及胸膜时,可出现剧烈胸痛并放射至肩部。由于左心排出量减少,可导致血压急剧下降、面色苍白、大汗淋漓、四肢厥冷,甚至休克。因冠脉供血不足,心肌严重缺氧,出现胸闷或胸骨后疼痛,严重者可猝死。

2.慢性肺心病的症状

(1)功能代偿期:主要表现为慢性呼吸道症状,如咳嗽、多痰、活动时气短,逐渐出现乏力、呼吸困难。

(2)功能失代偿期:此期主要是缺氧严重,二氧化碳潴留,导致呼吸衰竭和右心衰竭。可见呼吸困难加重、发绀、心悸和胸闷等。缺氧加重和二氧化碳潴留可导致神经系统症状,如头痛、头昏、躁动不安、语言障碍、幻觉、精神错乱、昏迷、抽搐等。

(二)体征

1.急性肺心病的体征

肺大块梗死,叩诊可呈浊音,听诊呼吸音减弱或有干、湿啰音。如病变累及胸膜可出现胸膜摩擦音或胸腔积液体征。心率增快,心浊音界扩大,肺动脉瓣第2心音亢进,可听到收缩期和舒张期杂音及奔马律和各种心律失常。右心力衰竭时,颈静脉怒张、肝大并有疼痛和压痛,可出现黄疸、下肢浮肿。

2.慢性肺心病的体征

(1)功能代偿期:体检表现有肺气肿体征,胸部听诊可闻及干、湿啰音,肺动脉瓣区第2心音亢进,上腹部剑突下心尖搏动明显,可见颈静脉充盈。

(2)功能失代偿期:可伴有右心衰竭体征。

(三)实验室辅助检查

1.急性肺心病的辅助检查

(1)心电图检查:典型的心电图改变:①电轴显著右偏,极度顺钟向转位,右束支传导阻滞;②Ⅰ、aVL 导联 S 波加深,Ⅲ、aVF 导联出现 Q 波,T 波倒置;③肺型 P 波;④Ⅰ、Ⅱ、Ⅲ、aVL、aVF 导联 S-T 段降低,右侧心前导联 T 波倒置。这些变化可在起病 5~24 h 内出现,如病情好转,数天后消失。

(2)X 线检查:早期可正常,发病 1~2 d 后,X 线发现栓塞区呈卵圆形或三角形密度增深阴影,底部向外与胸膜相连,并有胸腔积液影像。多发栓塞时,阴影颇似支气管肺炎。肺动脉明显凸出,心影增大。一般胸部 CT 因扫描采样时间长,影像易受呼吸动作影响,故对于诊断肺动脉栓塞帮助不大。

近年生产的螺旋 CT 可连续快速采样,可以清晰地显示主肺动脉和叶肺动脉中的栓塞物,对于一部分肺段肺动脉和亚段肺动脉内的阻塞物亦可较好地显示。

(3)肺动脉造影:仍是目前临床诊断肺动脉栓塞的最可靠的方法,其最有价值的征象是:①肺动脉内充盈缺损;②肺动脉分支完全阻塞(截断现象);③肺野无血流灌注;④肺动脉分支充盈和排空延迟。

（4）放射性核素肺扫描：肺栓塞者肺灌注扫描的典型所见是呈肺段分布的灌注缺损，不呈肺段分布者诊断价值受限。肺灌注扫描正常者基本可除外肺动脉栓塞，而肺灌注扫描见灌注缺损者尚需考虑多种其他疾病，一般主张再行肺通气扫描。肺通气/灌注扫描的常见结果包括：①肺通气扫描正常，而灌注呈典型缺损，高度怀疑肺栓塞；②病变部位既无通气，也无血管灌注，最可能的是肺实质性疾病；③肺通气扫描异常而灌注无缺损，为肺实质疾病；④肺通气与灌注扫描均正常，可除外引起症状的急性肺栓塞。

（5）超声检查：急性肺心病患者超声检查可见右心室负荷过重的各种表现，如右室压增高、右室增大、中度至重度三尖瓣反流和室间隔反常运动等。

2.慢性肺心病辅助检查

（1）X线诊断标准：①右肺下动脉干扩张：横径≥15 mm，或右肺下动脉横径与气管横径比值≥1.07，或经动态观察较原右肺下动脉干增宽2 mm以上；②肺动脉段中度凸出或其高度多3 mm；③中心肺动脉扩张和外围分支纤细，两者形成鲜明对比；④圆锥部显著凸出（右前斜45°）或"锥高"≥7mm；⑤右心室增大（结合不同体位判断）。

具有上述①～④项中的1项即可提示，2项或以上者可以诊断，具有⑤项中的1项者则可诊断。

（2）心脏病心电图诊断标准。

主要条件：①额面平均电轴≥＋90°；②$V_1 R/S≥1$；③重度顺钟向转位（$V_5 R/S＝S1$）；④$R_{V_1}+S_{V_5}≥1.05mV$；⑤aVR中R/S或R/Q≥1；⑥$V_{1～3}$呈QS、Qr、qr（需除外心肌梗死）；⑦肺型P波：P电压≥0.25 mV，或电压≥0.2 mV呈尖峰型，结合P电轴≥＋80°；或当低电压时P电压＞1/2 R，呈尖峰型，结合电轴≥＋80°。

次要条件：①肢导联低电压；②右束支传导阻滞（不完全性或完全性）。

具有1条主要条件即可诊断，2条次要条件为可疑肺心病的心电图表现。

（3）血液检查：部分患者红细胞计数和血红蛋白增高，血液黏度和血小板计数增高，合并感染时白细胞计数及中性粒细胞比例增加。

（4）血气分析：动脉血氧分压降低，伴或不伴动脉血二氧化碳潴留，可见不同类型的酸碱失衡。

（5）痰细菌培养：可见肺炎球菌、肺炎克雷白杆菌、金黄色葡萄球菌、流感杆菌、绿脓杆菌等。

综上所述，一般情况下，有产生肺动脉栓塞的病因及诱因，有典型的病史，肺通气及灌注显像提示肺栓塞存在，即可对急性肺心病明确诊断。患者有慢性支气管炎等肺、胸疾病史，有在慢性阻塞性肺气肿或慢性肺间质纤维化等基础疾病的体征，有肺动脉高压的客观征象，具有右室肥厚的证据，肺、心功能失代偿的患者，具有呼吸衰竭和右心衰竭的临床征象和血气改变等，即可对慢性肺心病明确诊断。

二、鉴别诊断

（一）急性肺心病的鉴别诊断

1.急性心肌梗死

急性梗死的患者，既往多有冠心病史或心绞痛发作病史，心肌梗死的疼痛一般在胸骨后，呈压榨性或窒息性，并有一定的放射部位，疼痛与呼吸无关，无咯血，部分病例有心包摩擦音，但不出现肺实变体征。

心电图呈特征性、进行性改变，出现异常 Q 波，且不易消失，血清心肌酶谱及肌钙蛋白测定明显升高，根据上述特点不难鉴别。

2. 急性左心衰竭

患者既往多有动脉硬化、高血压、冠心病或风心病等心脏受损病史，临床症状以呼吸困难、口唇发绀、窒息感为主而无胸痛，常咳粉红色泡沫痰，听诊双肺布满湿啰音，心尖区可闻及奔马律，而非实变体征。心电图可出现 ST-T 异常，有心肌损害的表现；而急性肺心病心电图为电轴右偏、肺型 P 波、右束支传导阻滞等改变。胸部 X 线片提示，急性左心衰竭两侧肺门增大，呈蝴蝶样阴影（肺水肿）；而急性肺心病与肺外周可见三角形片状阴影或多发浸润性片状阴影。

(二)慢性肺心病的鉴别诊断

1. 冠心病

肺心病与冠心病均多见于老年人，有许多相似之处，而且常可两病并存。冠心病可有典型的心绞痛或心肌梗死的病史，或有典型的心电图表现，若有左心衰竭发作史、高血压病、高脂血症或糖尿病史更有助鉴别。体检、X 线及心电图检查呈左心室肥厚为主的征象，可资鉴别。肺心病与冠心病并存时诊断难度更大，应详细询问病史，结合体格检查和有关的心、肺功能检查加以鉴别。

2. 风湿性心瓣膜病

风湿性三尖瓣疾患应与肺心病的相对三尖瓣关闭不全相鉴别。前者往往有风湿性关节炎和心肌炎的病史，其他瓣膜如二尖瓣、主动脉瓣常有病变，X 线、心电图、超声心动图有特殊表现。

3. 发绀型先天性心脏病

发绀型先天性心脏病患者，多年少发病，缺少慢性支气管、肺或胸部疾病病史，体检无肺气肿体征，心脏听诊心前区常可闻及特征性粗糙收缩期杂音，有的还可触及细震颤，常伴有杵状指；心脏房、室间隔缺损小者心电图及 X 线检查可无异常发现；缺损大者，X 线示左右心室均扩大，肺动脉干凸出，肺血管影增强，肺野外侧带反而清晰；心电图示左右心室均肥大的图形，有的还可有完全或不完全性右束支传导阻滞，但无低电压等表现，心血管造影可发现心血管畸形。以上可与肺心病相鉴别。

4. 扩张型心肌病

本病多发于中年，病程缓慢，初起可表现为心脏扩大引起心功能代偿而无症状，晚期则表现为充血性心力衰竭，临床以气短、水肿为主要症状，体检可发现心浊音界向左下扩大，心尖有抬举样搏动，听诊心尖部可闻及第三、四心音或奔马律。本病心电图以左室肥大合并心肌劳损、心律失常为常见。胸部 X 线片示心影普遍扩大呈球形，晚期可有肺动脉、肺静脉扩大阴影，也可伴有胸腔积液。以上可与肺心病相鉴别。

5. 缩窄性心包炎

缩窄性心包炎患者多数既往有结核病病史，发病缓慢，临床症状以胸闷、气短、活动后心悸为主，咳嗽、咳痰症状不明显，体检可发现颈静脉怒张，心尖搏动消失，心音遥远有奇脉，口唇及末梢部位发绀少见，部分患者还可有肝大、下肢水肿及胸腔积液。本病患者心电图呈普遍性低电压，QRS 波群及 T 波低平，肺性 P 波少见，因心肌纤维化可有异常 Q 波。胸部 X 线片示心影不大或轻度增大，左右心缘垂直，上腔静脉影增宽，部分患者还可见心包钙化影。以上可与慢性肺心病相鉴别。

三、中医证候学特征

中医学认为,本病属中医肺胀、喘证、痰饮范畴。本虚标实为本病特点。本虚为肺脾肾心俱虚;标实为水饮内停、痰浊内阻、气滞血瘀为患。本病病机转化有两端:一是季节性加重,二是季节性减轻。其病机是久咳、久喘、久哮、肺痨等肺系慢性疾病反复发作,失治误治,或久治不愈而致肺卫之气受损。

1. 主症特征

肺心病发作期临床主症为:悸、肿、迷、衰;肺心病缓解期临床上以咳、喘、痰、瘀为主要表现。

2. 次症特征

①寒饮阻肺特征:咳逆喘促,胸部膨隆胀满,不得卧,痰稀泡沫样,量多,口干不欲饮;伴恶寒重,发热,肢体酸楚,身痛无汗,或面目浮肿,唇舌发青,舌淡黯,苔白滑,脉浮紧。②痰热壅肺特征:咳嗽痰多,痰黄而稠,或有血丝,喘息不易咳出;伴胸部膨满,憋闷不得平卧,舌质紫绛,苔黄腻,脉弦滑或滑数。③痰瘀阻肺特征:咳喘痰多,胸闷喘息,气短不能平卧,面青唇紫,舌质淡紫,苔灰黑厚润,脉沉弦细。④阳虚水泛特征:心悸心慌,胸闷气促,咳痰清稀,咳喘不能平卧,动则喘甚;伴肢体浮肿,以下肢为甚,形寒肢冷,小便短少,小便短少或清长,颜面晦黯,腰膝酸软,冷汗时出,舌体胖,边有齿印,舌苔白,脉沉滑或结代。⑤肺脾气虚特征:咳喘依息,脘痞纳呆,畏寒怕冷,大便溏稀,小便清长,舌质淡紫,苔白润,脉虚。⑥肺肾阴虚特征:胸满气短,语声低怯,动则气喘或面色晦黯,形容憔悴或面目浮肿,舌淡苔白,脉细弱涩。⑦痰蒙神窍特征:神昏朦胧,气息微弱,烦躁不宁,痰声辘辘,手足发冷,舌质紫黯,苔白浊腻,脉微或促或结。⑧心阳欲脱特征:喘促气弱,四肢厥冷,大汗淋漓,烦躁不宁,舌质青紫,苔灰黑润,脉微欲绝。

四、病因、病机

本病首先在肺,继则影响脾、肾,后期病及于心。总之从肺→脾→肾→心的传变过程,是肺气肿逐渐加重的过程,也是从不累及到逐渐累及心血管而发展为肺心病的过程。肺心病病理特点为:早期以痰浊为主,渐而痰瘀并见,终至痰浊、血瘀、水饮错杂为患。

本病的发生是由多种因素相互作用的结果。外邪是本病发生发展的重要因素,而脾肺心肾亏虚则为发病主要原因。

外邪侵入,首先犯肺,则发为咳嗽喘息;久病累及多脏后出现脾肾阳虚不能制水则水肿;肺肾摄纳无权则咳逆气促,不能平卧,动则喘甚,自汗易感冒等;肺脾无力推动血行,心血瘀阻则心悸、胸闷、发绀、舌黯;水气凌心则又加重心悸、气短。晚期则肺、脾、心、肾俱虚,痰蒙清转,可引起神昏谵语;热极动风则惊厥抽搐;痰涎壅盛,肺气闭塞,导致阴绝阳脱,而出现大汗淋漓、四肢厥冷、脉微欲绝之危证。正确辨别肺心病的缓解期和发作期,抓住其咳、喘、痰、瘀、悸、肿、迷、衰八大主症。

主症伴见恶寒重,发热,肢体酸楚,身痛无汗,或面目浮肿,唇舌发青,舌淡黯苔白滑,脉浮紧,多为寒饮阻肺;主症伴见面红目赤,声高气粗,小便黄赤,便干,口唇发绀,舌质紫绛,苔黄腻,脉弦滑或滑数,多为痰热壅肺;主症伴见喘促气短,不能平卧,气怯声低,面青唇紫,舌质淡紫,苔灰黑厚润,脉沉弦细,多为痰瘀阻肺;主症伴见肢体浮肿,以下肢为甚,形寒肢冷,小便短少,颜面晦黯,腰膝酸软,冷汗时出,舌体胖,边有齿印,舌苔白,脉沉滑或结代,多为阳虚水泛;

主症伴见声低气弱,乏力自汗,纳呆食少,畏寒怕冷,大便溏稀,小便清长,舌质淡紫,苔白润,脉虚者,多为肺脾气虚;主症伴见动则气喘或面色晦黯,面容憔悴或面目浮肿,舌淡苔白,脉细弱淫,多为肺肾阴虚;主症伴见气息微弱,烦躁不宁,痰声辘辘,手足发冷,舌质紫黯,苔白浊腻,脉微或促或结,多为痰蒙神窍;主症伴见气息微弱,大汗淋漓,皮肤湿冷,烦躁不宁,舌质青紫,苔灰黑润,脉微者,多为心阳欲脱。

五、辨证论治

(一)辨证要点

1. 辨证候之虚实

实证多为水饮内停、痰浊内阻、气滞血瘀为患;虚证多为肺脾肾心虚。

2. 辨病势之急缓

急则治其标,缓则治其本。

(二)治疗原则

本病为本虚标实、虚实错杂的病症,标本兼顾、扶正祛邪为其治疗大法。急则治其标,以祛邪为主;缓则治其本,以补虚为主是其治疗原则。

(三)分类论治

1. 寒饮阻肺证

主症:咳逆喘促,胸部膨隆胀满,不得卧,痰稀呈泡沫样,量多,口干不欲饮。

兼次症:伴恶寒重,发热,肢体酸楚,身痛无汗,或面目浮肿,唇舌发青。

舌象:舌淡黯,苔白滑。

脉象:浮紧。

病机概要:风寒束肺,肺失宣降。

治法:宣肺散寒,温化水饮。

方药:小青龙汤加减。本方出自《伤寒论》。方中麻黄、桂枝相须为君,发汗散寒以解表邪,且麻黄又能宣发肺气而平喘咳,桂枝温阳以利内饮之化。干姜、细辛为臣,温肺化饮,兼助麻黄解表。然而素有痰饮,纯用辛温发散,即恐耗伤肺气,又须防诸药温燥伤津,故配以五味子酸收敛气、芍药和营养血,并为佐制之用。半夏燥湿化痰,和胃降逆,亦为佐药。炙甘草益气和中,又能调和诸药,是兼佐使之用,使风寒解,营卫和,水饮去,宣降有权,则诸症自平。饮邪郁而化热,口干,烦躁而喘,脉浮数,加生石膏、黄芩;肺气不利,痰多质黏不易咳出,加白芥子、苏子、莱菔子。

2. 痰热壅肺证

主症:咳嗽痰多,痰黄而稠,或有血丝,喘息不易咳出;胸部膨满,憋闷不得平卧。

兼次症:面红目赤,声高气粗,小便黄赤,便干,口唇发绀。

舌象:舌质紫绛,苔黄腻。

脉象:弦滑或滑数。

病机概要:痰热壅肺,肺失清肃。

治法:清热涤痰,肃肺平喘。

方药:清气化痰丸合葶苈大枣泻肺汤化裁。两方分别出自《医方考》和《金匮要略》。方中黄芩、瓜蒌、葶苈子清热涤痰;陈皮、枳实行气破结;茯苓健脾渗湿,杏仁肃降肺气,佐以半夏、南星加强化瘀之力。

全方具有清热涤痰、肃肺平喘之功效。

3.痰瘀阻肺证

主症:咳喘,痰多,胸闷,喘息。

兼次症:喘促气短,不能平卧,气怯声低,面青唇紫。

舌象:舌质淡紫,苔灰黑厚润。

脉象:沉弦细。

病机概要:肺病日久,痰瘀互阻。

治法:涤痰化瘀,宣肺定喘。

方药:温胆汤合桂枝茯苓丸化裁。两方分别出自《济生方》和《金匮要略》。方中用半夏、竹茹涤痰化饮;枳实、陈皮行气散滞;丹皮、赤芍活血化瘀;桂枝、茯苓温中化湿,以治生痰之源,以助涤痰之力;加苏子、沉香降气平喘。全方具有涤痰化瘀、宣肺定喘的功效。

4.阳虚水泛证

主症:心悸心慌,胸闷气促,咳痰清稀,咳喘不能平卧,动则喘甚。

兼次症:肢体浮肿,以下肢为甚,形寒肢冷,小便短少或清长,颜面晦黯,腰膝酸软,冷汗时出。

舌象:舌体胖,边有齿印,舌苔白。

脉象:沉滑或结代。

病机概要:阳虚水泛,水瘀互阻。

治法:温阳利水,活血化瘀。

方药:真武汤加减。本方出自《伤寒论》。水之所制在脾,水之所主在肾,肾阳虚则不能化气行水,脾阳虚则不能运化水湿,以致水饮内停。方中以大辛大热之附子为君药,温肾助阳,以化气行水,兼暖脾土,以温运水湿。臣以茯苓皮、白术健脾利湿、淡渗利水,使水气从小便而出。佐以生姜之温散,既助附子以温阳驱寒,又伍茯苓、白术以散水湿;其用白芍者,利小便以行水气。配加丹参、益母草等药相合,活血化瘀,以利水行。诸药配伍,温脾肾,利水湿,共奏温阳利水、活血化瘀之效。水肿势剧,加沉香、牵牛子,葶苈子加大用量;血瘀甚,加用泽兰、五加皮。

5.肺脾气虚证

主症:咳喘倚息,脘痞纳呆。

兼次症:声低气弱,乏力自汗,纳呆食少,畏寒怕冷,大便溏稀,小便清长。

舌象:质淡紫,苔白润。

脉象:虚。

病机概要:肺气虚损,脾虚失运。

治法:补肺健脾,祛痰定喘。

方药:苏子降气汤合四君子汤。两方均出自《太平惠民和剂局方》。方中用人参、白术、茯苓健脾益肺、培土生金;用苏子、半夏、厚朴、陈皮、前胡降气祛痰,利肺平喘;肉桂、生姜配人参、白术以增温脾和胃之力,肉桂、生姜配茯苓、半夏以增温中化饮之功。全方具有降逆平喘,补肺健脾之功效。

6.肺肾阴虚证

主症:胸满气短,语声低怯。

兼次症:动则气喘或面色晦黯,形容憔悴或面目浮肿。

舌象:舌淡苔白。

脉象:脉细弱涩。

病机概要:肺肾两虚,痰瘀阻络。

治法:补肺益气,温肾纳气,兼化痰瘀。

方药:人参蛤蚧散加减。本方出自《御药院方》。方中蛤蚧补肺益肾,定喘止嗽;人参大补元气,又益肺脾;茯苓渗湿健脾,以杜绝生痰之源;杏仁、桑白皮肃降肺气,以定喘咳;知母、贝母清热润肺,化痰止咳;加桃仁、丹参活血祛瘀。若寒痰内盛,可加钟乳石、苏子、款冬花、干姜;若卫外不固,自汗、畏寒,加黄芪、防风、煅牡蛎、浮小麦;若瘀血明显,唇甲紫黯,加桃仁、红花、郁金。

7.痰蒙神窍证

主症:神昏朦胧。

兼次症:气息微弱,烦躁不宁,痰声辘辘,手足发冷。

舌象:舌质紫黯,苔白浊腻。

脉象:微或促或结。

病机概要:痰蒙神窍。

治法:涤痰开窍。

方药:救治宜苏合香丸化汁急服,缓解后可用涤痰汤加减。方中用半夏、制南星、竹茹涤痰化饮;石菖蒲、郁金开窍醒神;人参大补元气,橘红、枳实行气散结;茯苓淡渗湿邪,加强涤痰之力;生姜、大枣和胃健脾,以助化饮之力。

全方具有涤痰开窍,益元醒神之效。

8.心阳欲脱证

主症:喘促气弱,四肢厥冷。

兼次症:气息微弱,大汗淋漓,皮肤湿冷,烦躁不宁。

舌象:舌质青紫,苔灰黑润。

脉象:微欲绝。

病机概要:心阳暴脱。

治法:回阳救逆。

方药:四逆加人参汤加味。本方出自《伤寒论》。方中用制附子、干姜回阳救逆;人参、甘草温阳益气,以助回阳救逆之功;加煅龙骨、煅牡蛎,重镇固脱。全方具有回阳救逆,补气固脱之功效。

六、西医治疗

1.急性加重期

(1)控制感染:参考痰菌培养及药物敏感试验选择抗生素。常用的有青霉素类、氨基糖苷类、喹诺酮类及头孢类抗生素。原则上选用窄谱抗生素为主,选用广谱抗生素时必须注意可能的继发真菌感染。

(2)氧疗:通畅呼吸道,纠正缺氧和二氧化碳潴留。

(3)控制心力衰竭:肺心病患者一般在积极控制感染,改善呼吸功能后心力衰竭便能得到改善。

患者尿量增多，水肿消退，肿大的肝缩小、压痛消失。不需加用利尿剂，但对治疗后无效的较重患者可适当选用利尿、强心或血管扩张药。

（4）控制心律失常：一般心律失常经过治疗肺心病的感染、缺氧后可自行消失。如果持续存在可根据心律失常的类型选用药物。

2. 缓解期

采用中西药结合的综合措施，目的是增强患者的免疫功能，去除诱发因素，减少或避免急性加重期的发生，逐渐使肺、心功能得到部分恢复。

第六节　心脏神经官能症

心脏神经官能症主要由于中枢神经功能失调，影响心脏自主神经功能，使交感神经张力过高，造成心血管功能异常的一种特殊类型的神经官能症。多发生于青壮年，以 20～40 岁女性多见，尤其是更年期妇女。一般无器质性心脏病。

本病多与中医"心悸""胸痹"等病证密切相关。病位在心，其病因病机与肝脾肾有密切的关系。

一、诊断要点

（一）症状

1. 心悸

自感心脏搏动，心慌，常在情绪波动及过度劳累后加重。

2. 呼吸困难

主观感觉呼吸不畅或空气不足，呼吸频率常不增快，空气流通不畅时容易发作，如发生过度换气可引起呼吸性碱中毒，使症状更为严重。

3. 心前区痛

部位常不固定，可数秒或持续数小时不等；疼痛发作与劳力活动无关，且多在静息时发生，含服硝酸甘油无效。

4. 疲乏无力

四肢无力，体力活动减少。

5. 自主神经功能紊乱症状

多汗，手足冷，两手震颤，尿频，大便次数增多或便秘等。

6. 其他症状

失眠，多梦，低热，食欲缺乏，头晕，头痛等。

（二）体征

体检常缺乏阳性体征，可见到：焦虑或抑郁面容，手掌多汗，双手颤抖，部分可有低热；血压轻度升高且波动大；心率可能增快，心尖搏动有力，可有期前收缩。部分患者可有心音增强、短促收缩期杂音或脉压稍增大等现象；反射亢进，划痕试验多呈阳性。

（三）实验室辅助检查

心脏 X 线检查无异常。心电图可示窦性心动过速，房性或室性期前收缩，或非特异性ST-T变化，S-T 变化主要表现为 S-T 段 J 点压低或水平样下移，T 波低平、双相或倒置。ST-T改变多局限在 II、III、aVF 或 $V_4 \sim V_6$ 导联。双倍二阶梯或活动平板运动负荷试验阴性。

心得安等 β-受体阻滞剂大多能使心率减慢，症状减轻或消失，心电图 ST-T 改变恢复正常，并使运动负荷试验转为阴性。

由于心脏神经官能症症状繁多，而体检常缺乏阳性体征，故其诊断常需依据其临床表现及特殊检查。主要包括：①心血管系统功能失调的表现：心悸，运动或情绪激动时更明显；心前区部位不固定的、一过性刺痛或持续性隐痛；②自主神经功能紊乱的表现：多汗、手足冷、两手震颤、尿频、大便次数增多或便秘等；③患者的心悸、心前区痛等症状服用心得安等 β-受体阻滞剂后大多能改善；④心得安等 β-受体阻滞剂能使心电图 ST-T 改变恢复正常，并使运动负荷试验转为阴性。

二、鉴别诊断

1.冠心病心绞痛

冠心病心绞痛多见于 45 岁以上的患者，有冠心病易患因素存在。典型的心绞痛多在运动或情绪激动时发作，部位大多固定在胸骨后，呈压迫感，可放射至左肩和左臂，持续时间不超过5 min，常需停止活动或舌下含化硝酸甘油片才能中止发作。心脏神经官能症的疼痛在左乳房下区，性质为短暂刺痛或长时间的隐痛，含服硝酸甘油常无效，症状多出现在疲劳过后而不在劳累或兴奋当时，做轻度体力活动和转移注意力后，症状减轻或不出现。

不少冠心病无典型心绞痛发作，诊断有赖于心电图改变（S-T 段下移或水平压低，或 T 波倒置），不典型的冠心病心绞痛和心脏神经官能症心电图上都可有 ST-T 改变，此时鉴别有一定的困难。尤其是更年期妇女且伴有高血压、高脂血症时，可用心得安试验鉴别，即口服心得安 20 mg 或静脉推注心得安 2.5 mg 加入 50％的葡萄糖注射液 40 mL，分别在 30 min 和 1 h做心电图检查，可见大多数心脏神经官能症患者的 ST-T 异常消失，而冠心病患者 ST-T 不改变。上述方法与运动负荷试验有同样的结果。必要时可做铊[201]Tl（铊）心肌显像等检查，也可做冠状动脉造影。

2.病毒性心肌炎

病毒性心肌炎患者常有胸闷、心动过速及心电图 ST-T 波改变，与本病不易鉴别。但病毒性心肌炎通常起病前有明确感染（病毒或细菌）病史，血清有关病毒感染的抗体滴度增高，可资鉴别。典型的表现有心脏扩大，心音减弱，奔马律，心电图 P-R 间期延长，超声心动图可能有心功能减低、心室腔增大等。心脏神经官能症多伴有失眠多梦，眩晕，多汗，眼颤，舌颤，手颤等表现。临床上可用心得安试验来加以鉴别。心脏神经官能症出现的心悸等自觉症状，于休息后加重，活动后减轻或消失。病毒性心肌炎出现的期前收缩多无明显的自觉症状，活动后次数增多等借此鉴别功能性期前收缩和器质性期前收缩。

3.其他疾病

心脏神经症还需与甲状腺功能亢进症、风湿热、嗜铬细胞瘤、二尖瓣脱垂综合征等疾病进行鉴别。甲亢患者多有甲状腺肿大，常伴有血管杂音或震颤，两手有细微震颤、多汗、多食、消瘦及基础代谢高等表现，甲状腺[131]I吸收率增高，可资鉴别。测定血清 T_3、T_4、TSH 一般可做出诊断。风湿热有关节炎、红细胞沉降率（血沉）增速或抗"O"增高等，易与心脏神经官能症相鉴别。嗜铬细胞瘤心悸呈阵发性，心悸发作时血压也显著增高，尿中儿茶酚胺及其代谢产物增高，酚妥拉明试验阳性，组织胺激发试验阳性。二尖瓣脱垂综合征有心悸胸痛、气短乏力、焦虑不安、过度换气等症状，易与心脏神经官能症混淆，但前者心尖部有收缩中期喀喇音和收缩中晚期杂音，超声心动图有典型的二尖瓣脱垂图像，足资鉴别。

三、中医证候学特征

心脏神经官能症属中医心悸、怔忡、心痛等范畴，病位在心，但与脾肾肝胆有密切的关系。中医认为本病的发生同情志因素的关系最为密切。

1. 主症特征

自觉心悸或胸痛。

2. 次症特征

心脏神经官能症的患者虚者居多，实者较少。

（1）胸痛：①肝郁气滞特征：胸胁胀满，情志忧郁，多喜叹息，心烦易怒，脉弦；②痰浊壅塞特征：胸闷气短，心悸不安，痰多呕恶，或头晕目眩，舌苔白腻，脉弦滑。

（2）心悸：①心虚胆怯特征：心慌不宁，善恐易惊，坐卧不安，少寐多梦，乏力气短，舌淡苔白，脉动数或细数；②心脾气虚特征：心神不安，失眠健忘，食少纳呆，面色萎黄，乏力气短，大便溏薄，舌淡苔白，脉虚；③心肾不交特征：烦热心慌，失眠盗汗，精神萎靡，手足心热，健忘，腰膝酸软，舌红苔薄白，脉细数。

临证时，应正确把握主症，结合次症的特征及其舌脉表现，方可对心脏神经官能症进行证候分类。

四、病因、病机

心脏神经官能症属中医心悸、怔忡、心痛等范畴。临床主症为心悸不安或胸闷、胸痛，可因病因不同而有不同的兼症和次症表现。因此，可根据其不同的兼症或次症，结合舌脉，分析推求病因。

主症伴见胸胁胀满，情志忧郁，多喜叹息，心烦易怒，脉弦，多为肝郁气滞；主症伴见胸闷气短，心悸不安，痰多呕恶，或头晕目眩，舌苔白腻，脉弦滑，多为痰浊壅塞；主症伴见心慌不宁，善恐易惊，坐卧不安，少寐多梦，乏力气短，舌淡苔白，脉动数或细数，多为心虚胆怯；主症伴见心神不安，失眠健忘，食少纳呆，面色萎黄，乏力气短，大便溏薄，舌淡苔白，脉虚，多为心脾气虚；主症伴见烦热心慌，失眠盗汗，精神萎靡，手足心热，健忘，腰膝酸软，舌红苔薄白，脉细数，多为心肾不交。

综上所述，本病除心脏本身气血阴阳失调外，还和肝、胆、脾、肾的功能失调有关，而情志因素如精神刺激、事不遂愿或恼怒愤恨等是主要的致病因素。病性虚者居多，实者较少。实证多为情志不畅，肝气郁而不达，气滞上焦，胸阳不展；或肝郁气滞，气不化水，水湿内停，凝聚成痰，痰浊内阻。

其虚证多因七情内伤，思虑过度，忧思伤脾，心脾气虚；或病久耗伤正气，心虚胆怯；阳病及阴，导致心肾不交或气阴两虚等。

五、辨证论治

(一)辨证要点

1.辨病因

引起心脏神经官能症的原因较多,有因情志抑郁不畅所致者;有因劳心过度,心脾两虚所致者;有因禀赋不足,烦劳苦读,耗伤气阴所致者。

2.辨虚实

心脏神经官能症的患者虚者居多,实者较少。病起于情志抑郁不畅者多属实;病起于思虑过度,烦劳苦读者多属虚。

其实多责之于肝气郁而不达,气滞胸阳,胸阳不展;或肝郁气滞,气不化水,水湿内停,凝聚成痰,痰浊内阻。其虚多责之于心虚胆怯;或思虑过度,忧思伤脾,心脾两虚;或病久耗伤正气,阳病及阴,导致心肾不交。

3.辨惊悸与怔忡

惊悸之证,临床常因惊而悸,初起由外因而促成,以实证为多,但也有内虚因素存在;怔忡之证,则与一般惊悸不同,以虚证为多,并无外因,经常胸闷,心悸不适,发则悸跃不能自控,甚则心痛阵发,惊悸日久不愈,亦可发为怔忡。

(二)治疗原则

由于本病的病位主要在心,证候特点是虚实夹杂。实证者,疏肝理气,化痰泄浊;虚证者,补益气血,调整阴阳;若久病,虚中有实,病情较为复杂者,则需攻补兼施、标本兼顾、益气养血、滋补肝肾、化痰泄浊、行气解瘀,并根据虚实佐以养心安神或重镇安神之品为法。

(三)分类论治

1.胸痛

(1)肝郁气滞证

主症:胸胁胀满,心烦易怒。

兼次症:情志忧郁,多喜叹息,夜寐不安,纳呆食少。

舌象:舌淡红,苔薄白。

脉象:弦。

病机概要:气滞上焦,胸阳失展。

治法:疏肝理气,镇惊安神。

方药:柴胡疏肝散加减。本方出自《景岳全书》。方中柴胡、制香附疏肝理气,枳壳调理肝脾;白芍养血柔肝,川芎行气散滞;加远志、炒枣仁、锻龙牡镇惊安神;炙甘草调和诸药。全方具有疏肝理气,镇惊安神的功效。

(2)痰浊壅塞证

主症:胸闷气短,心悸不安。

兼次症:形体虚胖,痰多呕恶或头晕目眩。

舌象:舌苔白腻。

脉象:弦滑。

病机概要:痰浊壅塞,内扰心神。

治法:燥湿化痰,理气宁神。

方药:温胆汤加减。本方出自《千金要方》。方中半夏、制南星、竹茹燥湿涤痰;茯苓渗湿健脾;枳实、陈皮理气散滞;远志、炒枣仁、煅龙牡宁心安神;炙甘草调和诸药。全方具有燥湿化痰,理气宁神的功效。

2.心悸

(1)心虚胆怯证

主症:心慌不宁,善恐易惊。

兼次症:惊惕不安,坐卧不宁,少寐多梦,神疲乏力,气短自汗。

舌象:舌淡红,苔薄白。

脉象:脉动数或虚数。

病机概要:心虚胆怯,神不自主。

治法:镇惊定志,养心安神。

方药:安神定志丸加减。本方出自《医学心悟》。方中人参、炙甘草补益心气;龙齿、琥珀、磁石镇惊宁心;朱砂、菖蒲、远志安神定志。心阴不足者,加五味子;柏子仁、酸枣仁养心安神,收敛心气。全方具有镇心定志,养心安神之功。

(2)心脾气虚证

主症:心悸,乏力。

兼次症:心神不安,失眠健忘,面色萎黄,食少纳呆,气短乏力,大便溏薄。

舌象:舌淡红,苔白。

脉象:脉虚。

病机概要:心脾气虚,心神失养。

治法:补心健脾,养血宁神。

方药:归脾汤加减。本方出自《济生方》。方中人参、黄芪补益心气;当归龙眼肉补养心血;白术、炙甘草健脾益气,以资生血之源;枣仁、茯神、远志安神定志;木香理气和胃,使补而不滞。全方具有补心健脾,养血宁神之功。

(3)心肾不交证

主症:烦热,心慌。

兼次症:胸闷疼痛,失眠健忘,精神萎靡,手足心热,盗汗,咽干口燥,腰膝酸软。

舌象:舌质红,苔薄白。

脉象:沉细数。

病机概要:心肾不交,心烦不宁。

治法:滋阴泄火,交通心肾。

方药:黄连阿胶汤加减。本方出自《伤寒论》。方中生地、白芍、阿胶、鸡子黄滋肾养心;黄连清泻心火,朱砂、龙齿镇惊安神;远志、炒枣仁、柏子仁养心宁神。全方具有滋肾清心,安神定志的功效。

六、其他治疗

(一)中成药

1.柏子养心丸

一次 1 丸,每日 2 次,疗程 4 周。

2.稳心颗粒冲剂

一次 1 袋,每日 2 次,疗程 4 周。

3.正心泰胶囊

一次 2 粒,每日 3 次,疗程 4 周。

4.交泰丸

一次 1 丸,每日 2 次,疗程 4 周。

5.安脑丸

一次 2 丸,每日 2 次,疗程 4 周。

上述成药,应根据证情选择应用。

(二)针灸

主穴:心俞、神门。

配穴:内关、胆俞、三阴交、太溪。

操作:每次选 3~5 穴,皮肤消毒后,心俞、太溪、三阴交采用补法,余穴平补平泻,以得气为度,留针 15~30 min,每日 1 次,10 d 为 1 疗程。

(三)推拿

(1)患者直坐,医生用双手掐住患者手腕附近的内关穴,用力轻重以患者能耐受为度,掐完后用手掌轻揉内关穴处,以减轻酸胀不适感。

(2)患者仰卧屈膝,足底部平放于床上,医生用手指掐患者足部大拇指与二拇趾之间的太冲穴,掐 2~5 min,掐时应作间歇运动,掐后轻轻抚摸,以消除不适感。

(3)患者直坐或仰卧,前臂平伸,手掌向上,医生先用大拇指按住患者内关穴,另一拇指按住患者手腕横纹尺侧的神门穴,按掐 5~7 min,然后轻轻揉几下,以消除按掐的酸胀不适感。

以上手法能镇静安神,宁心通络,可作为心慌、心跳快、呼吸不畅、头晕、失眠的辅助治疗。

七、西医治疗

采用"双心"医学模式来诊治心脏神经症患者,从心脏、心理双重角度给予关注、治疗与疏导,将极大提高治疗效果。

1.心理治疗

(1)使患者了解本病的性质以解除其顾虑,使其相信并无器质性心血管病。

(2)医护人员必须有耐心,以获得患者的信任和合作。

(3)避免各种引起病情加重的因素,引导其正确对待社会与家庭矛盾。

(4)鼓励患者进行体育锻炼,积极参加户外团体活动。

(5)鼓励患者自我调整心态,安排好作息时间,适量进行文娱、旅游。

2.给予药物对症治疗

(1)镇静安神:以焦虑为主要表现的可使用阿普唑仑口服治疗;以焦虑和抑郁交替出现的可应用氟哌噻吨美利曲辛;还可服用其他精神科药物。

(2)β 受体阻滞药:如美托洛尔、普萘洛尔等,适合于心率偏快或合并室性早搏或房性早搏的患者,能够一定程度缓解患者的心慌心悸症状。

第七节　心绞痛

心绞痛是冠状动脉供血不足，心肌急剧的、暂时的缺血与缺氧所引起的临床综合征，是冠心病最主要和最常见的类型。其特点为阵发性的前胸压榨性疼痛感觉，主要位于胸骨后，可放射至心前区和左上肢，持续数分钟，经休息或用硝酸酯制剂后往往迅速消失。劳累、情绪变化、饱食、受寒、阴雨天气、血压升高等为心绞痛发作的常见诱因。本病多见于男性，发病年龄多在40岁以上，女性多发生于绝经期前后。据统计，2008年中国城市居民冠心病患病率为 15.9×10^{-3}，农村地区为 4.8×10^{-3}，城乡合计为 7.7×10^{-3}，较前有较大幅度升高。

心绞痛属于中医学的"胸痹""心痛""厥心痛"等范畴。

一、病因病机

（一）中医

中医学认为本病的发生与年老肾虚、饮食不节、情志失调、寒邪侵袭、劳逸失度等因素有关。其病位在心，与心、肝、肾、脾诸脏的盛衰相关，多属本虚标实之证，常在心气、心阳、心血、心阴不足或肝、脾、肾失调的基础上，兼夹痰浊、气滞、血瘀、寒凝等病变，产生不通则痛与不荣则痛的表现。

1.病因

（1）年老肾虚：中年以后，肾气渐虚。因肾为先天之本，肾虚后其他脏腑也出现衰退，导致脏腑功能失调。肾阳虚衰无以温煦脾阳，而脾运化无权，营血虚少，脉道不充，血液运行不畅，以致心失所养，心阳不振，心气不足，血脉失于温运，痹阻不畅；或心肾阳虚，阴寒痰饮乘踞阳位，阻滞心脉；肾阴虚不能滋养五脏之阴，肾水不能上济于心，心阴不足，心火燔炽下汲肾水，则阴伤气耗，心脉失养而运行滞涩，或阴虚火旺，灼津为痰，痰瘀痹阻，皆可致胸阳不运，心脉阻滞而发生本病。

（2）饮食不节：嗜食肥甘厚味、酒烟辛香之品，损伤脾胃，脾失健运，聚生痰湿，湿郁化热，热耗津液，熬液成痰。痰阻脉络，上犯心胸清旷之区，清阳不振，气机不畅，心脉痹阻，或痰阻脉络，气滞血瘀，胸阳失展而成心痛。

（3）七情所伤：忧思恼怒，可致心肝之气郁滞，气机不利，血脉运行不畅，胸阳不振，肝失条达，疏泄失常，发生不通则痛；或长期伏案，喜静少动，使脾失健运，痰湿内生，痰阻脉络，气血运行受阻，致使气结血凝，发生胸痛；或气滞血瘀；或因脏腑亏损，元气亏虚，气虚推动血液无力，血液停留而瘀滞不行，均可发生瘀血而导致本病。

（4）寒暑犯心：素体阳虚，胸阳不振，阴寒之邪乘虚侵袭，寒凝气滞，血行不畅，胸阳失展，心脉痹阻，不通则痛。偶尔或因酷暑炎热，犯于心君，耗伤心气，亦每致血脉运行失畅而心痛。故病者常于气候突变，特别是遇寒冷时，易猝然发生本病。

（5）劳逸失度：过劳包括劳力过度、劳神过度和房劳过度，《素问·举痛论》曰："劳则气耗"，过劳则耗气伤阴，络脉失养；《素问·宣明五气》曰："久卧伤气"，过度安逸则气血运行不畅，络脉瘀滞，均可致胸痹心痛。

明代医家对于心痛的劳逸病因比较重视，刘纯在《玉机微义》中记载："亦有病久，气血虚损，及素作劳羸弱之人患心痛者，皆虚痛也。"过劳则气阴两伤，久病者气血虚损，心气不足，血不养心,则心痛作矣。

2.病机

胸痹心痛的病机关键在于阳微阴弦,心脉闭阻,血行不畅,其病位在心,但与肝、脾、肾三脏功能的失调有密切的关系。

心主血脉,与肝之疏泄、脾之运化、肾藏精主水等密切相关。病性有虚实两方面,常常为本虚标实,虚实夹杂,虚者多见气虚、阳虚、阴虚、血虚,尤以气虚、阳虚多见;实者不外气滞、寒凝、痰浊、血瘀,并可交互为患,其中又以血瘀、痰浊多见。但虚实两方面均以心脉痹阻不畅,不通则痛为病机关键。上焦阳虚,功能减弱,直接影响血液循环,不通则痛,呈现胸痹心痛症状;或因长期精神紧张,思虑太过,致使心肝气机阻滞,气机不畅,气滞血瘀,而致心脉痹阻,不通则痛;或因饮食不节,过食肥腻;或酗酒好饮,以致脾胃受损,纳运失常,痰湿内生,阻塞心脉,影响气血运行,不通则痛;或因年老体衰,肝肾阴血已伤,日久阴损及阳,心阳不振,每易导致心脉瘀塞不畅,加之气血渐衰,气虚不能行血,血瘀脉阻,不通则痛。或因本已阳虚而又外感寒邪,阴寒内盛,气血凝滞,心脉不通,亦可发生疼痛。以上各种原因相互影响,又可导致痰浊内生,气滞血瘀,心脉痹阻或气血运行不畅,不能供养于心,而致心胸作痛。以上病因病机可同时并存,交互为患,病情进一步发展,可见下述病变:瘀血闭阻心脉,心胸猝然大痛,而发为真心痛;心阳阻遏,心气不足,鼓动无力,而表现为心动悸、脉结代,甚至脉微欲绝;心肾阳衰,水邪泛滥,凌心射肺而为咳喘、水肿,多为病情深重的表现,要注意结合有关病种相互参照,辨证论治。

(二)西医

当冠状动脉的供血与心肌的需血之间发生矛盾,冠状动脉血流量不能满足心肌代谢的需要,引起心肌暂时的、急剧的缺血缺氧时,即可发生心绞痛。

本病的病因是动脉粥样硬化,但目前对动脉粥样硬化的发生原因还不完全清楚。通过流行病学和实验研究,认为与年龄、性别、体重、血压、吸烟、血清脂质异常、糖耐量异常、性格急躁、精神紧张、CHD家族史、同型半胱氨酸升高、胰岛素抵抗、纤维蛋白原升高等因素有关。动脉粥样硬化的发病机制有三种主要学说,即脂肪浸润学说、血栓源学说和内膜损伤学说,其实三者之间互相关联、互相影响。目前认为动脉粥样硬化是多种因素作用导致动脉壁内皮细胞损伤而发展的结果。内皮损伤后可表现为多种的内皮功能紊乱,如干扰内膜的渗透屏障作用,改变内皮表面抗血栓形成的特性,增加内膜的促凝血特性或增加血管收缩因子或血管扩张因子的释放。此外,维持内皮表面的连贯性和动脉中内皮细胞正常的低转换率,对维持体内自身稳定状态非常重要,一旦内皮转换加快,就可能导致内皮功能发生一系列改变,包括由内皮细胞合成和分泌的物质如血管活性物质、脂解酶和生长因子等的变化,因此内皮损伤可引起内皮细胞许多功能的改变,进而引起严重的细胞间相互作用并逐渐形成动脉粥样硬化病变。

动脉粥样硬化病变的形成经历了三个基本的生物学过程:内膜平滑肌细胞、各种巨噬细胞及T淋巴细胞的局部迁移、堆积和增生;堆积的平滑肌细胞在各种生长调节因子的作用下合成较多的细胞外基质,包括弹力蛋白、胶原、蛋白聚糖等;脂质在巨噬细胞和平滑肌细胞以及细胞外基质中堆积,最终内膜增厚、脂质沉积形成动脉粥样硬化病变。

冠脉病变的严重程度,主要取决于斑块的稳定性,与斑块的大小无直接关系。不稳定斑块具有以下特征:脂质核较大,纤维帽较薄,含大量的巨噬细胞和T淋巴细胞,血管平滑肌细胞含量较少,加之在血流动力学改变的情况下,粥样斑块容易出现松动、裂纹或破裂,使斑块内高度致血栓形成的物质暴露于血流中,引起血小板在受损表面黏附、活化、聚集,形成血栓,导致病变血管完全性或非完全性闭塞。

心肌由于不断地进行节律性收缩,对氧的需求量很大,对血流中氧的摄取率远高于其他组织器官。当心肌需氧量增大时,主要是通过提高冠状动脉血流量来增加供血,而冠状动脉的固有狭窄限制了血液供应能力,则导致缺血缺氧。各种原因如吸烟、神经体液调节障碍等,引起冠状动脉痉挛,或突然发生循环血流量减少,如休克、心动过速等,使冠状动脉血流量突然降低,也可导致心肌血液供给不足。

二、临床表现

(一)稳定型心绞痛

1.性质

呈压榨紧缩、压迫窒息、沉重闷胀性疼痛,而非"绞痛"。少许患者可表现为烧灼感、紧张感或呼吸短促,伴咽部不适。

2.部位

常位于胸骨或附近,也可发生在上腹至咽部之间。对于疼痛或不适感分布的范围,患者常需用整个手掌或拳头来描述,仅用一手指的指端来指示者极少。

3.持续时间

1~15 min,常为 3~5 min。

4.诱发因素

以体力劳累为主,其次为情绪激动。平地快步走、饱餐后活动、用力大便、暴露于寒冷环境、进食冷饮等均可诱发。

5.含服硝酸甘油 1~2 min 可缓解

6.分级

根据心绞痛的严重程度及其对体力活动的影响,加拿大心脏协会(CCS)将稳定型心绞痛分为 4 级,如下。

Ⅰ级:日常体力活动不引起心绞痛。通常的步行或上楼并不引起心绞痛发作,但可发生于强烈或长时间的劳力情况下(指工作或体力活动)。

Ⅱ级:日常体力活动轻度受限。心绞痛发生于快速步行或上楼、上坡,餐后步行或上楼,或者在寒冷情况下,顶风逆行时,情绪激动时,或醒来时的最初几小时内。平地行走两个街区,或常速情况下上相当于 3 楼以上的高度能诱发心绞痛。

Ⅲ级:日常体力活动明显受限。心绞痛发生于平地行走 1~2 个街区,或以平常的速度上3 楼。

Ⅳ级:轻微体力活动均可引起心绞痛发作,严重者甚至休息时也会发生心绞痛。

(二)不稳定型心绞痛

1.性质

典型的心绞痛呈发作性胸骨后闷痛,紧缩压榨感,可反射至左肩、下颌等,呈间断性或持续性,可伴汗出、恶心、呼吸困难等。不典型表现为牙痛、咽痛、上腹隐痛、消化不良、胸部针刺样痛或仅有呼吸困难。

2.特征

(1)静息时或夜间发生心绞痛常持续 20 min 以上。

(2)新近发生的心绞痛(病程在 2 个月内)且程度严重。

(3)近期心绞痛逐渐加重(包括发作的频率、持续时间、严重程度和疼痛所放射到的部位)。

3.分级

根据不稳定型心绞痛发生的严重程度和临床环境,可将不稳定型心绞痛做以下分级(Braunwald 分级)。

Ⅰ级:初发的、严重或加剧性心绞痛。发生在就诊前 2 个月内,没有静息时疼痛。每日发作 3 次或 3 次以上,或者稳定型心绞痛患者心绞痛发作更频繁或更严重,持续时间更长,或诱发体力活动的阈值降低。

Ⅱ级:静息型亚急性心绞痛。在就诊前 1 个月内发生过一次或多次静息性心绞痛,但近 48 h 内无发作。

Ⅲ级:静息型急性心绞痛。在 48 h 内有一次或多次静息性心绞痛发作。

Ⅳ级:继发性不稳定型心绞痛。在冠状动脉狭窄的基础上,同时伴有冠状动脉血管床以外的疾病引起心肌氧供和氧需之间平衡的不稳定,加剧心肌缺血。这些因素包括:贫血、感染、发热、低血压、快速性心律失常、毒性弥散性甲状腺肿、继发于呼吸衰竭的低氧血症。

(三)常见并发症

心绞痛的常见并发症有心律失常、心力衰竭,严重者可发生急性心肌梗死。

三、实验室和其他辅助睑查

(一)心电图

ST-T 波动态变化是最有诊断价值的心电图表现:症状发作时可记录到一过性 S-T 段改变(常表现 2 个或以上相邻导联 S-T 段下移>0.1 mV),症状缓解后 S-T 段缺血性改变改善,或者发作时倒置 T 波呈"伪正常化",发作后恢复至原倒置状态更具有诊断意义,并提示有急性心肌缺血或严重冠脉疾病。患者出现症状时应再次记录心电图,且需与无症状时或既往心电图对比,注意 ST-T 波的动态变化。反复胸痛的患者,需进行连续多导联心电图监测,才能发现 ST-T 波变化及无症状性心肌缺血。静息时心电图在正常范围可考虑进行平板运动等心脏负荷试验以明确诊断。

(二)实验室检查

胆固醇及低密度脂蛋白增高,高密度脂蛋白水平降低,载脂蛋白 ApoA 水平低而 ApoB 水平高于健康人。血小板聚集性增高,血浆 TXB2 水平增高,而 6-Keto-PGFIa/TXB2 降低,尤以不稳定型心绞痛患者明显。磷酸肌酸激酶及其同工酶、肌钙蛋白可升高。

(三)X 线

心影增大,尤其合并高血压或心功能不全时明显。主动脉屈曲延长,有时有肺淤血等表现。

(四)动态心电图(Holter 监测)

可以 24 h 连续记录心电图,观察缺血发作时 ST-T 改变,有助于诊断、观察药物治疗作用及有无心律失常。

(五)超声心动图

超声心动图检查可发现缺血时左心室射血分数(LVEF)减低和心肌节段性运动减弱,甚至消失。负荷超声心动图的阴性预测值较高。

（六）冠脉 CT、MR

冠脉 CT、MR 用于了解冠状动脉硬化及阻塞程度，并通过相关数值评估粥样硬化斑块的性质。

（七）冠状动脉造影及左室造影

冠状动脉造影及左室造影用于诊断和冠状动脉手术前检查。测定冠状动脉狭窄或阻塞部位与范围、阻塞远端血管和侧支循环、左心室功能、是否有室壁运动异常或室壁瘤形成等。

四、诊断要点

（一）病史与症状

根据典型的发作特点和体征，含服硝酸甘油后缓解，结合年龄和存在冠心病易患因素，除外其他原因所致的心绞痛，一般即可建立心绞痛的诊断。根据疼痛的病史、部位、性质、持续时间、诱发因素、缓解方式，进一步确定心绞痛的分型分级诊断。

（二）体征

通常患者无明显阳性体征，当有下列体征时有助于诊断。心前区痛伴心率加快和血压升高；心前区痛伴新出现的第四心音；心前区痛伴新的短暂的心尖部收缩期杂音；心前区痛伴第二心音逆分裂，症状缓解后消失。

（三）辅助检查

各种辅助检查可为心绞痛的诊断提供客观依据。冠状动脉急、慢性缺血时，心电图通常可出现 S-T 段和 T 波的改变；普通心电图未见明显异常者，可做运动负荷心电图和动态心电图检查；冠状动脉造影能够显示冠状动脉血管各个分支，了解其解剖的详细情况及侧支循环状况，确定冠状动脉病变部位和程度，被称为诊断冠心病的金标准；超声心动图及冠脉 CT、MR 等检查也可为诊断提供帮助；此外，心肌标志物（如 CK、CK-MB、cTn）也可不同程度升高。

注：血管痉挛性心绞痛多发生于休息和日常活动时，与劳累、精神紧张无关，较一般心绞痛症状重、持续时间长，呈周期性发作，休息后未能缓解，含服硝酸甘油或硝苯地平可迅速缓解；心电图或运动平板试验提示心肌缺血，发作时痉挛处的冠状动脉管腔完全闭塞或次全闭塞，远端不显影或显影迟缓，经硝酸甘油或硝苯地平冠状动脉内推注后可使痉挛解除。结合病史和临床特点、相关检查结果可确诊。

五、鉴别诊断

（一）急性心肌梗死

本病疼痛部位与心绞痛相仿，但性质更剧烈，持续时间可达数小时，常伴有休克、心律失常及心力衰竭，并有发热，含服硝酸甘油多不能使之缓解。心电图中面向梗死部位的导联 S-T 段抬高，并有异常 Q 波。

实验室检查示白细胞计数及心肌损伤标志物（肌钙蛋白、肌红蛋白、肌酸磷酸肌酶）增高，红细胞沉降率增快。

（二）肋间神经痛

本病疼痛常累及 1～2 个肋间，但并不一定局限在前胸，为刺痛或灼痛，多为持续性而非发作性，咳嗽、用力呼吸和身体转动可使疼痛加剧，沿神经行径处有压痛，手臂上举活动时局部有牵拉疼痛，故与心绞痛不同。

（三）肋软骨炎

肋软骨炎的主要症状为局部疼痛,痛点较为固定,咳嗽、深呼吸、扩展胸壁等引起胸廓过度活动时会加剧疼痛。

常见的病变好发部位为左侧第二肋软骨,其次是右侧第二肋软骨以及第三、四肋软骨。表面皮肤并无红、肿、热等炎症改变。受累的软骨膨隆、肿大,有明显的自发性疼痛和压痛,局部无红、热改变。

（四）食管病变

一般表现为胸骨后疼痛,以进食后、平卧时为甚,呈烧灼感、针刺感,部分患者可伴食管异物感,甚至出现吞咽困难。

（五）心脏神经官能症

患者常诉胸痛,但为短暂(几秒钟)的刺痛或持久(几小时)的隐痛,患者常喜欢不时地深吸一大口气或做叹息性呼吸。胸痛部位多在左胸乳房下心尖部附近,或经常变动。症状多在疲劳之后出现,而不在疲劳的当时,做轻度体力活动反觉舒适,有时可耐受较重的体力活动而不发生胸痛或胸闷。含服硝酸甘油无效或在十多分钟后才"见效",常伴有心悸、疲乏及其他神经衰弱的症状。

（六）其他疾病引起的心绞痛

严重的主动脉瓣狭窄或关闭不全、风湿性冠状动脉炎、梅毒性主动脉炎、心肌桥引起冠状动脉狭窄或闭塞、肥厚型心肌病等均可引起心绞痛,根据其临床表现及相关检查可以鉴别。

六、治疗

冠心病心绞痛的治疗应本着"急则治标""缓则治本"的原则,在发作期主要选用有速效止痛作用的药物以迅速控制病情,缓解心痛,必要时行侵入性治疗方法;而在缓解期则重在根据不同证型予以补气养阴、活血化瘀、疏通心脉等治疗,并针对与发病有关的危险因素采取综合性防治措施,控制或消除危险因素,以预防和减少心痛的发生。但对于严重心痛者,应及时采用中西医结合治疗控制病情,以免发展为心肌梗死。

（一）辨证治疗

本病主要症状是胸痛、胸闷、心悸、气短等,但部分危重病者可以无痛或仅出现面色苍白、大汗淋漓、四肢厥冷、脉微欲绝或脉涩结代等厥脱表现。在发作期必须做出及时处理以缓解心痛,缓解期则予辨证施治,常以攻补兼施为原则,以减少乃至控制心绞痛发作。

1.发作期的治疗

心绞痛发作时舌下含化麝香保心丸、速效救心丸等缓解疼痛。

2.缓解期的治疗

（1）心脉瘀阻

证候特点:心胸剧痛,如刺如绞,部位固定,入夜尤甚,心悸不宁,舌质紫黯,或有瘀点瘀斑,脉沉涩或结代。

治法:活血化瘀,通脉止痛。

推荐方剂:血府逐瘀汤加减。

基本处方:当归 10 g,生地黄 15 g,桃仁 12 g,红花 8 g,枳壳 12 g,桔梗 10 g,赤芍 15 g,柴胡 12 g,川芎 10 g,牛膝 12 g,甘草 6 g。每日 1 剂,水煎服。

加减法:若兼胁痛者加郁金 15 g、延胡索 18 g 以增强疏肝理气止痛之力;若兼心气阴不足者加太子参 10 g,麦冬 15 g 益气养心;若兼心烦失眠者加酸枣仁 15 g、夜交藤 20 g 安神助眠。

(2)气滞心胸

证候特点:心胸满闷,疼痛阵发,痛有定处,喜叹息,遇情志波动时容易诱发或加重,常伴胃脘胀闷,嗳气则舒。舌苔薄或薄腻,脉弦细。

治法:疏肝理气,活血通络。

推荐方剂:柴胡疏肝散加减。

基本处方:陈皮 10 g,柴胡 15 g,川芎 10 g,香附 15 g,枳壳 12 g,芍药 12 g,丹参 20 g,延胡索 15 g,炙甘草 5 g,每日 1 剂,水煎服。

加减法:若兼血瘀,心痛甚者,合丹参饮、失笑散;肝气不舒,郁而化热,可加栀子 10 g、牡丹皮 10 g。

(3)痰浊痹阻

证候特点:胸闷如窒而痛,痛引肩背,气短喘促,多形体肥胖,肢体沉重,或伴咳嗽,咯吐痰涎,伴倦怠乏力,纳呆便溏,舌苔浊腻,脉象弦滑。

治法:通阳泄浊,化痰开胸。

推荐方剂:瓜蒌薤白半夏汤加减。

基本处方:瓜蒌 15 g,薤白 15 g,法半夏 12 g,陈皮 10 g,茯苓 15 g,枳实 15 g,胆南星 12 g,生姜 3 片,甘草 6 g。每日 1 剂,水煎服。

加减法:若兼阳虚有寒者,加熟附子(先煎)12 g、肉桂(焗服)3 g 助阳散寒;兼心脉瘀阻者,加丹参 20 g、三七末(冲服)3 g 活血通脉;若痰郁化火者,加黄连 9 g、天竺黄 15g 清热除痰;若痰热伤津,加生地黄 10 g、麦冬 10 g、沙参 10 g 养阴;若痰扰清窍眩晕者加天麻 12 g、石菖蒲 12 g定眩止晕。

(4)寒凝心脉

证候特点:胸痛彻背,感寒痛甚,心悸气短,面色苍白,四肢厥冷,冷汗自出,口淡不渴或吐清涎,小便清长,大便溏薄,舌淡苔白,脉象沉迟。

治法:温通心阳,散寒止痛。

推荐方剂:瓜蒌薤白白酒汤合当归四逆汤加减。

基本处方:瓜蒌 15 g,薤白 15 g,当归 15 g,桂枝 10 g,白芍 10 g,细辛 3 g,通草 10 g,白酒 30 mL。每日 1 剂,水煎服。

加减法:若兼血瘀心脉痛剧者,加丹参 20 g、三七末(冲服)3 g 活血通脉;若阴寒极盛,加高良姜 10 g、乌头 10 g（先煎）散寒温通;若兼气虚者加人参 15 g 补益心气。

(5)气阴两虚

证候特点:胸闷隐痛,时发时止,心悸气短,动则益甚,倦怠乏力,少气懒言,面色少华,易汗出,舌偏红或有齿印,脉细数或结代。

治法:益气养阴,通脉止痛。

推荐方剂:生脉散合炙甘草汤加减。

基本处方:太子参 10 g,麦门冬 15 g,五味子 6 g,炙甘草 10 g,桂枝 9 g,生地黄 15 g,阿胶(烊化)15 g,大枣 15 g。每日 1 剂,水煎服。

加减法:心血虚明显者,可加当归 12 g、川芎 10 g、白芍 12 g,以补心血;心烦不眠者,可加酸枣仁 18 g、夜交藤 20 g 以宁心安神;心胸瘀痛明显者加丹参 18 g、三七末(冲服)3 g 活血通络;心脾两虚者,可加茯苓 10 g、半夏 10 g 健脾和胃。

(6)心肾阴虚

证候特点:胸闷胸痛,心悸盗汗,心烦不寐,腰膝酸软,头晕耳鸣,口干,大便秘结,舌红少苔或无苔,脉象细数。

治法:滋阴补肾,养心安神。

推荐方剂:左归饮合天王补心丹加减。

基本处方:山茱萸 12 g,熟地黄 18 g,山药 15 g,枸杞子 15 g,茯苓 15 g,五味子 6 g,当归 10 g,麦门冬 15 g,天门冬 15 g,酸枣仁 15 g,柏子仁 12 g,丹参 15 g,炙甘草 10 g。每日 1 剂,水煎服。

加减法:心胸瘀痛明显者加丹参 18 g、三七末(冲服)3 g 活血止痛;心气虚弱者加人参 10 g 补气养心;腰痛者加续断 15 g、杜仲 15 g 固肾强腰;虚火上扰眠差者可合黄连阿胶汤。

(7)心肾阳虚

证候特点:心胸疼痛,气短乏力,自汗,形寒肢冷,面色苍白,四肢欠温,或见唇甲青紫,舌淡苔白,脉沉微或迟缓无力。

治法:补气助阳,温通心脉。

推荐方剂:参附汤合右归饮加味。

基本处方:人参(另炖)15 g,熟附子(先煎)12 g,肉桂(焗服)3 g,鹿角胶 10 g,熟地黄 15 g,山药 15 g,山茱萸 15 g,枸杞子 10 g,菟丝子 15 g,杜仲 10 g,当归 10 g。每日 1 剂,水煎服。

加减法:若兼血瘀心痛者,可加丹参 20 g、三七末(冲服)3 g 活血通脉;若阳虚不能治水,水饮上凌心肺,加黄芪 20 g、茯苓 20 g、猪苓 18 g、防己 10 g 利水消肿;若阳损及阴,阴阳两虚,可加麦冬 15 g,五味子 10 g 养阴。

(二)其他治疗

1.中成药

(1)复方丹参滴丸:活血化瘀、理气止痛,适用于血瘀心脉之心痛。每次 10 粒,每日 3 次。

(2)通心络胶囊:益气活血、通络止痛,适用于气虚血瘀阻络之心痛。每次 2～4 粒,每日 3 次。

(3)麝香保心丸:芳香温通、益气强心,适用于心气虚弱、心脉不通之心痛,每次含服或吞服 1～2 粒。

(4)速效救心丸:益气活血、化痰通络,适用于痰浊瘀血痹阻心脉之胸痹心痛,每日 2 次,每次含服或吞服 4～6 粒。

(5)丹红注射液:活血化瘀、通脉舒络,适用于瘀血闭阻之胸痹心痛,每次 2～4 mL 肌内注射或每次 20～40 mg 加入 5% 葡萄糖注射液 100～250 mL 静脉滴注,每日 1～2 次。

(6)灯盏花素注射液:活血化瘀、通络止痛,适用于瘀血阻络之胸痹心痛,每次 5 mL 肌内注射或 10～20 mL 加入 10% 葡萄糖注射液 500 mL 静脉滴注,每天 1 次。

2.针灸

辨证分型:气滞血瘀、心阴亏虚、心阳不振、痰湿中阻、寒凝心脉。

取穴:内关、心俞、膻中、通里、足三里、间使。

手法:每次选用 4～5 穴,轮流使用,连续治疗 10 次后可停针数日,再行治疗。对心阳不振,寒凝心脉者可用灸法。

加减:气滞血瘀配膈俞、阴郄;心阴亏虚配阴郄、太溪、三阴交;心阳不振配命门(灸)、巨阙;痰浊中阻配中脘、丰隆;寒凝心脉配关元(灸)、气海(灸)。

3.穴位敷贴

(1)心绞痛宁膏:每次 2 帖,贴敷心前区,24 h 更换 1 次。

(2)麝香心绞痛膏:外敷心前区痛处与心俞穴。

(3)补气活血软膏:将软膏敷贴于胸骨的左缘及左第二肋间以下 6 cm×6 cm 的范围,每次 5 g,2 次/天,15 d 为 1 个疗程。

4.耳针

可选心、皮质下、交感区等穴埋针或埋豆,自行按压刺激,亦可达到缓解疼痛的目的。

5.推拿按摩

以拇指或手掌按揉心俞、膈俞、厥阴俞、内关、间使、三阴交、心前区阿是穴,每次 10 min。

(三)西医治疗

治疗的目的主要在于稳定斑块、防止冠脉血栓形成、发展,甚至破裂所致急性冠脉综合征,预防心肌梗死和猝死,改善生存,降低并发症和病死率;改善严重心肌耗氧与供氧的失平衡,缓解缺血症状,减少缺血发作,改善生活质量。

1.稳定型心绞痛治疗

(1)发作时的治疗

1)休息:发作时立即休息,一般患者在停止活动后症状可以消除。

2)药物治疗:较重发作,可使用硝酸酯制剂。这类药物通过扩张冠状动脉,降低阻力,增加冠状循环的血流量外,还通过对周围血管的扩张作用,减低心脏前后负荷和心肌的需氧,从而缓解心绞痛。

硝酸甘油:可用 0.3～0.6 mg,舌下含化,1～2 min 即开始起作用,约半小时后作用消失,对约 92% 的患者有效,其中 76% 在 3 min 内见效。延迟见效或完全无效时提示患者并非患冠心病或患严重的冠心病。长期反复应用可产生耐药性效力减低,停用 10 h 以上,即可恢复有效。不良反应与各种硝酸酯一样,有头昏、头胀痛、头部跳动感、面红、心悸等,偶有血压下降。因此第一次用药时,患者宜平卧片刻,必要时吸氧。

在应用上述药物无效时,可考虑用镇静药。

(2)缓解期治疗:应尽量避免各种诱发的因素,如过度的体力活动、情绪激动、饱餐等,冬天注意保暖。调节饮食,进食不宜过饱,避免油腻饮食,禁绝烟酒。调整日常生活与工作量;减轻精神负担;保持适当的体力活动,以不致发生胸痛症状为度;治疗高血压、高脂血症、糖尿病、贫血、甲状腺功能亢进等相关疾病。

1)改善预后的药物。

抗血小板药物:阿司匹林通过抑制环氧化酶和血栓烷的合成达到抗血小板聚集的作用,所有患者只要没有用药禁忌证都应该服用。阿司匹林的最佳剂量范围为 75～150 mg/d,主要不良反应为胃肠道出血及过敏。不能耐受阿司匹林的患者,可改用氯吡格雷作为替代治疗。氯吡格雷通过选择性的不可逆的抑制血小板受体而阻断依赖激活的复合物,有效地减少介导的血小板激活和聚集,主要用于支架植入以后及阿司匹林有禁忌证的患者。该药起效快,顿服 300 mg,2 h 后即能达到有效血药浓度,常用维持剂量为 75 mg/d。

β-受体阻滞剂:心肌梗死后患者长期接受 β-受体阻滞剂二级预防治疗,可降低相对病死率。具有内在拟交感活性的 β-受体阻滞剂心脏保护作用较差。目前可供选择的 β-受体阻滞剂有很多,要指出的是,阿替洛尔尚无明确证据表明能影响患者的病死率。推荐使用无内在拟交感活性的 β-受体阻滞剂。β-受体阻滞剂的使用剂量应个体化,从较小剂量开始,逐级增加剂量,以能缓解症状,心率不低于 50 次/分钟为宜。常有的 β-受体阻滞剂有:琥珀酸美托洛尔 47.5 mg,1 次/日、富马酸比索洛尔 2.5~10 mg,1 次/天。

调脂治疗:他汀类药物是调脂治疗的基石。他汀类药物和羟甲基戊二酰辅酶 A(HMO-CoA)竞争与该酶的活性部位相结合,从而阻碍 HMO-CoA 还原酶的作用,后者是胆固醇合成过程中的限速酶,因而胆固醇的合成受抑制,LDL 的清除加速,使血胆固醇和 LDL 下降,也可使血 TG 和 VLDL 下降,而 HDL 和 ApoA1 增高。他汀类药能有效降低胆固醇以及 LDL,并因此降低心血管事件,还有延缓斑块进展,使斑块稳定和抗炎等有益作用。

LDL-C 仍是调脂治疗的首要靶点。LDL-C 每降低 1 mmol/L,冠心病死亡风险降低 20%。就心血管事件而言,LDL-C 水平绝对降低至 1.8 mmol/L(70 mg/dL),或者 LDL-C 相对减少 50% 可提供最大的获益。因此,针对极高心血管(CV)风险患者,LDL-C 治疗目标值应 <1.8 mmol/L(70 mg/dL)或者相对基线 LDL-C 下降 >50%。对于高危患者,可考虑 LDL-C <2.5 mmol/L(100 mg/dL)。中度风险患者,可考虑 LDL-C<3 mmol/L(115 mg/dL)。

既往比较受关注的指标——高密度脂蛋白胆固醇(HDL-C),因尚缺乏有力证据,新指南明确建议不作为治疗的靶目标。

常用药物阿托伐他汀 10~20 mg,每晚一次;或瑞舒伐他汀 5 mg,每晚一次。

血管紧张素转换酶抑制剂:对于心绞痛合并高血压、糖尿病、心功能不全、无症状的左心衰竭以及心梗后患者,近几年大量研究结果表明 ACEI 类药物能降低心血管死亡、心肌梗死、卒中的风险。所有冠心病患者均能从治疗中获益,但低危患者获益可能较小,故需综合衡量治疗的花费以及不良作用风险后给予。

2)减轻症状、改善缺血的药物:减轻症状及改善缺血的药物应与预防心肌梗死和死亡的药物联合使用,其中有一些药物,如 β-受体阻滞剂,同时兼有两方面的作用。目前减轻症状及改善缺血的主要药物包括三类:β-受体阻滞剂、硝酸酯类药物和钙拮抗剂。

β-受体阻滞剂:阻断拟交感胺类对心率和心肌收缩力的作用,减慢心率、降低血压,减低心肌收缩力和氧耗量,从而缓解心绞痛的发作,此外,还减低运动时血流动力的反应,使同一运动量水平上心肌氧耗量减少;使不缺血的心肌区小动脉(阻力血管)缩小,从而使更多的血液通过极度扩张的侧支循环(输送血管)流入缺血区。只要无禁忌证,β-受体阻滞剂应作为稳定型心绞痛的初始治疗药物。β-受体阻滞剂能降低心肌梗死后稳定型心绞痛患者死亡和再梗死的风险。目前可用于治疗心绞痛的 β-受体阻滞剂有很多种,当给予足够剂量时,均能有效预防心绞痛发作。更倾向于使用选择性 β_1-受体阻滞剂。常用制剂是美托洛尔 12.5~50 mg,2 次/日;或比索洛尔 2.5~10 mg,1 次/日。

在有严重心动过缓和高度房室传导阻滞、窦房结功能紊乱、明显的支气管痉挛或支气管哮喘的患者,禁用 β-受体阻滞剂。外周血管疾病及严重抑郁是应用 β-受体阻滞剂的相对禁忌证。慢性阻塞性肺病及哮喘的患者可小心使用高度选择性 β-受体阻滞剂。没有固定狭窄的冠状动脉痉挛造成的缺血,如变异型心绞痛,不宜使用 β-受体阻滞剂,这时钙拮抗剂是首选药物。

本药可与硝酸酯制剂合用,但要注意:①本药与硝酸酯制剂有协同作用,因而始用剂量应偏小,以免引起体位性低血压等不良反应;②停用本药时应逐步减量,如突然停用有诱发心肌梗死的可能;③支气管哮喘以及心动过缓者不用为宜;④剂量应逐渐增加到发挥最大疗效,但要注意个体差异。

钙离子拮抗剂:本类药物抑制钙离子进入细胞内,也抑制心肌细胞兴奋—收缩偶联中钙离子的作用。因而抑制心肌收缩,减少心肌氧耗;扩张冠状动脉,解除冠状动脉痉挛,改善心肌的供血;扩张周围血管,降低动脉压,减轻心脏负荷,对变异型心绞痛或以冠状动脉痉挛为主的心绞痛,钙拮抗剂是一线药物。维拉帕米能减慢房室传导,常用于伴有心房颤动或心房扑动的心绞痛患者,该药不应用于已有严重心动过缓、高度房室传导阻滞和病态窦房结综合征的患者。还降低血黏度,抗血小板聚集,改善心肌微循环。常用制剂有:维拉帕米 80 mg,3 次/日或缓释剂 240 mg/d;硝苯地平 10～20 mg,3 次/日,其缓释制剂 20～40 mg,1～2 次/日,目前推荐使用控释、缓释或长效剂型。治疗变异型心绞痛以钙离子拮抗剂的疗效为好。本类药可与硝酸酯同服,但维拉帕米与 β-受体阻滞剂合用时则有过度抑制心脏的危险。停用本类药时也宜逐渐减量然后停服,以免发生冠状动脉痉挛。当稳定型心绞痛合并心力衰竭必须应用长效钙拮抗剂时,可选择氨氯地平或非洛地平。

硝酸酯类:硝酸酯类药为内皮依赖性血管扩张剂,能减少心肌需氧和改善心肌灌注,从而改善心绞痛症状。硝酸酯类药会反射性增加交感神经张力使心率加快。因此常联合负性心率药物如 β-受体阻滞剂或非二氢吡啶类钙拮抗剂治疗慢性稳定型心绞痛。联合用药的抗心绞痛作用优于单独用药。舌下含服或喷雾通常用于急性发作。长效硝酸酯制剂用于减低心绞痛发作的频率和程度,并可能增加运动耐量。长效硝酸酯类不适宜用于心绞痛急性发作的治疗,而适宜用于慢性长期治疗。每次用药时应注意给予足够的无药间期,以减少耐药性的发生。常用制剂是单硝酸异山梨酯 20～50 mg,1～2 次/日。

硝酸酯类药物的不良反应包括头痛、面色潮红、心率反射性加快和低血压,以上不良反应以给予短效硝酸甘油更明显。对由严重主动脉瓣狭窄或肥厚型梗阻性心肌病引起的心绞痛,不宜用硝酸酯制剂,因为硝酸酯制剂降低心脏前负荷和减少左室容量能进一步增加左室流出道梗阻程度,而严重主动脉瓣狭窄患者应用硝酸酯制剂也因前负荷的降低进一步减少心搏出量,有造成昏厥的危险。

3)其他药物治疗:代谢性药物曲美他嗪通过调节心肌能源底物,抑制脂肪酸氧化和增强葡萄糖氧化,优化心肌能量代谢,能改善心肌缺血及左心功能,缓解心绞痛。常用剂量为 20 mg,每日分三次口服。

(3)介入治疗:由于创伤小、恢复快、危险性相对较低,易于被医生和患者所接受,近年来 PCI 日益普遍应用于临床。对于稳定型心绞痛并且冠状动脉解剖适合行 PCI 患者的成功率提高,手术相关的死亡风险为 0.3%～1.0%。对于相对高危险患者及多支血管病变的稳定型心绞痛患者,PCI 缓解症状更为显著,生存率获益尚不明确。应用药物洗脱支架显示了持续的优于金属裸支架的治疗效果,减少了再狭窄风险以及包括靶血管血管重建在内的主要负性心脏事件的风险。

PCI 对稳定性冠心病的血运重建:对于慢性稳定型心绞痛患者,治疗的两个主要目的是改善预后和缓解症状。

对于治疗具有下列特征的患者进行血运重建可以改善预后:左主干病变直径狭窄＞50%;前降支近段狭窄＞70%伴左心室功能减低的 2 支或 3 支病变;大面积心肌缺血,心肌核素等检测方法证实缺血面积大于左心室面积的 10%。非前降支近段的单支病变且缺血面积小于左心室面积 10%者,则对预后改善无助。

具有下列特征的患者进行血运重建可以改善症状:任何血管狭窄>70%伴心绞痛且优化药物治疗无效者。有呼吸困难或慢性心力衰竭且缺血面积大于左心室的 10%或存活心肌的供血由狭窄>70%的罪犯血管提供者。优化药物治疗下无明显限制性缺血症状者则对改善症状无助。

对于病变既适于 PCI 又适于 CABG 而预期外科手术死亡率低的患者,可以采用 SYN-TAX积分帮助制订治疗决策。

(4)外科治疗:外科治疗主要是施行主动脉—冠状动脉旁路移植手术(CABG)或内乳动脉远端—冠状动脉吻合术。本手术目前在冠心病发病率高的国家中已成为最普通的择期性心脏外科手术,对缓解心绞痛有较好效果。本手术适应证:①冠状动脉多支血管病变,尤其是合并糖尿病的患者;②冠状动脉左主干病变;③不适合于行介入治疗的患者;④心肌梗死后合并室壁瘤,需要进行室壁瘤切除的患者;⑤狭窄段的远段管腔要通畅,血管供应区有存活心肌。

最近的微创冠状动脉旁路手术,采用心脏不停跳的方式,进行冠状动脉旁路手术,并发症少,患者恢复快。

2. 不稳定型心绞痛

(1)早期监护和一般治疗

1)卧床休息:卧床休息 1~3 d,吸氧、持续心电监护。对于低危患者留院观察期间未再发生心绞痛、心电图也无缺血改变,无左心衰竭的临床证据;留院观察 12~24 h 期间未发现 CK-MB升高,肌钙蛋白正常,可再留院观察 24~48 h 出院。对于中危或高危患者,特别是 cTnT或 cTnI 升高者,住院时间相对延长,内科治疗也应强化。

2)吸氧:急性心肌梗死患者常有不同程度的动脉血氧张力降低,在休克和左心室功能衰竭时尤为明显。当患者出现发绀以及呼吸困难时,应给予患者吸氧。吸氧有利于伴有休克或左心室功能衰竭的患者改善症状,对一般患者也有利于防止心律失常,并改善心肌缺血缺氧,可有助于减轻疼痛。通常在发病早期用鼻导管或面罩吸氧 2~3 d,3~5 L/min,并发心力衰竭、休克或肺部疾患者则根据氧分压处理。

3)监测:在冠心病监护室内进行心电图、血压和呼吸的监测,并同时注意观察神志、出入量和末梢循环,必要时还需插入 Swan-Ganz 漂浮导管进行血流动力学监测。

(2)抗缺血坏死以及止痛药物

1)硝酸酯类:硝酸酯类药物可选择口服,舌下含服,经皮肤或经静脉给药,用短效或长效制剂。在最初 24 h 的治疗中,静脉内应用硝酸甘油有利于控制心肌缺血发作。

可从 5~10 µg/min 的剂量开始,持续滴注。每 5~10 min 增加 10 µg/min,直至症状缓解或出现明显不良反应(头痛或低血压、收缩压为 90 mmHg 或比用药前的收缩压下降 30 mmHg)。目前推荐静脉应用硝酸甘油的患者症状消失 24 h 后,就改用口服制剂或应用皮肤贴剂。药物耐受现象可能在持续静脉应用硝酸甘油 24~48 h 内出现。

2)镇痛剂:如硝酸酯类药物不能使疼痛迅速缓解,应即用吗啡,10 mg 稀释成 10 mL,每次 2~3 mL 静脉注射;或哌替啶 50~100 mg 肌内注射,必要时在 1~2 h 后再注射一次,以后每 4~6 h可重复应用,注意呼吸功能的抑制。急性下壁梗死增加迷走神经张力,选用哌替啶更为合适。疼痛较轻者可用罂粟碱,30~60 mg 肌内注射或口服。

3)β-受体阻滞剂:β-受体阻滞剂可用于所有无禁忌证的不稳定型心绞痛的患者,可减少心肌缺血发作和心肌梗死的发生。在已服用硝酸酯或钙离子拮抗剂仍发生不稳定型心绞痛的患者加用β-受体阻滞剂可减少有症状和无症状心肌缺血发作的频度和持续时间。艾司洛尔是一种快速作用的β-受体阻滞剂,可以静脉应用 250 $\mu g/(kg \cdot min)$,安全而有效,甚至可用于左心功能减退的患者,药物作用在停药后 20 min 内消失。β-受体阻滞剂的剂量应调整到患者安静时心率 50～60 次/分钟。

4)钙离子拮抗剂:钙离子拮抗剂与β-受体阻滞剂一样能有效地减轻症状。但所有的大规模临床试验表明,钙离子拮抗剂应用于不稳定型心绞痛,不能预防急性心肌梗死的发生或降低病死率。但在使用硝酸酯类药物和β-受体阻滞剂之后,或对于应用β-受体阻滞剂的有禁忌的患者,在没有明显左心衰竭的临床表现前提下,非二氢吡啶类钙离子拮抗剂可以作为治疗持续性心肌缺血的首选药物。对心功能不全的患者,应用β-受体阻滞剂以后再加用钙离子拮抗剂应特别谨慎。

(3)抗血小板治疗

1)阿司匹林:抗血小板治疗中,阿司匹林通过不可逆地抑制血小板内 COX-1 防止 TXA2 形成,因而阻断血小板聚集。在诊断 UA/NSTEMI 时,如果既往没有用过阿司匹林,可以嚼服首剂阿司匹林 300 mg,或口服水溶性制剂,以后 75～150 mg/d,每位 UA/NSTEMT 患者均应使用阿司匹林,除非有禁忌证。

2)氯吡格雷:氯吡格雷是二磷酸腺苷(ADP)受体拮抗剂,它们对血小板的抑制是不可逆的。有研究表明,氯吡格雷疗效等于或大于阿司匹林,因而对不能耐受阿司匹林者,氯吡格雷可作为替代治疗。阿司匹林联合使用氯吡格雷,心血管死亡、心肌梗死或卒中的发生率明显低于单用阿司匹林,PCI 患者中阿司匹林联合使用氯吡格雷与单用阿司匹林比较,可明显降低 PCI 后心血管死亡、心肌梗死或急诊靶血管重建治疗发生率。因此在 PCI 患者中应常规使用氯吡格雷。但阿司匹林+氯吡格雷可以增加择期 CABG 患者术中、术后大出血危险,因而准备行 CABG 者,应停用氯吡格雷 5～7 d。用法:负荷剂量 300 mg,然后 75 mg/d。

第八节 急性心肌梗死

急性心肌梗死(AMI)是在冠状动脉病变的基础上,发生冠状动脉供血急剧减少或中断,使相应的心肌因严重而持久的急性缺血而发生的心肌急性坏死。临床主要表现为持久而剧烈的胸骨后疼痛,血清心肌标志物增高,以及心电图进行性改变,常发生心律失常、心力衰竭或休克。根据心电图 S−T 段是否抬高,AMI 可分为 S-T 段抬高的心肌梗死(STEMI)和非 S-T 段抬高的心肌梗死(NSTEMI)。

本病属中医学"真心痛"的范畴,其临床表现最早见于《内经》,特点为剧烈而持久的胸前疼痛,常伴心悸、肢冷、喘促、汗出、面色苍白等症状,甚至危及生命。《灵枢·五邪》篇指出:"邪在心,则病心痛。"其并发症属"心悸""喘证""厥脱"等范畴,病情凶险,病死率较高,如《灵枢·厥病》言:"真心痛,手足青至节,心痛甚,旦发夕死,夕发旦死。"

一、病因病机

(一)中医

1.病因

中医学认为真心痛的发生与年老体衰、七情内伤、过食肥甘或劳倦伤脾、痰浊化生、寒邪侵袭、血脉凝滞、阳气不足等原因有关。

2.病机

其基本病机为心脉闭阻,心失所养,不通则痛,发为胸痹心痛,严重者部分心脉突然闭塞,气血运行中断而发为真心痛。

真心痛的发病基础是本虚,标实是发病条件,在本病发生过程中,可先实后虚,亦有先虚后实者,若病情进一步发展,可心胸猝然大痛,发作为真心痛(急性心肌梗死);如心气不足,帅血无力,心脉瘀阻,心血亏虚,气血运行不利,可见心动悸、脉结代(心律失常);若心肾阳虚,水邪泛滥,水饮凌心射肺,可出现心悸、水肿、喘促(心力衰竭),或亡阳厥脱、亡阴厥脱(心源性休克),或阴阳俱脱,最后导致阴阳离决。总之,本病其位在心,其本在肾,总的病机为本虚标实,而在急性期则尤以标实为主。

(1)心血瘀阻:外邪入侵,犯于心胸,心主血脉,心病不能推动血脉,则血行瘀滞,不通则痛。

(2)痰浊痹阻:饮食不节,过食肥甘厚味,或嗜烟酒成癖,以致脾胃损伤,运化失健,聚湿成痰,痰浊之邪上犯心胸,阻遏心阳,胸阳失展,气机不畅,心脉闭阻。

(3)寒凝心脉:寒邪入侵,寒主收引,抑遏阳气,而致心气不足,气为血帅,血脉失于温运,痹阻不畅,使血行瘀滞。

(4)痰瘀互结:年老体虚或久病,脾气失健,津液不布,聚而为痰,痰阻血脉,则使血行失畅,脉络不利,痰瘀互结,而致心脉痹阻,不通则痛。

(5)气虚血瘀:年老体虚,肾阳虚衰,则不能鼓舞五脏之阳,可致心气不足,气为血帅,血脉失于温运,痹阻不畅,心失所养。

(6)气阴两虚:久病致虚,心气不足,鼓动不力,易致气滞血瘀,肾阴亏生化乏源,心血失荣,均可引致心脉不通,拘急而痛。

(7)阳脱阴竭:年老体衰,肾阴阳俱虚,阳虚则不鼓舞五脏之阳,可致心气不足或心阳不振,肾阴亏虚,则不能濡养五脏之阴,水不涵木,又不能上济于心,心阴耗伤,心脉失于濡养。

(二)西医

西医学认为本病的基本病因是冠状动脉粥样硬化,偶见病因包括冠状动脉栓塞、痉挛、炎症及冠状动脉先天畸形等。大部分患者均有诱因,其中以过劳及情绪激动或精神紧张最为多见,其次为饱餐或用力大便时,少数为手术大出血或其他原因的低血压、休克或心搏骤停复苏后等,亦有一部分患者是在睡眠或休息中发作,这与睡眠时迷走神经张力增高,易使冠状动脉痉挛有关。由于上述病因造成冠状动脉狭窄和供血不足,且相应的侧支循环尚未能建立,此时一旦出现冠状动脉闭塞,血流完全中断,使心肌严重而持久地急性缺血达 1 h 以上,即可发生急性心肌梗死。

导致冠状动脉完全闭塞的原因,85%是由于冠状动脉管腔内的血栓形成,少数为持续的冠状动脉痉挛。一段时间内血栓形成是导致冠状动脉闭塞的原因或是其结果存在着争议,溶栓治疗的成功为前者提供了有力的证据。血栓多发生在严重冠状动脉狭窄处,在血栓形成之前,先有不同程度的斑块破裂,暴露内膜下的胶原,引起局部血小板的聚集、血栓形成和冠脉闭塞。多数血栓形态是分层结构,证实血栓是多次反复沉积而成的。斑块破裂引起的血栓快速形成是否发展为冠状动脉完全闭塞,取决于斑块破裂前冠状动脉狭窄程度与内源性纤溶系统的关系。

冠状动脉闭塞最常累及左冠状动脉的前降支,引起左心室前壁、心尖部、下侧壁、前间隔和二尖瓣前乳头肌梗死。左冠状动脉回旋支闭塞引起左室侧壁梗死,若冠状动脉解剖为左冠优势型,则回旋支闭塞还可以引起左室下壁、正后壁及室间隔后部梗死。右冠状动脉闭塞引起左室下壁、正后壁及室间隔后部梗死。若闭塞位于右冠近端第一右室分支前,则伴发右心室梗死。窦房结动脉及房室结动脉大多数起源于右冠状动脉,少数起源于左冠回旋支,其血流受阻时可引起窦性心动过缓、窦房传导阻滞或房室传导阻滞等。单纯右心室梗死及左、右心房梗死少见。

根据梗死面积可将心梗分为局灶坏死以及小面积(小于左室心肌 10%)、中面积(左室心肌的 10%～30%)和大面积(大于左室心肌的 30%)坏死。AMI 患者的临床表现与心梗的面积呈相关性。局灶性心肌坏死时可无 ECG 的 ST-T 改变;小面积心梗可引起单个导联的非典型 ST-T 改变或异常 Q 波,或相邻导联的非特异性 ST-T 改变;右心室中面积心梗则更多可能以低血压或休克为临床表现入院,同时可能会出现严重的心动过缓;中、大面积的左室心梗则可见典型的 AMI 动态演变过程。

心梗发生后,心肌依次发生四种异常收缩形式:①运动同步失调;②收缩减弱;③无收缩;④反常收缩。心梗后左室腔大小、形态和厚度发生改变,这些改变总称为心室重构,其结果将导致梗死扩展和心室扩大,引起不同程度的左心室功能障碍和血流动力学改变,严重者在临床上可引起明显的心力衰竭及休克。

二、临床表现

按临床过程和心电图的表现,本病可分为急性、亚急性和慢性 3 期,但临床表现主要在急性期。

(一)梗死先兆

部分患者有先兆表现。发病前数日或数周内有乏力、胸部不适,活动时有心悸、气急、烦躁、心绞痛等症状,心绞痛发作较以前频繁,性质较剧,持续较久,硝酸甘油疗效差,诱发因素不明显,疼痛时伴恶心、呕吐、大汗和心动过缓等,心电图示 S-T 段一过性抬高或压低,T 波增高或倒置等。

(二)症状

1.疼痛

疼痛性质与心绞痛相似但更剧烈,持续时间较长,可达数小时至数天,休息和含服硝酸甘油多不能缓解。

患者常焦虑不安,汗出肢冷,面色苍白,全身软弱。10%～20%的患者可无疼痛,或疼痛的性质不典型,或疼痛的部位不典型,或表现为休克、心力衰竭,即所谓无痛性心肌梗死,常见于既往有糖尿病史、老年患者或脑卒中患者,很容易造成漏诊或误诊。

2.全身症状

多在发病后第 2 天始出现发热,系由坏死物质吸收所致,体温一般在 38 ℃左右,持续约

1 周,下壁心肌梗死者约有 1/3 伴有恶心呕吐或上腹痛,这与迷走神经受坏死心肌刺激和心排出量降低、组织灌注不足有关,严重者发生呃逆。高热或发热持续时间超过 1 周者要考虑感染的可能。

3.心律失常

心律失常见于 75%～95% 的患者,多发生于发病 1～2 周内,可伴有心悸、乏力、头晕、昏厥等症状。心律失常以室性心律失常最多,尤以室性期前收缩常见,可频发或成对出现或呈短阵室性心动过速。

房室传导阻滞和束支传导阻滞也较多见,前壁心肌梗死易发生快速心律失常,下壁心肌梗死易发生房室传导阻滞。前壁心肌梗死发生房室传导阻滞表明梗死范围广泛,情况严重,是急性期引起死亡的主要原因之一,房室传导阻滞和束支传导阻滞逐渐发展,可导致心室停搏或室性异位节律,或无任何先兆而猝死。其中最严重的心律失常是室性异位心律(包括频发性期前收缩、阵发性心动过速和颤动),频发、多源、成对出现,或 R 波落在 T 波上的室性期前收缩可能是心室颤动先兆。因此,急性心肌梗死患者若出现上述高危性心律失常即应高度警惕并及时处理,以免发生心室颤动。

4.低血压和休克

20%～30% 的急性心肌梗死患者合并低血压或休克,绝大多数发生在起病后第 1 周内,特别是发病的头 24 h 内。疼痛时血压下降未必是休克。如疼痛缓解而收缩压仍低于 80 mmHg,有焦虑不安、面色苍白、皮肤湿冷、脉细而快、大汗淋漓、尿量减少(每小时小于 20 mL)、神志迟钝甚至昏厥者,则为休克表现。休克的发生主要原因为左室壁受损(40% 以上),且多为透壁性梗死,以冠状动脉而言,多为 3 支血管病变,但大面积的心内膜下梗死也可导致心源性休克。

5.心力衰竭

主要是左心衰竭,可在起病最初几天内发生,为梗死后心脏收缩力减弱或不协调所致,常见呼吸困难、咳嗽,发绀、烦躁等症,严重者发生肺水肿等表现,在后期亦可出现慢性心力衰竭。右心梗死者,早期出现右心衰竭。

6.不典型临床表现

急性心肌梗死可以不发生疼痛,这种无痛病例在我国可达总数的 1/6～1/3。无痛病例可因梗死面积小,产生的致痛物质不足,或因糖尿病自主神经受损、中风患者、老年患者等感觉迟钝,或发生于外科各种手术后,胸痛被其他严重症状所掩盖。

急性心肌梗死可表现为猝死,极少数心肌梗死患者急性期无任何症状,因其他疾病就诊做心电图检查时而发现陈旧性心肌梗死改变。

(三)体征

1.心脏体征

急性心肌梗死时心脏体征可在正常范围内,体征异常者大多数无特征性。心脏浊音界可轻度至中度增大,心率可增快,心尖区第一心音减弱,可出现第三、四心音或房性、室性奔马律,可有各种心律失常。

2.血压

早期偶有血压增高,大部分患者都有血压下降,发病前血压增高者,血压可降至正常以下,且可能不再恢复到起病前水平。

(四)常见并发症

急性心肌梗死常见并发症主要有乳头肌功能失调或断裂、心脏破裂、体循环或肺循环动脉栓塞、心脏室壁瘤和心肌梗死后综合征等。

四、实验室和其他辅助检查

(一)白细胞计数

起病 24～48 h 后增高，持续数日，与体温升高平行发展，计数(10～20)$\times 10^9$/L，中性粒细胞 0.75～0.90，嗜酸性粒细胞常减少或消失。

(二)红细胞沉降率

红细胞沉降率约在起病后 24～48 h 出现增快，持续 1～3 周，常为轻中度增快。

(三)血清酶及心肌标志物的测定

肌钙蛋白(cTn)是目前诊断心肌坏死特异性最强和敏感性较高的首选标志物，"全球心肌梗死统一定义"中将 cTn 升高作为诊断 AMI 的核心指标，同时也强调 cTn 升高表明有心肌损伤，但不能简单据此做出 AMI 的诊断，如临床无心肌缺血证据，应考虑并排除其他可能引起心肌损伤的病因，如主动脉夹层、心肌炎、肺栓塞、心力衰竭和肾衰竭等。肌钙蛋白的特异性及敏感性均高于其他酶学指标，其参考值的范围必须由每一个实验室通过特异的定量研究和质量控制来确定。

快速床旁试剂条可用来半定量估计 cTnI 或 cTnT 的浓度，用作快速诊断的参考，但阳性结果应当用传统的定量测定方法予以确认。CK-MB 作为诊断依据时，其诊断标准值至少应是正常上限值的 2 倍。

(四)心电图

心电图是确诊 AMI 最有价值的检查方法之一，指南建议胸痛患者就诊后应在 10 min 内完成心电图检查。

AMI 完整的心电图诊断需具备坏死性 Q 波、损伤性 S-T 段和缺血性 T 波的改变以及这些改变的动态演变，并且通过一定导联上的上述改变反映心肌梗死的部位。

(五)超声心动图

根据超声心动图上所见的室壁运动异常可对心肌缺血区域做出判断。在评价有胸痛而无特征性心电图变化时，超声心动图有助于除外主动脉夹层，评估心脏整体和局部功能、乳头肌功能不全、室壁瘤和室间隔穿孔、二尖瓣反流等。多巴酚丁胺负荷超声心动图检查可用于评价心肌存活性。

(六)放射性心肌核素显像

利用坏死心肌细胞中钙离子能结合放射性^{201}Tl 灌注显像可显示出梗死的部位及梗死面积的大小，^{99m}Tc 焦磷酸盐显影可观察心室壁的动作和左心室的射血分数，有助于判断心室功能、诊断梗死后造成的室壁动作失调和室壁瘤。目前多用单光电子发射计算机断层显像(SPECT)来检查，新的方法正电子发射计算机断层扫描(PET)可观察心肌的代谢变化，判断心肌是否存活。

(七)磁共振成像(MRI)

心血管 MRI 能准确评估心肌功能，它与超声心动图具有类似的性能，能测定梗死区和非梗死区心肌组织的血液灌注量，以及再灌注心肌的血液灌注情况，确定缺血尚未梗死的心肌，鉴别心肌水肿、纤维化、室壁变薄和肥厚，测定心室腔大小和节段性室壁运动异常，以及鉴别心肌缺血与梗死间的转变时间。

（八）选择性冠状动脉造影

对于可疑心肌梗死患者，可行选择性冠脉造影，明确病变血管和梗死相关靶血管，对于评估患者危险度和制订血运重建策略具有重要意义。

五、诊断要点

（一）诊断标准

AMI 主要是由于冠状动脉粥样硬化斑块破裂，引起血栓性阻塞所致。心肌梗死一词应该用于临床上有因心肌缺血致心肌坏死证据者。存在下列任何一项时，可以诊断心肌梗死。

1. 心脏生物标志物（最好是肌钙蛋白）

升高超过正常参考值上限第 99 百分位值以上，并且有以下心肌缺血证据之一：①心肌缺血临床症状；②新发生心肌缺血的心电图改变，如新发生的 S-T 段改变或新出现的左束支传导阻滞（LBBB）；③心电图上演变出病理性 Q 波；④影像学证据显示新的心肌活力丧失或区域性室壁运动异常。

2. 突发、未预料的心脏性死亡

涉及心脏停搏，常伴有提示心肌缺血的症状，推测为新的 S-T 段抬高或左束支传导阻滞、冠状动脉造影或尸体检验显示新鲜血栓的证据，死亡发生在可取得血标本之前，或心脏生物标志物在血中出现之前。

3. PCI 相关心肌梗死

对于基线肌钙蛋白值正常、行经皮冠状动脉介入治疗（PCI）的患者，术后心脏生物标志物升高超过正常上限的 5 倍定为 PCI 相关的心肌梗死。

4. CABG 相关心肌梗死

对于基线肌钙蛋白值正常、行冠状动脉旁路移植术（CABG）患者，术后心脏生物标志物升高超过正常上限的 10 倍并发生新的病理性 Q 波或新的左束支传导阻滞，或冠状动脉造影证实新移植的或自身的冠状动脉闭塞，或有心肌活力丧失的影像学证据，定为与 CABG 相关的心肌梗死。

5. 有 AMI 的病理学发现。

（二）临床分型

①1 型：与缺血相关的自发性心肌梗死，由 1 次原发性冠状动脉事件（例如斑块侵蚀及破裂、裂隙或夹层）引起；②2 型：继发于缺血的心肌梗死，由于心肌需氧增加或供氧减少引起，例如冠状动脉痉挛或栓塞、贫血、心律失常、高血压、低血压；③3 型：突发、未预料的心脏性死亡，包括心脏停搏，常有提示心肌缺血的症状，伴有推测为新的 S-T 段抬高，新出现的左束支传导阻滞，或冠状动脉造影和（或）病理上冠状动脉有新鲜血栓的证据，但死亡发生于可取得血样本之前或血中生物标志物出现之前；④4a 型：伴发于 PCI 的心肌梗死；⑤4b 型：伴发于支架血栓形成的心肌梗死；⑥5 型：伴发于 CABG 的心肌梗死。

本节主要阐述"全球统一定义"1 型，即自发性急性 AMI 的诊断和治疗，这些患者大多数出现典型的心肌坏死的生物标志物升高，并进展为 Q 波心肌梗死。

六、鉴别诊断

(一)心绞痛

冠心病心绞痛疼痛性质与心梗相似,但发作较频繁,每次发作历时短,一般不超过15 min,发作前常有诱发因素。不伴有发热、白细胞增加、红细胞沉降率增快或血清心肌酶增高,心电图无变化或有S-T段压低或抬高。中老年糖尿病、脑血管病、肺心病、甲亢性心脏病、麻醉术后患者,突然出现严重心律失常、心力衰竭、血压下降、昏厥、抽搐等表现,虽然没有典型心绞痛症状,亦应想到急性心肌梗死的可能,应行必要的检查以助确诊。

(二)急性心包炎

有胸闷、胸痛、咳嗽、发热和呼吸困难的病史,但疼痛于深吸气时加重,表现为胸膜刺激性疼痛,向肩部放射,前倾坐位时减轻,可闻及心包摩擦音,心电图表现除aVR导联外的其余导联S-T段呈弓背向下型抬高,无镜像改变。血清酶无明显升高。X线及心脏超声检查对诊断有一定帮助。

(三)急性肺动脉栓塞

肺动脉大块栓塞时,常引起胸痛、呼吸困难、休克,但有右心负荷急剧增加的表现。右心室增大,肺动脉瓣区第二心音亢进,三尖瓣区出现收缩期杂音,以及发热和白细胞增加。心电图示电轴右偏,Ⅰ导联出现S波或原有S波加深,Ⅲ导联出现Q波和T波倒置,aVR导联出现高R波,胸导联过渡区向左移,右胸导联T波倒置,与心肌梗死的心电图表现不同。胸部螺旋CT有助于鉴别。

(四)主动脉夹层动脉瘤

严重的撕裂样疼痛伴有呼吸困难或昏厥,疼痛开始即达高峰,常放射到背、肋、腹、腰及下肢。两上肢血压及脉搏可有明显差别,少数患者有主动脉瓣关闭不全,可有下肢暂时性瘫痪或偏瘫。X线、超声等可测到主动脉壁夹层内的液体,可资鉴别。

(五)气胸

气胸可表现为急性呼吸困难、胸痛,查体可见患侧呼吸音减弱。一般无心电图及心肌标记物的改变。X线可助鉴别。

(六)急腹症

急性胰腺炎、消化性溃疡穿孔、急性胆囊炎、胆石症等,患者可有上腹部疼痛及休克,可能与本病疼痛波及上腹部者相混,但急腹症多伴消化系统症状,心电图及血清酶测定有助于明确诊断。

七、治疗

本病是临床急危重症,治疗上争分夺秒,对于S-T段抬高型心肌梗死,尽早实施再灌注治疗,开通梗死相关血管,挽救濒死的心肌,防止梗死扩大或缩小心肌缺血范围,保护和维持心脏功能,及时处理严重心律失常、泵衰竭和各种并发症,防止猝死,使患者不但能度过急性期,且康复后还能保持尽可能多的有功能的心肌,以降低病死率,改善预后。

对病情轻、无并发症的病例可以在严密监护下按中医辨证进行治疗。如病情危重,并有严重的心律失常、泵功能衰竭或心源性休克等并发症的病例,应采取中西医结合措施进行抢救治疗。

（一）辨证治疗

疼痛是急性心肌梗死中最早出现、最为突出的症状,其性质和发作部位与心绞痛很相似,但疼痛更为剧烈,难以忍受,且疼痛的范围较心绞痛更广,疼痛持续时间亦更长。患者常有恐惧、濒死感。因此,在发作期必须选用有速效止痛作用之药剂(气雾剂、针剂)以迅速缓解心绞痛等症状。疼痛缓解后予以辨证施治,常以补气活血、温阳通脉为法,以减少心肌坏死范围,防治各种并发症发生。

1.急性心痛的治疗

适用于急性心肌梗死疼痛发作期的中医处理。

(1)速效救心丸:由川芎、冰片等组成,10～15粒/次,舌下含服,适用于本病心痛有瘀者。

(2)复方丹参滴丸:由丹参、冰片等组成,5～10粒/次,舌下含服,适用于本病心痛有瘀者。

(3)麝香保心丸:由麝香、苏合香脂、蟾酥、牛黄、肉桂、冰片、人参提取物组成,2～4粒/次,舌下含服,适用于寒凝血瘀心痛者。

(4)冠心苏合香丸:由苏合香、冰片、朱砂、木香、檀香等组成,2～4粒/次,舌下含服,适用于本病心痛有寒者。

(5)苏冰滴丸:由苏合香、冰片等组成,2～4粒/次,舌下含服,适用于本病寒凝气滞者。

2.缓解期的治疗

急性心肌梗死的证型与梗死的部位、面积、合并症的情况以及发病的时间有密切关系。不同阶段其证候表现也不同,应根据不同的证候给予相应的治疗。下面仅就其中六个基本证型予以论述。

(1)心血瘀阻

证候特点:心胸剧痛,如刺如绞,痛处固定,入夜尤甚,心悸不宁,舌质紫黯,有瘀点或瘀斑,脉沉涩或结代。

治法:活血化瘀,通络止痛。

推荐方剂:血府逐瘀汤加减。

基本处方:当归 10 g,生地黄 15 g,桃仁 12 g,红花 8 g,枳壳 12 g,桔梗 10 g,白芍 15 g,柴胡 12 g,川芎 10 g,牛膝 12 g,甘草 6 g。

加减法:若胸痛甚者可加降香、元胡、郁金增强活血理气止痛之功效,也可用丹参饮合桃红四物汤加减;若兼心气阴不足者加吉林参 10 g(另炖)、麦冬 15 g 益气养心;若兼心烦失眠者加酸枣仁 18 g、夜交藤 20 g 安神助眠。

(2)痰浊痹阻

证候特点:心胸窒痛,胸中憋闷或有窒息感,或有头昏重,或有咳嗽咯痰,腹胀纳呆,舌质黯淡,舌体胖嫩有齿痕,舌苔白腻,脉象弦滑。

治法:化痰泄浊,宣痹通阳。

推荐方剂:瓜蒌薤白半夏汤加减。

基本处方:瓜蒌 15 g,薤白 15 g,法半夏 15 g,陈皮 9 g,胆南星 12 g,枳壳 12 g,生姜 3 片,茯苓 15 g,甘草 6 g。每日 1 剂,水煎服。

加减法:痰浊中阻,心下痞满,恶心呕吐者,选加藿香 12 g、丁香 3 g 和胃化浊止呕;痰浊郁久化热,心胸灼痛,痰稠色黄,心烦发热者,去胆南星,加天竺黄 15 g、黄芩 15 g、鱼腥草 25 g 清热除痰;兼心脉瘀阻者,加丹参 20 g、三七末(冲服)3 g 以通心脉。

（3）寒凝心脉

证候特点：胸痛彻背，胸闷气短，心悸不宁，神疲乏力，形寒肢冷，舌质淡黯，舌苔白腻，脉沉无力、迟缓或结代。

治法：温补心阳，散寒通脉。

推荐方剂：当归四逆汤加味。

基本处方：当归 10 g，白芍 15 g，桂枝 10 g，细辛 5 g，甘草 3 g，大麦 15 g，通草 10 g，熟附子（先煎）15 g，人参（另炖）10 g。方中人参的选择参照气虚血瘀证。每日 1 剂，水煎服。

加减法：兼胃寒、恶心呕吐者，加丁香 3 g、法半夏 15 g 温中降逆止呕；兼血瘀心脉，加丹参 20 g、三七末（冲服）3 g 以通血脉。

（4）痰瘀互结

证候特点：神疲倦怠，胸闷如窒，腹胀纳差，咳嗽咯痰，口淡无味，舌淡胖或瘀斑，舌底脉络曲张，苔白浊腻，脉滑或涩或结代。

治法：健脾化痰，活血祛瘀。

推荐方剂：冠心方加减。

基本处方：橘红 6 g，枳壳 6 g，半夏、竹茹各 10 g，豨莶草 10 g，茯苓 12 g，丹参 12 g，甘草 5 g，党参 15 g。每日 1 剂，水煎服。

加减法：脾气虚弱可合四君子汤，气虚明显加黄芪、五爪龙各 30 g；兼阴虚不足可去法半夏，加天花粉、瓜蒌，可合生脉散；痰证为主时，以温胆汤分量加倍。

（5）气虚血瘀

证候特点：胸痛胸闷，动则加重，休息减轻，伴气短乏力，汗出心悸，舌体胖大，边有齿痕，舌质黯淡或有瘀点瘀斑，舌苔薄白，脉弦细无力。

治法：益气活血，化瘀通络。

推荐方剂：生脉散合丹参饮加减。

基本处方：太子参 20 g，麦冬 10 g，五味子 5 g，丹参 20 g，檀香 4.5 g（后下），砂仁 4.5 g（后下）。每日 1 剂，水煎服。

加减法：兼脾气虚，腹胀便溏者，上方去枳壳，加砂仁（后下）10 g 健脾行气；兼肾气不足，腰酸腿软，夜尿频数，则可加用金樱子 30 g、益智仁 12 g 补肾固尿；兼虚烦不眠者，去当归、黄芪，加酸枣仁 18 g、远志 10 g 益心安神。

（6）气阴两虚

证候特点：胸闷气短，倦怠乏力，自汗、盗汗，咽干口燥，舌红少苔，脉细数无力。

治法：益气养阴。

推荐方剂：生脉散加味。

基本处方：人参（另炖）10 g，麦门冬 15 g，五味子 6 g，黄芪 18 g，沙参 15 g，浮小麦 25 g，丹参 20 g，三七末（冲服）3 g。方中人参的选择参照气虚血瘀证。每日 1 剂，水煎服。

加减法：心烦少寐明显者，宜加炒枣仁 18 g，莲子心 3 g 清心安神；心悸、脉结代者，加炙甘草 12 g，甘松 12 g，苦参 12 g 以助止悸复脉之力；阴虚阳亢，症见眩晕、耳鸣者，方中去黄芪、浮小麦，加天麻 12 g、白芍 15 g、石决明 30 g 以养肝息风潜阳；肾虚腰痛者加仙灵脾 15 g、续断 15 g 补肾止痛。

（7）阳脱阴竭

证候特点：心胸剧痛，四肢厥逆，大汗淋漓，或汗出如油，虚烦不安，皮肤青灰，手足青至节，甚至神志淡漠或不清，口舌青紫，脉微欲绝。

治法：回阳救逆。

推荐方剂：四逆汤合人参汤加味。

基本处方：熟附子（先煎）15 g，干姜 10 g，炙甘草 10 g，人参（另炖）15 g，白术 15 g，黄芪 25 g，煅龙骨（先煎）30 g，煅牡蛎（先煎）30 g。方中人参的选择参照气虚血瘀证。每日 1 剂，水煎服。

加减法：肢冷汗出，面色苍白者，加用参麦注射液或参附芪注射液 20 mL 加 5％葡萄糖生理盐水 20 mL 静脉推注，继用该注射液 40 mL 加 5％葡萄糖生理盐水 250 mL 静脉滴注；兼心脉瘀阻，胸痛甚，唇色紫黯，脉细涩者，以三七末 6 g 冲服活血通络。

1. 中成药

（1）口服药

1）通心络胶囊：由人参、水蛭、全蝎、土鳖虫、蜈蚣、蝉蜕、赤芍、冰片等组成，每次 2～4 粒，每日 3 次。适用于本病心气不足、血瘀络阻者。

2）芪参益气滴丸：由黄芪、丹参、三七、降香组成，每次 1 袋，每日 3 次。适用于本病气虚血瘀者。

3）复方丹参滴丸：每次 10 粒，每日 3 次。适用于本病心痛有瘀者。

4）麝香保心丸：每次 2 粒，每日 3 次。适用于本病寒凝血脉瘀阻者。

5）速效救心丸：每次 4～6 粒，每日 3 次。适用于本病心痛有瘀者。

6）丹蒌片：由瓜蒌皮、薤白、葛根、川芎、丹参、赤芍、泽泻、黄芪等组成，每次 5 片，每日 3 次，适用于本病痰瘀互结型者。

7）地奥心血康：由黄山药、穿龙薯蓣根茎的提取物组成，每次 1～2 片，每日 3 次。适用于本病瘀血内阻型者。

8）复方川芎胶囊：由当归、川芎等组成，每次 4 粒，每日 3 次。适用于心血瘀阻者。

（2）注射剂

1）川芎嗪注射液：为川芎提取物，化学结构是川芎嗪，具有抗血小板凝聚，扩张小动脉，改善微循环作用，每次 40～120 mg 加入 5％葡萄糖注射液 250 mL 静脉滴注。适用于本病心痛有瘀者。

2）丹参酮ⅡA磺酸钠注射液：由丹参脂溶性提取物，能增加冠脉血流量，改善缺血区心肌的侧支循环及局部供血，改善缺氧心肌的代谢紊乱，抑制血小板聚集及抗血栓形成。用法：一次 40～80 mg，加入 5％葡萄糖注射液 250 mL 稀释后缓慢滴注，一日 1 次，适用于本病血瘀内阻者。

3）丹参川芎嗪注射液：主要成分为丹参素和川芎嗪，每次 5～10 mL，每日 1～2 次，加入 5％～10％葡萄糖注射液或生理盐水 250 mL 静脉滴注，适用于本病血瘀内阻者。

4）黄芪注射液：由黄芪提取，具有益气养元，养心通脉功效，一次 20～30 mL，加入 5％葡萄糖注射液 250 mL 缓慢滴注，适用于心气虚损、血脉瘀阻之患者。

5）参麦注射液：由红参、麦冬组成，具有益气固脱，养阴生津功效，适用于本病气阴两虚者，一次 20～40 mL，加入 5％葡萄糖注射液 250～500 mL 缓慢滴注。

6）参附注射液：由红参、附片组成，具有回阳救逆，益气固脱功效，适用于本病阳气亏虚，伴有心力衰竭或心源性休克者，一次 20～40 mL，加入 5％葡萄糖注射液 250～500 mL 缓慢滴注。

2.体针疗法

（1）寒凝心脉

处方：取手厥阴、手少阴、任脉及足太阳经，加取督脉穴。

主穴：厥阴俞、膻中、郄门、心俞、巨阙、阴郄、至阳、大椎。

方法：大椎、至阳直刺 1～1.2 寸，捻针 1 min，施提插捻转配合呼吸补泻的泻法，令针感向胸前及背下放散。亦可采用温针灸法。郄门、阴郄，捻针 2 min 以上。厥阴俞、心俞以1.5～2 寸，毫针向脊柱方向斜刺，运针 1～2 min。膻中、巨阙施呼吸泻法，运针 1～2 min，以上诸穴均留针。恶寒可加灸肺俞、风门；肢冷加灸气海或关元。

（2）气滞心胸

处方：取手厥阴、手少阴经的俞募和郄穴，加取足厥阴经穴。

主穴：厥阴俞、膻中、郄门、心俞、巨阙、阴郄、太冲、期门。

操作方法：以 1～1.5 寸毫针刺太冲、期门，施捻转提插泻法，行针 1 min，不留针。

（3）痰浊闭阻

处方：在手厥阴、手少阴经的俞募和郄穴基础上，加足阳明经及足太阴经穴。

主穴：厥阴俞、膻中、郄门、心俞、巨阙、阴郄、丰隆、足三里、脾俞、三阴交、公孙、太白。

操作方法：以 2 寸毫针刺丰隆，施提插捻转泻法 1 min，脾俞穴可以 1.5 寸毫针，向脊柱中心方向斜刺，施提插捻转平泻手法 1 min，或用温针灸法亦可。

（4）血瘀痹阻

处方：取手厥阴、手少阴，任脉及足太阳经穴，加足太阴经穴。

主穴：心俞、巨阙、膈俞、阴郄、膻中、厥阴俞、血海、内关。

操作方法：内关直刺 0.5～1 寸，施提插捻转泻法，令针感向臂腋放射，运针 1～1.5 min，血海可刺入 1 寸左右，施行捻转泻法，膈俞穴先以三棱针点刺出血加扣闪火罐，令出血3～5 mL，唇舌发绀可取少商、少冲、中冲点刺出血。

（5）心肾阴虚

处方：手厥阴、手少阴、足太阴经和足太阴经穴。

主穴：厥阴俞、心俞、膻中、巨阙、神门、太溪。

操作方法：神门、太溪刺入 0.5～0.8 寸，施提插捻转补法，运针 1～2 min，令针感顺其经气循行方向传导。

（6）心阳不振

处方：取手少阴、手厥阴、足太阳、督脉、任脉经穴。

主穴：厥阴俞、心俞、巨阙、膻中、关元、命门。

操作方法：关元、命门采用呼吸补法加温针，或用艾条温和灸，每穴灸 15 min。

3.耳针疗法

（1）取穴：主要有以下三种方案

1）主穴：心、神门、皮质下，配穴：交感、内分泌、肾、胃。

2）主穴：心、交感、内分泌、肾上腺，配穴：小肠、胃、皮质下。

3）主穴：心、皮质下、神门、肾，配穴：枕、额、肾上腺。

(2)操作:主要包括毫针法、电针法、埋针法、压穴法、穴位注射法,临床中以上方法可交叉结合应用。

1)毫针法:每次取两个主穴,一个配穴,左右耳轮换,在双侧耳郭区常规消毒后,运用0.5~1 寸毫针刺入 0.1~0.3 寸,留针 30 min,留针期间行针 1~3 次,每次运用常规中等强度,抢转手法行针 10 s。

2)电针法:采用 0.5 寸长毫针,用捻转手法有针感后接上电针治疗仪,连续波,频率 5 Hz,刺激强度以耐受为限,留针 30 min 后取针。

3)压穴法:可用王不留行籽以小块胶布固定在穴位上,每日按压 5~10 次,以麻痛为度,每周贴压 2 次,两耳交替取穴。

(1)选穴

1)心俞、厥阴俞、郄门、内关。

2)内关、间使。

3)心俞、膻中、内关。

(2)操作:可选用丹参注射液、毛冬青注射液、当归注射液等,选第一组 1~2 穴,每穴注射药物 1.5~2 mL,上述药物交替使用,每日或隔日 1 次,10 次为 1 疗程。在急性心肌梗死时,可用第二组穴,用哌替啶 10 mg,注射用水稀释至 5 mL,内关穴直刺得气后,每穴注射药液2.5 mL,若疼痛不缓解,30 min 后可在间使穴重复注射。心绞痛发作严重时,可用 0.5%普鲁卡因 10 mL 分别注入第三组穴位。

5.穴位敷贴

(1)选穴:内关、膻中、心俞、厥阴俞、阿是穴。

(2)操作:可用大黄、独活、丹皮、苍术、白芷、荆芥、川芎、当归、乳香、没药、干姜、南星、桂枝、冰片、细辛、陈皮、半夏、胡椒、辣椒等,将诸药提取混入基质,搅匀后涂布上,制成 4 cm×4 cm橡皮膏,双侧内关纵贴各一张,膻中、心俞、厥阴俞、阿是穴各横贴一张,24 h 后去掉,隔日1 次,15 次为 1 疗程。

6.推拿按摩

按压至阳穴可以缓解心痛。患者取坐位或侧卧位,由肩胛骨下角下缘划一垂直于脊柱的直线,直线交于脊背正中线处即为至阳穴,将五分硬币边缘横放于穴位上,适当用力按压3~5 min。亦可按摩上脘、中脘、下脘、神阙、关元、心俞、厥阴俞或华佗夹脊压痛点等。适用于本病各种类型心痛。

(三)西医治疗

急性心肌梗死的治疗原则为尽早实施再灌注治疗,缩小梗死面积,挽救濒死心肌,保护和维持心脏功能,防治各种并发症。

1.一般治疗

AMI 患者来院后应立即开始一般治疗,并与其诊断同时进行,重点是监测和防治 AMI 的不良事件或并发症。

(1)监测:持续心电、血压和血氧饱和度监测,及时发现和处理心律失常、血流动力学异常和低氧血症。

(2)卧床休息:可降低心肌耗氧量,减少心肌损害。对血流动力学稳定且无并发症的 AMI患者一般卧床休息 1~3 d,对病情不稳定及高危患者卧床时间应适当延长。

(3)建立静脉通道:保持给药途径畅通。

(4)镇痛:AMI时,剧烈胸痛使患者交感神经过度兴奋,产生心动过速、血压升高和心肌收缩功能增强,从而增加心肌耗氧量,并易诱发快速性室性心律失常,应迅速给予有效镇痛剂,可给吗啡 3 mg 静脉注射,必要时每 5 min 重复 1 次,总量不宜超过 15 mg。不良反应有恶心、呕吐、低血压和呼吸抑制。一旦出现呼吸抑制,可每隔 3 min 静脉注射纳洛酮 0.4 mg（最多 3 次）以拮抗之。

(5)吸氧:AMI 患者初起即使无并发症,也应给予鼻导管吸氧,以纠正因肺淤血和肺通气/血流比例失调所致的中度缺氧。在严重左心衰竭、肺水肿合并有机械并发症的患者,多伴有严重低氧血症,需面罩加压给氧或气管插管并机械通气。

(6)硝酸甘油:AMI 患者只要无禁忌证常使用硝酸甘油静脉滴注 24～48 h,然后改用口服硝酸酯制剂（具体用法和剂量参见药物治疗部分）。硝酸甘油的不良反应有头痛和反射性心动过速,严重时可产生低血压和心动过缓,加重心肌缺血,此时应立即停止给药,抬高下肢,快速输液和给予阿托品,严重低血压时可给多巴胺。硝酸甘油的禁忌证有低血压（收缩压低于 90 mmHg）、严重心动过缓（<50 次/分钟）或心动过速（>100 次/分钟）。下壁伴右室梗死时,因更易出现低血压,也应慎用硝酸甘油。

(7)纠正水、电解质及酸碱平衡失调。

(8)饮食和通便:AMI 患者需禁食至胸痛消失,然后给予流质、半流质饮食,逐步过渡到普通饮食。所有 AMI 患者均应使用缓泻剂,以防止便秘时排便用力导致心脏破裂或引起心律失常、心力衰竭。

2.药物治疗

(1)抗血小板治疗:冠状动脉内斑块破裂诱发局部血栓形成是导致 AMI 的主要原因。在急性血栓形成中血小板活化起着十分重要的作用,抗血小板治疗已成为 AMI 的常规治疗,溶栓前即应使用。阿司匹林和氯吡格雷是目前临床上常用的抗血小板药物。

(2)抗凝治疗:凝血酶是使纤维蛋白原转变为纤维蛋白最终形成血栓的关键环节,因此抑制凝血酶至关重要。

(3)血管紧张素转换酶抑制剂（ACEI）和血管紧张素受体阻滞剂（ARB）:ACEI 主要作用机制是通过影响心肌重塑、减轻心室过度扩张而减少充盈性心力衰竭的发生率和病死率。对于合并 LVEF<0.40 或肺淤血,以及高血压、糖尿病和慢性肾病的 AMI 患者,只要无使用此药禁忌证,应该尽早应用。

发病 24 h 后,如无禁忌证,所有 AMI 患者均应给予 ACEI 长期治疗。如果患者不能耐受 ACEI,但存在心力衰竭表现,或者 LVEF<0.40,可考虑给予 ARB。如果患者不能耐受 ACEI,但存在高血压可考虑给予 ARB 类药物。在 AMI 最初 24 h 内,对前壁心肌梗死,如无低血压（收缩压<100 mmHg）或明确使用此类药物的禁忌证,应尽早口服 ACEI,对非前壁心肌梗死、低危患者（LVEF 正常,心血管危险因素控制良好,已经接受血运重建治疗）、无低血压（收缩压<100 mmHg）和使用此药禁忌证者,应用 ACEI 也可能获益。

(4)钙拮抗剂:AMI 患者不推荐使用短效二氢吡啶类钙拮抗剂;对无左心室收缩功能不全或束支传导阻滞的 AMI 患者,为了缓解心肌缺血、控制房颤或心房扑动的快速心室率,如果β受体阻滞剂无效或禁忌使用（如支气管哮喘）,则可应用非二氢吡啶类钙拮抗剂。AMI 后合并难以控制的心绞痛时,在使用β-受体阻滞剂的基础上可应用地尔硫䓬。AMI 合并难以控制的高血压时,在使用 ACEI 和 β-受体阻滞剂的基础上,应用长效二氢吡啶类钙拮抗剂。

(5)他汀类药物:除调脂作用外,他汀类药物还具有抗炎、改善内皮功能、抑制血小板聚集的多效性,因此,所有无禁忌证的 AMI 患者入院后应尽早开始他汀类药物治疗,且无须考虑胆固醇水平。他汀类治疗的益处不仅见于胆固醇升高患者,也见于胆固醇正常的冠心病患者。所有心肌梗死后患者都应该使用他汀类药物将低密度脂蛋白胆固醇(LDL-C)水平控制在 2.60 mmol/L (100 mg/dL)以下。现有的资料证实,心肌梗死后及早开始强化他汀类药物治疗可以改善临床预后。

第九节　风湿性心瓣膜病

风湿性心瓣膜病(rheumatic heart disease,RHD),又称慢性风湿性心瓣膜病,简称风心病。是由于急性风湿热累及心脏瓣膜,引起心脏瓣膜炎症,经过变性渗出期、增生期和瘢痕期,导致瓣膜纤维组织增生,局部形成瘢痕灶。在此基础上仍可有风湿热的反复发作,每次发作持续 4～6 个月。上述各期的病理变化常重叠存在,反复发作并逐渐使心瓣膜粘连、增厚、硬化、钙化,并兼有短缩、变形。乳头肌与腱索亦可缩短粘连,表现为瓣膜口的狭窄或关闭不全,引起心脏扩大、心力衰竭和心律失常。

风心病临床上多有风湿热病史,以后出现心悸、喘咳、水肿等症。除可并发心力衰竭以外,还可有房颤、栓塞、感染性心内膜炎、肺部感染等常见并发症。

风心病多见于 20～40 岁中青年,女性多见,约占 2/3,男性占 1/3。风心病的患病率逐年减少,在 20 世纪 60 年代为 4.03×10^{-3},70 年代为 $1.9 \times 10^{-3} \sim 2.89 \times 10^{-3}$,80 年代为 1.99×10^{-3},学龄儿童为 $0.25 \times 10^{-3} \sim 1.1 \times 10^{-3}$,90 年代中小学为 0.22×10^{-3}。本病病变减轻而病程延长,患者高发年龄有逐渐后移倾向,近年来中老年病例有所增多,临床上发现 70 岁以上的患者仍可出现风湿活动。

风心病属于中医"心痹""心悸""怔忡""水肿""喘证"等范畴。

一、病因病机

(一)中医

中医学认为风心病("心痹")的病因与摄生不慎、劳倦过度、外感邪气等有关,主要由正气不足及风、寒、湿、热、毒邪侵入经脉,损伤心体,心体受损,心气势弱,帅血无力,以致脉道不利,心血瘀阻发为本病。心痹的基本病机是心气不足,心脉瘀阻,全身气血运行不畅。

本病的症状多表现为心悸怔忡,胸闷气短,咳喘咯血,痹痛,水肿等候,常并发"心衰病""促脉证""肺热病"等。

1. 病因

(1)先天禀赋不足:精气亏虚,正气不足,腠理不密,卫外不固,一则使风寒湿等外邪易乘虚入侵,二则气虚不足御邪,外邪由表入里,留而不去,内舍于心,久则发为本病。

(2)外邪入侵:风、寒、湿、热毒诸邪入侵皮肤、经络、关节,随体质而变化,相夹为患,久留不去或反复侵袭,由外而内,由表而里,病久余邪未清,损伤心体,使心之气血阴阳功能失调而发本病。

2.病机

(1)主要病机:心气不足,心脉瘀阻,甚至波及五脏。

(2)病理性质:急性期以实证为主;慢性期有虚实两端,且常相兼为病。急性期以风寒湿热毒为患,慢性期标实以瘀血、水饮为主,可见痰浊、湿热,本虚以气虚、气阴两虚、阳虚为主。临床常相兼为病,或表现为本虚表实——急性期常存在外邪袭肺、风湿侵心、热毒犯心;慢性期以心气虚弱、气阴两虚、心血瘀阻、心肾阳虚、水气凌心、阳气虚脱等多见。

(3)病位:病位在心,与肺、脾、肾密切相关。

(4)病机转化:痹证患者反复感邪,日久内舍于心而成心痹。急性发作时若及时调养或正气足以御邪则恢复阴平阳秘,若失治、误治、调养不慎则因实致虚,虚实夹杂,使心气亏虚,波及肺、脾、肾等脏腑,气分及血,使血运失畅,气化不利,造成瘀血水饮等,从而出现心悸、气喘、水肿、昏厥诸症。

心主血脉,内藏心神,心体受损,心气不足,心脉瘀阻不通则心神不宁,可出现心悸,怔忡,以及"脉促证"。心气不足,血脉不畅,痹阻心胸则可出现胸闷。邪气入侵使心体伤残,心气拂逆,波及宗气、肺金而见咳喘、气短。

心痹咳喘较为严重,且易并发咯血,其量或多或少,其色或紫或红,若气虚难以帅血或瘀血阻碍造成血不循脉,则可出现大咯血,甚至虚脱。心气日久可致心阳不足或心肾阳虚,心脾相关,脾土失于温煦而不能制水,或下焦水寒之气趁机上逆,水邪下注或外溢而发水肿;而心血痹阻,气化不行,上焦壅塞,肺失宣降,不能通调水道,下输膀胱,亦可外溢为肿,所谓"血不利则为水"之候。病变日久,或因反复感邪,或因年事渐高,邪气反复损及心体,心气心阳日衰,甚至出现阳气暴脱之候,常表现为心悸、咳喘、水肿等多种症状并存且变化迅速,救治不当、延误或因正气已极衰则可发展为阴阳离决之证。

(二)西医

近年来流行病学研究发现,社会、经济条件及居住环境是本病发生的重要因素。由 a 组溶血性链球菌引起的急性风湿热是本病发生的根本原因。链球菌膜抗原能使淋巴细胞及大单核细胞致敏,对人心脏细胞产生毒性,使心脏细胞病变有淋巴细胞及单核细胞浸润,造成风湿性心脏炎。

风湿性心脏炎反复发作后,瓣膜相互粘连、增厚、变硬,使瓣膜不能完全开放,或瓣环缩窄以致瓣膜口径缩小,阻碍血流前进,称为瓣膜狭窄。若瓣膜增厚变硬、缩短、畸形,或同时有乳头肌、腱索的缩短,使瓣膜不能完全闭合,导致部分血流反流,则称为瓣膜关闭不全。风湿性心瓣膜病以二尖瓣病变最常见(95%~98%),其次为主动脉瓣病变(20%~35%),三尖瓣病变少见(5%),肺动脉瓣病变更少见(1%)。瓣膜狭窄或关闭不全可单独出现,亦可两者同时存在,两个以上瓣膜同时受累者称联合瓣膜病(20%~30%)。

二尖瓣狭窄从瓣膜损伤到形成狭窄约有两年,按照病变程度,可分为以下几种类型:①隔膜型:轻者仅在瓣膜交界处有粘连,使瓣膜口缩小,瓣膜尤增厚,活动尚好;重者除粘连使瓣口缩小外,瓣膜本身增厚,其活动可受到一定的限制;②漏斗型:瓣膜明显增厚和纤维化,腱索、乳头肌显著粘连和缩短,整个瓣膜形成漏斗状,瓣膜活动受到明显限制。常伴有不同程度的关闭不全。

临床上狭窄或关闭不全,均可产生血流动力学的改变。在早期,心脏通过代偿尚可维持其功能状态,如代偿失调,则出现心力衰竭的一系列临床表现。

二、临床表现

(一)症状

1.心脏炎

心脏炎为急性风湿热的最常见的表现,心脏损害可轻可重,可单独发生心肌炎、心内膜炎、心包炎,也可同时出现这些病变。心肌炎:有心悸、胸闷等,严重者可有心力衰竭而出现咳嗽、呼吸困难、胸痛、疲劳、出汗、纳食减少等。心内膜炎:可无明显的症状及体征,以瓣膜狭窄及关闭不全为心内膜炎的主要表现,多有发热。心包炎:为全心炎及多发性浆膜炎的一部分,胸痛为唯一症状。

2.二尖瓣狭窄

正常二尖瓣瓣口面积(MVA)为 $4\sim6$ cm^2,瓣孔长径为 $3\sim3.5$ cm,舒张期房室间无跨瓣压差。MVA 小于 2.5 cm^2 以下才能引起临床相应表现。一般 2.0 cm^2 <MVA<4.0 cm^2 为轻度狭窄,MVA<2.0 cm^2 为中度狭窄,MVA<1.0 cm^2 为重度狭窄。轻度狭窄已有异常跨瓣压使血液自左心房流入左心室产生血流动力学变化,重度狭窄时跨瓣压差大约升至 20 mmHg,平均左房压约 25 mmHg,方可保持静息状态下正常心排血量。在代偿期内,患者能胜任一般的体力劳动,无症状或只有轻微的症状。在左心衰竭期,有呼吸困难和发绀、咳嗽、咯血,及声音嘶哑、吞咽困难。在右心衰竭期,有体循环静脉淤血,肝脾大和压痛,甚至出现心源性肝硬化,皮下及下肢水肿和腹腔积液,呼吸困难和发绀。此时肺淤血和左心衰竭症状反而减轻。除上述症状外,中度狭窄以上患者尚可出现咯血、咳嗽、声音嘶哑、心悸、胸闷痛、疲倦乏力等症状。

3.二尖瓣关闭不全

慢性轻度二尖瓣关闭不全,可终生无症状,大多数风湿性二尖瓣关闭不全的患者仅有轻度劳动力丧失;严重反流时首先突发症状是疲倦、无力,肺淤血的症状如呼吸困难出现较晚。待低心排出量和肺淤血的症状明显时,患者多已有严重甚至是不可逆的左心室功能衰竭。急性二尖瓣关闭不全通常症状明显,轻度者仅有轻微劳力性呼吸困难,严重反流(如瓣膜穿孔、乳头肌或腱索断裂)很快发生急性左心衰竭,甚至出现急性肺水肿或心源性休克。

4.主动脉瓣关闭不全

急性轻者可无症状,重者可很快出现急性左心衰竭和低血压。慢性患者可长时间内无明显症状,甚至可耐受运动,其代偿期可长达 $10\sim15$ 年,一旦发生心力衰竭,则进展迅速。常见心悸、呼吸困难、心绞痛、昏厥、右心功能不全,其他如乏力、活动耐力下降,过度出汗。咯血和栓塞少见。

5.主动脉瓣狭窄

正常成人主动脉瓣膜的瓣口面积>3 cm^2,当瓣口面积减小为(1.5~2.0) cm^2 时为轻度狭窄,(1.0~1.5) cm^2 时为中度狭窄,<1.0 cm^2 时为中度狭窄。轻度狭窄时收缩期可无明显跨瓣压,重度时左心收缩压明显升高,跨瓣压差明显。由于左心室代偿能力较强,主动脉瓣狭窄的患者可以多年没有明显症状,但出现明显症状时,主动脉瓣口面积常在 1.0 cm^2 以下。早期主诉是疲劳、乏力和劳动力降低,典型临床表现是呼吸困难、胸痛、昏厥和猝死。严重者部分

患者可出现胃肠道出血,血栓栓塞少见。晚期出现明显疲乏、虚弱、周围性发绀等,也可出现体静脉高压、肝大等右心衰竭表现。

6. 三尖瓣关闭不全

轻者可无症状,且可耐受持久。重者常有疲乏、头晕等心排出量降低的症状,还有腹腔积液、下肢水肿等体循环淤血表现。

7. 三尖瓣狭窄

主要表现为低心排出量和体循环静脉淤血。前者常引起疲乏,后者可引起顽固性浮肿及肝大、腹腔积液、食欲缺乏等消化道症状和全身不适感。

(二)体征

1. 二尖瓣狭窄

两颧紫红色,口唇轻度发绀。中度以上狭窄者,叩诊时心浊音界在胸骨左缘第三肋间向左扩大,第一心音亢进,心尖区可听到局限、低调、隆隆样的舒张中、晚期杂音。隔膜型瓣膜口病变时,可在心尖区的内上方听到二尖瓣开放拍击音。

2. 二尖瓣关闭不全

心尖向左下移位,心浊音界向左下扩大。左心室肥厚时,在心尖区可见局限性、抬举性搏动。心尖部可听到一响亮的性质粗糙、音调高、时限较长的全收缩期吹风样杂音,常向左腋下传导。心尖区常有第三心音出现。

3. 主动脉瓣关闭不全

颈动脉搏动显著,心尖搏动向左下移位,呈抬举性。心浊音界向左下扩大。在第3~4肋间可听到音调高、响度递减的叹气样舒张早期杂音,常向心尖区传导。此外,显著的主动脉瓣关闭不全可产生下述外周血管征:舒张压降低、脉压增宽、水冲脉、毛细血管搏动征和动脉枪击音。

4. 主动脉狭窄

在胸骨右缘第2肋间,可听到一粗糙、响亮的收缩期杂音,向颈动脉及锁骨下动脉传导,有时可触到收缩期震颤。心功能不全时,可听到第四心音。由于左心室排血量减少,收缩压降低,以致脉压变小。

5. 三尖瓣关闭不全

右心扩大,胸骨左缘第3~5肋间有高调的全收缩期杂音,颈部静脉显示收缩期搏动,肝大,晚期可有腹腔积液。

6. 三尖瓣狭窄

右心房扩大,胸骨左缘第3~5肋间有低调的隆隆样舒张中期到晚期杂音,深吸气时增强,可伴舒张期震颤。可有肝大、腹腔积液和水肿。

(三)常见并发症和伴发病

心功能不全、急性肺水肿和心源性肝硬化是风心病最常见的并发症,肺部感染、心律失常尤其是房颤、血栓和栓塞、感染性心内膜炎、心绞痛、洋地黄中毒等亦是常见并发症。水、电解质紊乱、二尖瓣脱垂(风心病引起者前叶脱垂多见)等亦不少见。

而风心病伴发糖尿病、高脂血症、高尿酸血症等疾病则有增多趋势。上述并发症及伴发病均有相应的症状和体征。

三、实验室和其他辅助检查

(一)常见辅助检查

1.心电图

风湿性心脏病心电图常见左房肥大、右室肥大和右房肥大,也常见各种心律失常,还有ST-T改变等。心房颤动(房颤)为最常见心律失常,占70.8%左右,房颤往往伴随室性期前收缩、完全或不完全右束支传导阻滞、双束支传导阻滞、房室传导阻滞(AVB)、长Q~T间期;其他心律失常如短阵房性心动过速、房扑、房内阻滞、阵发性室上性心动过速等,具体图形详见心电图学专著。

2.彩色多普勒超声心动图

风湿性心脏病往往可累及一个或多个瓣膜,其中二尖瓣最常见,主动脉瓣其次,三尖瓣和肺动脉瓣相对少见。瓣膜可出现狭窄和(或)关闭不全,形成二尖瓣狭窄、二尖瓣关闭不全、主动脉瓣狭窄、主动脉瓣关闭不全、二尖瓣狭窄合并主动脉瓣关闭不全或狭窄,涉及两个以上瓣膜病变即称为联合瓣膜病。相应瓣膜病变在心脏彩超上多数可识别。心脏彩超除可判断瓣膜病变情况外,对风湿性心脏病的常见并发症,如感染性心内膜炎、左房血栓、肺动脉高压及瓣膜置换术后人工瓣膜情况均有较高价值。

3.影像学检查

由于心脏瓣膜病变常使体循环和肺循环发生病理性改变,最后导致心脏和肺部出现相应的X线表现。临床上常用的X线片、CT和MRI均有一定价值。

4.核素心脏显影

应用^{99m}Tc标记红细胞,注射显影剂后立即采集放射性核素心血管造影动态显像,然后待显影剂在血池内平衡后,进行平衡法心血池显像,可多体位观察心血管形态改变,采用门控心血池心功能显像可分析心室功能及室壁收缩舒张运动改变情况。该检查可用于:心脏各室形态变化及室壁运动观察;心室功能评价;心脏瓣膜病治疗前后心功能变化评价等。

5.心血管造影

心脏血管造影术主要用来检查心腔和冠状动脉,在透视监视下,通常经股(桡)动脉把导管插入心腔并将造影剂快速注入到心脏和大血管腔内,使其显影,并对X线影像进行连续记录下来的一种特殊检查方法。使用该检查主要可达到以下目的:显示心腔、大血管、瓣膜等心脏内部的解剖结构有无异常改变;了解心腔或大血管之间是否存在异常交通;反映心脏的运动和功能状态,如心腔的收缩和舒张情况、心脏瓣膜的运动和关闭功能以及血流动力学等方面的变化;此外,还可对绝大多数的先天性心血管畸形和后天性心脏病的诊断提供影像学的信息。

(二)风心病常见病症检查表现简介

1.急性心脏炎

约25%的患者在心电图检查时有P-R间期延长或Ⅰ度房室传导阻滞;S-T段和T波改变以及Q-T间期延长;期前收缩;房颤。X线、超声心动图示心脏普遍增大。实验室检查可有白细胞轻度至中度增高,中性粒细胞稍增多,红细胞计数和血红蛋白含量轻度降低。尿常规可有少量蛋白、红细胞和白细胞。风湿活动期溶血性链球菌咽拭子培养可呈阳性,抗链球菌溶血素O(ASO)>500 U,抗链激酶>80 U,抗透明质酸酶>120 U,红细胞沉降率加速,C反应蛋白>10%,血浆中的黏蛋白增高,补体C3中度降低。

2. 二尖瓣狭窄

X线检查可发现左心房增大，心脏呈梨形，严重者心房压迫食管向后移位，在后前位显示右缘心影呈重影，右心室增大，长期肺淤血患者，由于含铁血黄素增加，肺野可出现点状阴影。心电图检查，二尖瓣轻度狭窄可正常，典型改变为P波增宽且有切迹，右胸导联出现增大的双向P波，并可有右心室肥大表现，晚期常合并房颤。超声心动图检查，M超声见舒张期充盈速度下降，EF斜率下降，双峰形不明显，二尖瓣前叶、后叶在舒张期呈同向运动。多普勒超声示缓慢而渐减的血流通过二尖瓣。

3. 二尖瓣关闭不全

X线检查，左心室扩大，肺动脉段突出，钡餐检查示右前斜位可见食管因左心房扩张而向后向右移位，左心室造影可见有二尖瓣反流。心电图检查，左心室肥大或合并劳损。超声心动图检查，见舒张期前叶EF斜率增大，主动脉瓣关闭减慢，左心室扩大，室间隔活动过度。右心导管检查，右心室、肺动脉和肺毛细血管压力和肺循环阻力可有不同程度的增高，心排出量降低。

4. 主动脉瓣关闭不全

X线检查示左心室扩大，心影呈靴形。心电图检查，电轴左偏，左心室肥厚及劳损。超声心动图检查，见主动脉瓣开放及关闭速度均增加，舒张期双波相距大于1 mm，舒张期二尖瓣前叶有细颤波。逆行性主动脉造影可见造影剂反流入左心室，据反流程度，可估计关闭不全的程度。

5. 主动脉瓣狭窄

X线检查，左心室扩大，偶尔可见主动脉瓣钙化。心电图检查示左心室肥厚及劳损。超声心动图检查，见主动脉瓣开放幅度减少，回声增厚，左心室后壁和室间隔肥厚，二维超声心动图示主动脉瓣于收缩期呈向心性穹形运动。

6. 三尖瓣关闭不全

X线检查见右心房和上腔静脉在收缩期明显搏动，右心房极度增大。超声心动图检查示右心室增大，室间隔呈从属于右心室的运动即与左室后壁呈同向运动。多普勒超声可示右心房收缩期的反流血流。

7. 三尖瓣狭窄

X线检查示右心房极度增大而肺动脉无明显扩大。超声心动图检查示三尖瓣前叶于舒张期平斜形下降，EF斜率减小。

四、诊断要点

只要仔细询问病史和体格检查，结合实验室检查、超声心动图检查、X线和心导管检查的表现，注意鉴别一些非风湿原因所致的瓣膜疾病，一般能够正确做出诊断。

依据心尖区隆隆样舒张期杂音常伴有震颤、二尖瓣面容、X线呈梨形心脏、心电图二尖瓣P波、超声检查，不难做出二尖瓣狭窄诊断。依据心尖区响亮、高调、3级以上收缩期杂音并向左腋下传导，有右房、左室扩大，如有风湿病史，可做出风湿性二尖瓣关闭不全的诊断。依据主动脉瓣区有响亮、粗糙且呈拉锯样的收缩期杂音，向颈部传导并有收缩期震颤，主动脉瓣第二心音减弱或消失，左室肥厚等，可做出主动脉瓣狭窄的诊断。依据胸骨左缘第三、四肋间有高调、叹气样呈递减型舒张期杂音，心脏呈靴形，出现周围血管体征，一般可做出主动脉瓣关闭不全的诊断。依据三尖瓣区或胸骨左缘第三、四肋间可听到隆隆样舒张期中、晚期杂音,或可扪及震颤,可做出三尖瓣狭窄的诊断。若在三尖瓣区或胸骨左缘第三、四肋间听到全收缩期高调杂音,并常见右心衰竭征象,可做出三尖瓣关闭不全的诊断。超声、X 线、心电图等在诊断上有重要意义。

五、鉴别诊断

(一)二尖瓣狭窄鉴别

1. 先天性二尖瓣狭窄

有相似的症状与体征,但多发现在幼儿期,超声心动图可确诊。

2. "功能性"二尖瓣狭窄

多发生于各种原因所致的左室扩大,二尖瓣口流量相对增大时。

(二)二尖瓣关闭不全鉴别

1. 二尖瓣脱垂综合征

二尖瓣区可听到收缩中、晚期喀喇音及收缩晚期递增性杂音。超声心动图检查在收缩期,可发现二尖瓣 M 型曲线的 CD 段向下呈吊床样改变。本征可见于心肌病、冠心病,也可为特发性(Barlow 综合征)。

2. 二尖瓣乳头肌功能失常

二尖瓣乳头肌功能失常多见于急性心肌梗死时,为突然出现的心尖区收缩期杂音。杂音多随乳头肌供血和收缩功能的改变而有所变化,严重者可导致永久性二尖瓣关闭不全及心力衰竭。

3. 先天性二尖瓣关闭不全

先天性二尖瓣关闭不全多见于第一孔未闭型的房间隔缺损患者,常有二尖瓣裂隙。

4. 室间隔缺损

位置较低时,杂音易与二尖瓣关闭不全混淆。

(三)主动脉瓣狭窄鉴别诊断

1. 主动脉瓣上狭窄

主动脉瓣上狭窄多由于主动脉窦上缘的纤维组织嵴的先天异常所致。

2. 肥厚性心肌病

本病由于有特发性肥厚性主动脉瓣下狭窄及左室流出道梗阻,故可引起易变喷射性收缩期杂音。

(四)主动脉瓣关闭不全鉴别诊断

1. 梅毒性主动脉瓣关闭不全

梅毒性主动脉瓣关闭不全现已少见。梅毒筛选试验(RPR)和梅毒证实试验(TPHA)可协助诊断。风心病者常并发二尖瓣病变。

梅毒性者杂音以胸骨右缘第二肋间最响,且 X 线常见升主动脉增宽,也可并发较多的心绞痛症状。

2. 感染性心内膜炎

感染性心内膜炎可破坏主动脉瓣,而导致关闭不全。临床上,杂音常突然出现,或原有杂音的性质、强度改变,结合听诊发现与血培养阳性结果,或超声心动图改变,可以鉴别。

3.高血压动脉硬化

高血压动脉硬化可使主动脉瓣或瓣环发生肥厚、硬化、钙化，或因主动脉扩张导致主动脉瓣关闭不全，多见于老年人。X线可见主动脉壁或瓣有钙化影。

4.二叶式主动脉瓣先天异常

二叶式主动脉瓣先天异常发育使主动脉瓣形成二叶畸形，因瓣叶受血流动力的过度损伤引起主动脉瓣关闭不全，超声心动图可观察瓣叶状况。本症还常合并有其他心血管病畸形。

5.马方综合征

马方综合征为一少见的先天性结缔组织疾病，除主动脉瓣关闭不全外，还有骨骼畸形、眼病征，成为三联征，并可有家族史，临床上不难鉴别。

6.其他

重度贫血可引起左室肥大和主动脉瓣纤维环扩张及血流加快，产生相对性主动脉瓣关闭不全。类风湿性病变可以直接损害主动脉瓣；夹层动脉瘤可因夹层内血肿造成瓣叶关闭障碍，均可产生主动脉瓣关闭不全。

六、治疗

风心病的内科治疗，若一般情况良好，原则上可采用中医中药治疗，若出现严重并发症，宜中西医结合治疗，内科治疗效果不佳者，有手术指证者应及时采用手术治疗，对风心病出现复发性风湿热的治疗参考风湿热章节。

（一）辨证治疗

风心病的治疗以发作期治标、缓解期治本为原则。发作时以祛邪、活血、利水消肿为主；缓解期以扶正固本，提高正气，预防外邪再次入侵，避免心脏再次受损，总以益气养心为基础之法，补心之时可兼顾补肺、补脾、补肾，益气之时亦应兼顾补血。

1.急性期

(1)外邪袭肺

证候特点：发热咽痛，或咽喉乳蛾红肿，鼻塞流黄涕，咳嗽咯黄痰，口渴欲饮，舌苔薄微黄，舌边尖红，脉象浮数。

治法：清热宣肺，除痰利咽。

推荐方剂：银翘散加减。

基本处方：金银花15g，连翘15g，竹叶12g，荆芥(后下)10g，牛蒡子12g，淡豆豉10g，桔梗12g，前胡15g，浙贝母15g，芦根20g，甘草6g。每日1剂，水煎服。

加减法：若头痛目赤较甚者，加桑叶12g、野菊花12g以清利头目。若咳嗽痰多者，加杏仁12g、瓜蒌皮15g以加强除痰止咳之力；若咽喉红肿疼痛者，配土牛膝25g、玄参15g以解毒利咽；若热毒症状明显者，加大青叶18g、蒲公英25g以清热解毒。

(2)风湿侵心

证候特点：心悸胸闷，气短乏力，关节疼痛或红肿灼热，舌质红，苔黄，脉数或有脉律不整。

治法：益气养心，祛风除湿。

推荐方剂：生脉散合宣痹汤加减。

基本处方：太子参20g，麦门冬15g，五味子10g，忍冬藤25g，防己15g，薏苡仁18g，黄芩15g，秦艽12g，防风12g，羌活15g，甘草6g。每日1剂，水煎服。

加减法：若咽喉肿痛者加牛蒡子 15 g、蒲公英 25 g 清热利咽；若发热、关节红肿疼痛较甚者，去防风、羌活，加石膏（先煎）30 g、桑枝 30 g、豨莶草 25 g 以加强清热祛风除湿之力；若心烦失眠盗汗者，去防风，加煅龙骨（先煎）30 g 以敛汗。

（3）热毒犯心

证候特点：心悸气短，烦躁不安，高热不退，夜间尤甚，神昏谵语，肌衄鼻衄，舌质红绛，舌苔黄少而干，脉象虚数。

治法：清营泄热，解毒护心。

推荐方剂：清营汤合五味消毒饮加减。

基本处方：水牛角（先煎）30 g，生地黄 18 g，竹叶 12 g，黄连 10 g，金银花 15 g，连翘 15 g，紫花地丁 18 g，蒲公英 20 g，麦门冬 12 g，牡丹皮 15 g，甘草 6 g。每日 1 剂，水煎服。

加减法：咽痛加岗梅根 30 g、牛蒡子 15 g 清热利咽；心烦不宁、心惊不安者去竹叶，加栀子 12 g、莲子心 3 g 清热宁心；关节红肿疼痛者去竹叶、黄连，加石膏（先煎）60 g、知母 15 g、桑枝 30 g 以清热除湿；若舌苔厚腻去生地黄，加生薏苡仁 30 g、防己 15 g 以加强利湿之力。

2.慢性期

（1）心气虚弱

证候特点：心悸气短，头晕目眩，面色无华，夜寐不宁，或下肢浮肿，舌淡苔白，脉急数或促、涩、结代。

治法：益气固心，养血复脉。

推荐方剂：五味子汤合炙甘草汤加减。

基本处方：炙甘草 12 g，生地黄 15 g，麦门冬 15 g，阿胶（烊化）10 g，桂枝 9 g，党参 15 g，五味子 10 g，黄芪 18 g。每日 1 剂，水煎服。

加减法：若心悸汗出者，去桂枝，加柏子仁 12 g、煅龙骨（先煎）30 g、煅牡蛎（先煎）30 g 以止悸敛汗；夜寐不宁者，可加夜交藤 20 g、酸枣仁 18 g 以养心安神；尿少水肿者加葶苈子 12 g、茯苓皮 30 g、泽泻 20 g 利水消肿。

（2）气阴两虚

证候特点：发病较久，心悸怔忡，动则尤甚，头晕目眩，气短乏力，五心烦热，夜寐不宁，动则汗出，胸闷不适，神疲少言，口渴欲饮，舌淡红边有齿印，脉细数。

治法：益气养阴，宁心安神。

推荐方剂：生脉散合炙甘草汤加减。

加减法：心悸怔忡明显者可加桂枝 10 g、炙甘草 5 g、龙骨 30 g、牡蛎 30 g、甘松 15 g 以定悸安神；五心烦热者可加仙鹤草 30 g，大枣 30 g，山萸肉 20 g 等收敛之；动则汗出可加白术 15 g，防风 15 g 固表；口渴欲饮者加天花粉 20 g，石斛 15 g，天冬 15 g，女贞子 20 g；胸闷不适可加石菖蒲 15 g，瓜蒌皮 20 g，薤白 15 g；夜寐不宁者可同上选夜交藤、酸枣仁等。

（3）心血瘀阻

证候特点：两颧紫红，唇甲青紫，心悸怔忡，咳嗽喘促，甚则咯血，舌质青紫或见瘀斑，脉促涩或促、结、代。

治法：活血通脉，益气养心。

推荐方剂：桃红饮合生脉饮加减。

基本处方：桃仁 12 g，红花 9 g，郁金 12 g，桔梗 12 g，杏仁 12 g，苏子 15 g，五味子 10 g，党

参 20 g,麦门冬 15 g。每日 1 剂,水煎服。

　　加减法:咳喘甚而有水肿者,加葶苈子 12 g、茯苓 20 g、猪苓 20 g 以利尿消肿,泻肺定喘;咯血者,加三七粉(冲服)3 g 以活血止血。

　　(4)心肾阳虚

　　证候特点:面唇青紫,心悸怔忡,喘咳倚息,动则加剧,畏寒肢冷,全身水肿或有腹腔积液,舌质黯淡或见瘀斑,舌苔白滑,脉无力或促、涩、结、代。

　　治法:温阳益气,消肿利水。

　　推荐方剂:真武汤、参附汤加减。

　　基本处方:熟附子(先煎)15 g,肉桂(焗服)3 g,吉林参(另炖)15 g,茯苓 20 g,猪苓 20 g,泽泻 20 g,白术 20 g,赤芍 15 g,丹参 18 g。每日 1 剂,水煎服。

　　加减法:喘息汗出不得卧者,加麦门冬 15 g、五味子 6 g、煅龙骨(先煎)30 g 以益阴敛汗固脱。

　　(5)水气凌心

　　证候特点:心悸气短,咳嗽咯稀白痰涎,胸脘痞满,渴不欲饮,小便短少,下肢浮肿,形寒肢冷,或兼有眩晕恶心,舌淡苔滑,脉弦滑或促涩结代。

　　治法:温化痰饮,利水消肿。

　　推荐方剂:苓桂术甘汤合五苓散。

　　基本处方:茯苓皮 30 g,桂枝 12 g,白术 20 g,炙甘草 6 g,泽泻 25 g,猪苓 25 g,每日 1 剂,水煎服。

　　加减法:痰多清稀者加法半夏 15 g 以燥湿除痰;若心胸闷痛者加丹参 20 g、降香 15 g 以行气活血。

　　(6)阳气虚脱

　　证候特点:心悸气短不能平卧,喉中痰鸣,脸色黯灰苍白,冷汗自出,四肢厥冷,二便失禁,脉微欲绝。

　　治法:补虚救脱。

　　推荐方剂:参附汤合生脉散。

　　基本处方:人参(另炖)15 g,熟附子(先煎)15 g,五味子 12 g,麦门冬 20 g,每日 1 剂,水煎服。必要时增加服药次数。

　　加减法:本症为急症、重症,可先予参附注射液 20 mL 加入 50%葡萄糖注射液中静脉注射,继用参附注射液 40 mL 加入 5%葡萄糖注射液 250 mL 中静脉滴注以益气回阳固脱,然后服用汤剂。

(二)其他治疗

　　1.中成药

　　(1)口服药:若风心病出现胸闷等不适时,口服中成药可参考心绞痛章节。

　　(2)注射剂

　　1)参麦注射液或生脉注射液:20~40 mL 加入 5%葡萄糖盐水 250 mL 补液中静脉滴注,每日 1 次。适用于心痹之气阴两虚者。

　　2)参附注射液:20~40 mL 加入 5%葡萄糖盐水 250 mL 补液中静脉滴注,每日 1 次。适用于心痹之阳气虚者。

3)黄芪注射液:20~40 mL 加入 5%葡萄糖盐水 250 mL 补液中静脉滴注,每日 1 次。适用于心痹之气虚明显者。

4)复方丹参注射液:10~20 mL 加入 5%葡萄糖注射液 250 mL 静脉滴注。适用于本病之血瘀内阻者。

5)丹红注射液:20~40 mL 加入 5%葡萄糖注射液 100~500 mL 稀释后缓慢滴注,一日 1~2 次,适用于本病之血瘀内阻者。

2.针灸体针

1)抗风湿活动:阳陵泉、阴陵泉、曲池、外关、丰隆。每次取 2~4 个穴位,交替使用,每日 1 次,泻法。

2)强心安眠:神门、三阴交、内关、郄门、郄上。每次取 2~4 个穴位,交替使用,每日 1 次,平补平泻法。

3)调和肠胃:中脘、梁门、足三里、气海。每次取 2~4 个穴位,交替使用,每日 1 次,平补平泻法。

4)利水消肿:水分、气海、中极、阴陵泉、三阴交。每次取 2~4 个穴位,交替使用,每日 1 次,泻法。

5)止咳平喘:定喘、肺腑、尺泽、太渊、肾俞。每次取 2~4 个穴位,交替使用,每日 1 次,平补平泻法。

体针中取穴最常用者为内关穴,该穴为治疗心胸疾患之要穴,具有疏导水湿、宁心安神、理气镇痛之功效,对于心痹之心痛、心悸、胸闷、气急、失眠等病症有一定效果。

(三)西医治疗

风心病为急性风湿热所遗留,风心病一旦发生,在其演变过程中易为风湿再次侵犯而出现风湿活动,抵抗力下降而致肺部感染,心肌受损而出现各种心律失常,甚至出现心力衰竭。一般而言,风湿活动期以抗链球菌感染、抗风湿治疗为主;缓解期以改善心功能、控制症状、必要时手术治疗为原则;无论是急性期还是缓解期,若出现如肺部感染、心律失常等并发症时可诊断相应疾病采取相应的治疗原则。

1.急性期

(1)抗感染治疗。消除链球菌的潜在感染,每日用青霉素 80 万~160 万 U,肌内注射,持续时间为 10~14 d。若青霉素过敏,可改为口服红霉素治疗(0.25 g,每日 4 次)。最好在风湿热后的第二年春季进行预防性治疗,肌内注射同样剂量青霉素 1 周,或上呼吸道感染时(病毒感染除外),临时肌内注射青霉素,注射期一般 3~5 d;或每月一次肌内注射苄星青霉素 120 万 U,儿童初发风湿热最好用药 5 年以上,有明显心脏炎或风湿性心瓣膜病者需用至成年,或终身预防。

(2)抗风湿治疗

1)水杨酸制剂:单纯关节炎时,可选用此药。本类药有消炎、退热、止痛作用。常用的有阿司匹林,小儿 100~150 mg/kg,成人每日 4~6 g,分 3~4 次口服。控制症状或出现轻度毒性反应后,减少 1/3 用量,直到风湿活动停止 2 周后。对心功能不全、胃或十二指肠溃疡者,禁用水杨酸钠。

2)皮质激素:本类药为免疫抑制剂,能降低组织反应性,控制炎症,但不能减少瓣膜病的发生。有心脏炎及高热或心功能不全时使用。常用的有地塞米松 5~10 mg,每天 2~4 次;氢化可的松每日 200～400 mg。直至风湿活动消失 2～3 周后方可减量或停用。

3)其他非激素类抗炎剂：常用的有消炎痛、风湿灵等，对发热、关节痛有效，水杨酸制剂不能耐受时亦可使用。

2.缓解期

慢性瓣膜病根治在于外科手术，在整个病变过程中，控制症状、改善心功能及适当地选择手术时机，是内科治疗的关键。

（1）二尖瓣狭窄的治疗

1)药物治疗

A.预防链球菌感染和风湿热复发：要求避免从事紧张和劳动强度大的工作，有呼吸困难的患者应适当减少活动。30 岁以上应持续给予长效青霉素 120 万单位肌内注射，每月 1 次。预防感染性心内膜炎，及时治疗贫血和感染。

B.心律失常的治疗：风心病可出现各种心律失常，具体处理可参考心律失常章节。以下仅简要介绍风心病最常见心律失常的治疗策略。

房颤是风心病最常见并持续时间最长的心律失常，在风心病中，房颤的发病率高达40％～50％，二尖瓣病高于主动脉瓣病，二尖瓣关闭不全高于二尖瓣狭窄，发病率并随着年龄增长，心功能减退及左心房扩大而上升，当左心房扩大至 45 mm 时，80％的患者发生房颤。风心病阵发性房颤有 66％发展为慢性持续性房颤。二尖瓣术前慢性持续性房颤，术后 80％仍有房颤。直流电复律术后房颤复发率仍为 72％。房颤患者又易发生中风，中风发生率明显高于非风湿性房颤患者，房颤伴心力衰竭时，一般预后较差。

风心病房颤的治疗目的有两个：一是转律治疗，希望将异位的房颤心律逆转，恢复正常窦性心律；二是不做转律治疗，只是控制心室率，使心室率控制在正常范围（50～100 次/分，最好是 60～80 次/分）。保证有效搏出量，保持比较好的心功能。

风心病早期心瓣膜损害不严重，心功能尚好，房颤呈阵发性发作或持续性发作，时间不超1 年者，此时可做转律治疗。风心病已做手术治疗，心功能已经大体恢复正常，但房颤仍未消除者，也应做转律治疗。

常用药物 β-受体阻滞剂，洋地黄（用于控制房颤心室率，窦律时无益），口服抗凝剂（房颤时）；除药物外，部分房颤患者尚可考虑射频消融手术根治。

C.心力衰竭的处理：当出现急性肺水肿、咯血时按急性左心衰竭治疗；右心衰竭时限制食盐摄入，予以利尿剂及硝酸酯类药物治疗。

D.预防栓塞：慢性房颤、有栓塞史或超声检查有左房血栓者，如无禁忌证，均应长期服用华法林抗凝治疗，调整华法林剂量使 INR 介于 2.5～3 范围内为好。

E.亚急性感染性心内膜炎的治疗：此病多以草绿色链球菌最多见，D 族链球菌和表面葡萄球菌次之。其治疗原则是：早期用药，剂量要足，疗程宜长，选用杀菌剂，联合用药并监测血清杀菌滴度，及时调整药物剂量，要求抗生素注射后 30 min 达到血清高峰浓度且 SBT≥1：8，否则应增加剂量。抗生素应尽可能根据血培养和药敏试验的结果选用。

2)介入治疗：常用方法以经皮穿刺二尖瓣成形术（PTMC、BMV）最常用，是经过穿刺房间隔进行的介入操作，也有经过股动脉逆行至左心室和二尖瓣进行的经皮球囊二尖瓣成形术（PBMV）。我国以前者为主。治疗目的：有效增加患者二尖瓣口面积（MVA），减轻左房和肺循环压力，改善症状，提高生活质量，延缓瓣膜置换术时机和避免瓣膜置换术。适应证：以二尖瓣狭窄为主,瓣膜条件适宜,MVA 在 $0.5\sim1.5$ cm²,窦性心律或合并心房颤动但经证实无左房血栓,左心室舒张内径正常(男性 <55 mm,女性 <50 mm);年轻者或要求重体力劳动者,可适当放宽指征(MVA <1.7 cm²)。常见并发症:严重并发症有二尖瓣关闭不全(轻度者占 15%,重者占 2%),房间隔缺损(约 5%),脑梗死(约 1%),死亡($1\%\sim2\%$)。禁忌证:轻度二尖瓣狭窄(MVA >1.5 cm²),无症状;合并中重度关闭不全或其他瓣膜病变,须外科手术治疗;左心房内血栓;急性风湿热期间;其他急性感染期。

(2)二尖瓣关闭不全的治疗

1)药物治疗:轻度二尖瓣关闭不全,无症状者,可追踪观察,不需治疗。若已产生左房、左室扩大,可用血管扩张剂以减少二尖瓣反流。注意控制病灶及预防复发性风湿热和感染性心内膜炎。伴心功能不全时,按充血性心力衰竭进行处理。

2)手术治疗:包括瓣膜修复和瓣膜置换(MVR)。术前应详细进行超声心动图检查,以评价瓣膜修复的可能性。无症状者仅在出现左室功能不全[EF $<60\%$ 和(或)左室收缩末径 >45 mm]时考虑行二尖瓣修复术;左室功能正常者应临床随访,每 $6\sim12$ 个月随访超声心动图,少数出现房颤或肺动脉高压者可考虑手术治疗;重度二尖瓣关闭不全但无症状者,如运动试验良好,且心室功能良好(EF $>70\%$,收缩末径 <40 mm,收缩末容积 <40 mL/m²),则可每 $6\sim12$ 个月随访超声心动图;但如患者年龄 <70 岁,适于瓣膜修复,心室功能进行性恶化,则应考虑手术治疗;老年患者(>70 岁)一般应在有症状时才手术治疗,因为手术死亡率高。

重度二尖瓣关闭不全合并中重度症状(NYHA 心功能Ⅱ、Ⅲ和Ⅳ级)一般应手术治疗。如超声心动图提示重度二尖瓣关闭不全而 EF $<30\%$,则通常应药物治疗,因为手术死亡率高。此类患者预后不佳。

(3)主动脉瓣狭窄的治疗

1)内科治疗:重度主动脉瓣狭窄但无症状者,应密切注意与主动脉瓣狭窄相关症状的发生;严重者应避免剧烈运动和体力活动;注意预防感染性心内膜炎;定期复查超声(轻度梗阻者 2 年复查一次。重度无症状者 $6\sim12$ 月复查一次,尤其注意监测左室功能的改变);有症状者禁忌负荷运动试验。左室容积增大或 EF 降低可考虑使用洋地黄;体液聚集时使用利尿剂,但应避免低血容量,因后者可降低左室舒张末压,减少心输出量,导致体位性低血压;此类患者应避免使用 β-受体阻滞剂,因其抑制心肌功能,诱发左室衰竭。合并心房扑动和心房纤颤应当考虑合并二尖瓣病变的可能。当发生频发性房早就应预防性应用抗心律失常药物,合并心房颤动易诱发心绞痛及严重低血压,应及时治疗,常需电转复心律,还需了解先前有无二尖瓣病变。成人重度主动脉瓣狭窄拟行手术治疗者应做冠状动脉造影。临床情况与超声所见不一致时应行左心导管检查。

先天性主动脉瓣狭窄且无钙化的儿童、青少年和年轻成人接受球囊主动脉瓣成形术(BAV)者越来越多并已取代主动脉瓣分离术,但成人主动脉瓣狭窄有钙化性病变者球囊成形术价值有限。BAV 可使瓣膜口面积增加,跨瓣压差降低,左室 EF 增加。

2)外科治疗:儿童和青少年先天性主动脉瓣狭窄且无钙化者(常为主动脉瓣二叶畸形)可行直视下瓣膜分离术,但现多由球囊主动脉瓣成形术(BAV)取代。手术指征为重度主动脉瓣狭窄,瓣口面积 <0.8 cm²,无论有无症状。成人钙化性主动脉瓣狭窄者须行主动脉瓣膜置换术(AVR)。AVR 指征:有重度梗阻的血流动力学依据(瓣口面积 <0.8 cm² 或 <0.5 cm²/m² BSA),有相关症状;虽无症状但有进行性左室功能不全或者运动时出现低血压;

重度狭窄同时需做其他心血管手术者(冠脉搭桥,主动脉或其他心脏瓣膜手术);左室 EF＜35％者手术危险较高,预后较差,但仍可从手术获益;八十岁老年患者合并左心室功能不全者 AVR 术后生存亦有改善,但严重充血性心力衰竭或心梗后左室功能不全者例外。

(4)主动脉瓣关闭不全(AR)的治疗

1)内科治疗:轻中度 AR 者若无症状且心脏不大或轻度扩大,则不必治疗,每 12～24 月进行临床和超声复查,应予抗生素治疗以预防感染性心内膜炎;慢性重度 AR 左室功能正常者 6 个月随访一次;左室舒张末内径＞60 mm 者每 4～6 个月随访一次。治疗收缩期高血压应慎用 β-受体阻滞剂;高血压及左室功能不全者应使用血管扩张剂;积极预防和及时控制房颤和心动过缓;患有心绞痛者可使用硝酸酯类药物;左心衰竭者应予以洋地黄制剂,限盐和利尿剂治疗。药物治疗不能取代手术治疗。无需常规心导管检查;术前常行冠状动脉造影检查。

2)外科治疗:主动脉关闭不全主要采取 AVR,AVR 指征:有症状,左室功能不全(EF＜50％),左室明显扩大(舒张末内径＞70 mm,收缩末内径＞50 mm);重度 AVR 且有症状,无明显禁忌证和伴发病症者也应行 AVR 术。因症状严重(NYHA Ⅲ 或 Ⅳ 级)及左室功能不全(EF＜40％)者术后生存率低,应在心功能尚好(NYHA Ⅱ 级)时手术。EF＜25％者应视患者情况而定手术治疗或内科药物治疗。主动脉根部病变所致 AR 者,主动脉根内径＞50 mm时应行手术治疗。

第十节　心源性休克

心源性休克是指由于心排血功能衰竭,心排出量锐减,从而导致血压下降、周围组织供血严重不足,以及器官功能进行性衰竭的临床综合征。心源性休克是心脏病较危重的并发症之一,病死率极高。本节主要讨论急性心肌梗死所致的心源性休克。

一、病因

(一)急性心肌梗死

(1)大面积心肌丧失(如大块前壁心肌梗死)。

(2)急性机械性损害(如心室间隔破裂、急性严重二尖瓣反流)。

(3)急性右心室梗死。

(4)左心室游离壁破裂。

(5)左心室壁瘤。

(二)瓣膜性心脏病

(1)严重瓣膜狭窄。

(2)急性主动脉瓣或二尖瓣关闭不全。

(三)非瓣膜性梗阻性疾病

(1)心房黏液瘤或球瓣样血栓。

(2)心脏压塞。

(3)限制型心肌病(如淀粉样变性)。

(4)缩窄性心包疾病。

(四)非缺血性心肌病变

(1)暴发型心肌炎。

(2)生理性抑制剂(如酸中毒、缺氧)。

(3)药理性抑制剂(如钙通道阻滞剂)。

(4)病理性抑制剂(如心肌抑制因子)。

(五)心律失常

(1)严重缓慢型心律失常(如高度房室传导阻滞)。

(2)快速型心律失常:①室性(如室性心动过速);②室上性(如心房颤动)或心房扑动伴快速心室反应。

二、发病机制和分类

临床上常根据产生休克的机制和血流动力学特点,把心源性休克概括为以下几类。

(1)心肌收缩力极度降低:包括大面积心肌梗死、急性暴发性心肌炎和各种原因引起的心肌严重病变。

(2)心室射血障碍:包括严重乳头肌功能不全或腱索、乳头肌断裂引起的急性二尖瓣反流、瓣膜穿孔所致的急性严重的主动脉瓣或二尖瓣关闭不全、室间隔穿孔等。

(3)心室充盈障碍:包括急性心脏压塞、严重二尖瓣狭窄、左心房黏液瘤或球瓣样血栓堵塞二尖瓣口、严重的快速性心律失常等。

以上病因中以急性心肌大面积坏死引起的心源性休克最为重要,是本节讨论的重点。急性心肌梗死住院患者中心源性休克的发生率过去在10%以上,近年由于早期血管再通及其他治疗的进步,发生率已明显降低。急性心肌梗死并发心源性休克极少即刻发生,而通常发生在几小时或几天后,约半数患者发生在起病24 h内。采用常规治疗,急性心肌梗死并发心源性休克的病死率在80%以上。

三、病理生理和血流动力学改变

急性心肌梗死发生后立即出现梗死区心肌收缩功能障碍。按其程度可分为收缩减弱、不收缩和收缩期反常膨出三类,使心肌收缩力减退,心肌收缩不协调,心排出量降低。当梗死累及40%以上的左心室心肌时,即导致心排出量锐减,血压下降,发生心源性休克。由于左前降支的供血范围最广,因此心源性休克最常发生于前壁心肌梗死的患者。有陈旧性心肌梗死和3支冠状动脉病变的患者也较易发生心源性休克。

每搏量降低使左心室收缩末期容量增加,左心室舒张末期容量也跟着增加,引起左心室充盈压(左心室舒张末压)增高。左心室充盈压增高的另一原因是梗死区心室壁由于水肿、浸润等改变致左心室舒张期顺应性降低,左心室容积压力曲线向左上偏移,与正常相比,需要较高的充盈压才能获得同等量的舒张期充盈。因此,急性心肌梗死心源性休克的血流动力学改变以血压下降、心排出量显著降低和左心室充盈压显著增高为特征。

左心室充盈压增高使左心室室壁张力增加,因而增加了心肌耗氧量;血压下降使冠状动脉灌注压不足,因而降低了心肌的供氧量,两者均加重梗死区的缺血坏死。此外,血压下降产生代偿性交感兴奋,去甲肾上腺素和肾上腺素分泌增加,其结果是心率增快,非梗死区心肌收缩力增强,心、脑以外的小动脉收缩使周围血管总阻力增加。代偿机制的启动最初可能使血压得到暂时维持,但周围血管阻力增加使心排出量进一步减少,也使左心室的做功量和耗氧量增加,因而使心肌缺血坏死的范围进一步扩大,左心室功能进一步恶化。这又加重了心排出量的降低和血压的下降,进一步刺激交感神经系统,使去甲肾上腺素和肾上腺素的分泌进一步增加,形成恶性循环,并最终导致不可逆性休克。

心源性休克时组织的严重缺氧导致严重的代谢障碍,出现代谢性酸中毒,血中乳酸和丙酮酸浓度增高。

除丧失大片有活力的心肌外,以下并发症可促发休克的发生:①严重的心动过速或过缓,伴或不伴心房功能的丧失;②范围较大的收缩期膨出节段于心室收缩时成为潴留血液的腔,心排出量因而显著降低;③并发心脏射血机械障碍如室间隔破裂、严重乳头肌功能障碍、乳头肌或腱索断裂。

心源性休克时患者收缩压<80 mmHg,心脏指数通常<1.8 L/(min·m^2),肺毛细血管楔压(PCWP)>18 mmHg。

四、诊断

急性心肌梗死并发心源性休克的基本原因是心肌大面积的梗死(>40%左心室心肌),又称原发性休克,属于真正的心源性休克。其诊断需符合以下几点。

(1)收缩压<80 mmHg 持续 30 min 以上。

(2)有器官和组织灌注不足表现,如神志混乱或呆滞、四肢厥冷、发绀、出汗,一般尿量<20 mL/h,高乳酸血症。

(3)排除了由其他因素引起的低血压,如剧烈疼痛、低血容量、严重心律失常、抑制心脏和扩张血管药物的影响。

广义的心源性休克则包括严重右心室梗死、梗死后机械性并发症如室间隔破裂、乳头肌腱索断裂等引起的休克。而低血容量和严重心律失常引起的低血压于补充血容量和纠正心律失常后血压即可回升,在急性心肌梗死中不认为是心源性休克。

五、急性心肌梗死并发心源性休克的监测

(一)临床监测

临床监测包括体温、呼吸、心率、神志改变、皮肤温度、出汗情况、有无发绀、颈静脉充盈情况、尿量(多数患者需留置导尿管)等。以上指标每 30 min 或更短时间记录 1 次。

(二)心电图监测

观察心率和心律变化,随时发现心律失常并做出相应的治疗。

(三)电解质、酸碱平衡和血气监测

监测血 Na$^+$、K$^+$、Ca^{2+}、pH、PaO$_2$、PaCO$_2$ 等。

(四)血流动力学监测

急性心肌梗死并发心源性休克时需做血流动力学监测,随时了解血流动力学的变化以指导治疗。

动脉血压是最重要的血流动力学指标。休克时外周小血管强烈收缩,袖带血压计测量血

压有时不准确,甚至测不到,因此心源性休克时需动脉插管直接测压。

应用顶端带有气囊的血流导向气囊导管可获得重要的血流动力学参数。导管顶端嵌入肺动脉分支后测得的是肺毛细血管楔压(PCWP),其值与左心房压及左心室充盈压接近,可间接反映左心室充盈压。气囊放气后测得的是肺动脉压。在无肺小动脉广泛病变时,肺动脉舒张末压比 PCWP 仅高 1~2 mmHg。测肺动脉舒张末压的优点是可以持续监测,用以代替测量PCWP。漂浮导管的近端孔位于右心房内,可以监测右心房压。漂浮导管远端有热敏电阻,利用热稀释法可以测定心排出量,心排出量与体表面积之比为心排血指数。心源性休克时主张留置漂浮导管。

PCWP 是一项有重要价值的血流动力学指标:①反映左心室充盈压,因而反映左心室受损程度。②反映肺充血程度:PCWP 正常为 8~12 mmHg,在 18~20 mmHg 时开始出现肺充血,20~25 mmHg 时为轻至中度肺充血,25~30 mmHg 时为中至重度肺充血,>30 mmHg 时出现肺水肿。急性心肌梗死并发心源性休克的患者常伴有不同程度的肺充血。这些患者在临床表现和 X 线肺部改变出现之前已有 PCWP 增高,治疗中 PCWP 的降低又先于肺部湿啰音和肺部 X 线改变的消失,因此监测 PCWP 变化有利于早期发现和指导治疗肺充血和肺水肿。③在治疗中为左心室选择最适宜的前负荷,其值在 15~20 mmHg。这一压力范围能使左心室心肌充分利用 Frank-Starling 原理以提高心排出量,又不会因 PCWP 过高导致肺充血。④鉴别心源性休克与低血容量引起的低血压。这是两种发病机制、治疗方法及预后完全不同的情况,鉴别极为重要。心源性休克时 PCWP 常大于 18 mmHg,而低血容量引起的低血压时PCWP常小于 15 mmHg。

血流动力学监测还能明确休克发生过程中不同因素的参与。下壁梗死合并严重右心室梗死所致的休克时右心房压(反映右心室充盈压)显著增高,可达 16~28 mmHg,而 PCWP 则正常或稍增高。乳头肌腱索断裂时,PCWP 显著增高,PCWP 曲线出现大 V 波。室间隔破裂时由于左向右分流,右心室和肺动脉的血氧饱和度增高。这些改变可帮助临床医师对上述并发症做出诊断并指导治疗。

需要指出的是,心肌梗死时累及的是左心室心肌,表现为左心室功能受损,而右心室功能较正常,因而不应当依靠 CVP 指导输液或应用血管扩张剂,以免判断错误,因为 CVP 反映的是右心室功能。当单纯左心室梗死并发肺充血时,PCWP 已升高而 CVP 可正常,如果根据CVP 值输液将会加重肺充血。对于少数下壁心肌梗死合并右心室梗死的患者,CVP 可作为输液的参考指标。

漂浮导管及桡动脉测压管的留置时间一般为 48~72 h。

(五)超声心动图的应用

床边多普勒二维超声心动图用于急性心肌梗死休克患者的检查,既安全,又能提供极有价值的资料。可用于测定左心室射血分数和观察心室壁活动情况;可帮助发现有无右心室受累及其严重程度,并与心脏压塞相鉴别;对于手术可修补的机械缺损,如室间隔破裂、心室壁破裂、乳头肌腱索断裂等可做出明确的诊断。

六、治疗

急性心肌梗死并发心源性休克的病死率非常高,长期以来在 80% 以上。近年治疗上的进步已使病死率有较明显降低。

急性心肌梗死并发心源性休克的治疗目的是：①纠正低血压，提高心排出量以增加冠状动脉及周围组织器官的灌注；②降低过高的 PCWP 以治疗肺充血；③治疗措施应能达到以上目的而又有利于心肌氧的供耗平衡，有利于减轻心肌缺血损伤和防止梗死范围扩大。治疗原则是尽早发现、尽早治疗。治疗方法包括药物、辅助循环，以及紧急血运重建术。

（一）供氧

急性心肌梗死并发心源性休克时常有严重的低氧血症。低氧血症可加重梗死边缘缺血组织的损害，使梗死范围扩大，心功能进一步受损。而且，低氧血症使心绞痛不易缓解，并易诱发心律失常，因此需常规给氧。

可用鼻导管或面罩给氧。如一般供氧措施不能使动脉血氧分压维持在 60 mmHg 以上时，应考虑经鼻气管内插管，做辅助通气和正压供氧。呼气末正压（PEEP）除可有效地纠正低氧血症外，还可减少体循环静脉回流而有效降低左心室充盈压。当患者情况好转而撤除呼吸机时，在恢复自发呼吸过程中可发生心肌缺血，因此需小心进行。撤机过程中做间歇强制性通气可能有利。

应用人工呼吸机治疗时，需密切观察临床病情和血气变化，以调整呼吸机各项参数。

（二）镇痛

急性心肌梗死心前区剧痛可加重患者的焦虑，刺激儿茶酚胺分泌，引起冠状动脉痉挛和心律失常，诱发或加重低血压，因此需积极治疗。除应用硝酸甘油等抗心肌缺血药物外，最常用的镇痛药是吗啡 5～10 mg，皮下注射；或 2～5 mg，加于葡萄糖液中，缓慢静脉推注。吗啡可能使迷走神经张力增加引起呕吐，可用阿托品 0.5～1 mg 静脉推注对抗。下壁心肌梗死并心动过缓者，可改用哌替啶 50～100 mg 肌内注射；或 25 mg，加于葡萄糖液中缓慢静脉推注。

（三）补充血容量

急性心肌梗死并发心源性休克时，输液需在 PCWP 指导下进行。PCWP 在 18 mmHg 以上时不应做扩容治疗，以免加重肺充血甚至造成肺水肿，这时 24 h 的输液量可控制在 2 000 mL 左右。如 PCWP<18 mmHg，应试行扩容治疗，并密切观察 PCWP 的变化。因心源性休克和血容量不足可以并存，补充血容量可获得最佳左心室充盈压，从而提高心排出量。可用右旋糖酐 40～50 mL 静脉推注，每 15 min 注射 1 次。如PCWP无明显升高而血压和心排出量改善，提示患者有血容量不足，应继续按上法扩容治疗。如 PCWP 升高＞18 mmHg，而血压和心排出量改善不明显，应停止扩容治疗，以免诱发左心衰竭。

（四）肾上腺素能受体激动剂

心源性休克治疗中应用肾上腺素能受体激动剂的目的有两方面：①兴奋 α 受体使周围小动脉收缩以提升血压，使至关重要的冠状动脉灌注压提高，改善心肌灌流。②兴奋 β 受体使心肌收缩力增强以增加心排出量。去甲肾上腺素和多巴胺均具有这两方面作用。此外，多巴胺剂量在10 μg/(min·kg)以下时还具有兴奋多巴胺受体的作用，这一作用使肾和肠系膜小动脉舒张，可增加尿量并缓和外周血管总阻力的增高。去甲肾上腺素的升压作用强于多巴胺，增快心率的程度则较轻。当患者收缩压＜70 mmHg 时，首选去甲肾上腺素，剂量为 0.5～30 μg/min，以达到迅速提高动脉压、增加冠状动脉灌注的目的。收缩压提高至 90 mmHg后可试改用多巴胺滴注，剂量为 5～15 μg/(min·kg)。对收缩压＞70 mmHg有休克症状和体征的患者，可首选多巴胺治疗。在应用多巴胺的过程中，假如剂量需

＞20 μg/(min·kg)才能维持血压，则需改用或加用去甲肾上腺素。该药仍然是心源性休克治疗中的重要药物。对收缩压＞70 mmHg，但无明显休克症状和体征的休克患者，可选用多巴酚丁胺，该药具有强大的 β₁ 受体兴奋作用而无 α 受体兴奋作用，能显著提高心排出量，但升压作用较弱，剂量为2～20 μg/(min·kg)。多巴酚丁胺可与多巴胺合用。多巴酚丁胺无明显升压作用，在低血压时不能单用。使用以上药物时需密切监测心电图、动脉压和肺动脉舒张末压，并定期测定心排出量。治疗有效时动脉压上升，心排出量增加，肺动脉压可轻度降低，心率则常增加。以后随休克改善，心率反可较用药前减慢。监测过程中如发现收缩压已超过130 mmHg，心率较用药前明显增快，出现室性心律失常，或 S-T 段改变程度加重，均需减小剂量。

心源性休克时周围小动脉已处于强烈收缩状态，兴奋 α 受体的药物虽可提高血压，但也使周围小动脉更强烈收缩，使衰竭的心脏做功进一步增加，并可能形成恶性循环。因此，在血压提升后需加血管扩张剂治疗。

（五）血管扩张剂

急性心肌梗死并发心源性休克低血压时不宜单用血管扩张剂，以免加重血压下降，损害最为重要的冠状循环。当应用肾上腺素能受体兴奋剂把血压提高至 100 mmHg 以上时，即应加用血管扩张剂，可起到以下作用：①减少静脉回流使肺充血或肺水肿减轻，左心室充盈压下降；②周围血管阻力降低使心排出量增加，心脏做功减轻；③上述作用使心肌耗氧量降低，使心肌缺血改善。换言之，加用血管扩张剂可进一步改善左心室功能，并有利于限制梗死范围的扩大。

最常用的血管扩张剂依然是硝酸甘油和硝普钠。两药比较，硝酸甘油有扩张心外膜冠状动脉改善心肌缺血的优点，而硝普钠舒张外周血管的作用更为强大。两药的剂量接近，开始剂量通常为5～10 μg/min，然后每5 min 左右增加 5～10 μg/min，直到出现良好的效应。其指标是：①心排出量增加，体循环血管阻力减小。②PCWP 降低。但应避免过度降低以致左心室前负荷不足，影响心排出量。PCWP 以降至 15～20 mmHg 最为适宜。③收缩压通常降低10 mmHg，心率增加 10 次/分。血管扩张剂显著提高心排出量的有益效应可抵消收缩压轻度下降带来的不利效应。④胸痛缓解，肺部啰音减少，末梢循环改善，尿量增多。

急性心肌梗死并发严重乳头肌功能不全、乳头肌腱索断裂或室间隔破裂时，血管扩张剂治疗特别适用，可有效地减轻二尖瓣反流或左心室向右心室分流，增加前向血流量，是外科手术前的重要治疗措施。

血管扩张剂应用时必须密切监测血压，收缩压下降过多会影响至关重要的冠状动脉灌注。血管扩张剂一般需与肾上腺素能兴奋剂或机械辅助循环合用，使血流动力学得到更大的改善并避免对血压的不利影响。

经以上治疗后，部分患者血流动力学趋于稳定，能度过危险而得以生存。但更多的患者应用血管扩张剂后或血压难以维持，或病情暂时好转后又再度恶化，最终死于不可逆性休克。单纯应用药物治疗，心源性休克的病死率仍在 80% 以上。其中 50% 患者的死亡发生于休克后10 h 内，2/3 患者的死亡发生于休克后 24 h 内。

第十一节　感染性心内膜炎

一、概述

(一)定义与分型

感染性心内膜炎(infective endocarditis,IE),是指因细菌、真菌和其他微生物(如病毒、立克次体、衣原体、螺旋体等)等,经血流直接侵犯心瓣膜或心室壁内膜所引起的感染性炎症。

通常根据病情和病程,IE 可分为急性感染性心内膜炎(AIE)和亚急性感染性心内膜炎(SIE)两种。前者往往由毒力强的病原体所致(如金黄色葡萄球菌),有严重的全身中毒症状,未经治疗的患者可在数天至数周内死亡;后者的病原体毒力较低(如草绿色链球菌),病情较轻,病程较长,中毒症状较少。自从抗生素广泛应用以来,尤其是近年来新型抗生素不断问世,使急性感染性心内膜炎预后大大改善,病程延长,急性与亚急性感染性心内膜炎的临床特点彼此交叉,因此,二者常无明显界限,在临床上有时难以区别。

此外,根据瓣膜类型,IE 又可分为自体瓣膜心内膜炎(NVE)和人工瓣膜心内膜炎(PVE)。近年来,亦有根据感染的病原体或受累部位来命名,如金黄色葡萄球菌性心内膜炎、真菌性心内膜炎和右心瓣膜感染性心内膜炎等。

2009 年 ESC 提出了 IE 新的分类和定义:依照感染部位以及是否存在心内异物将感染性心内膜炎分为 4 类:①左心自体瓣膜 IE;②左心人工瓣膜 IE(瓣膜置换术后<1 年发生者称为早期人工瓣膜 IE,术后>1 年发生者称为晚期人工瓣膜 IE);③右心 IE;④器械相关性 IE(包括发生在起搏器或除颤器导线上的 IE,可伴有或不伴有瓣膜受累)。之所以是这样分类,主要是由于这 4 种类型 IE 的治疗方案存在差异的缘故。此外,近年 IE 的流行病学特点也发生了明显变化,风湿性心脏瓣膜病患者已明显减少,而人工瓣膜、老年退行性瓣膜病变和经静脉吸毒则更多地成为 IE 的促发因素,器械相关性 IE 发生率也逐年增高,这些情况已引起了人们的广泛关注。此外,在我国,未经治疗的先天性心脏病,如室间隔缺损、动脉导管未闭、法洛四联症等也是并发 IE 的重要原因。

(二)病因

本病常发生在原已有病变的心脏。但近年来,发生于原无心脏病变者日益增多,尤其见于接受长时间静脉治疗、静脉注射麻醉药成瘾、由药物或疾病引起免疫功能抑制的患者。另外,人工瓣膜置换术后的感染性心内膜炎也有增多。

常见病原体包括:各种细菌、真菌和其他微生物,如病毒、立克次体、衣原体、螺旋体等。近年来病原体谱表现为:草绿色链球菌感染减少,金黄色葡萄球菌感染增加,厌氧菌及各种条件致病菌并不少见。

(三)发病机制

导致感染性心内膜炎发生的因素有以下几方面:①病原体侵入血流,引起菌血症、败血症或脓毒血症,并侵袭心内膜;②心瓣膜异常,有利于病原微生物的寄居繁殖;③防御机制受到抑制,例如肿瘤患者使用细胞毒性药物和器官移植者使用免疫抑制药。

正常人的血流中,虽然时常有自口腔、鼻咽部、牙龈、检查操作或手术等伤口侵入的少数细菌,但大多数为暂时性菌血症,可很快被机体消除,故临床意义不大。但反复发生的暂时性菌血症可使机体产生循环抗体,尤其是凝集素,它可促使少量的病原体聚集成团。当心脏内存在着异常的血液压力阶差时,血液的强力喷射和涡流,可使心内膜的内皮受损、胶原暴露,导致血小板纤维素血栓的形成。此时,血液中的病原体就会很容易黏附在血小板纤维素血栓上,从而引起感染,导致感染性心内膜炎的发生。

由于某些革兰阳性致病菌,如肠球菌、金黄色葡萄球菌表皮球菌等均有一种表面成分,会与心内膜细胞表面的受体起反应,从而引起内膜的炎症,故也有人认为是受体附着作用导致了本病的发生。

二、诊断要点

(一)亚急性感染性心内膜炎

1. 临床表现

(1)有心脏病基础病史:如风湿性心瓣膜病、先天性心脏病等,少数病例发病前有手术、器械检查或感染病史。

(2)发热等全身感染表现:热型多变,以不规则者为最多,可为间歇型或弛张型,伴有畏寒和出汗。亦可仅有低热者。体温大多在 37.5 ℃~39 ℃,也可高达 40 ℃以上。有 3%~15%患者体温正常或低于正常,多见于老年患者、伴有栓塞或真菌性动脉瘤破裂引起脑出血或蛛网膜下腔出血的患者以及严重心力衰竭、尿毒症的患者。此外,尚未诊断本病前已应用过抗生素、退热药、激素者也可暂时不发热。70%~90%的患者有进行性贫血,有时可达严重程度,甚至为最突出的表现。贫血引起全身乏力、软弱和气急,肌肉关节酸痛,病程 1 个月以上 60%有脾大,晚期约 1/3 患者有非发绀型杵状指(趾)。

(3)心脏的变化:取决于原有心脏病的种类、病原体种类以及瓣膜或心内膜损害程度。以往认为 IE 必有心脏杂音,且常有杂音变化或出现新杂音,但现在约 15%病例初次检查时无杂音,尤其是原没有心脏病者和右心 IE 者。杂音性质改变乃 IE 特征性表现之一,但并不多见,占 10%~16%,一旦出现有重要价值。

当腱索断裂或瓣膜穿孔时可出现新杂音,是导致急性主动脉瓣和(或)二尖瓣关闭不全的重要原因,由此可产生相应的临床表现。在 IE 发展过程中患者可出现心力衰竭,若不及时处理常是患者死亡的重要原因。心律失常在 IE 并不少见,多数为室性期前收缩,其次为心房颤动和 P-R 间期延长,4%病例可发生高度房室传导阻滞。

(4)皮肤黏膜损害:皮肤和黏膜上出现淤点和淤斑,可出现于球结膜、口腔颊部和腭部的黏膜及肢端处,持续数天,常成群反复出现,主要是由于毒素作用于毛细血管使其脆性增加破裂出血或由于栓塞或免疫反应所引起。Osler 结的发生率已由过去 50%下降至 10%~20%,呈紫色或红色,稍高于皮面,直径小者 1~2 mm,大者可达 5~15 mm,多发生于手指或足趾末端的掌面,大小鱼际或足底可有压痛,常持续 4~5 d 才消退。Osler 结并不是本病所特有,在系统性红斑狼疮、伤寒、淋巴瘤中亦可出现。Janeway 损害是指在手掌和足底出现小的、直径 1~4 mm、无痛的出血性或红斑性损害。视网膜病变以出血最多,呈扇形或圆形,可能有白色中心,有时眼底仅见圆形白点称为 Roth 点。近年来,Janeway 损害及 Roth 点亦明显少见。

(5)脏器栓塞:IE 的赘生物一旦脱落可导致动脉栓塞现象,包括脑、肾、脾、肺、冠状动脉、肠系膜及肢体动脉栓塞,可出现相应的临床表现。如脑栓塞可引起瘫痪、失语、神志不清,甚至死亡;脾栓塞可引起剧烈的左上腹部疼痛;肾栓塞可产生肾绞痛、血尿和肾功能减退等。

2.实验室和器械检查

(1)血培养阳性:阳性血培养具有决定性的诊断价值。尽量争取在抗生素应用前每小时抽血1次,连续3~5次,每次采血10 mL以上,同时兼做厌氧菌和真菌培养,并适当延长培养时间,可提高血培养阳性率。

(2)超声心动图发现心瓣膜赘生物:诊断IE的超声心动图3项主要标准是:①赘生物;②脓肿;③人工瓣膜裂开(超声表现为瓣周漏,可伴或不伴瓣膜的摇晃静止)。超声心动图有经胸(TTE)和经食管超声心动图(TEE)两种,近年来强调超声心动图对于IE的诊断、处理以及随访均有重大价值。心瓣膜可见赘生物,诊断价值较大,敏感性和特异性均为90%。TEE可检出较小的赘生物。TTE/TEE的适应证包括:①一旦怀疑患者有IE可能,首选TTE,应尽早检查(Ⅰ类推荐,B级证据);②高度怀疑IE而TTE正常时,推荐TEE(Ⅰ类推荐,B级证据);③TTE/TEE阴性但临床仍高度怀疑IE者,应在7~10 d或以后再行TTE/TEE检查(Ⅰ类推荐,B级证据);④IE治疗中一旦怀疑出现新的并发症(新杂音、栓塞、持续发热、心力衰竭、脓肿、房室传导阻滞),应立刻重复TTE/TEE检查(Ⅰ类推荐,B级证据);⑤抗生素治疗结束时,推荐TTE检查以评价心脏和瓣膜的形态学及功能(Ⅰ类推荐,C级证据)。

(二)急性感染性心内膜炎

(1)多发生在急性化脓性感染的基础上,60%患者无器质性心脏病史。

(2)起病急骤,进展快,病程数天或数周,高热、寒战等全身毒血症状明显。

(3)短期内出现心脏杂音,且杂音多变、粗糙,由于瓣膜损坏多较严重,可产生急性瓣膜关闭不全的征象。

(4)心内膜上赘生物大而脆,易发生转移性脓肿,可产生相应征象。

(5)血培养易获阳性,通常为金黄色葡萄球菌等毒力较强的化脓性细菌。

(6)超声心动图易发现心瓣膜上的赘生物,且可显示瓣膜损害的图像。

然而,由于近年来感染性心内膜炎的病原学、流行病学和临床表现均发生了显著变化,因此,"非典型"病例越来越多。要避免诊断失误,关键是提高对感染性心内膜炎的警惕性。一般认为,具备下列4项中2项或2项以上者可确诊为IE。

①具备(或无)器质性心脏病证据,不明原因发热1周以上,有贫血、栓塞症状、脾大或皮肤淤点表现,心脏杂音改变或出现新的心脏杂音;②血培养阳性;③超声心动图发现心瓣膜或心内膜有赘生物形成;④手术证实。鉴于近年来IE不典型病例增多,以下改良的Duke标准,可供参考(具体如下)。

1)主要标准:A.血培养阳性(符合下列至少1项标准):①2次不同时间的血培养检出同一典型IE致病微生物(如草绿色链球菌、链球菌、金黄色葡萄球菌);②多次血培养检出同一IE致病微生物(2次至少间隔>12 h的血培养阳性、所有3次血培养均为阳性、或4次或4次以上的多数血培养阳性);③伯纳特立克次体一次血培养阳性或第一相免疫球蛋白G(IgG)抗体滴度>1:800。B.心内膜受累的证据(符合以下至少1项标准):①超声心动图异常(赘生物、脓肿、人工瓣膜裂开);②新发瓣膜反流。

2)次要标准:①易感因素:易患IE的心脏病变,静脉药物成瘾者;②发热:体温≥38℃;③血管征象:主要动脉栓塞、化脓性肺栓塞、真菌性动脉瘤、颅内出血、结膜出血、Janeway结;④免疫性征象:肾小球肾炎、Olser结、Roth斑、类风湿因子阳性等;⑤微生物证据:血培养阳性,但不满足以上的主要标准或与感染性心内膜炎一致的急性细菌感染的血清学证据。

诊断标准：①确诊 IE：符合 2 项主要标准、1 项主要标准＋3 项次要标准或 5 项次要标准；②可能的 IE：1 项主要标准＋1 项次要标准或 3 项次要标准

（三）鉴别诊断

感染性心内膜炎需与下列疾病相鉴别。

(1)风湿性心脏病伴风湿活动。

(2)风湿性心内膜炎。

(3)非细菌性血栓性心内膜炎。

(4)嗜酸细胞增多性心内膜炎。

三、治疗

（一）抗生素治疗

1.治疗目标

完全彻底消除感染，防治各种并发症。

2.治疗原则

(1)早期用药：在连续送 3～5 次血培养后即可开始治疗，可减轻心瓣膜的损害，保护心脏功能，防止和减少并发症的发生。

(2)剂量充足：由于病原体隐藏在有纤维覆盖的赘生物中且处于代谢休眠状态，不易为抗生素杀灭，因此，抗生素剂量要充足，以便在赘生物内能达到有效抗生素浓度，杀灭病原体。

(3)疗程宜长：一般需要 4～6 周，才可达到完全消除感染的目的，停药过早易致感染复发。

(4)选用杀菌药：抑菌药不能杀灭细菌，停药后受抑制的细菌可重新繁殖。杀菌药还可能穿透赘生物，杀灭隐藏于深部的病原体。

(5)病原微生物不明时，根据经验用药：急性者选用针对金黄色葡萄球菌、链球菌和革兰阴性杆菌均有效的广谱抗生素；亚急性者选用针对大多数链球菌（包括肠球菌）的抗生素。

(6)已分离出病原微生物时，根据药物敏感试验选择抗生素。

3.治疗方法

(1)病原微生物不明时的治疗：① 在连续送血培养后，立即给予青霉素 G 每天 600 万～1 200 万单位，分 4～6 次静脉滴注或静脉注射，并与氨基糖苷类抗生素合用，如链霉素 1～2 g/d 肌内注射，或庆大霉素每天 24 万～32 万单位静脉滴注，或阿米卡星 0.4～0.6 g/d 静脉滴注或肌内注射。在我国，链霉素、庆大霉素发生耐药率较高，而且肾毒性大，故临床有条件时建议多选用阿米卡星较好；②若治疗 3 d 发热不退，应加大青霉素 G 剂量至每天 2 000 万单位，分次静脉滴注；如疗效良好，可维持 4～6 周。当应用较大剂量青霉素 G 时，应注意脑脊液中的浓度，过高时可发生神经毒性表现，如肌阵挛、反射亢进、惊厥和昏迷。此时需注意与本病的神经系统表现相鉴别，以免误诊为本病的进一步发展而增加抗生素剂量，造成患者死亡；③如疗效欠佳宜改用其他抗生素，如半合成青霉素、苯唑青霉素（新青霉素 Ⅱ，Oxcilin）、氨苄西林（Ampillin）、哌拉西林（氧哌嗪青霉素，Piperacillin）等，6～12 g/d，分次静脉给予；头孢噻吩（Cephalothin）6～12 g/d 或万古霉素（Vacomycin）2～3 g/d，分 2 次静脉滴注等。

(2)已知病原微生物时的治疗如下。①草绿色链球菌心内膜炎：仍以青霉素 G 为首选，多数患者单独应用青霉素已足够。对青霉素敏感性差者宜加用氨基糖苷类抗生素，用法同前（病原微生物不明时的治疗）；青霉素属细胞壁抑制药类，与氨基糖苷类药物合用，可增进后者进入

细胞内起作用。对青霉素过敏的患者可用红霉素、万古霉素或头孢菌素。但要注意的是有青霉素严重过敏者,如过敏性休克,忌用头孢菌素类,因其与青霉素可出现交叉过敏反应。②肠球菌性心内膜炎:对青霉素 G 的敏感性较差,往往需用每天 2 000 万～4 000 万单位。因而宜首选氨苄西林(Ampicillin)6～12 g/d,或万古霉素和氨基糖苷类抗生素联合应用,疗程为 6周。头孢菌素对肠球菌作用差,不能替代其中的青霉素。近来一些产 β 内酰胺酶对氨基糖苷类药物耐药的菌株也有所报道,也出现了对万古霉素耐药的菌株。如遇前述情况,可选用喹诺酮类抗生素如环丙沙星(环丙氟哌酸,Ciprofloxacin)或氧氟沙星(泰利必妥,Ofloxaxin)等。③金黄色葡萄球菌性心内膜炎:若非耐青霉素的菌株,仍选用青霉素 G 治疗,1 000 万～2 000万单位和氨基糖苷类抗生素联合应用。耐药菌株可选用第一代头孢菌素类、万古霉素、利福平和各种耐青霉素酶的青霉素,如苯唑西林(Oxacillin)等。治疗过程中应仔细地检查是否有必须处理的转移病灶或脓肿,避免细菌从这些病灶再度引起心脏病变处的种植。表皮葡萄球菌侵袭力低,但对青霉素 G 效果欠佳,宜选用万古霉素、庆大霉素、利福平联合应用。④革兰阴性杆菌心内膜炎:病死率较高,但作为本病的病原菌较少见。一般以 β 内酰胺类和氨基糖苷类药物联合应用。可根据药敏选用第三代头孢菌素如:头孢哌酮(先锋必,Cefoperazone)4～8 g/d,或头孢噻肟(凯福隆,Cefotaxime)4～6 g/d,或头孢曲松(菌必治,Ceftriaxone)2～4 g/d分次静脉应用;也可用氨苄西林和氨基糖苷类联合应用。⑤铜绿假单胞菌心内膜炎:选用第三代头孢菌素,其中以头孢他啶(复达欣,Ceftazidine)最优,4～6 g/d,分次静脉使用。也可选用哌拉西林(氧哌嗪青霉素,Piperacillin)和氨基糖苷类合用或多糖菌素 B(Polymyxin B)100 mg/d,多糖菌素 E 150 mg/d;⑥真菌性心内膜炎:病死率高达 80%～100%,药物治愈极为罕见,应在抗真菌治疗期间早期手术切除受累的瓣膜组织,尤其是真菌性的 PVE,且术后继续抗真菌治疗才有可能提供治愈的机会。药物治疗仍以两性霉素 B(Amphotericin B)为优,以 0.1 mg/(kg·d)开始,逐步增加至 1 mg/(kg·d),总剂量 1.5～3 g。两性霉素 B 的毒性较大,可引起发热、头痛、显著胃肠道反应、局部血栓性静脉炎和肾功能损害,并可引起神经系统和精神方面的改变。氟胞嘧啶(5-FC,Flurocytosine)是一种毒性较低的抗真菌药物,单独使用仅有抑菌作用,且易产生耐药性,与两性霉素 B 合并应用,可增强杀真菌作用,减少两性霉素 B 的用量及减轻 5-FC 的耐药性。后者用量为 150 mg/(kg·d),口服每 6 h 1 次,用药数月。⑦其他:如立克次体心内膜炎可选用四环素 2 g/d 静脉给药,治疗 6 周。

感染心内膜炎复发时,应再治疗,且疗程宜适当延长。

(二)并发症的处理

1.心力衰竭

按心力衰竭的常规治疗,如限制水钠和应用强心、利尿、血管扩张药等;如由心脏瓣膜严重损害所致者应在积极抗感染、治疗心力衰竭的基础上,尽早手术。相反,片面强调内科抗生素治疗,指望内科情况或病情稳定后再手术,则往往失去手术时机,因为严重膜损毁时,药物治疗只能暂时改善心功能,它不能从根本上解决血流动力学的障碍,反而耽误病情。当然,对于瓣膜损毁不太严重的患者,可在感染控制和病情稳定后 3～6 个月,视病情继续内科随访治疗或择期外科手术矫治为好。

2.心律失常

治疗原则和其他心脏病所致相似,频发室性期前收缩,一般情况下可用胺碘酮 0.2 g 或美西律 0.15～0.2 g,均 3 次/天,待室性期前收缩控制后减量维持。室性心动过速首选胺碘酮

150~300 mg 加 5％葡萄糖 20 mL 静脉注射,也可用利多卡因 50~100 mg 静脉注射,继以相应药物静脉滴注维持防止室性心动过速再发;必要时电击复律,首次电能为 100~150 J(焦耳)。心室颤动时按心搏骤停实施抢救。IE 合并三度或高度房室传导阻滞,引起心排出量明显降低时,应安装临时起搏器,在基层单位也可用异丙肾上腺素 0.5~1 mg 加入 500 mL 液体中静脉滴注。阿托品、山莨菪碱等也可酌情使用。

3.心肌和(或)心包脓肿

对于多发性小灶性心肌脓肿主要针对病因,采用大剂量敏感的抗生素治疗;对单个而巨大的心肌脓肿,在内科积极抗感染基础上,有人主张穿刺引流。心包脓肿可按化脓性心包炎处理,必要时做心包穿刺或切开引流,常能取得较好的疗效。

4.肾衰竭

轻度肾功能损害者,主要针对原发病治疗,应用足量有效的杀菌药物,注意应用对肾功能损害较小的抗生素。对于肾功能损害较严重患者,应做血液透析,有利于改善全身状况,使患者安全度过抗生素应用和免疫机制所致的肾损害阶段。

5.血管栓塞

主要对症处理,反复栓塞宜做手术以消除栓塞源。有人试图通过应用抗凝剂来减少赘生物的体积,以提高抗生素疗效和减少脏器的栓塞,尽管近年来新型抗凝药不断问世,但抗凝治疗的价值尚待进一步研究。对于已发生栓塞的患者是否应用抗凝药也无定论。有迹象表明,对于右心感染性心内膜炎所致肺栓塞,抗凝药似有一定疗效,但在应用过程中应密切观察病情,注意出血倾向。

6.细菌性动脉瘤

微小的细菌性动脉瘤在有效抗生素治疗后可消失;直径 1~2 cm 的动脉瘤即使 IE 治愈仍可能破裂出血,应及早手术。颅内细菌性动脉瘤常为多发性,如为较大的动脉瘤或已发生过出血,且病变部位可以手术的应及早处理;未破裂的或出血较小的动脉瘤则应区别情况做相应处理。

四、预防

感染性心内膜炎(IE)是一种较为少见但可致命的感染性疾病。近年来,尽管 IE 的抗生素治疗、外科手术治疗以及并发症处理水平已有所提高,但其致死率和致残率仍较高。过去较为强调预防性使用抗生素来预防 IE 的发生,但其有效性缺少科学证据,美国心脏学会(AHA)对"感染性心内膜炎的诊治"指南进行了更新,对预防性使用抗生素进行了严格的规定,主要如下。

(1)日常活动(如咀嚼食物、刷牙、牙线清洁、牙签剔牙、液体灌洗和其他活动等)引起的菌血症比牙科操作相关菌血症更易导致 IE。仅有极少数 IE 病例可通过抗生素应用预防。关注重点应从牙科操作和抗生素预防转到提高口腔护理普及程度,以及改善 IE 易感或转归不良高危人群的口腔健康。

(2)不建议单纯基于 IE 危险性的增加而预防性使用抗生素。但若存在下列 IE 不良转归高危因素时,牙科操作时可进行 IE 预防:①人工心脏瓣膜;②既往 IE 史;③先天性心脏病(CHD):未修补发绀型 CHD,包括姑息性分流术与造口术;牙科操作后 6 个月内,经手术或介入采用假体或机械装置完全修补的先天性心脏缺陷;已修补的 CHD,但在补片、器械装置(可阻碍内皮化)置入处或其毗邻部位有残留缺损;④心脏移植受体发生心脏瓣膜病。

（3）除了上述 CHD 以外,对其他类型的 CHD 不再建议应用抗生素预防 IE。

（4）对存在上述 IE 不良转归高危因素患者,建议涉及牙龈、牙根尖周或口腔黏膜破溃部位的所有牙科治疗操作均进行抗生素预防性治疗。

（5）对于上述 IE 不良转归高危因素患者,建议进行涉及呼吸道或受感染皮肤、皮肤结构、肌肉骨骼组织的治疗操作时应用抗生素预防性治疗。抗生素预防 IE 的疗法同牙科操作。

（6）在胃肠道或泌尿生殖道治疗操作中,不建议进行单纯以预防 IE 为目的的抗生素治疗。针对临床上可能遇到的一些特殊情况,处理方法如下:①如果患者正接受长期抗生素治疗(该抗生素可用于 IE 预防),则最好再选用另外一种抗生素,而不是增加现用抗生素剂量;②正接受抗凝治疗的患者预防 IE 时应避免肌内注射抗生素,尽可能选用口服,对口服无法耐受或吸收者考虑静脉内给予抗生素;③心脏瓣膜外科手术、瓣膜置换术或 CHD 修补术前,应对患者进行仔细的牙科检查。对接受人工瓣膜、血管内假体或心脏内置入物置换术的患者,建议围术期给予抗生素预防 IE;④曾接受冠状动脉搭桥术或支架置入治疗患者牙科操作时无须应用抗生素预防 IE。

五、最新进展和展望

感染性心内膜炎(IE)并不常见,年发病率为 3～10 例/10 万人。但 IE 的病死率仍居高不下,值得认真关注。有关其防治策略有重大修改,主要有 4 点。

（1）提出了不同于以往的、新的 IE 分类方法。

（2）强调了超声心动图在 IE 诊断中的地位。

（3）鼓励早期进行手术治疗。对于抗生素预期疗效不佳的高危患者,在接受内科抗生素治疗的同时应积极考虑早期手术。

（4）修改抗生素预防策略。一方面继续认可易患 IE 的患者在接受医学操作时需要考虑预防性使用抗生素的原则,另一方面应该将使用抗生素预防范围严格应用在那些接受最高危操作的 IE 最高危患者,即对预防性使用抗生素有了更严格的要求。

希望通过不断的努力,IE 的患病率及病死率能得到明显的下降。

第八章　心电图

第一节　心房异常

心房异常可波及右心房或左心房，亦可双侧心房均被累及。P波的平均向量由左、右心房平均向量所产生。

P向量环可分为三部分：①起始30 ms，代表右心房除极，除极向量的方向向下、向前并略向左；②中间30～80 ms，代表左、右心房共同除极，除极向量的方向向下、向前并略偏前或偏后；③终末20 ms，代表左心房单独除极，除极向量的方向向左、向下并轻度向前或向后。因此，P波的改变对诊断心房异常较为重要。

一、图貌特征

1. 右心房异常

右心房异常时，P波平均向量增大，且更向右、向下与向前，使Ⅱ、Ⅲ、aVF及右心导联的P波振幅增大。虽然其除极时间较正常时间有所延长，但仍不至于延至左心房除极之后，故整个心房的除极时间不超过正常时限。

(1)P波高尖，Ⅱ、Ⅲ、aVF导联P波电压≥0.25 mV，且P波顶形态呈尖峰状。

(2)V_1、V_2导联的P波多呈高尖，亦可正负双向，直立的P波电压>0.15 mV，P_{V1}起始指数(IPI_{V1})>0.03 mm·s。

P_{V1}起始指数是指V_1导联P波先正后负双向时正向P波电压幅度(mm)和时间(s)的乘积。正常IPI_{V1}<0.03 mm·s，在右心房扩张、肥大和压力增高时加大。

(3)QRS波低电压时，P波振幅>1/2R。

(4)P/P-R段<1.0(正常为1.0～1.6)。右心房肥大时，使P-R段延长(窦房结传至交界区时间延长)，但P波并无增宽，故P/P-R段比值正常或小于1.0。

2. 左心房异常

左心房异常时，P波平均向量以向后增大最为显著，向左及向上的向量较正常略大，且除极向量的时间延长。在Ⅰ、Ⅱ、aVL导联中可显示P波增宽并出现双峰。V_1导联出现正负双向，负向部分明显增深加宽。P波的电压虽较正常增高，但一般仍在0.25 mV以下。

(1)P波增宽，时间>0.11 s。

(2)P波呈双峰型，峰间距≥0.04 s，常在Ⅰ、Ⅱ、aVL、V_3～V_5导联最明显。

(3)P_{V1}电压增高>0.2 mV，P_{V1}终末电势(Ptf_{V1})<−0.04 mm·s。

P_{V1}终末电势系指V_1导联P波先正后负双向时负向P波电压(mm)与时间(s)的乘积。正常Ptf_{V1}≥−0.04 mm·s。左心房负荷增加、心力衰竭、冠心病患者Ptf_{V1}负值增大。

(4)P/P-R段>1.6。左心房肥大时，P波时间延长，但P-R段无改变，致使P/P-R段比值增大。

3. 双侧心房肥大

双侧心房异常时,各自增大的除极向量均可显示出来而不致相互抵消,在心电图上表现为异常高大而宽阔的双峰型 P 波。

(1)P 波电压>0.25 mV。

(2)P 波时间>0.11 s。

(3)P_{V_1} 正负双向,正向波与负向波的电压相加≥0.2 mV。

二、阅图提示

1. 心房梗死

心房梗死时,因心房的除极发生改变,P 波可出现电压增高、时间增宽、切迹或不规则。心房复极亦出现异常,表现为 P-R 段的水平型抬高或下移,同时合并各种房性心律失常。但上述变化持续时间较短,可疑时应复查心电图。

2. 甲状腺功能亢进

甲状腺功能亢进亦可出现 P 波增高,但更多引发快速型房性心律失常,结合临床资料不难确诊。

三、图病连接

P 波增宽到 0.11 s 以上并出现明显的切迹时,称为二尖瓣型 P 波。此型 P 波多见于二尖瓣狭窄导致左心房肥大,但亦可见于无心房肥大的主动脉病变、冠心病等疾病。

故二尖瓣型 P 波不一定代表左心房肥大,它反映了左心房的负荷增加及心房传导系统的传导阻滞。间歇性或交替性出现的二尖瓣型 P 波可能系起源于心房内传导系统的异位心搏或由于心房传导系统间歇性、交替性阻滞所造成。

当Ⅱ、Ⅲ、aVF 导联的 P 波呈尖峰状并超过 0.20~0.25 mV 时,称为肺型 P 波。肺型 P 波诊断右心房肥大的特异性更差。在慢性阻塞性肺疾病急性加重期(acute exacer-bation of chronic obstructive pulmonary disease,AECOPD)、哮喘急性发作时可出现典型的肺型 P 波,而当病情缓解时肺型 P 波又趋于消失,这可能与右心房负荷一时性加重或解除有关。某些先天性心脏病也可引起右心房肥大,它的特点是尖峰状 P 波不出现在Ⅱ、Ⅲ、aVF 导联,而出现在Ⅰ、V_1 导联。另外,运动、深吸气、缺氧、交感神经兴奋等引起胸腔内压增加及心率增快的因素均可使 P 波增高。

由此可见,遇到二尖瓣型 P 波或肺型 P 波的心电图时,不要急于诊断为左心房肥大或右心房肥大,应结合临床资料对心房异常进行全面的分析。

四、识图论治

右心房异常主要见于肺心病、肺动脉高压、房间隔缺损、三尖瓣下移畸形等;左心房异常多由二尖瓣狭窄、高血压、扩张型心肌病等所引起;双侧心房异常主要为风湿性心脏病和先天性心脏病所导致。由于发病原因不同,引起心房异常的病理生理改变也不一致。因此,心房异常的治疗必须针对原发病进行处理。

第二节　心室肥大

心室肥大包括心室肥厚及心室扩张两种病理变化。心室肥厚是因心室收缩期负荷(压力负荷)过重所引起。心室扩张则为心室舒张期负荷(容量负荷)过重所造成。

两者都会影响到心肌的除极和复极的过程，主要表现为心室肌除极面增大、室内传导时间延长、原发性或继发性复极改变。心室肥大可分为左心室肥大、右心室肥大及双侧心室肥大。

一、图貌特征

1.左心室肥大

左心室位于心脏的左后方偏下，其室壁比右心室为厚。故在正常情况下，左右两心室的除极力对比，左心室占着优势，综合向量指向左下偏后方。左心室肥大时，心室的除极顺序不变，但向左后方的除极向量增大，故 QRS 波的电压增高。心室的复极过程与正常不同，出现 ST-T改变。

正常情况下，左心室的除极方向(从心内膜至心外膜)与复极方向(从心外膜至心内膜)相反。在心室肥大时，从心内膜到达心外膜的除极时间延长，当除极尚未到达心外膜时复极便从心内膜开始，使复极方向与正常时相反，因复极改变而出现 ST-T 改变，称为继发性 ST-T改变。

虽然心室肌肥大，但心肌内毛细血管数量未见增多，引起相对性心肌缺血，或同时合并缺血性心脏病引起的 ST-T 变化，称为原发性 ST-T 改变。

(1)QRS 波电压增高：① $R_{V5} > 2.5$ mV，$S_{V1} > 1.5$ mV；② $R_{V5} + S_{V1} > 4.0$ mV(女性 > 3.5 mV)；③ $R_{avL} > 1.2$ mV，$R_{avF} > 2.0$ mV；④ $R_I > 1.5$ mV，$R_{II} > 2.5$ mV；⑤ $R_I + S_{III} > 2.5$ mV。

(2)心电轴偏移，电轴左偏多在 $-10°$，一般不超过 $-30°$。

(3)QRS 波时间 $0.10 \sim 0.11$ s。

(4)V_5 导联室壁激动时间延长($VAT_{V5} \geqslant 0.05$ s)。

(5)ST-T 改变：在 R 波占优势的导联，S-T 段下移 $\geqslant 0.05$ mV，同时伴有 T 波低平、双向或倒置。

诊断左心室肥大时，有 QRS 波电压增高、电轴左偏，无 ST-T 改变者，称为左心室肥厚；既有 QRS 波电压增高，又有 ST-T 改变者，不再称为左心室肥大劳损，而称为左心室肥大继发ST-T 异常。仅有 V_5 的 QRS 波电压增高时，则称为左心室高电压。

2.右心室肥大

右心室位于心脏的右前方偏上，正常左右两心室的综合向量是以左心室占优势。

当右心室肥厚扩大时，左、右心室之间的向量对比则发生变化。轻微的右心室肥大仍然改变不了左心室的优势，但当右心室肥大到一定程度时，其综合向量便显示出向右前方偏移，出现右心室电压增高以及相应的 ST-T 改变。

(1)QRS 波群电压增高：① $R_{V1} > 1.0$ mV，$S_{V5} > 0.7$ mV；② $R_{V1} + S_{V5} > 1.05$ mV(重症 > 1.2 mV)；③aVR 导联的 $R \geqslant 0.5$ mV。

(2)QRS 波形态的改变：①V_1、V_3R 导联的 QRS 波群呈 qR、Rs 或 R 型；②V_1 导联的 R/S

>1,V₅ 导联的 R/S<1。

（3）电轴右偏>＋90°(重症>＋110°)。

（4）QRS 波时间正常或轻度延长。

（5）VAT$_{V1}$>0.03 s。

（6）ST-T 改变。

右心前导联或 V₃R 导联 S-T 段压低，T 波低平、双向或倒置。

根据右心前导联的波形，结合临床及病理特点，可将右心室肥大分为三种基本类型。

rsR′型：右心前导联呈现 rsR′、rsr′或 RSR′型，V₅ 导联 S 波加深，为轻度右心室肥大，常由右心室舒张期负荷增重所致。

rS 型：在 V₁～V₆ 导联均呈 rS 型，有时均呈 QS 型。同时伴有电轴右偏、肺型 P 波及低电压。常为中度右心室肥大的表现，多见于慢性肺心病。

R 型：右心前导联呈 R、Rs 或 qR 型，同时 S$_{V5}$ 加深，为重度右心室肥大，多系右心室收缩期负荷增重所致。

《美国标准》对石心室肥大提出了 15 项标准，其中主要有：R$_{V1}$>0.6 mV；S$_{V5}$>1.0 mV；V₁ 导联 R/S>1；R$_{V1}$＋S$_{V5}$>1.05 mV；R$_{avR}$>0.4 mV；V₁ 导联呈 qR 型等。此外，电轴右偏、右心房异常、右胸导联继发性 ST-T 改变等变化有助于右心室肥大的诊断。

3.双侧心室肥大

双侧心室肥大是指左、右心室均因负荷加重而同时肥厚或扩张。其心电图表现有以下几种。

（1）大致正常心电图：由于左、右心室除极向量同时增大而互相抵消所致。

（2）单侧心室肥大的图形：只出现优势侧心室肥大的图形，另一侧心室肥大的图形被掩盖。

（3）双侧心室肥大的表现：心前导联同时呈现左、右心室肥大的心电图改变。如胸前导联出现左心室肥大的图形，同时出现以下心电图改变之一：额面 QRS 电轴>90°；显著顺时针转位；aVR 导联 R 波>Q 波，R 波振幅>0.5 mV；右心房异常。

心前导联显示左心室肥大的图形，但电轴右偏>＋90°，V₅ 导联中的 R>S 或 R$_{V1}$>1.0 mV。aVR 导联中 R>Q，或 R$_{avR}$>0.5 mV。VAT$_{V1}$>0.03 s。

心前导联显示右心室肥大的改变，但电轴左偏，R$_{V5}$ 电压异常增高，R$_{V5}$＋S$_{V1}$>4.0 mV。VAT$_{V5}$>0.05 s。

大致正常心电图，系双侧心室电压相互抵消所致。

《美国标准》中提出：在诊断左心室肥大的同时，如心电图 V₅ 或 V₆ 导联出现显著的 S 波、电轴右偏、数个导联出现罕见高大的双向 R/S 复合体、右心房异常等，均提示可能存在右心室肥大；若先天性心脏病和右心室肥大的患者在 V₂～V₄ 导联出现高 R 波及深 S 波，同时两者正负之和大于 60 mm(6.0 mV)，则提示有左心室肥大存在。

心电图诊断心室肥大时，QRS 波电压增高是必要条件，电轴偏移、室壁激动时间延长及 ST-T 改变仅有辅助诊断作用。尽管心电图各项改变越多，其诊断准确率也越高，但近期研究显示心电图诊断右心室肥大的敏感性要比诊断左心室肥大的敏感性低，因此仅靠现有心电图标准应用于临床尚有局限性。

4.儿童心室肥大

小儿正常的心电图呈右心室优势，特别是 5 岁以内儿童、婴儿更为明显。所以，儿童心室肥大的诊断标准与成人差异较大,必须结合各年龄组 QRS 波的正常范围进行分析判断。

(1)左心室肥大:确诊条件:①$R_{V_5} \geq 4.0$ mV(乳儿≥ 4.5 mV);②$VAT_{V_5} > 0.045$ s;③V_5、V_6 导联 S-T 段压低,T 波倒置。

疑诊条件:①$R_{V_5} \geq 3.5$ mV 或 $R_{V_6} \geq 3.0$ mV;②$R_{V_5} + S_{V_1} \geq 5.0$ mV(乳儿≥ 4.5 mV);③V_5、V_6 导联 Q 波≥ 0.3 mV;④V_1 导联呈 rS 型,r<0.3 mV;⑤Ⅱ、Ⅲ 导联的 R≥ 2.0 mV;⑥电轴左偏常超过 0°。

(2)右心室肥大:确诊条件:①V_1 导联呈 qR、R、rsR′型,$R_{V_1} > 2.0$ mV;②V_5、V_6 导联 S 波加深,V_5 的 R/S<1;③$VAT_{V_1} > 0.03$ s;④V_1 导联 R/S>1 时,T_{V_1} 直立。

(3)疑诊条件:①$R_{V_1} \geq 1.5$ mV(乳儿≥ 2.0 mV);②R_{V_1} 呈 rsR′,R′≥ 1.0 mV;③$S_{V_5} \geq 1.0$ mV;④$R_{V_1} + S_{V_5} \geq 2.0$ mV;⑤电轴右偏$>+120°$(乳儿$>135°$)。

(4)双侧心室肥大:确诊条件:①左心室肥大伴下列表现之一:V_1 导联的 R 或 R′在正常的高限,或 R/S>1;V_5 导联的 R/S<1;aVR 导联的 R/Q>1;$VAT_{V_1} > VAT_{V_5}$ 显著的顺时针转位;②右心室肥大伴下列表现之一:R_{V_5} 在正常高限,并伴有 T_{V_5} 高尖;V_5 或 V_6 的 Q>0.3 mV;$VAT_{V_5} > VAT_{V_1}$;T_{V_1} 直立,T_{V_5} 倒置;电轴左偏;逆钟向转位。

疑诊条件:任何一侧心室肥大伴 V_3 导联 R+S>6.0 mV,V_5 导联的 R+S>6.0 mV 为可疑诊断条件。

二、阅图提示

1.右心室肥大的鉴别诊断

(1)右束支传导阻滞:右束支传导阻滞时,V_1 导联呈 rsR′型,易与右心室肥大相混淆,但其 V_1 导联 R 波时间≥ 0.04 s,V_5 导联 S 波时间增宽≥ 0.04 s。右心室肥大时,V_5 导联的 S 波加深,且 $S_{V_5} > R_{V_5}$。

(2)后壁心肌梗死:正后壁心肌梗死在常规的 12 导联描记不出异常的 Q 波,但在与后壁相对应的右心导联出现 R 波增高,T 波高耸增宽,常误诊为右心室肥大。可疑时应加做 V_7、V_8、V_9 导联,便可发现异常的 Q 波。

(3)A 型预激综合征:A 型预激综合征的房室旁道终止于左室壁,故心前导联 QRS 波主波方向均向上,应与右心室肥大相鉴别。认真观察 P-R 间期及预激波,一般不难诊断。

(4)右位心:右位心在右胸导联的 R 波增高,其特点为 R 波从 $V_1 \sim V_5$ 呈进行性降低,肢体导联出现特征性改变。

(5)正常变异:正常人右心前导联也有 R/S>1,或呈 rsR′型,其与右心室肥大的区别在于:前者没有电轴右偏,在 V_3R、V_1 水平低两个肋间做心电图则 R′波消失,而后者 R′波不变或变为大而有切迹的 R′波。

2.左心室肥大的鉴别诊断

(1)左束支传导阻滞:左束支传导阻滞时,左心前导联 QRS 波电压增高,QRS 波时间延长,易误诊为左心室肥大。一般来讲,左心室肥大的 QRS 波不超过 0.12 s,R 波多无切迹,左心前导联及 R 波前多有 q 波,左束支传导阻滞则与其相反。

(2)B 型预激综合征:B 型预激综合征的房室旁道终止于右心室前壁与侧壁,在右心前导联 QRS 波呈 QS 型、rS 型,左心前导联出现高 R 波,有时需与左心室肥大相鉴别,但左心室肥大不具备预激综合征的特征。

三、图病连接

心室肥大是由于心室长期负荷过重所引起。不同病因所致的心室肥大所给予心脏负荷性质亦不同。

高血压、主动脉瓣狭窄使左心室收缩期负荷过重,出现收缩期负荷过重的左心室肥大图形,即 R 波增高相对不显著,ST-T 改变却明显。主动脉瓣关闭不全、动脉导管未闭使左心室舒张期充盈量增加,表现为舒张期负荷过重左心室肥大图形,即 QRS 波时间延长、电压增高,而 ST-T 改变不显著。

肺动脉瓣狭窄或肺动脉高压同样出现右心室收缩期负荷过重的图形,即 R_{V_1} 电压增高,伴有 S-T 段下移及 T 波倒置。房间隔缺损使右心室舒张期容纳过多的血量,出现舒张期负荷过重右心室肥大的图形,表现为完全性或不完全性右束支传导阻滞图形。心室进行性肥大,当进入失代偿期,便发生心力衰竭。

四、识图论治

临床中各种原因引起心肌初始损伤及心脏负荷过重,使心室代偿性肥大,出现心肌肌重和心室的容量增加,以及心室形状的改变,即发生心室重构。心肌重塑是心室重构的重要环节,表现为心肌细胞病理性肥大、收缩力减低、寿命缩短或凋亡,心肌细胞外基质过度纤维化或降解增加。

随着心肌重塑的不断发展,这一病理损害呈进行性改变。一旦启动,即使没有新的心肌损害,仍可不断发展,最后导致心室泵血和充盈功能低下,临床出现呼吸困难和液体潴留等心力衰竭表现。

因此,近年来针对心力衰竭的治疗,除了传统的治疗措施外,更加推崇围绕心肌重塑机制,防止和延缓心肌重塑的发展,从而改善患者临床症状及心室重构,降低心力衰竭的病死率和住院率。

1.心力衰竭分类进展

心力衰竭(heart failure, HF)分为 LVEF 降低的心力衰竭(HF-REF,LVEF＜40％)和 LVEF 保留的心力衰竭(HF-PEF,LVEF≥50％),相当于传统概念上的收缩性心力衰竭和舒张性心力衰竭。心力衰竭根据发生的时间、速度、严重程度,可分为慢性心力衰竭和急性心力衰竭。

慢性心力衰竭症状、体征稳定 1 个月以上者,称为慢性稳定性心力衰竭。若这种状态突然恶化,失去代偿,则称为急性心力衰竭。因心脏急性病变导致的新发心力衰竭是急性心力衰竭的另一种形式。

2015 年欧洲《急性心力衰竭院前和院内管理专家共识》将急性心力衰竭定义为:心力衰竭症状急性发作或加重,并伴有血浆脑钠肽水平升高。从心力衰竭危险因素进展为结构性心脏病,进而出现心力衰竭体征,直至发展为难治性终末期心力衰竭,可分为 A、B、C、D 四个阶段,即前心力衰竭、前临床心力衰竭、临床心力衰竭和难治性终末期心力衰竭,着重强调心力衰竭防治重点在于预防,在于延缓心力衰竭由 A、B 阶段向 C、D 阶段进展。

2.心力衰竭程度测定

(1)NYHA 心功能分级:心力衰竭症状严重程度与心室功能的相关性较差,但与生存率明显相关,而轻度症状的患者仍可能有较高的住院和死亡的绝对风险。

（2）6 min 步行试验：6 min 步行试验用于评定患者的运动耐力。6 min 步行距离＜150 m 为重度心力衰竭，150～450 m 为中度心力衰竭，＞450 m 为轻度心力衰竭。

五、HF-REF 的治疗

心肌重塑在心力衰竭发生、发展中的作用受到了学界高度的重视，因此心力衰竭的药物治疗策略发生了根本改变，从过去增加心肌收缩为主的治疗模式转变为目前以改善神经激素异常、阻止心肌重塑为主的生物学治疗模式，即从短期血流动力学/药理学措施转变为长期的、修复性的策略。治疗药物已从过去的强心剂、利尿剂和扩张血管药物转变为以肾素-血管紧张素-醛固酮系统（renin-angiotensin-aldosterone system，RAAS）阻断剂及 β-受体阻滞剂为主，辅以洋地黄制剂的综合治疗。

1.利尿剂

利尿剂通过抑制肾小管特定部位对钠或氯的重吸收控制心力衰竭时的钠潴留，减少静脉回流和降低心脏的前负荷，从而减轻肺淤血，提高运动耐量。

利尿剂的治疗作用：利尿剂是唯一能充分控制心力衰竭患者液体潴留的药物，在治疗数小时或数天内，可使肺淤血和外周水肿消退。合理地使用利尿剂也是治疗心力衰竭取得成功的关键。如利尿剂用量不足造成液体潴留，会降低血管紧张素转换酶抑制剂（angiotensin converting enzyme inhibitor，ACEI）的反应性，而大剂量使用利尿剂会导致血容量不足，增加 ACEI 发生低血压和出现肾功能不全的风险，也增加使用 β-受体阻滞剂的风险。所以，恰当地使用利尿剂仍被视为治疗心力衰竭的基础。

利尿剂的应用提示：所有心力衰竭患者有液体潴留的证据或之前有过液体潴留者，均应给予利尿剂。NYHA 心功能 II 级以下者，一般不需长期应用利尿剂。当有显著的液体潴留，特别是伴有肾功能损害时，宜首选襻利尿剂（呋塞米、托塞米）；轻度液体潴留伴高血压，肾功能正常的心力衰竭患者，宜选用噻嗪类利尿剂。

利尿剂应用通常从小剂量开始（氢氯噻嗪25 mg/d，呋塞米 20 mg/d，托塞米 10 mg/d），逐渐加量。氢氯噻嗪 100 mg/d 即达最大效应。呋塞米剂量不受限制。一旦病情控制（肺部啰音消失，水肿消退，体重稳定），即以最小有效量维持。在长期维持治疗期间，仍应根据液体潴留情况随时调整剂量。每日体重变化是最可靠检测利尿剂效果和调整利尿剂剂量的指标。在应用利尿剂过程中，如出现低血压和氮质血症而患者无液体潴留，则可能是利尿剂过量致血容量减少，应减少利尿剂剂量。

如有液体潴留，则低血压和氮质血症还可能是心力衰竭恶化致器官灌注不足的表现，应继续应用利尿剂并短期使用增加肾灌注药物如多巴胺。当口服利尿剂无效时（常伴有心力衰竭症状恶化），可静脉给予利尿剂（呋塞米 40 mg 静脉注射，继以 10～40 mg/h 持续静脉滴注），或给予两种或两种以上利尿剂联合应用，或短期应用小剂量的增加肾血流药物（如多巴胺或多巴酚丁胺）。

2.ACEI

心室重构是导致心力衰竭的基本机制。RAAS 的激活不仅导致水钠潴留，血管收缩加重心脏负荷，更重要的是促进心室重构。应用 ACEI 抑制 RAAS 能延缓心肌重塑，是防止心室扩大的根本治疗措施。

ACEI 的治疗作用：ACEI 用于慢性心力衰竭的治疗主要通过两个机制。①抑制循环和组织 RAAS。ACEI 能竞争性地阻断血管紧张素（Ang）Ⅰ 转化为 AngⅡ，从而降低循环和组织的 AngⅡ 水平，起到扩张血管的作用。组织 RAAS 在心肌重塑起关键作用，即使心力衰竭处于稳定状态时，心脏 RAAS 仍上升，只有抑制 RAAS 才能阻止心力衰竭进展；②作用于激肽酶Ⅱ，抑制缓激肽的降解，提高缓激肽水平。缓激肽通过激活 β_2 受体起到扩血管和抑制心肌重塑的作用。

ACEI 应用提示：ACEI 适用于全部慢性心力衰竭。只要 LVEF＜45％或左心室扩大，均应使用 ACEI，除非有禁忌证或不能耐受。无症状的左心室收缩功能不全（NYHA 心功能Ⅰ级）患者亦应使用，可预防和延缓心力衰竭。ACEI 不能用于急性心力衰竭或难治性心力衰竭正在静脉用药者。ACEI 应用的基本原则是从极小剂量开始（卡托普利 6.25 mg/d，依那普利 5 mg/d，福辛普利 10 mg/d，赖诺普利 10 mg/d），逐渐递增，一般每隔 1～2 周剂量加倍。剂量调整的快慢取决于患者个体的症状，直至达到目标剂量或最大耐受量。应长期持续治疗，以减少死亡或再住院率。

体液潴留时，ACEI 可与利尿剂合用。ACEI 与 β-受体阻滞剂合用有协同作用；ACEI 与阿司匹林合用无相互不良反应；应用 ACEI 一般不同时应用钾盐或保钾利尿剂；如需合用醛固酮受体拮抗剂时，ACEI 应减量，并立即应用袢利尿剂。如血钾＞5.5 mmol/L，应停用 ACEI。

ACEI 禁忌证包括对 ACEI 曾有致命性不良反应（如血管性水肿）者、无尿性肾衰竭者或妊娠妇女。双侧肾动脉狭窄、血肌酐水平显著升高（＞265.2 $\mu mol/L$）、高钾血症（＞5.5 mmol/L）、低血压（收缩压＜90 mmHg）、左心室流出道梗阻（主动脉瓣狭窄、梗阻肥厚型心肌病）者应慎用。

3.血管紧张素Ⅱ受体拮抗剂

血管紧张素受体拮抗剂（angiotensin receptor blocker，ARB）是一种特异性阻断 AngⅡ 1型受体的药物。国内外慢性心力衰竭治疗指南均建议把 ARB 作为 ACEI 不能耐受的替代药物，或在已应用 ACEI 和 β-受体阻滞剂后仍有症状时加用，但需注意高血钾、血肌酐升高、肾功能损害等不良反应。

ARB 的治疗作用：ARB 能够阻断经血管紧张素转换酶（angiotensin converting enzyme，ACE）和非 ACE 系统产生的 AngⅡ 与血管紧张素Ⅰ型受体（AT_1）结合，有效抑制 AngⅡ 或醛固酮的逃逸现象。其阻断了 AT_1 过度兴奋导致的血管收缩、水钠潴留、促进细胞坏死和凋亡等不良作用，抑制了心肌重塑。同时，由于 AT_1 型受体阻断减弱了对 RAAS 的抑制，血浆中 AngⅡ 水平提高，从而间接激活 AT_2 型受体，而 AT_2 受体的激活导致周围血管扩张。ARB 不影响缓激肽的代谢，不产生咳嗽的不良反应。

ARB 应用提示：ARB 可应用于心力衰竭的高发危险人群（NYHA 心功能Ⅰ级），以预防心力衰竭的发生，亦可用于不能耐受 ACEI 不良反应的心力衰竭患者，替代 ACEI 作为一线药物治疗。

对于常规治疗（包括 ACEI）后心力衰竭症状持续存在且 LVEF 低下者，可考虑加用 ARB。ARB 应用应从小剂量开始（坎地沙坦 48 mg/d，缬沙坦 20～80 mg/d），在患者耐受的基础上逐步将剂量增至目标剂量或耐受的最大剂量。

各种 ARB 均可使用，其中坎地沙坦和缬沙坦降低病死率和病残率的证据较为明确。

ARB 应用中可能引起低血压、肾功能不全和高血钾等，在开始应用或改变剂量后要注意监测血压、肾功能和血钾。

4.β-受体阻滞剂

β-受体阻滞剂可同时阻滞交感神经系统与 RAAS。在慢性心力衰竭时,肾上腺素能受体通路过度激活对心脏有害,介导心肌重塑,而 β_1 受体信号转导的致病性明显大于 β_2、α_1 受体,这是应用 β-受体阻滞剂治疗慢性心力衰竭的根本基础。β-受体阻滞剂具有很强的负性肌力作用,所以一直被禁用于心力衰竭的治疗。临床试验亦表明,该类药治疗初期对心功能有明显的抑制作用,使 LVEF 降低,但长期治疗(>3 个月时)则能改善心功能,使 LVEF 增加。治疗 4~12 个月后,能降低心室肌重和容量,改善心室形状,提示可延缓或逆转心肌重塑。这种急性药理作用和长期治疗截然不同的效应被认为是 β-受体阻滞剂具有改善内源性心肌功能的"生物学效应"。

(1)β-受体阻滞剂的治疗作用:β-受体阻滞剂通过抑制神经内分泌的活性降低心率,减少心肌耗氧量,延缓心肌重塑,逆转心室重构。充分发挥其改善心功能的生物学效应,防止循环中儿茶酚胺对心肌的直接毒性,可有效地降低猝死率。

(2)β-受体阻滞剂应用提示:β-受体阻滞剂适用于所有慢性收缩性心力衰竭。

NYHA 心功能 Ⅰ 级(LVEF<40%),NYHA 心功能 Ⅰ、Ⅱ 级但病情稳定者,均必须应用 β-受体阻滞剂,除非有禁忌证或不能耐受。对于 NYHA 心功能 Ⅳ 级心力衰竭患者,需待病情稳定(4d 内无须静脉应用正性肌力药物,已无液体潴留并体重恒定)后,在严密监护下由专科医师指导应用;一般应在利尿剂和 ACEI 的基础上加用 β 受体阴滞剂。

在应用低或中等剂量 ACEI 时即可及早加用 β-受体阻滞剂,充分发挥两药的协同作用,以利于临床症状稳定,降低猝死率。使用 β-受体阻滞剂前必须在心力衰竭稳定状态,即无明显的液体潴留,体重恒定,利尿剂应维持在最合适剂量。β-受体阻滞剂应用从极小量[琥珀酸美托洛尔 12.5 mg/d,比索洛尔 1.25 mg/d,卡维地洛 3.125 mg(每日 2 次)、酒石酸美托洛尔 6.25 mg(每日 3 次)]开始,每 2~4 周剂量加倍,以达到目标剂量或最大耐受量。

β-受体阻滞剂的最大耐受量个体化差异十分明显,目标剂量或最大耐受量不是根据患者当时对治疗的反应而定,而是以控制心率作为参考,即清晨静息心率不低于 55 次/分钟,活动时心率不低于 60 次/分钟。β-受体阻滞剂对心脏具有"三负"(负性变时、负性变力、负性传导)作用,所以在应用药物之前、应用中以及每次加量前都要监测心功能、体重、血压、心率等生命体征。如心功能恶化,可将 β-受体阻滞剂暂时减量或停用。需要静脉应用正性肌力药时,磷酸二酯酶抑制剂较 β 受体激动剂更为合适,因后者的作用可被 β-受体阻滞剂拮抗。应用过程中若出现液体潴留,3d 内体重增加>2kg,应立即加大利尿剂用量,可将 β-受体阻滞剂减量,但减量应缓慢,每 2~4d 减量 1 次,2 周内减完,尽可能避免突然撤药。

低血压一般发生在首剂或加量的 24~48 h 内,应首先停用不必要的扩血管药物。观察血压变化情况,如心率<55 次/分钟,伴有眩晕症状或出现二度、三度房室传导阻滞,应将 β-受体阻滞剂减量。

β-受体阻滞剂禁用于支气管哮喘、慢性阻塞性肺疾病(急性加重期)、心动过缓(心率<60 次/分钟)、二度以上房室传导阻滞(除非已安装起搏器)、重度间歇性跛行者。

有明显液体潴留而需大量利尿者暂时不能应用。亦不能用于急性心力衰竭抢救,包括难治性心力衰竭需静脉给药者。

5.醛固酮受体拮抗剂

遏制心力衰竭的进展,除控制 RAAS 作用外,还需要进一步阻断醛固酮的有害效应,在使用 ACEI 基础上加用小剂量醛固酮拮抗剂,以获得更大的益处。

(1)醛固酮受体拮抗剂的治疗作用:现已证实,人体心肌存在醛固酮受体。在衰竭的心脏中,心室醛固酮生成及活化增加。醛固酮除引起低镁、低钾外,可致交感神经兴奋性增加和副交感神经活性降低。更重要的是,醛固酮有独立于 Ang II 和相加于 Ang II 对心脏结构和功能不良作用,特别是使心肌基质纤维化增快,促进心肌重塑,加快心力衰竭进展。心力衰竭患者短期应用 ACEI 可降低醛固酮水平,但长期应用时血中醛固酮水平不能保持平稳持续降低,即"醛固酮逃逸现象"。因此,如能在 ACEI 基础上加用醛固酮受体拮抗剂(螺内酯、依普利酮),可以协同阻止心力衰竭的发展。

(2)醛固酮受体拮抗剂的应用提示:醛固酮受体拮抗剂适用于 NYHA III～IV 级的中、重度心力衰竭患者,急性心肌梗死后合并心力衰竭且 LVFE<40% 者亦可应用。

《中国心力衰竭诊断和治疗指南 2014》将醛固酮受体拮抗剂的应用范围扩大至 NYHA II～IV 级。螺内酯应用方法为起始量 10 mg/d,最大剂量 20 mg/d,酌情也可隔日给药。

依普利酮我国目前暂缺,国外推荐起始剂量为 25 mg/d,逐渐加量至 50 mg/d,应用的主要危险是高钾血症和肾功能异常,这两种情况应列为禁忌。为减少发生高钾血症的危险,患者的血肌酐浓度应在 176.8 μmol/L(女)或 221.0 μmol/L(男)[2.0 mg/dL(女)或 2.5 mg/dL(男)]以下,血钾<5.0 mmol/L;开始应用醛固酮受体拮抗剂时应立即加用袢利尿剂,ACEI 减量,停用钾盐。治疗后 3～7 d 要监测血钾、肾功能,前 3 个月应每月复查 1 次,以后每 3 个月复查 1 次,如血钾>5.5 mmol/L,即应停用或减量。此外,应避免与非甾体类抗炎药物和环氧化酶-2(COX-2)抑制剂一起使用,因为可以引起肾功能恶化和高钾血症。

6.洋地黄制剂

洋地黄通过抑制衰竭心肌细胞的跨膜 Na^+-K^+-ATP 酶使细胞内 Na^+ 水平升高,促进 Na^+-Ca^{2+} 交换,提高细胞内 Ca^{2+} 水平,从而发挥正性肌力作用。长期以来,洋地黄对心力衰竭的治疗归因于正性肌力作用。然而,洋地黄的作用部分可能与非心肌组织 Na^+-K^+-ATP 酶的抑制有关。

副交感传入神经的 Na^+-K^+-ATP 酶受抑制提高了位于右心室、左心房和右心房入口处、主动脉弓和颈动脉窦的压力感受器的敏感性,抑制性传入冲动的数量增加,进而使中枢神经下达的交感兴奋性减弱。

此外,肾脏的 Na^+-K^+-ATP 酶受抑制可减少肾小管对钠的重吸收,增加钠的远曲小管转移,导致肾脏分泌减少。大量研究表明,洋地黄对心力衰竭的治疗并非只作为正性肌力药物,而是通过降低神经内分泌系统的活性起到治疗作用。

(1)地高辛的治疗作用:洋地黄中地高辛是唯一的一种有效、安全、耐受性良好的辅助药物。地高辛的应用目的为减轻临床症状和改善心功能状况,提高生活质量和运动耐量。它是正性肌力药物中唯一能长期治疗而不增加病死率的药物,且可降低死亡和因心力衰竭恶化住院的复合危险。

(2)地高辛的应用提示:地高辛适用于慢性心力衰竭 NYHA 心功能 II～IV 级的患者,应与利尿剂、ACEI 和 β-受体阻滞剂联合应用,更适用于伴有快速心室率的患者,若加用 β-受体阻滞剂则对运动时心率增快的抑制更为有效。目前多采用自开始即用固定的维持量给药方法,即维持量疗法,0.125～0.25 mg/d。对于 70 岁以上或肾功能受损者,地高辛宜用小剂量,每次 0.125 mg,每日 1 次或隔日 1 次。地高辛没有明显降低心力衰竭患者病死率的作用,故不主张早期使用；NYHA 心功能 I 级不推荐应用。急性心力衰竭并非地高辛的应用指征，合并快速心室率时可使用静脉洋地黄制剂。急性心肌梗死后，特别是有进行性心肌缺血者应慎用或不用地高辛。对窦房传导阻滞、二度以上房室传导阻滞，应禁忌使用地高辛，除非安装了永久起搏器。

《中国心力衰竭诊断和治疗指南 2014》强调 ACEI 与 β-受体阻滞剂联合应用，尽快形成"黄金搭档"，在此基础上再加用醛固酮受体拮抗剂。三药合用称为"金三角"，是慢性心力衰竭标准的治疗方案。

7. 伊伐布雷定

伊伐布雷定是以剂量依赖性方式抑制起搏（I_f）电流，降低窦房结发放冲动的频率，从而减慢心率。在使用"金三角"治疗方案后，心率仍＞70 次/分钟，并持续有症状（NYHA II～IV 级），可加用伊伐布雷定。起始剂量为每次 2.5 mg，每日 2 次。然后根据心率调整用量，最大剂量为每次 7.5 mg，每日 2 次。静息心率宜控制在 60 次/分钟左右，不宜低于 55 次/分钟。

8. 其他药物

（1）血管扩张剂：治疗心力衰竭的基本原理是通过减轻心脏前、后负荷来改善心功能，但同时激活交感神经系统和 RAAS，加重心肌重塑。因此，血管扩张剂在慢性心力衰竭的治疗中无特殊作用，主要用于慢性心力衰竭急性失代偿期和急性心力衰竭的治疗。常用血管扩张剂包括静脉扩张剂（硝酸甘油、硝酸异山梨酯、单硝酸异山梨酯等）、小动脉扩张剂（酚妥拉明、肼苯哒嗪等）以及小动脉和静脉扩张剂（硝普钠等）。

（2）钙通道阻滞药（calcium channel blocker，CCB）：通过阻滞钙离子通道抑制血管平滑肌及心肌钙离子内流，扩张外周血管及冠状动脉。目前缺乏钙通道阻滞药治疗心力衰竭的有效证据，此类药物不宜使用。非二氢吡啶类钙通道阻滞药（如维拉帕米、地尔硫䓬等）因具有明显的负性肌力和负性传导作用，故禁用于心力衰竭患者。二氢吡啶类短效钙通道阻滞药不能改善心力衰竭者症状，且可激活内源性神经内分泌系统，导致严重的不良心血管反应。心力衰竭合并高血压或心绞痛而需要应用钙通道阻滞药时，可选择氨氯地平和非洛地平，临床试验显示对生存率未发现不利影响。

（3）环腺苷酸（cyclic adenosine monophosphate，cAMP）依赖性正性肌力药物：包括 β 肾上腺素能激动剂（多巴胺、多巴酚丁胺）及磷酸二酯酶抑制剂（米力农），这两种药物均提高细胞内 cAMP 水平而增加心肌收缩力，且具有外周血管扩张作用，短期应用均有良好的血流动力学效应。但由于缺乏有效的证据以及考虑到此类药物的毒性，不主张对慢性心力衰竭患者长期静脉滴注此类正性肌力药。对心脏移植前终末期心力衰竭、心脏手术后移植所致的急性心力衰竭以及难治性心力衰竭，可考虑短期应用（3～5 d）。推荐剂量为：多巴胺 100～250 μg/min 静脉滴注；多巴酚丁胺 250～500 μg/min 静脉滴注；米力农负荷量为 2.5～3 mg，继以 20～40 μg/min 静脉滴注。

（4）抗凝、抗血小板治疗：心力衰竭时，心腔扩大且低动力，心腔内血液淤滞，促凝血因子活性增高，可能有较高的血栓栓塞事件危险。临床观察显示，心力衰竭时血栓栓塞事件的发生率为 1%～3%，但几项回顾性分析关于抗凝、抗血小板对心力衰竭的获益评定未得到一致意见，可参照下列原则应用：心力衰竭伴有冠心病者，可给以抗血小板（阿司匹林）治疗，以预防冠状动脉事件的发生；心力衰竭伴心房颤动和（或）有血栓栓塞史者，须长期抗凝治疗，建议口服华法林，使国际标准化比值（INR）保持在 2～3；有明确心室内血栓或不能排除血栓，且 LVEF 较低时,应予抗凝治疗,以预防可能发生的血栓栓塞事件。

9.非药物治疗

(1)心脏同步化治疗:慢性心力衰竭时经常伴有房室传导障碍(P-R 间期异常)。适当的 P-R 间期(0.12~0.20s)能够保证舒张期心房发挥最佳的辅助泵作用。当 P-R 间期<0.12 s 或 R-R 间期>0.20 s 时,将会出现房室同步性不良情况,而房室不同步将造成心房辅助泵的减弱或丧失,使心功能进一步下降。室内传导阻滞(QRS>0.12 s)是一个较为常见的现象,这种心室传导异常的心电图表现被认为存在着心室收缩不同步。心室收缩不同步使心室充盈减少,二尖瓣反流加重,心排出量减低,导致病死率增加。心脏再同步化治疗(cardiac resynchronization therapy,CRT)为应用二腔或三腔起搏器使心脏各腔室活动同步化,可明显改善心功能,缓解临床症状。慢性心力衰竭经过 ACEI 和 β-受体阻滞剂优化药物治疗后,仍为 NYHA Ⅲ~Ⅳ级,LVEF≤35%,左室舒张末期内径≥55 mm,心脏不同步(QRS>0.12 s),均可接受 CRT。

(2)自动转复除颤器的应用:心力衰竭患者常存在心律失常,而室性心律失常(心室颤动、室性心动过速)是发生猝死的主要原因。抗心律失常药物除胺碘酮对病死率是中性外,其他药物均增加病死率。

自动转复除颤器(implantable cardioverter defibrillator,ICD)的应用可以显著降低病死率。对心力衰竭伴 LVEF 降低,曾有心脏停搏、心室颤动或血流动力学不稳定室性心动过速者,可植入 ICD 作为二级预防以延长生存期。对于缺血性心脏病和非缺血性心脏病心力衰竭患者,LVEF≤30%,长期优化药物治疗后,推荐植入 ICD 作为一级预防以减少心脏猝死。符合 CRT 适应证且为猝死高危人群,有条件时应尽量植入心脏同步起搏自动除颤器(cardiac re-synchroni-zation therapy with defibrillator function,CRT-D)。

(3)心脏移植:适用于重度心力衰竭而无其他可选择治疗方法的患者。它可提高运动耐量,改善生活质量,增加生存率。对于终末期心力衰竭患者,心脏移植不失为一种选择。但心脏移植后的排斥反应和应用免疫抑制剂后带来的合并症常影响生存率。

六、HF-PEF 的治疗

目前认为 HF-PEF 是由于左心室舒张期主动松弛能力受损和心肌顺应性降低,导致左心室在舒张期充盈受损,心搏量减少,左心室舒张末压增高而发生的心力衰竭。现代对 HF-PEF 主要针对心力衰竭的症状、并存疾病及危险因素予以治疗。

1.积极控制血压

降压药物均可使用,但优先选用 β-受体阻滞剂、ACEI 或 ARB,以使血压<130/80 mmHg 的目标值。

2.应用利尿剂

根据心力衰竭的症状,应用利尿剂消除液体潴留,缓解肺淤血,改善心功能。

3.控制基础疾病

逆转左心室肥大,改善左心室舒张功能;控制慢性心房颤动的心室率,减低心肌的耗氧量;积极治疗糖尿病,防止并发症的发生。地高辛不能改善心室的顺应性,不推荐使用。

4.血运重建治疗

冠心病患者如有症状或证实存在心肌缺血,可酌情行冠状动脉血运重建术。

六、急性心力衰竭或慢性心力衰竭急性加重的治疗

1.控制诱因

慢性心力衰竭急性加重是急性心力衰竭的一种形式,常伴有引发心力衰竭加重的诱因,如心律失常、心肌缺血、各种感染、电解质紊乱、过度输液、肾功能不全、不合理地应用抗心律失常药物等,必须给予纠正。

2.氧疗与通气

对于伴有低氧血症的急性心力衰竭患者,维持氧饱和度在95%～98%有助于防止重要脏器衰竭。

氧疗方式可以是鼻导管高流量吸氧或面罩给氧。效果不佳时,应考虑采用无创性通气或气管插管机械通气。

3.利尿剂应用

利尿剂是治疗心力衰竭液体潴留的基础和关键。根据水钠潴留的程度,推荐静脉注射袢利尿剂(呋塞米 20～80 mg),同时防止水、电解质紊乱。对常规利尿剂效果不佳,有低钠血症或有肾功能损害倾向的患者,可用托伐普坦治疗,建议开始剂量为 7.5～15 mg/d,疗效欠佳者逐渐加量至 30 mg/d。

4.血管扩张剂

静脉应用血管扩张剂可降低充盈压和肺血管阻力,改善肺循环,从而减轻症状,改善左心功能,但慎用于心脏流出道或瓣膜狭窄者,以免发生心脏低排血量和血压降低。收缩压<90 mmHg者禁忌使用。常用硝酸甘油静脉滴注,起始剂量为 5～10 μg/min,可递增至 100～200 μg/min,低剂量时扩张肺动脉、降低心室充盈压,大剂量(>30 μg/min)时扩张动脉。硝普钠静脉滴注时,剂量为 15～25 μg/min,逐渐加量至 50～250 μg/min,因同时扩张动、静脉,必须严密地监测血压,根据血压调整合适的维持量。重组人 B 型脑钠肽(B-type natriuretic peptide,BNP)奈西立肽通过扩张动脉、静脉排水利钠,抑制 RAAS 和交感神经,可改善血流动力学,但不改善预后。

5.正性肌力药物

对于外周低灌注的心力衰竭者,可联合使用正性肌力药物,但也有增加心律失常的危险,故应短期谨慎应用。常用洋地黄类主要有:①毛花苷 C(西地兰),每次 0.2～0.4 mg,病情稳定后改口服地高辛,适用于快速心房颤动诱发的心力衰竭。急性心肌梗死者慎用;②磷酸二酯酶Ⅱ抑制剂,如米力农,可先给予 2.5～3 mg 的负荷量,继以 20～40 μg/min 静脉滴注;③β 受体激动剂,如多巴胺或多巴酚丁胺,2～10 μg/(kg·min)静脉滴注,根据血压和心率调整维持量。两者均有增加心肌收缩力及扩张外周血管的作用,并增加心肌耗氧量和心律失常,故不主张长期或间歇静脉给药;④左西孟旦是钙增敏剂,通过结合心肌细胞上的肌钙蛋白促进心肌收缩和扩张血管作用。首剂负荷量为 l2 μg/kg 静脉注射(>10 min),继以 0.1 μg/(kg·min)静脉滴注。

对于收缩压低于 100 mmHg 者,不需要负荷剂量,直接给予维持剂量,以防止低血压和心律失常的发生。也可用于接受 β-受体阻滞剂的患者,冠心病患者应用不增加病死率。

6.静脉用药的要点

如收缩压>100 mmHg,有肺淤血,可应用利尿剂(呋塞米)加血管扩张剂(硝酸甘油、硝普

钠);如收缩压为85~100 mmHg,有肺淤血,可应用血管扩张剂和(或)正性肌力药(多巴酚丁胺、磷酸二酯酶Ⅲ抑制剂);如收缩压<85 mmHg,无肺淤血及颈静脉扩张,应予快速补充血容量;如收缩压<85 mmHg,有肺淤血,应在血流动力学监测下补充血容量及使用正性肌力药物。

急性心力衰竭或慢性心力衰竭急性加重的非药物治疗包括以下几类:①主动脉内球囊反搏(intra-aortic balloon pump,IABP)有利于降低心肌耗氧量和增加心输出量,适用于严重心肌缺血伴血流动力学障碍且不能用药物纠正者。②对于合并有肾功能进行性减退,血肌酐大于500 μmol/L,或存在高容量负荷等危重情况,可选择血液净化治疗。有研究证实,对于心力衰竭患者,超滤治疗能更有效地移除体内过剩的钠水,并降低因心力衰竭再住院率。③急性心力衰竭经常规药物治疗无明显改善时,有条件者可应用心室机械辅助装置,主要有体外模式人工肺氧合器(extracorporeal membrane oxygenation,ECMO)、心室辅助泵,如可植入式电动左心辅助泵、全人工心脏等。

七、难治性终末期心力衰竭的治疗

难治性终末期心力衰竭是心力衰竭发展的终末阶段,常指经过内科优化治疗后患者仍有严重的心力衰竭症状,全身极度无力,出现心源性恶病质的一种状态。这一阶段的出现常与全身其他器官功能衰竭互为因果,相互促进。治疗应注意控制水钠潴留,维持水、电解质平衡。

充血性心力衰竭时,经常规利尿药治疗效果不佳、有低钠血症或肾功能损害倾向的患者使用托伐普坦(血管加压素 V_2 受体拮抗剂)可显著改善充血相关症状;静脉应用心脏正性肌力药物(如多巴酚丁胺、米力农等)可以短期改善血流动力学异常;小剂量肾上腺皮质激素、重组人脑钠肽可改善身体一般状况,提高心脏对药物的反应能力;对于 ACEI 和 β-受体阻滞剂耐受性差的患者,应尽量避免给予易导致低血压、肾脏低灌注从而引发肾功能不全或使心力衰竭恶化的药物。

慢性心力衰竭患者常有不同程度的肾功能不全,当血肌酐增至 265.2 μmol/L(3 mg/dL)以上时,现有治疗效果将受到影响,且其毒性增加。反之,严重的肾衰竭造成难治性水肿,又能引发心力衰竭恶化、离子及酸碱平衡紊乱等进一步损害。在多种药物及大剂量利尿剂联合多巴胺治疗仍不能取效时,应即刻进行血液透析以及心脏机械辅助[如左室辅助装置(left ventricular assist device,LVAD)、双室辅助装置(biven-tricular assist device,BiVAD)]和外科心脏移植治疗。

第三节 慢性缺血综合征

正常情况下,心肌的需血和冠状动脉的供血通过神经体液调节保持着动态平衡。

在冠状动脉狭窄、部分闭塞或当心脏负荷加重及耗氧量增加时,冠状动脉血流量不能进一步相应提高以满足心肌的需要,便出现短暂的心肌缺血缺氧,此时临床表现为稳定型心绞痛,又称劳力型心绞痛。当冠状动脉狭窄或部分闭塞时,其扩张性减弱,血流量减少。在劳力、情绪激动、寒冷等情况下,使心肌负荷突然加重,致心肌耗氧量增加,而冠状动脉的供血却不能相应增加以满足心肌对血流量的需求,出现短暂的心肌缺血缺氧,引发胸闷、胸痛、心悸等症状。慢性冠状动脉供血不足使心肌长期缺血缺氧,引起传导组织功能障碍,出现各种心律失常。长期的心肌缺血可发生心室肥大、心力衰竭,因其改变与扩张型心肌病相似,称为缺血性心肌病。无症状型心肌缺血可能与自主神经功能调节障碍、疼痛阈值增高、心肌缺血程度轻且有较好的侧支循环建立有关。

一、图貌特征

(一)稳定型心绞痛

(1)一过性缺血性 S-T 段偏移:一般以 R 波为主的导联上出现一过性 S-T 段缺血下移,S-T段缺血性压低>0.05 mV,类缺血性压低>0.075 mV。S-T 段偏移非一致性,即 Ⅱ、Ⅲ、aVF、V_5、V_6 导联降低,而 aVR、V_1 导联 S-T 段可抬高。需要特别强调的是,在两个相邻导联新出现的 S-T 段水平型或下斜型压低≥0.05 mV。

(2)一过性 T 波改变:多数表现为左胸导联 T 波降低、平坦或对称性 T 波倒置,少数亦可变为异常高大或倒置变直立。

(3)一过性 Q 波或 QS 波形:极少数情况下,严重的心肌缺血造成部分心肌暂时丧失电活动,出现左胸前导联 R 波降低、Q 波或 QS 波形,经过积极有效的治疗后可迅速消失。

(4)一过性 U 波倒置和 Q-T 间期延长。

(5)一过性心律失常:部分心绞痛发作时,可出现过早搏动、阵发性心动过速、心房颤动及房室传导阻滞等心律失常。

(二)缺血性心肌病与无症状型心肌缺血

无症状型心肌缺血是无临床缺血症状,心电图(静息、动态或负荷试验)却有 S-T 段压低、T 波倒置等,或放射性核素显像示心肌缺血的表现。这种 ST-T 改变较为稳定,但往往是迁缓多变的。有时数月或数年不变,有时甚至接近正常。其变化的程度与临床表现及预后不呈平行关系。

(1)缺血性 T 波改变:最早左心前导联 T 波振幅降低,右心前导联 T 波振幅相对增高,出现 $T_{V1}>T_{V5}$,这是左心室心内膜下缺血的最早征象。进一步表现为以 R 波为主的导联上 T 波低平、双向及倒置。

(2)缺血性 S-T 段降低:早期在以 R 波为主的导联出现 S-T 段水平延长,持续时间≥0.12 s,ST-T 交界处的角度变锐。严重的心肌缺血 S-T 段水平型或下斜型降低>0.05 mV,类缺血性下降>0.075 mV。

(3)各种期前收缩及心房颤动等异位心律。

(4)房内传导阻滞、房室传导阻滞、束支传导阻滞及室内传导阻滞现象常见发生,尤其新发的左束支传导阻滞。

(5)QRS 波时间增宽,电压普遍降低。

(6)左心室肥大图形出现,或其他原因所致。

(7)Q-T 间期延长。

(8)U 波倒置常见于左心室导联。

(9)过早搏动后第一个窦性搏动的 T 波低平、双向或倒置。

（10）Ptf$_{v1}$负值增大。

三、阅图提示

（一）S-T 段降低的诊断与鉴别标准

1. S-T 段降低的诊断标准

除导联Ⅲ的 S-T 段降低可达 0.1 mV 外，其余任何导联的 S-T 段降低均不应超过 0.05 mV，超过此标准即称 S-T 段降低。

2. S-T 段降低的测量方法

（1）S-T 段降低的形态：观察 S-T 段降低时，S-T 段降低的形态比降低的程度更为重要。水平型与下斜型 S-T 段降低多提示心肌缺血或发生器质性损害。J 点降低型大多为心率增快、心肌细胞复极加速的正常变化，无诊断价值。

（2）S-T 段测量：过去以 T-P 段作为基线，近期国际公认意见为 S-T 段基线以 P-R 段的终点为准。

当心动过速且 U 波显著时，P 波的起始部与 U 波相连高于真正的基线。遇到这种情况时，应以两个或三个 QRS 波起始部连接成线作为基线，以测量有无 S-T 段偏移。

（3）S-T 段偏移：测量 S-T 段偏移时，应自 J 点后 0.04 s 处测量。在急性心肌梗死时，国际共识以 J 点为准。当 S-T 段呈下斜型降低时，应以 S-T 段最低处至基线的距离作为 S-T 段降低的距离。

（4）P-R 段下斜显著：可沿 P-R 段向下延长与 J 点垂直线相交于 0，过 0 作水平线为矫正后的基线，并以此作为测量 S-T 段压低的基线。

（5）QX/QT 比值：测量 S-T 段有无降低应注意 QX/QT 比值（S-T 段与两个 QRS 波起点的连线相交处为 X 点）。当 QX/QT 比值<50% 时，多属于 J 点降低性下降。当 QX/QT 比值>50%，即使 S-T 段降低不显著，也应考虑为类缺血性 S-T 段降低。

3. S-T 段降低的鉴别诊断

（1）心房复极波（Tα）引起的 S-T 段降低：心房肥大、交感神经兴奋使心房复极波向量增大，Tα 波的前段可使 P-R 段下垂，后段可延伸至 J 点使其降低。其特点为下垂的 P-R 段与降低的 S-T 段（J 点型）可连成一圆滑的凹向上的曲线，R 波多高耸。

（2）心室肥大：所致的 S-T 段降低为典型的凸面向上，T 波先负后正，多出现在 V$_5$ 导联。

（3）心内膜下心肌梗死：除 aVR 与 V$_1$ 导联外，绝大部分导联出现 S-T 段降低，T 波倒置，多呈冠状 T 波。

其 ST-T 改变持续时间较长，超过了急性冠脉综合征 ST-T 改变的预期时间。

（4）束支传导阻滞：各导联的 QRS 波时间增宽>0.12 s。左束支传导阻滞时，左心前导联出现 S-T 段降低、T 波倒置，而右心前导联出现 S-T 段升高、T 波高耸。右束支传导阻滞时恰恰相反。

（5）洋地黄效应：S-T 段降低呈凹面向上或呈直线向下斜行，S-T 段与 T 波的交界点不易分辨。当倒置 T 波达到最低点时，突然急剧上升而越过基线，S-T 段与 T 波共同组成双向波形。此种改变多见以 R 波为主的导联，可伴 Q-T 间期缩短。

（6）低钾血症：S-T 段降低多见于Ⅰ、Ⅱ与左心前导联，同时出现 U 波增高、T 波低平或倒置，Q-T 间期延长。

（二）T波低平、倒置的诊断与鉴别诊断

1. T波低平、倒置诊断标准

当T波低于 0.2 mV，或 QRS 波主波向上，T波高度不及 R 波 1/10 时，称为 T 波低平。T 波高度（或深度）小于 0.1 mV，为 T 波平坦。低平的 T 波降至基线以下时，其深度为 0.1～0.5 mV，为 T 波倒置。T 波深度达 0.5～1.0 mV，为 T 波深倒置。当 T 波深度大于 1.0 mV 时，称为 T 波巨大倒置。

2. T波低平、倒置的鉴别诊断

（1）急性心肌梗死：发病 24 h 之后，T 波开始转为倒置。倒置的 T 波逐渐加深，多呈冠状 T 波。T 波倒置持续时间约 6 周，逐渐变浅，最后多数恢复直立。

（2）急性心内膜下心肌梗死：除 aVR 外，绝大多数导联出现 T 波倒置，典型呈冠状 T 波，同时伴有 S-T 段降低，但数日内可消失。

（3）心肌炎：T 波低平、倒置出现于大部分导联，随病情好转而恢复，多伴有心律失常，需结合临床诊断。

（4）心包炎：慢性期各导联出现 T 波低平、倒置，多伴有低电压及窦性心动过速。

（5）阿-斯综合征：T 波倒置于发作之后。倒置的 T 波宽而深，双肢不对称，以左心前导联最明显，同时伴有 Q-T 间期延长。

（6）颅脑疾病：在脑血管病、脑外伤及脑膜炎等疾病时，可出现 T 波倒置或增高、S-T 段降低、Q-T 间期延长及异常的 Q 波，这种改变发生较迅速。

（7）急腹症：急性胰腺炎时可引起 T 波倒置，可能由受损的胰腺释放大量的消化酶到血液引起心肌坏死或心包炎所致。胆囊炎出现 T 波倒置可能由迷走神经反射引起冠状动脉痉挛造成。

（8）内分泌疾病：嗜铬细胞瘤、甲状腺功能低下、肾上腺功能不全等内分泌疾病可出现 T 波低平、倒置。但接受治疗后，T 波异常可逐渐消失。

（9）洋地黄效应：T 波先负后正，呈双向改变。S-T 段降低呈鱼钩状，伴 Q-T 间期缩短。

（10）低钾血症：多数导联 T 波低平、倒置，U 波增高，S-T 段无明显改变。

（11）心动过速后症候群：在阵发性心动过速病例中，20% 可出现心动过速后 T 波倒置，与患者的年龄、有无基础心脏病无关。T 波倒置同时伴有 Q-T 间期延长，提示心肌复极延迟。

1）餐后 T 波改变：多于餐后 30 min 内出现 T 波低平、倒置，以 Ⅰ、Ⅱ、V_2～V_4 导联改变明显，可能与交感神经兴奋或倾倒综合征糖加速吸收有关。空腹或在餐中加服钾盐 3.0 g 可预防这种 T 波的变异。

2）过度呼吸性 T 波改变：过度呼吸时，健康人心前导联的 T 波可出现低平或倒置。发生机制可能与呼吸性碱中毒、细胞外钾离子浓度改变或交感神经兴奋早期引起心室肌不协调而使复极缩短有关。其特点为 T 波倒置是一时性的，于过度呼吸 20 s 后即很明显，多伴 Q-T 间期延长，预先给予 β-受体阻滞剂可防止发生。

3）心血管神经官能症：年轻女性多见，常有自主神经功能紊乱的表现。T 波低平、倒置多出现于 Ⅰ、Ⅱ、aVF 等导联，直立时比卧位时改变更为明显。应用心得安后，异常的 T 波可恢复正常。此类患者多系 β 受体敏感所致。

4）持续性幼年型 T 波：据统计，0.5%～4.2% 的正常人 $T_{V1～V4}$ 倒置，在胸腔塌陷的患者可出现。其发生机制可能系描记了未被掩盖的"心脏切迹"部分的局部电位所致。心电图特点：

T波倒置可见于 $V_1 \sim V_4$ 导联；倒置的深度不超过 0.5 mV；深吸气、口服钾盐可使倒置的 T 波转为直立。

5）人工与意外低温：深度的低温可使心脏除极与复极过程发生改变。中等度的低温则只影响复极，引起 T 波异常。例如，心室后壁冷却（喝冰水）可引起 Ⅱ、Ⅲ、aVF 导联 T 波倒置，可能与冷却的心室局部复极延迟有关。

6）选择性冠状动脉造影：当造影剂注入 4～6 s 后出现深宽而倒置的 T 波，其原因可能与造影剂中钠离子引起心肌局部复极延迟有关。左冠状动脉造影时，Ⅱ、Ⅲ、aVF 导联 T 波倒置，电轴左偏。右冠状动脉造影时，Ⅰ、aVL 导联 T 波倒置，电轴右偏。在 T 波倒置的导联中，同时出现 S-T 段轻度降低。

7）起搏性 T 波倒置：应用心室起搏后，倒置的 T 波宽钝，深度可超过 1.5 mV。倒置 T 波分布的导联取决于起搏的部位，而倒置的程度与持续时间取决于起搏刺激的程度与应用起搏的时间。

四、图病连接

对稳定型心绞痛患者行冠状动脉造影显示：有一、二支或三支冠状动脉直径减少＞70％的病变者分别各占 25％左右，5％～10％有左冠脉主干狭窄，其余约 15％无显著狭窄（提示患者的心肌供血和氧供不足可能与冠脉痉挛、冠状循环的小动脉病变、血红蛋白和氧的离解异常、交感神经过度活动、儿茶酚胺分泌过多或心肌代谢异常等有关）。稳定型心绞痛患者也有发生心肌梗死或猝死的危险，合并室性心律失常或传导阻滞者预后较差。决定预后的主要因素为冠脉的病变范围及心功能状态。

据国外相关统计，左冠脉主干病变最为严重，年病死率可高达 30％左右，此后依次为三支、二支与一支病变。

左前降支病变一般较其他两支严重。超声心动图检查、放射性核素心室腔显影、左心室造影所示射血分数降低和室壁运动障碍也有预后意义。缺血性心肌病主要为心肌长期血供不足，心肌组织营养障碍，导致心肌弥散性纤维化、心脏扩大，并可波及起搏传导系统，发生心律失常和心力衰竭，往往预后较差，故应在心脏增大而未发生心力衰竭的阶段中避免劳累，加强心功能的保护。

无症状型心肌缺血亦称隐匿型冠心病，虽无临床症状，但已有心肌缺血的客观表现。它可突然发生心绞痛或心肌梗死，也可逐渐演变为缺血性心肌病，发生心律失常和心力衰竭，亦可能发生猝死。故应积极地采用防止动脉粥样硬化的各种措施，稳定和缩小斑块，防止病变进展。

五、识图论治

稳定型心绞痛的治疗原则为改善冠脉血供和降低心肌耗氧以改善症状，同时治疗冠状动脉粥样硬化以预防心肌梗死和猝死。

（一）稳定型心绞痛严重度的分级（加拿大心血管病学会）

（1）Ⅰ级：一般体力活动（如步行和登楼）不受限，仅在强、快或持续用力时发生心绞痛。

（2）Ⅱ级：一般体力活动轻度受限。快步、饭后、寒冷或刮风中、精神应激或醒后数小时内发作心绞痛。一般情况下，平地步行 200 m 或登楼一层以上受限。

(3)Ⅲ级：一般体力活动明显受限。一般情况下，平地步行 200 m 或登楼一层引起心绞痛。

(4)Ⅳ级：轻微活动或休息时即可发生心绞痛。

（二）发作时的治疗

1.休息

发作时立即休息，停止一切活动后症状可逐渐消除。

2.药物治疗

(1)硝酸甘油：扩张冠状动脉，降低阻力，增加冠状循环的血流量，扩张周围血管，减少静脉回心血量，降低心室容量、心排出量和血压，减轻心脏前后负荷和心肌的需氧，从而缓解心绞痛。常选用硝酸甘油 0.5 mg 置于舌下含服，1～2 min 即开始起作用，约半小时作用消失。如果用药 3 min 不能缓解，可重复 2～3 次。

(2)硝酸异山梨酯（消心痛）：作用同硝酸甘油，可用 5～10 mg 舌下含化，2～5 min 起效，作用维持 2～3 h。亦可用喷雾制剂或亚硝酸异戊酯经鼻吸入。

（三）缓解期的治疗

1.危险因素控制

(1)纠正不良的生活方式，避免各种诱发因素，控制高血压、高胆固醇血症、糖尿病等。

(2)防止焦虑、抑郁、情绪激动。

(3)避免过度劳累，保持适当的体力活动。

2.改善心肌缺血

(1)β-受体阻滞剂：选择性阻断 β 肾上腺素受体，可减慢心率，减弱心肌收缩力，降低血压及室壁压力，从而减少心肌耗氧量和提高冠状动脉灌注。常用量：美托洛尔片，每次 25～100 mg，每日 2 次，口服；美托洛尔缓释片，每次 47.5～190 mg，每日 1 次，口服；比索洛尔，每次 5～10 mg，每日 1 次，口服。其他还有阿替洛尔、纳多洛尔、塞利洛尔等。研究表明，所有 β-受体阻滞剂控制心绞痛疗效相同。β-受体阻滞剂的使用剂量应个体化，从较小剂量开始，逐渐增加剂量，推荐目标心率≤60 次/分钟，但不低于 50 次/分钟为宜。严重心动过缓、二度以上房室传导阻滞、低血压、支气管哮喘禁用。

(2)硝酸酯类：能改善心肌灌注和减少心肌耗氧量，减低心绞痛发作的频率和程度。缓解期常选用：单硝酸异山梨酯，每次 20 mg 口服，每日 2 次，或用其缓释片，每次 40～60 mg，每日 1 次；二硝酸异山梨酯，每次 5～20 mg 口服，每日 3～4 次；硝酸甘油皮肤贴片（含 5～10 mg），贴在胸前皮肤缓慢吸收。应用时应注意给予足够的无药间期，以减少耐药性的发生。用药期间可出现头痛、面色潮红、心率增快和低血压等不良反应。

(3)钙通道阻滞药：抑制钙离子进入细胞内，阻碍心肌细胞兴奋-收缩偶联中钙离子的利用，因而抑制心肌收缩，减少心肌耗氧；扩张冠状动脉，解除冠脉痉挛，改善心内膜下心肌供血；扩张周围血管，减轻心肌后负荷；抗血小板聚集，改善心肌的微循环。常选用：硝苯地平控释片，每次 30 mg，每日 1 次，口服；氨氯地平，每次 5 mg，每日 1 次，口服；维拉帕米，每次 40～80 mg，每日 3 次，口服；地尔硫䓬，每次 30～60 mg，每日 3 次，口服。二氢吡啶类有扩张周围血管和加快心率的作用，非二氢吡啶类有扩张血管和和负性肌力作用，前者常同 β-受体阻滞剂合用，后者在严重心力衰竭、严重心动过缓、传导阻滞、低血压时禁用。长效钙通道阻滞药加快心律和负性肌力作用较小。

(4)其他药物:①曲美他嗪,通过抑制脂肪酸氧化和增加葡萄糖代谢提高氧的利用效率而改善心肌缺血,每次 20 mg,每日 3 次,口服。②雷诺嗪,通过抑制脂肪酸氧化调节心肌代谢,可以阻止细胞内钙超负荷,减少室壁心肌僵化,不改变心率和血压状况下改善心肌供血。初始剂量为每次 500 mg,每日 2 次,最大剂量为每次 1000 mg,每日 2 次,口服。③尼可地尔,其部分化学结构与硝酸盐等同,其他部分类似尼克酰胺维生素,可以激活三磷酸腺苷敏感的钾通道,导致超极化,阻碍钙离子流入细胞,间接阻断钙通道。常用剂量为每次 10 mg,每日 2 次,口服。

(四)减少心血管事件并改善预后的药物治疗

1.抗血小板聚集药物

阿司匹林作为冠心病的基础用药,主要通过抑制环氧化酶和血栓烷 A_2 的合成达到抗血小板聚集的作用,能显著减低血栓栓塞性事件的危险。对于所有急性和慢性缺血性心脏病患者,无论有无症状,只要没有禁忌证,都应常规使用阿司匹林(75～325 mg)治疗,最佳剂量范围为 75～150 mg/d。

2.ADP 受体拮抗剂

氯吡格雷通过不可逆地抑制血小板二磷酸腺苷(ADP)受体而阻断 ADP 依赖激活的血小板糖蛋白 Ⅱ b/ Ⅲ a 复合物,有效地减少 ADP 介导的血小板激活和聚集,主要用于支架植入术后及有阿司匹林禁忌时。常用量:每次 75 mg,每日 1 次,口服。

3.调脂药物

常用调脂药物有他汀类、贝特类、胆酸螯合剂、盐酸等。他汀类药物能有效降低胆固醇和低密度脂蛋白,还有稳定、延缓、缩小斑块的作用。

对于冠心病患者,无论血脂水平如何,均应服用他汀类药物,并根据目标低密度脂蛋白的水平调整剂量。常用他汀类药物包括辛伐他汀(20～40 mg,每晚 1 次)、阿托伐他汀钙片(10～80 mg,每晚 1 次)、普伐他汀(20～40 mg,每晚 1 次)、氟伐他汀(40～80 mg,每晚 1 次)、瑞舒伐他汀(20～40 mg,每晚 1 次)。他汀类药物可引起肝脏损害和肌痛,应用时应注意监测肝功能及心肌酶等各项指标。

4.ACEI

ACEI 可以预防所有高危患者的心血管并发症。在稳定型心绞痛患者,如合并高血压、糖尿病、心肌梗死后左心功能不全或心力衰竭时,建议使用 ACEI。常用 ACEI 药物包括卡托普利(12.5～50 mg,每日 3 次)、依那普利(5～10 mg,每日 2 次)、贝那普利(10～20 mg,每日 1 次)、赖诺普利(10～20 mg,每日 1 次)、培哚普利(4～8 mg,每日 1 次)、雷米普利(5～10 mg,每日 1 次)等。ACEI 可引起咳嗽、低血压等,不能耐受 ACEI 药物者可用 ARB 类药物。

(五)血管重建治疗

稳定型心绞痛的血管重建治疗主要包括经皮冠状动脉介入治疗和冠状动脉旁路移植术等。

1.经皮冠状动脉介入治疗

经皮冠状动脉介入术包括经皮冠状动脉腔内成形术、冠状动脉支架植入术和粥样斑块消融技术等。随着介入技术的不断更新及新型药物洗脱支架和新型抗血小板药物的应用,治疗效果明显提高,不仅可以改善生活质量,而且可以明显降低高危患者的心肌梗死发生率和病死率。

2.冠状动脉旁道移植术

冠状动脉旁道移植术通过取患者自身的大隐静脉作为旁路移植材料,一端吻合在主动脉,另一端吻合在冠脉病变端的远段,或游离内乳动脉与冠脉病变端的远段吻合,引主动脉的血流以改善病变冠脉所供心肌的血流量,可有效地改善心绞痛症状,提高生活质量。此手术创伤较大,应权衡利弊,慎重选择手术指征。

3.血管重建指征

(1)药物治疗不能成功控制症状。

(2)无创检查提示较大面积心肌存在风险,如严重左主干狭窄和三支血管病变并LVEF<50%及两支血管病变者的稳定型心绞痛患者。

(3)手术成功率高,而手术相关的并发症和病死率在可接受范围内。

(4)与药物治疗相比,患者倾向于选择血管重建,可能出现的相关风险已知晓。

4.血管重建禁忌证

(1)一支或两支血管病变不包括 LAD 近端狭窄的患者,仅有轻微症状或无症状,未经药物充分治疗,无创检查未显示缺血或仅有小范围的缺血/存活心肌。

(2)非左主干冠状动脉边缘狭窄(50%~70%),无创检查未显示缺血。

(3)不严重的冠状动脉狭窄。

(4)手术相关的并发症或病死率风险高(病死率>10%),除非手术的风险可被预期生存率的显著获益所平衡,或如不进行手术则患者的生活质量极差。

缺血性心肌病的治疗在于改善冠状动脉供血和心肌的营养,控制心力衰竭和心律失常。对于心力衰竭患者,给予 ACEI、β-受体阻滞剂、利尿剂和地高辛,以改善心室重构保护心脏功能,必要时行心脏再同步化治疗。对于心律失常患者,除给予抗心律失常药物外,对病态窦房结综合征、房室传导阻滞及严重室性心律失常,可考虑植入永久性人工心脏起搏器及埋藏式自动复律除颤器,以防止猝死的发生。

无症状性心肌缺血的治疗原则主要为稳定和消除斑块,促进冠状动脉侧支循环的建立,目前所采用 ABCDE 方案对于动脉粥样硬化和冠心病患者作为一级预防和二级预防起到积极的作用。①A(aspirm anti-anginal therapy and ACEI):使用阿斯匹林和 ACEI;②B(beta-blocker and blood pressure):使用 β-受体阻滞剂和控制血压;③ C (cigardtles smoking and cholesterol):戒烟和调脂;④D(diet and diabetes):控制饮食和治疗糖尿病;⑤E(edacdtion and exercise):健康教育和运动。

第四节 急性冠脉综合征

急性冠脉综合征(acute coronary syndrome,ACS)是以冠状动脉粥样硬化斑块发生破裂、糜烂和出血,继发完全或不完全闭塞性血栓形成(导致心肌缺血、坏死)为病理基础的一组临床综合征,包括 UA、非 S-T 段抬高型心肌梗死和 S-T 段抬高型心肌梗死。

2013 年,ACCF/AHA 具体明确了急性心肌缺血的心电图改变,具体如下。

(1)新出现的左束支传导阻滞(left bundle branch block,LBBB)。

(2)新发生的 S-T 段抬高:①在 V_2、V_1 导联 S-T 段抬高≥0.25 mV(男性)或 S-T 段抬高≥0.15 mV(女性),其他导联 S-T 段抬高≥0.1 mV(无左心室肥大和 LBBB);②在 V_3R、V_4R 导联 S-T 段抬高≥0.05 mV(右心室梗死),男性>30 岁,S-T 段抬高≥0.10 mV;③在 aVR 导联 S-T 段抬高≥0.10 mV,并伴两个连续的对应导联 S-T 段压低≥0.05 mV。

(3)新发生的 S-T 段压低:①在两个相邻导联新出现的 S-T 段水平型或下斜型压低≥0.05 mV;②在 V_1～V_3 新出现的 S-T 段压低≥0.10 mV。

(4)新出现的 T 波倒置:新出现至 1 个月内发生 T 波倒置,特别是在 R 波为主或 R/S>1 相邻两个导联,伴或不伴 S-T 段改变的 T 波倒置≥0.10 mV。

以上条件都是急性心肌缺血指标,是 ACS 的标志,应结合心肌酶谱或心肌坏死标志物确诊。

一、图貌特征

(一)S-T 段抬高型心肌梗死

对于急性心肌梗死,目前主要以 S-T 段抬高进行分类,当心肌缺血导致心电图相应区域 S-T 段抬高时(S-T 段上斜型抬高、弓背向上型抬高、单向曲线型抬高、墓碑样抬高等),已表明相应的冠状动脉已经完全闭塞而导致心肌全层损伤,伴有心肌坏死标志物升高,临床诊断为 STEMI。此类患者绝大多数进展为大面积 Q 波心肌梗死。此时如果处理及时恰当,在心肌坏死之前充分开通闭塞血管,可使 Q 波不致出现。

2012 年《心肌梗死全球统一定义》第 3 版推荐 S-T 段抬高型心肌梗死的心电图诊断标准为:在 V_2 和 V_3 导联,男性≥0.25 mV,女性≥0.15 mV;在其他导联,男、女性≥0.10 mV。S-T 段压低和 T 波改变标准为:两个相邻导联新出现的 S-T 段水平或下斜型压低≥0.05 mV 和(或)在 R 波为主或 R/S>1 的导联 T 波倒置≥0.10 mV。

1.心肌损害程度在心电图的特征性改变

根据心肌损害的程度不同,急性心肌梗死发生过程出现缺血、损伤、坏死三种病理变化,在心电图上有特征性改变。

(1)缺血性 T 波倒置:在心肌梗死的早期,由于心内膜缺血及细胞内钾离子外溢,使心肌复极过程减慢,但复极程序仍可与正常一样,由心外膜向心内膜进行,因此 T 波振幅增高。当缺血影响到心外膜时,心室复极程序发生改变,由心内膜向心外膜进行,所以 T 波倒置。

(2)损伤性 S-T 段增高:心肌损伤引起的 S-T 段偏移主要是由于产生损伤电流及除极波受阻所致。舒张期损伤电流是因损伤心肌细胞极化能力减弱,只能进行部分极化状态(极化不足);收缩期损伤电流是心肌损伤后受损心肌在除极完毕但尚未恢复极化状态之前发生的除极不全所造成的;除极波受阻是指一部分心肌发生损伤后,正常心肌与损伤区交界处可能存在传导阻滞,阻止了除极波进入损伤的细胞内。因而,正常心肌已全部除极,但损伤区心肌仍保持着原来的部分极化状态,使除极时的损伤心肌与正常心肌形成电位差。因此,面对损伤区电极描记 S-T 段抬高,而其反面的电极描记 S-T 段压低。

(3)心肌梗死型 Q 波:由于心肌受到严重的损伤,致使受损部分从内膜到外膜心室壁完全坏死。坏死的心肌不能除极,但可传导正常心肌除极的电位变化,所以在相应的导联仅通过坏死区记录下心室腔内的电压改变,即 QS 波。如贯穿心肌梗死外层,有功能仍存在的心肌波,则可描记具有切迹的 QS 波(胚胎 r 波、r 波、Qr 波)。

临床上所遇到的急性心肌梗死,其心电图并不如此典型,往往因梗死大小、部位及时间不同而表现各异。一般来讲,当冠状动脉发生了急性梗死后,其供血心肌受损的中心区显示坏死型改变,坏死心肌的四周产生损伤型改变,最外层的心肌由于侧支循环的血供而出现缺血型改变,所以体表心电图描记的可能为三种类型的综合图形。

2.典型心肌梗死心电图改变

(1)病理性 Q 波:面向梗死区导联出现病理性 Q 波,其时限≥0.04 s,其深度>R 波的1/4,并可出现粗钝切迹。目前病理性 Q 波的标准:正常情况下,V_1 导联的 QRS 波可以呈 QS型;V_2、V_3 导联>0.02 s 或呈 QS 型;$V_{4\sim6}$、$V_{7\sim9}$、Ⅰ 和 aVL、Ⅱ、Ⅲ、aVF 这些相邻的导联组中,任何相邻导联 Q 波时限>0.03 s,振幅>0.1 mV 或呈 QS 型;无传导阻滞时,V_1、V_2 导联R/S≥1,R 波时限>0.04 s,伴 T 波直立。Ⅲ 和 aVR 导联正常情况下,可出现变异的病理性 Q波,不作为诊断标准。

(2)S-T 段抬高:面向梗死导联 S-T 段抬高,且与 T 波融合在一起,形成一个弓背向上的单向曲线。梗死区反面的导联则出现 S-T 段压低。

(3)T 波倒置:早期缺血局限于心内膜,面向梗死导联 T 波高大直立。当扩展到心外膜时,T 波变为倒置,其基底部狭窄,双肢对称,形成"冠状 T 波"。

3.心电图的演变与分期

心肌梗死大部分发生在左心室、心室间隔,右心室梗死少见,心房梗死偶发生。按其病变的进展过程可分为四期,即超急性期、急性期、亚急性期及陈旧期。心肌梗死后,坏死的心肌常需 5～6 周时间方能完全愈合。

(1)超急性期(早期):约在梗死后数分钟至数小时。此期尚无心肌坏死。心电图表现为双肢对称、巨大高耸的 T 波。

(2)急性期(充分发展期):在梗死后数小时、数日或数周(6 周内)。此期心肌坏死、损伤、缺血的特征同时存在。心电图表现为异常的 Q 波,S-T 段抬高与 T 波融合成单向曲线,直至恢复到等电位线。T 波倒置逐渐变深,形成冠状 T 波。

(3)亚急性期(近期或恢复期):一般持续的时间为 6～12 周。此期心电图表现以心肌坏死、缺血为主要特征。S-T 段基本回到等电位线,倒置的 T 波由深变浅,坏死的 Q 波缩小或不变。

(4)陈旧期(慢性稳定期):主要以心肌坏死为主要特征。在梗死后数月至数年内,倒置的T 波变为平坦、直立。有的虽然倒置,但长期保持稳定。S-T 段基本恢复正常。异常的 Q 波多数永久存在,极少数心电图可恢复正常。

有学者指出:心肌梗死的心电图分级比较混乱,最初依据心电图的相关表现及心肌梗死的发生时间分为急性期、亚急性期和慢性期。急性期主要表现为 T 波改变、S-T 段改变及 Q 波出现,一直持续到 Q 波稳定,T 波开始逐渐变为倒置,大约为 1 个月的时间。亚急性期主要从T 波倒置、变浅直至恢复直立,持续约 2 个月。慢性期仅遗留病理性 Q 波改变,无 Q 波心肌梗死的 ST-T 改变也已结束,时间约为心肌梗死后 3 个月。近期为尽早对急性心肌梗死实施临床治疗,提出了 STEMI 和 NSTEMI 的分类法。

目前国外已将 S-T 段变化期命名为发展期,将 Q 波及非 Q 波期命名为确定期。根据心肌梗死先后出现缺血性 T 波改变、损伤性 S-T 段抬高及病理性 Q 波的三种基本情况,建议将心肌梗死急性期的心电图分成三个亚期:①超急性期(T 波改变期),指心肌梗死后出现 T 波改变至 S-T 段改变出现前;②急性早期(S-T 段改变期),指 S-T 段改变出现后;③心肌梗死确定期(Q 波及非 Q 波期),指 Q 波出现后或 S-T 段演变稳定,回到基线后。

4.心肌梗死的 ECG 定位

(1)根据 S-T 段抬高定位梗死区及相关动脉闭塞,具体如下。

1)aVR 导联 S-T 段抬高,且 S-T$_{aVR}$↑>S-T$_{V1}$↑,提示室间隔基底部透壁性缺血/梗死,为左主干或左前降支闭塞而致第一间隔支供血中断。

2)V$_1$~V$_5$ 导联 S-T 段抬高,伴 aVR 导联 S-T 段抬高,合并Ⅱ、Ⅲ、aVF 导联 S-T 段抬高,且 S-T$_Ⅱ$↑>S-T$_Ⅲ$↑,或合并 V$_7$~V$_9$ 导联 S-T 段抬高;或合并 P-Tα(Ⅱ、Ⅲ、aVF、V$_1$、V$_2$)↓>0.05 mV,P-Tα.(aVR、aVL、V$_5$、V$_6$)↑>0.05 mV,提示广泛前壁缺血/梗死合并下壁心肌缺血/梗死,或合并正后壁心肌缺血/梗死,或合并心房梗死,为左主干闭塞。

3)V$_1$~V$_5$、Ⅰ、aVL 导联 S-T 段抬高,Ⅱ、Ⅲ、aVF 导联 S-T 段压低,提示广泛前壁或前壁基底部缺血/梗死,为左前降支近端闭塞。

4)V$_3$~V$_6$ 导联 S-T 段抬高,不伴Ⅱ、Ⅲ、aVF 导联压低,提示前壁缺血/梗死,为左前降支中段或远段闭塞。

5)Ⅱ、Ⅲ、aVF 导联 S-T 段抬高,提示下壁缺血/梗死。伴 V$_1$~V$_3$ 导联 S-T 段压低,为右冠脉或左回旋支闭塞;不伴 V$_1$~V$_3$ 导联 S-T 段压低,为右冠状动脉闭塞。

6)Ⅱ、Ⅲ、aVF 导联 S-T 段抬高,且 S-T$_Ⅱ$↑>S-T$_Ⅲ$↑,伴或不伴Ⅰ、aVL 导联 S-T 段抬高,提示下壁缺血/梗死,为左回旋支闭塞。

7)Ⅱ、Ⅲ、aVF 导联 S-T 段抬高,且 S-T$_Ⅲ$↑>S-T$_Ⅱ$↑,Ⅰ、aVL 导联 S-T 段压低,提示下壁缺血/梗死,为右冠脉闭塞。

8)Ⅱ、ⅢaVF 导联 S-T 段抬高,V$_3$R、V$_4$R 导联 S-T 段抬高,提示下壁和右心室缺血/梗死,为右冠脉近端闭塞。

(2)根据心肌梗死 Q 波定位左室壁梗死,具体如下。

1)传统分类法:左心室呈圆锥状,上面包括了前壁与侧壁,下面包括下壁与后壁。当探查电极置于梗死部位的对面,则出现坏死的变化(即 Q 波),并可出现不同部位的相互组合。这种传统的分类法简单明确,包括了间壁(V$_1$、V$_2$)、前壁(心尖部 V$_3$、V$_4$)、侧壁(V$_5$、V$_6$)、下壁(Ⅱ、Ⅲ、aVF)、后壁(V$_7$~V$_9$)、高侧壁(Ⅰ、aVL)、前间壁(V$_1$~V$_4$)、前侧壁(V$_3$~V$_6$)。但是,缺乏对回旋支供血区心肌梗死相对应的导联。

2)新的分类法:包括以下七类。

间隔壁梗死:Q 波出现在 V$_1$、V$_2$ 导联,梗死部位为室间隔以及前壁的小部分,为前降支的间隔支或对角支分出后的前降支闭塞。

前壁心尖部梗死:Q 波出现在 V$_1$~V$_4$ 导联,梗死部位为间隔及前壁心尖部,为前降支闭塞。

前壁中部梗死:Q 波出现在 aVL、Ⅰ 导联,一般认为 Q$_{aVL}$>Q$_Ⅰ$、ST$_{aVL}$↑>ST$_Ⅰ$↑,梗死部位为前壁中部及基底部,为前降支的第一对角支闭塞。

广泛前壁梗死:Q 波出现在 V$_1$~V$_6$ 及 aVL、Ⅰ 导联,梗死部位为间隔、心尖部和侧壁,为前降支近端闭塞。

侧壁梗死:Q 波出现在Ⅰ、aVL 或 V$_5$、V$_6$ 导联,V$_1$、V$_2$ 导联的 QRS 波呈 RS 型,梗死部位

为侧壁,为非优势型的回旋支或钝缘支闭塞。

下壁梗死:Q 波出现在 Ⅱ、Ⅲ、aVF 导联,梗死部位为下壁,为后降支闭塞(90％由右冠脉供血,10％由回旋支供血)。

侧壁及下壁梗死:Q 波出现在 Ⅰ、aVL、V_5、V_6 及 Ⅱ、Ⅲ、aVF 导联,伴或不伴 V_1 导联 QRS 波呈 R 型,梗死部位为侧壁和下壁,为右冠脉或回旋支近端闭塞。

(3)右室壁梗死:①$V_3R \sim V_5R$ 导联连续两个或两个以上导联 S-T 段抬高≥0.1 mV,持续时间≥4 h;②$V_3R \sim V_5R$、mR(电极在右锁骨中线与肋缘交点)、mL(电极在左锁骨中线与肋缘交点)、mE(电极在 mR 与 mL 连线中点)导联呈 QS 型、Qr 型或 rS 型改变;③与下壁和后壁心肌梗死同时并存。

(4)心房梗死:①心房除极异常。P 波形态增宽、粗钝、双向,切迹呈 M 型或 W 型。②心房复极波异常。右心房梗死时,P-T_a 段在 aVR 导联上升＞0.05 mV,在 Ⅱ、Ⅲ、aVF、$V_{IX} \sim V_6$ 导联下降＞0.1 mV。左心房梗死时,P-T_a 段在 aVL、Ⅰ、V_5、V_6 导联上升＞0.5 mV,在 Ⅱ、Ⅲ、V_1、V_2 导联下降＞0.1 mV。③房性心律失常。心房梗死时常出现房性心律失常,以房性期前收缩、心房颤动、心房扑动、房性心动过速为多见,亦可出现房室传导阻滞、窦性停搏及窦性心动过速。窦性心律失常发生可能是右心房梗死伴发窦房结动脉阻塞所致。

(二)非 S-T 段抬高型心肌梗死与不稳定型心绞痛

NSTEMI/UA 的共同病理基础为不稳定型斑块破裂或糜烂基础上血小板聚集,并发血栓形成,致使微血管栓塞或冠状动脉不全栓塞,导致急性或亚急性心肌供血减少和缺血加重。此时,心电图表现为 S-T 段下移及(或)T 波倒置,常无异常 Q 波形成。如果心肌坏死标志物或心肌酶升高,表明有尚未波及心室全层的小范围心肌坏死(局灶性或心内膜下心肌坏死),称为 NSTEMI 或非 Q 波型心肌梗死。NSTEMI 处理不当可进展为 STEMI 或透壁性心肌梗死。

如果心肌坏死标志物或心肌酶正常,应列为 UA。UA 与 NSTEMI 的不同主要表现在缺血的严重程度以及是否导致心肌损害等方面。

1. UA

UA 包括了静息型心绞痛、初发型心绞痛、恶化型心绞痛、卧位型心绞痛、梗死后心绞痛、变异型心绞痛等。除变异型心绞痛,心电图表现为一过性 S-T 段抬高(冠脉痉挛),其余大部分表现为 S-T 段降低、T 波低平或倒置。

(1)UA 心电图改变:①T 波倒置。胸痛发作时 T 波改变表现为振幅下降、低平、倒置,可呈冠状 T 波,通常在两个导联以上。T 波倒置反映心肌急性缺血。②S-T 段压低。胸痛发作时 S-T 段压低且呈多种形态,并有动态变化。S-T 段一过性压低提示为心内膜下心肌缺血。

(2)变异型心绞痛心电图改变:①ST-T 改变。变异型心绞痛发作时成组导联 S-T 段抬高伴 T 波高耸,对应的导联 S-T 段压低、T 波倒置。②QRS 波改变。在 S-T 段抬高的导联上,R 波振幅增高、变宽(急性损伤阻滞),S 波深度变浅。③U 波倒置。变异型心绞痛发作时,左胸导联上可出现 U 波倒置。④心律失常。变异型心绞痛发作时,可伴有过早搏动、室性心动过速及房室传导阻滞。⑤ST-T 伪性改善。变异型心绞痛发作前某些导联出现的 S-T 段降低或 T 波倒置在变异型心绞痛发作时可以使其 S-T 段抬高和 T 波逆转。

2. 非 S-T 段抬高性心肌梗死

(1)心内膜下心肌梗死心电图改变:①各导联(aVR、V_1 除外)均可出现 S-T 段压低,T 波增宽、双向或倒置,倒置的 T 波双肢对称;②ST-T 改变持续时间较长(2 周以上);③无病理性 Q 波。

（2）等位性 Q 波出现时心电图改变：急性心肌梗死时病理性 Q 波未能出现，但能引起 QRS 波特征性的形态变化，QRS 波这种特征性改变称为等位性 Q 波。这种情况存在也应考虑心肌梗死的诊断。

1）小 q 波：在 $V_1 \sim V_3$ 胸导联出现小 q 波，或者是 $Q_{V3} > Q_{V4}$、$Q_{V4} > Q_{V5}$、$Q_{V5} > Q_{V6}$。

2）进展性 Q 波：指原有的 Q 波出现变化（变宽或变深）或原来无 Q 波的导联出现新的 Q 波。

3）Q 波区：指梗死区的导联周围（上下或左右）均可记录到 Q 波。

4）R 波丢失：在 $V_1 \sim V_4$ 胸导联的 R 波发生反向递增，相邻两个胸导联的 R 波振幅相差大于 50％，下壁导联 R 波振幅$\leqslant 2.5$ mV 伴 Q 波等。

5）当 QRS 波起始部位出现切迹、顿挫，或是梗死相关导联的 R 波存在$\geqslant 0.05$ mV 的负向波，可能提示存在小面积梗死。

（3）不典型心肌梗死心电图改变，具体如下。

1）局灶性心肌梗死：无坏死性 Q 波，亦无 S-T 改变，仅出现冠状 T 波并符合心肌梗死的演变过程。

2）多发性心肌梗死：由于相反向量的互相抵消，心电图只出现 QRS 波时间增宽及电压降低。

3）再发性心肌梗死：在原陈旧性心肌梗死的基础上又发生部分心肌梗死，可仅出现 ST-T 改变。

4）特殊部位心肌梗死：正后壁、局限性高侧壁及右心室梗死需分别加做 $V_7 \sim V_9$ 导联、$V_1 \sim V_6$ 的高位肋间导联及 V_3R、V_4R 导联方能显示。

5）心前导联 R 波逐渐降低或突然降低的前壁心肌梗死。

6）心肌梗死图形被合并预激综合征、左束支传导阻滞或室性心动过速所掩盖。

7）根据室性期前收缩判断心肌梗死：室性期前收缩必须呈 qR、QR、QRS 型（QS 型无意义），起始 q 波> 0.04 s；室性期前收缩的 QRS 波群以正向波为主（QRS 波主波向下不能诊断），且伴有 ST-T 的原发性改变；必须以心外膜面的导联作诊断，而不能以面向心室腔的导联（aVR、V_1）作诊断。

二、阅图提示

（一）S-T 段抬高的诊断与鉴别诊断

1. S-T 段抬高的诊断标准

在肢体导联，当 S-T 段之后的 T 波直立时，S-T 段抬高不应超过 0.1 mV；当 S-T 段之后的 T 波倒置时，S-T 段抬高则不应超过 0.05 mV。在右心前导联，S-T 段抬高不应超过 0.25 mV。在左心前导联，S-T 段抬高不应超过 0.1 mV

除注意 S-T 段抬高的程度之外，还应注意 S-T 段形态（凸面向上或向下）、T 波倒置的情况及有无异常的 Q 波出现，以明辨是否具有病理意义。

2. S-T 段抬高的鉴别诊断

（1）室壁瘤：在心肌梗死部位相应的导联上持续 S-T 段抬高 5～6 个月甚至更长，则应考虑并发室壁瘤的可能性。

（2）急性心包炎：S-T 段抬高开始于 S 波之后，一般呈凹面向上（马鞍状）。S-T 段抬高导联比较广泛，抬高的程度较轻，一般小于 0.5 mV。可伴有窦性心动过缓、低电压、交替电压等改变。

（3）高钾血症：S-T 段抬高以右心前导联及 aVR 导联较明显，同时出现 QRS 波增宽、T 波高耸的心电图改变。

（4）急性心肌梗死：发病后数小时可出现 S-T 段抬高，典型者凸面向上（弓背型）与 T 波融合成单向曲线。S-T 段抬高出现于相应导联，多数抬高十分显著，且多伴有异常的 Q 波及冠状 T 波。

（5）早复极：S-T 段抬高多见于左心前导联，一般不超过 0.4 mV。S-T 段抬高多呈凹面向上，同时伴有 T 波高耸。心前导联常有过渡区及逆时针转位。S-T 段抬高可持续数年不等，运动负荷试验、过度呼吸、吸入亚硝酸异戊酯可使 S-T 段伪正常化。

（二）T 波高耸的诊断与鉴别诊断

1. T 波高耸的诊断标准

标准导联 T 波>0.7 mV 以上，加压肢体导联 T 波>0.5 mV 以上，心前导联 T 波>2.0 mV 以上者称为 T 波高耸。

2. T 波高耸的鉴别诊断

（1）心肌梗死的超急性损伤期：T 波高耸，T 向量指向损害部位的表面，S-T 段抬高呈斜坡形式或凹面向上。持续数小时至一日，S-T 段抬高变为凸面向上，T 波开始转为倒置。

（2）急性前壁内膜下缺血：T 波增高以 $V_3 \sim V_5$ 导联最为明显，双肢对称呈箭头状，可伴 U 波倒置。

（3）高钾血症：T 波高尖、双肢对称呈帐篷状，以 $V_3 \sim V_6$、Ⅱ、Ⅲ、aVF 导联变化显著，同时伴有 S-T 段抬高及 R 波增宽。

（4）左室舒张期负荷过重：左心前导联出现高耸的 T 波，可伴有 QRS 波增宽、VAT 时间延长及明显的 Q 波。

（5）迷走神经张力增高：T 波高耸以 V_5、V_6、Ⅱ、Ⅲ、aVF 导联变化显著，S-T 段轻度升高，多伴有窦性心动过缓，临床无心脏病的证据。

（三）异常 Q 波的鉴别诊断

1. 正常变异

正常人室间隔的起始向量自左后指向右前，故在 V_5、V_6 导联可产生间隔性 Q 波。横置型心电位时，Ⅰ、aVL 导联类似左室波形，也可出现间隔性 Q 波。垂直心电位时，Ⅱ、Ⅲ、aVF 导联类似右室波形，亦可出现间隔性 Q 波。有时由于心脏位置变化，在某些导联上出现超过正常标准的 Q 波，称为位置性 Q 波。位置性 Q 波与病理性 Q 波有时不易鉴别，应综合临床资料进行分析。在肥胖、妊娠或横膈上抬时电轴左偏产生位置性 Q 波。当 QRS 波起始 0.04 s 向量在额面指向 $0° \sim +30°$ 时，投影在Ⅲ导联上的负侧，Ⅱ、aVF 导联的正侧，故Ⅲ导联出现 Q 波，而Ⅱ、aVF 导联不出现 Q 波。若 QRS 波起始 0.04 s 向量在 $-30° \sim 0°$ 时，Ⅲ、aVF 导联出现 Q 波，Ⅱ导联不出现 Q 波。此时应嘱患者深吸气后屏气再做心电图，深吸气膈肌下降，可使 QRS 的向量环下移，使 $Q_{Ⅲ、aVF}$ 波减少或消失。当Ⅲ、aVF 导联出现异常 Q 波时，aVR 导联出现 rS 型，则多为病理性。aVR 导联出现 QR 型提示为位置性。aVR 导联出现 QS 型，则无鉴别诊断价值。若在 $-30°$ 以上，则Ⅱ、Ⅲ、aVF 导联均出现 Q 波，且伴有明显 ST-T 变化，则肯定为病理性。

2.心室肥大

(1)左心室肥大：V_1、V_2 导联可能出现 QS 波形，类似前间壁梗死。但在低一肋间描记 V_1、V_2 导联，可能出现 rS 波形。而心肌梗死时，QS 波形持续不变。

(2)右心室肥大：右心前导联可出现 QS 波形，类似前间壁梗死。但 V_4、V_3 导联无异常 Q 波，而前间壁梗死可能在 V_4、V_5 导联出现。若右心前导联出现高 R 波，应与正后壁梗死相鉴别，右心室肥大时 V_1 导联 T 波倒置，而正后壁梗死时 T 波高耸。

3.心肌缺血

(1)心绞痛：某支冠状动脉因狭窄或痉挛致使该区产生严重的缺血而丧失了电动力，出现 Q 波。但当缺血心肌恢复了血供，心肌的电动力随之恢复，Q 波即可消失。

(2)急性心肌炎(心肌坏死型)：因心肌不同程度的损伤及坏死，可出现异常 Q 波，酷似心肌梗死，但是不具备心肌梗死 ST-T 特征性的演变规律。

4.心肌病变

(1)原发性心肌病：①肥厚型心肌病时，由于室间隔异常增厚，引起起始向量的变化，可在 Ⅰ、Ⅱ、Ⅲ、aVL、aVF、V_5、V_6 导联出现异常 Q 波，易误诊为下壁、侧壁心肌梗死。但其 Q 波加深而不增宽，出现 Q 波导联的 T 波往往直立而不倒置。当左心室肥大明显时，异常 Q 波可逐渐消失；②扩张型心肌病产生异常 Q 波多为左心室某个部位心肌电活动丧失所致，与陈旧性心肌梗死难以鉴别，需借助心电向量等检查帮助诊断。

(2)继发性心肌病：包括结缔组织病、心肌淀粉样变性、代谢性疾病等。发生异常 Q 波原因主要为心肌变性、纤维化、瘢痕形成致使心肌电活动显著减退或消失，其心电图变化无特异性，包括节律改变、传导障碍及心肌缺血等表现。

5.束支传导阻滞

(1)左束支传导阻滞：室间隔除极与正常相反，因而在 $V_1 \sim V_3$ 导联均出现 QS 波形，伴有 S-T 段抬高，易误诊为前间壁梗死。左前分支传导阻滞时，左后分支首先除极，起始向量指向左后下方，在 V_1、V_2 导联可出现 qrS 型，但在低一肋间描记 q 波可消失，应注意与前间壁梗死相鉴别。

(2)右束支传导阻滞：右心前导联呈典型的三相波，即 rsR′ 型。但有时 r 波不明显，只出现有挫折的 R 波，类似正后壁梗死。在 $V_1 \sim V_2$ 导联也可呈 qR 型，也易与前间壁梗死相混淆，但此 qR 型不会出现在 V_3 导联。

6.预激综合征

(1)A 型预激综合征：房室旁道终止于心室的基底部，在右心前导联出现高宽的 R 波，类似正后壁梗死。

(2)B 型预激综合征：房室旁道终止于右心室的前壁或侧壁，右心前导联出现 QS 波，易误诊为前间壁梗死。

(3)C 型预激综合征：房室旁道终止于左心室的前壁或侧壁，V_5、V_6 导联可出现 Q 波，貌似侧壁梗死。

根据预激综合征的 P-R 间期、预激波及 QRS 波时间增宽的特征性改变，一般不难鉴别。

7.肺部疾病

(1)肺梗死：可使肺循环负荷突然增加，右心室急剧扩张而引起显著的顺时针转位，导致 Ⅰ

导联 S 波增宽,Ⅲ 导联 Q 波加深、S-T 段抬高、T 波倒置,即 S_I、Q_{III}、T_{III} 应与下壁梗死相鉴别。

(2)肺气肿:横膈下降,整个 QRS 向量环下移,加之右心室肥大及心脏顺时针转位,在右心前、Ⅱ、Ⅲ、aVF 导联可出现 QS 波形,貌似前间壁、下壁梗死。如果低一肋间描记,右心前导联便可出现正常的 rS 波形。

8.其他情况

(1)脑血管病:急性脑血管病后一至数日,脑交感神经中枢直接或间接受到刺激,使分布于心肌的交感神经末梢释放过多的儿茶酚胺,引起心肌缺血、损伤及坏死。心电图可出现 ST-T 改变、R 波振幅降低及异常 Q 波,有时难以与心肌梗死鉴别,但本病心电图改变部位比较广泛,且异常 Q 波及 S-T 段偏移在短时间内消失。

(2)急性胰腺炎:剧烈疼痛使交感神经兴奋性增高,在原冠状动脉硬化的基础上反射性引起冠状动脉收缩,加重心肌缺血而出现电静止。或是由于局部电解质紊乱影响了心肌电生理的正常活动,使心肌细胞膜电位改变,导致心电动力消失,形成异常 Q 波。

三、图病连接

急性冠脉综合征是以冠状动脉粥样硬化性斑块破裂或侵蚀,继发完全或不完全闭塞性血栓形成为病理基础的一组临床综合征。冠状动脉造影显示,UA 和 NSTEMI 为程度不同和不规则狭窄病变未完全闭塞血管所致,STEMI 多为相关血管完全性闭塞造成。病理形态学研究表明,前者为富含血小板的白色血栓,后者为含大量纤维蛋白的红色血栓。UA 和 NSTEMI 的区别在于缺血的严重程度以及是否导致心肌损害。心肌坏死标志物或心肌酶正常列为 UA,心肌坏死标志物或心肌酶增高则为 NSTEMI。NSTEMI 表明未波及心室全层的局灶型心肌梗死和心内膜下心肌梗死,即过去所说的非 Q 波型心肌梗死。STEMI 标志心肌梗死累及心室壁的全层或大部分,即透壁性心肌梗死或 Q 波型心肌梗死。STEMI 早期(心肌坏死之前)充分开通闭塞血管可使 Q 波不致出现。

NSTEMI 处理不当,可进展为 STEMI 或透壁性心肌梗死。因此,必须贯彻"时间就是心肌,时间就是生命"的诊治理念,早期、持续、有效地开通梗死相关动脉,恢复有效的心肌灌注。

急性冠脉综合征以胸骨后剧烈而持久的疼痛为典型表现,且休息或应用硝酸酯类药物不能缓解,常合并心律失常、泵衰竭及休克,处理不当可发生室间隔穿孔、乳头肌断裂、心室壁破裂甚至猝死。部分老年患者临床症状不典型,称为无痛性心肌梗死。STEMI 心电图出现坏死性 Q 波、损伤性 S-T 段抬高、缺血性 T 波倒置并具有特征性演变过程,一般不难诊断。NSTEMI 心电图变化轻微,主要系非特异性 ST-T 段改变,可不出现坏死性 Q 波,此时应结合病史、体征、心肌坏死标志物及酶学检查进行分析,以免造成漏诊。在许多非梗死性疾病的心电图上亦可出现异常 Q 波,不少病例误诊为心肌梗死。可见 Q 波既不是永久性心肌损害的同义词,也不是心肌梗死的代名词,因此对异常 Q 波应进行鉴别,方能及早正确地诊断心肌梗死。

四、识图论治

急性冠脉综合征共同的治疗原则为抗凝、抗血小板聚集、抗血栓和及早血管再通。

(一)不稳定型心绞痛的治疗

UA 有进展为心肌梗死的高度危险性,其处理正确与否和预后有很大关系,必须给予足够的重视。

1. UA 分型

UA 根据临床表现分为三种,其心电图 ST-T 变化是一过性的。

2. UA 严重程度分级

Braunwald 根据心绞痛的特点和基础病因提出分级。

3. UA 危险度分层

UA 危险度分层,根据患者的年龄、心血管危险因素、心绞痛严重程度和发作时间、心电图、心肌坏死标志物和有无心功能改变做出。

4. 一般处理

(1)卧床休息 1～3 d,24 h 心电监测。

(2)持续吸氧,维持血氧饱和度到 90% 以上。

(3)剧烈疼痛者可给予吗啡 5～10 mg 皮下注射,以缓解心绞痛。

(4)反复检测心肌坏死标志物,以判断病情变化。

5. 抗心肌缺血

(1)硝酸酯类药物:可扩张静脉,降低心脏负荷,减少心肌耗氧量;扩张冠状动脉,改善心肌缺血,缓解心绞痛。在心绞痛发作时,可舌下含服硝酸甘油,每次 0.5 mg,间隔 3～5 min 可重复使用,共用 3 次。之后再用硝酸甘油或硝酸异山梨酯持续静脉滴注,以 10 μg/min 开始,每 3～10 min 增加 10 μg/min,直至症状缓解或出现血压下降,最大推荐剂量为 200 μg/min。在症状消失 12～24 h 后改用口服药物,如 5-单硝酸异山梨酯或硝酸异山梨酯。

(2)β-受体阻滞剂:作用于心肌的 β$_1$ 受体,降低心肌耗氧量,改善心肌缺血,减少心肌梗死的发生,在无禁忌证的情况下应早期应用。

对于高危患者(血压明显升高,心率增快),可静脉滴注艾司洛尔 250 μg/(kg·min),停药后 20 min 作用消失。常用口服 β-受体阻滞剂有美托洛尔和比索洛尔,口服剂量应强调个体化,其治疗时的目标心率为 50～60 次/分钟。

(3)钙通道阻滞药:对冠脉痉挛引起的变异型心绞痛为首选药物,经硝酸酯类与 β-受体阻滞剂治疗效果不佳时可加服长效钙通道阻滞药。对心动过速、心功能不全应用时应特别注意,警惕增加心肌耗氧量及负性肌力的不良反应。

6. 抗血小板聚集

(1)阿司匹林:通过抑制环氧化酶和血栓烷 A$_2$ 的合成达到抗血小板聚集的作用。

首次嚼服阿司匹林肠溶片 300 mg,之后每日 75～100 mg 长期维持。

(2)选择性二磷酸腺苷(ADP)受体拮抗剂:主要有替格瑞洛,通过抑制 ADP 介导的血小板活化阻断血小板聚集作用。现在国内外相关指南推荐替格瑞洛为 ACS 的首选抗血小板治疗药物。

替格瑞洛为非前体药,无须经肝脏代谢激活即可直接起效。起始剂量为单次负荷量 180 mg,此后每次 90 mg,每日 2 次。当患者不能接受替格瑞洛治疗时,才考虑使用氯吡格雷,首次或介入治疗给予负荷量 300 mg,之后每日 75 mg,服用 1 个月或长期维持。

(3)血小板糖蛋白(GP)Ⅱb/Ⅲa 受体拮抗剂:通过占据该受体阻止与纤维蛋白结合,抑制血小板聚集。目前临床上常用的 GPⅡb/Ⅲa 拮抗剂有阿昔单抗、替罗非班、伊替非班等。阿昔单抗主要用于接受 PCI 术的 UA/NSTEMI 患者,在 PCI 术前 10 min 按 250 μg/kg 静脉滴注,然后以 10 μg/min 维持 12 h。

7. 抗凝治疗

(1)普通肝素:与抗凝血酶Ⅲ形成一种复合物(肝素-AT-Ⅲ),能使凝血酶和活化 X 因子失活。肝素可通过加速激活血液中抗凝血酶,而抗凝血酶可使因子Ⅱa、因子Ⅸa 和因子Ⅹa 失活,从而预防血栓形成。肝素的推荐剂量为静脉注射 80 U/kg 后以 15～18 U/(kg·h)的速度静脉滴注维持,在开始用药或调整剂量后 6 h 需监测激活部分凝血酶时间(APTT),调整肝素用量使 APTT 控制在 45～70 s,为正常参考值的 1.5～2 倍。静脉应用肝素 2～5 d 为宜,后改为肝素 5 000～7 500 U,每日 2 次皮下注射,1～2 d 停用。在肝素使用过程中应监测血小板,因为其有诱导血小板减少的可能。

(2)低分子肝素:具有强烈的抗 Xa 和Ⅱa 因子活性的作用,可以根据体质量和肾功能调节剂量,不需要实验室监测,且疗效肯定。常选用依诺肝素、达肝素和那曲肝素等皮下注射。

(3)磺达肝癸钠:为选择性 Xa 因子间接抑制剂,由于不与其他凝血因子结合,因此较普通肝素或低分子肝素更安全。每日 1 次皮下注射 2.5 mg 可大大降低出血风险。对行 PCI 者,术中需要追加普通肝素抗凝。

(4)比伐卢定:为直接抗凝血酶制剂,其有效成分为水蛭素衍生物片段,能使活化凝血时间明显延长而发挥抗凝作用,可预防接触性血栓的形成,主要用于 UA/NSTEMI 患者术中的抗凝。先静脉推注 0.75 mg/kg,再静脉滴注 1.75 mg/(kg·h),一般不超过 4 h。与普通肝素加用血小板 GPⅡb/Ⅱa 受体拮抗剂相比,其出血发生率明显降低。

8. 他汀类药物应用

他汀类药物有改善内皮功能、消除炎症反应、稳定斑块的作用。不管其 LDL-C 水平如何,UA 者均应尽早(24 h 内)使用,可降低心肌梗死和猝死的发生率。常用他汀类药物包括辛伐他汀、阿托伐他汀、氟伐他汀等,长期应用可致肝酶和肌酶异常,应定期监测。

9. ACEI 或 ARB 应用

ACEI 可扩张血管,抑制肾素-血管紧张素-醛固酮系统,改善心室重构及心脏功能,降低心血管事件发生率。在无低血压、肾动脉狭窄等禁忌证的情况下,对 UA 患者应在第一个 24 h 内给予口服 ACEI,如卡托普利、咪达普利、福辛普利等,不能耐受 ACEI 者可用 ARB 代替。

10. 血管重建术

目前对 UA/NSTEMI 血管重建术的治疗原则有两种,即"早期保守治疗"和"早期侵入治疗"。

(1)根据早期保守治疗策略,冠状动脉造影适用于药物强化治疗后仍有心绞痛复发和动态 S-T 段改变或负荷试验阳性的患者。

(2)根据早期侵入治疗策略,只要临床上没有血运重建的禁忌证,应常规进行冠状动脉造影。根据病变情况,可以直接行 PCI 或 CABG。

(3)根据 UA/NSTEMI 的危险分层,对于顽固性心绞痛伴有心力衰竭或威胁生命的室性心律失常及血流动力学不稳定者,建议行急诊(<2 h)冠状动脉造影及血管重建术;对于肌钙蛋白升高或 ST-T 动态改变者,建议早期(24 h 内)行冠状动脉造影及血管重建术;对于症状反复发作且合并至少一项危险因素(肌钙蛋白升高、ST-T 改变、糖尿病、肾功能不全、左心功能受损、既往心肌梗死或 PCI 或 CABG 史)者,建议于发病 72 h 内行冠状动脉造影;对于低危患者,不建议常规行侵入性诊断和治疗,可根据负荷试验的结果选择治疗方案。

（二）NSTEMI 的治疗

从病理角度来看，NSTEMI 和 UA 冠脉内为富含大量血小板的白色血栓，而 STEMI 血管内为含大量纤维蛋白的红色血栓，故 STEMI 可给予溶栓治疗，而 NSTEMI 只能抗凝治疗。其理由为溶栓药物对血小板成分为主的血栓难以发挥作用，相反还可激活血小板。由于少量纤维蛋白被溶解，致使斑块创面更暴露，使不稳定性斑块更加不稳定，并可引起斑块内出血，导致病情加重，病死率增高。因此，NSTEMI 与 UA 治疗原则是一致的。

（三）STEMI 的治疗

STEMI 的治疗原则是尽快地恢复心肌的血液灌注（30 min 内可溶栓，并在 30～90 min 内介入治疗），以挽救濒死的心肌，防止梗死扩大或缩小心肌缺血的范围，保护心脏功能，及时处理严重心律失常、泵衰竭和各种并发症，防止猝死。

1. 一般处理

（1）休息：急性期 12 h 卧床休息，要消除精神紧张，防止不良刺激；若无并发症，24 h 内可在床上行肢体活动；若血压正常，第 3 天可在室内行走；梗死后第 4～5 天，逐步增加活动量。

（2）监测：在重症监护室进行心电、血压和呼吸监测。对泵衰竭者，应监测肺毛细血管楔压及中心静脉压。除颤仪随时处于备用状态。密切注意心率、心律、血压和心功能的变化，及时调整治疗措施。

（3）吸氧：心肌梗死患者最初几日应间断或持续通过鼻导管给氧。

（4）建立静脉通道：保持给药途径通畅。

2. 缓解疼痛

（1）哌替啶或吗啡：胸痛剧烈时，给予哌替啶 50～100 mg 肌内注射或吗啡 5～10 mg 皮下注射，必要时 1～2 h 后可重复使用。

（2）硝酸酯类药物：硝酸甘油 0.5 mg 舌下含服，每 3～5 min 可重复含化，之后静脉滴注硝酸甘油或硝酸异山梨酯，注意观察有无血压降低及心率增快。

（3）β-受体阻滞剂：无禁忌证的情况下，可试用 β-受体阻滞剂如美托洛尔、比索洛尔、阿替洛尔，口服从小剂量开始，逐渐递增，使静息心率降至 55～60 次/分钟。

3. 抗血小板聚集

（1）阿司匹林肠溶片：STEMI 患者无禁忌证时，应在早期嚼服阿司匹林肠溶片 300 mg，然后 75～150 mg/d 长期服用。

（2）氯吡格雷：尽快服用氯吡格雷，初始剂量为 300 mg，直接 PCI 或未溶栓者最好首次 600 mg，之后 75 mg/d 继续服用。

（3）GPⅡb/Ⅲa 受体拮抗剂：用于直接接受 PCI 患者的术中使用。

4. 抗凝治疗

（1）普通肝素：已成为 STEMI 溶栓治疗的最常用的辅助用药。随溶栓剂不同，肝素用法亦不同。选择性溶栓药［重组组织型纤维蛋白溶酶原激活剂（rt-PA）］治疗中必须充分抗凝。一般使用方法是：静脉注射 70 U/kg，然后静脉滴注 15 U/（kg·h）维持，每 4～6 h 测定 APTT，使 APTT 达正常参考值的 1.5～2 倍。一般在 48～72 h 后改为皮下注射 7 500 U，每 12 h 注射 1 次，连用 2～3 d。非选择性溶栓剂尿激酶和链激酶对全身凝血系统影响很大，不需要溶栓前静脉给药，溶栓后行皮下注射便可。

（2）低分子肝素：可皮下注射，具有应用方便且不需监测凝血时间、出血并发症低等优点，可代替普通肝素应用。

(3)磺达肝癸钠:适用于接受溶栓或不行直接 PCI 者,可降低再梗死及病死率。

(4)比伐卢定:用于直接 PCI 时的术中抗凝,可取代肝素和 GPⅡb/Ⅲa。

5.溶栓疗法

STEMI 时,溶栓获益大小取决于治疗的时间。在发病 3 h 内行溶栓治疗,梗死相关血管的开通率增高,其临床疗效与直接 PCI 相当。在发病 3~12 h 内行溶栓治疗,其疗效不如直接 PCI,但仍能获益。在发病 12~24 h,如果仍有持续或间接的缺血症状和持续 S-T 段抬高,溶栓治疗仍有效。无条件施行介入治疗时或因患者就诊延误及转送到可施行介入治疗的单位前,如无禁忌证,应立即行溶栓治疗。

(1)适应证:两个或两个以上相邻导联 S-T 段抬高(胸导联≥0.2 mV,肢导联≥0.1 mV),或病史提示心肌梗死合并左束支传导阻滞,起病时间≤12 h,年龄<75 岁;S-T 段显著抬高的心肌梗死者年龄>75 岁,经权衡利弊仍可考虑;STEMI 发病时间已达 12~24 h,但如仍有进行性缺血性症状和广泛 S-T 段抬高,也可进行。

(2)禁忌证:既往发生过出血性脑卒中,6 个月内发生过缺血性脑卒中或脑血管事件;中枢神经系统受损、颅内肿瘤或血管畸形;近期(2~4 周)有活动性内脏出血;未排除主动脉夹层;严重且未控制的高血压(>180/100 mmHg)或长期严重的高血压病史;目前正在使用治疗剂量的抗凝药物或已有出血倾向;近期(2~4 周内)有创伤史,包括头部外伤、创伤性心肺复苏或较长时间(>10 min)心肺复苏史及外科大手术;近期(<2 周)曾在不能压迫部位的大血管行穿刺术。

(3)溶栓药物应用:包括非纤维蛋白的特异性溶栓剂和纤维蛋白特异性溶栓剂,前者有尿激酶(UK)、链激酶(SK),后者为重组组织型纤维蛋白溶酶原激活剂(rt-PA)和 TNK-组织型纤维蛋白肌酶原激活剂(TNK-tPA)。其他有采用基因工程改良的特异性组织型纤溶酶原激活剂衍生物,包括瑞替普酶、兰替普酶和替奈普酶等。

1)尿激酶:可在激活血栓处纤溶酶原的同时激活全身血液系统中的纤溶酶原而溶解冠状动脉内血栓。常用量 150 万~240 万单位,30 min 内静脉滴注。

2)链激酶:不直接激活纤维溶酶原,而是通过与纤维溶酶原结合成活性复合物激活其他的纤溶酶原,且有抗原性,可引起过敏反应。常用量为 150 万单位静脉滴注,在 60 min 内滴完。

3)重组组织型纤维蛋白溶酶原激活剂:可选择性地激活血栓部位的纤溶酶原,对全身纤溶活性影响较小。常用量为 100 mg,在 90 min 内静脉滴注完毕。先静脉推注 15 mg,继而 30 min 内静脉滴注 50 mg,之后 60 min 内再滴注 35 mg(国内报告用上述剂量 1/2 也能奏效)。使用前先用肝素 5 000 U 静脉注射,用药后续以肝素每小时 700~1 000 U 持续静脉滴注,共 48 h,以后改为皮下注射 7 500 U,每 12 h 注射 1 次,连用 3~5 d(也可选用低分子肝素)。

4)阿替普酶:有两种给药方法。①全量 90 min 加速法:首先静脉注射 15 mg,之后 0.75 mg/kg,在 30 min 内持续静脉滴注(最大剂量不超过 50 mg),继之 0.5 mg/kg,于 60 min 内持续静脉滴注(最大剂量不超过 35 mg);②半量给药法:50 mg 专用剂量,首先静脉注射 8 mg,剩余 42 mg 于 90 min 内滴完。研究结果建议使用按体质量计算的加速给药法,但应注意肝素使用不要超量。

5)瑞替普酶:10 U 溶于 5~10 mL 注射用水,2 min 以上时间注射完毕,30 min 后重复上述剂量。

6）替奈普酶：30～50 mg 溶于 10 mL 生理盐水静脉注射。应根据体质量调整剂量：体质量＜60 kg，剂量为 30 mg；体质量每增加 10 kg，剂量增加 5 mg；最大剂量为 50 mg（国内研究资料缺乏）。

（4）溶栓再通指标：心电图抬高的 S-T 段于 2 h 内回降＞50％；胸痛 2 h 内基本消失；2 h 内出现再灌注性心律失常；血清 CK-MB 酶峰值提前出现（14 h 内）；冠状动脉造影观察 T_IM_I 分级达到 2～3 级，表明血管再通。

6. 他汀类药物的使用时间

详见 UA/NSTTMI 治疗。

7. ACEI 或 ARB

ACEI 可改善心肌的重构，减少心肌梗死、心力衰竭的发生和降低病死率，除有禁忌证外，应全部使用。通常在初期 24 h 内给药，应以小剂量开始，防止发生低血压，经 24～48 h 逐渐增加，直至达到目标剂量。不能耐受 ACEI 者可用 ARB 替代，但不推荐联合应用和首选 ARB 治疗。

8. 介入治疗

STEMI 患者在起病 3～9 h（最多在 12 h）内，使闭塞的冠状动脉再通，心肌得到再灌注，可使濒临坏死的心肌得以存活，坏死范围缩小。所以，STEMI 患者最优治疗选择为经皮冠状动脉介入治疗。

（1）直接 PCI：STEMI 患者应在症状出现 12 h 内接受直接经皮冠状动脉介入治疗，并使 D-to-B 时间（患者至医院就诊到急诊球囊扩张时间）＜90 min。欧洲心血管病学会建议，首次医疗接触患者至转运到有冠脉介入治疗条件的医院接受球囊扩张的时间（FMC-to-B）应＜20 min。直接 PCI 时，应常规做支架植入术。

对于年龄＜75 岁且并发心源性休克的患者，应在休克发生 18 h 内接受 PCI 治疗。伴有心功能不全或有肺水肿的患者应在发病 12 h 内接受直接 PCI。无血流动力学障碍时，在直接 PCI 时不应该对非梗死相关血管进行 PCI 治疗。发病 12 h 后无症状且血流动力学和心电学稳定的 STEMI 患者不应该接受直接 PCI 治疗。

（2）转运 PCI：STEMI 患者就诊医院无施行直接 PCI 的条件，尤其是发病时间在 3～12 h 或有溶栓禁忌证时，推荐转运 PCI（目前不建议使用易化 PCI 的术语，也不再应用补救 PCI 的概念），即高危 STEMI 患者就诊于不能行 PCI 的医院时可在溶栓、抗凝和抗小板聚集治疗同时尽快转运至可行直接 PCI 的医院进行救治。如果溶栓治疗后具备下列任何一项，推荐其接受冠状动脉造影及 PCI（或急诊 CABG）治疗：溶栓 45～60 min 后仍有持续心肌缺血症状或 S-T 段无明显降低；年龄＜75 岁且伴心源性休克的患者；严重心力衰竭或肺水肿，血流动力学不稳定的室性心律失常。如溶栓成功，也可在 3～24 h 内行冠状动脉造影检查。

（3）择期 PCI：对于溶栓成功或未溶栓患者（＞24 h），应根据病情选择 PCI。择期 PCI 的推荐指征：病变适宜 PCI 且有再发心肌梗死的表现；病变适宜 PCI 且有自发或诱发心肌缺血表现；病变适宜 PCI 且有心源性休克或血流动力学不稳定；左心室 LVEF＜40％、心力衰竭、严重室性心律失常者应行常规 PCI；对无自发或诱发心肌缺血的梗死相关动脉的严重狭窄，于发病 24 h 后行 PCI；对梗死相关动脉完全闭塞、无症状的 1～2 支血管病变，无严重心肌缺血、血流动力学和心电学稳定，不推荐发病 24 h 后行常规 PCI。溶栓治疗后仅对自发或诱发心肌缺血患者行 PCI，但对溶栓后 24 h 以内的患者应在适当时行常规 PCI。

（四）右心室梗死的治疗

当下壁 STEMI 患者出现低血压、肺野清晰、颈静脉压升高临床"三联征"时，应怀疑右心室梗死。若右胸导联(特别是 V_3R、V_4R)S-T 段抬高≥0.1 mV，则高度提示右心室梗死。

右心室梗死一旦确诊，应避免使用利尿剂及血管扩张药(阿片类、硝酸酯类、ACEI 或 ARB)。应积极地给予静脉扩容治疗，最好行血流动力学监测。当补液量达 1 000～2 000 mL 时血压仍不回升，可考虑静脉滴注正性肌力药(如多巴胺)。合并心房颤动时，应迅速复律，以保证心房收缩，加强右心室的充盈。高度房室传导阻滞出现时，可采用人工心脏临时起搏。尽早施行直接 PCI，迅速改善血流动力学障碍。如无条件行 PCI，可行溶栓治疗。

（五）心房梗死的治疗

心房梗死的治疗与心肌梗死处理原则相同，即尽快恢复心肌血流灌注，防止梗死面积扩大，及时处理严重的心律失常和并发症，补充血容量，改善血流动力学状态。

心房梗死应及早溶栓、抗凝治疗，以防梗死面积扩大及附壁血栓形成。但超过 6 h 溶栓易引起血栓脱落，导致肺动脉栓塞。右心房梗死常有心排出量不足，可适当地补充血容量，但禁用利尿剂、地高辛等。早期应用 β-受体阻滞剂有助于防止室上性心律失常的发生。右心房梗死时，不应行心导管检查及临时心脏起搏，以免导致附壁血栓脱落及心房破裂。

第五节 急性心肌梗死合并心律失常

急性心肌梗死合并心律失常总发生率几乎 100%，检出率为 50%～70%，其中一过性心律失常占 40%，需要治疗的严重心律失常占 35%。急性心肌梗死并发心律失常主要原因为心肌细胞缺血、损伤及坏死，使之心电不稳定，从而促发心律失常。自主神经系统张力改变、血流动力学的变化、梗死区代谢紊乱及梗死部位的不同均是诱发心律失常的重要因素。这种由于心肌缺血、损伤和坏死造成全身和心脏一系列的生理紊乱和病理变化而引发的心律失常称为缺血性心律失常。另一种为再灌注心律失常，指心脏局部的缺血损伤心肌重新得到供血后促发的心律失常。以临床为基础，心律失常可分为快速型心律失常及缓慢型心律失常。

一、图貌特征

（一）心肌梗死合并快速型心律失常

1.窦性心动过速

急性心肌梗死合并窦性心动过速较为常见，特别在急性前壁梗死时最易发生，这是因为缺血状态下心输出量的增加主要依靠提高心率来实现，局部或全身儿茶酚胺的释放增多、血容量改变、低氧血症、疼痛、恐惧、发热、药物影响等因素均导致窦性心动过速。也可能与兴奋心脏传入神经感受器有关。一般历时短暂，无临床意义。

2.房性期前收缩

房性期前收缩可由心房梗死或心房缺血所引起，也可因急性左心衰竭使心房高压扩张而造成。

3.室上性心动过速

（1）阵发性室上性心动过速：心肌梗死合并阵发性室上性心动过速较少见，若发生时间持续较长，常引起血压下降，心肌耗氧量增加，造成不良后果。

（2）非阵发性室上性心动过速：急性心肌梗死合并非阵发性室上性心动过速发生率约为10％，心室率70～150 次/分钟，QRS 波正常，具有逐渐发生与逐渐终止的特点。有的学者认为是一种良性的心律失常。亦有人认为表示心肌损伤严重，尤其是前壁梗死时病死率较高。

4.心房扑动及颤动

（1）心房扑动：急性心肌梗死合并心房扑动较少见，多由于心房交感神经受到刺激后兴奋增加所致，常发生在左心衰竭或肺动脉梗死之前，如 1∶1 传导比例，可引起严重的血流动力学改变。

（2）心房颤动：急性心肌梗死合并心房颤动较为常见，多数为阵发性发作，与心房缺血、心房压力增加及左心衰竭有关。心房颤动时，心房收缩丧失，加之心室率较快，使心排出量减少、血压下降、心力衰竭加重，故应给予及时治疗。

5.室性期前收缩

室性期前收缩为急性心肌梗死最为常见的并发症，反映了心肌缺血性损伤及坏死时心电不稳定。它的重要性在于易诱发心室颤动而造成猝死。特别对下列情况的室性期前收缩要加以重视，及时治疗。

但目前认为室性期前收缩对发生室性心动过速或心室颤动预测价值不大，因为积极的药物治疗并不能减少恶性心律失常的发生，也不能降低病死率。

（1）每分钟＞5 次的频发性室性期前收缩。

（2）期前收缩指数（Q-R'/Q-T）＜0.85，即联律较短的室性期前收缩或"R-on-T"现象。

（3）多源性室性期前收缩或成对连发的室性期前收缩。

（4）来自左心室的期前收缩。

6.室性心动过速

急性心肌梗死合并室性心动过速并非少见。在急性心肌梗死后发生的室性心动过速多为阵发性，后发的室性心动过速多与心功能不全、电解质紊乱、低血压有关。常见的有两种类型，即期前收缩性、并行性及加速性室性心动过速，可呈持续性或间歇性发作。若持续存在，可造成低血压及心力衰竭。期前收缩性及并行性心动过速可诱发心室颤动，必须给予紧急处理。

7.心室颤动

急性心肌梗死合并心室颤动是发生猝死的主要原因。心室颤动可分为原发性和继发性两类。前者系指突然或意外地出现于无休克及心力衰竭的情况下，主要与梗死后心电不稳定有关。后者是由于心力衰竭、低血压、电解质紊乱等因素造成。当急性心肌梗死合并频发性室性期前收缩、室性心动过速、高度或完全性传导阻滞时，应高度警惕心室颤动的发生。院前心源性猝死多是由心室颤动所导致。

（二）急性心肌梗死合并慢性心律失常

1.窦性心动过缓

急性心肌梗死合并窦性心动过缓较为常见，梗死后数小时最易发生。后下壁梗死合并窦性心动过缓的发生率比前壁梗死大 3 倍，可能与窦房结供血多来自右冠状动脉有关。强烈的迷走神经刺激及梗死区坏死细胞代谢释放物均可抑制窦房结的自律性。轻度的窦性心动过缓

（50～59 次/分钟）无临床意义；明显的心动过缓（40～50 次/分钟）常可发生低血压、昏厥、心力衰竭及阿-斯综合征；极慢的窦性心动过缓（＜40 次/分钟）常是室性心律失常发生的预兆，应提高警惕。

2. 房室传导阻滞

（1）一度房室传导阻滞：急性心肌梗死合并一度房室传导阻滞的主要原因为迷走神经兴奋性增强或房室交界区缺血，使房室交界区传导延缓，造成 P-R 间期延长。阻滞的部位几乎均在希氏束以上，预后良好。

（2）二度房室传导阻滞：二度Ⅰ型房室传导阻滞多见于下壁心肌梗死，其阻滞通常发生在房室束近端的传导系统，主要与心肌缺血及迷走神经反射亢进有关。二度Ⅱ型房室传导阻滞多见于前壁梗死，其阻滞是由于束支广泛病变所致，常可突然发展为三度房室传导阻滞。其预后取决于心肌梗死的面积大小，而不是房室传导阻滞的本身。

（3）三度房室传导阻滞：急性心肌梗死合并三度房室传导阻滞时，其特征取决于阻滞的发生部位。三度房室传导阻滞并发于下壁、后壁心肌梗死时，通常是以一度阻滞加重并经二度阻滞发展而来的。

心室的节律点常在房室交界区，故 QRS 波基本正常，心室率相对快而稳定（＞40 次/分钟）。阻滞为一过性或可逆性，预后良好。

三度房室传导阻滞并发于前壁梗死时，多由二度Ⅰ型房室传导阻滞突然演变为高度房室传导阻滞。阻滞发生前常先出现进行性束支传导阻滞的图形，心室节律点位于远侧心室肌，故 QRS 波呈宽大畸形，心室率缓慢（＜40 次/分钟）。阻滞发生后多长期存在，预后不佳，常需安装人工起搏器。

3. 束支传导阻滞

（1）心肌梗死合并右束支传导阻滞：①前间壁心肌梗死合并右束支传导阻滞。V_1、V_2 导联的小 r 波消失，呈 qR 型。V_5、V_6 导联的正常 q 波消失，S 波变钝，QRS≥0.12 s。②前侧壁心肌梗死合并右束支传导阻滞。V_1、V_2 导联呈右束支传导阻滞特征性改变（rsR′），V_5、V_6 导联可出现 Qr 型或 QS 型。③下壁心肌梗死合并右束支传导阻滞。Ⅱ、Ⅲ、aVF 导联出现心肌梗死图形，心前导联表现为右束支传导阻滞的图形。④正后壁心肌梗死合并右束支传导阻滞。V_1、V_2 导联 rsR′型变为 RsR′型，T 波高耸而且对称，应怀疑合并后壁心肌梗死。

（2）心肌梗死合并左束支传导阻滞：①前间壁心肌梗死合并左束支传导阻滞。右心前导联 R 波逐渐增高，S-T 段上移＞0.8 mV 或超过同一导联 T 波高度的 1/2，伴 T 波倒置。Ⅰ、aVL 及左心前导联出现 q 波，R 波第一波峰电压降低、粗钝或畸形。②前侧壁心肌梗死合并左束支传导阻滞。V_5、V_6 导联 R 波第二峰电压显著降低，或出现终末 S 波，S-T 段抬高，伴 T 波倒置。Ⅰ、aVL 导联仍为左束支传导阻滞图形。③下壁心肌梗死合并左束支传导阻滞。表现为Ⅱ、Ⅲ、aVF 导联电压降低，以正向波为主时可同时出现起始 q 波与终末 S 波，S-T 段抬高，伴 T 波倒置。Ⅰ、aVL、V_5、V_6 导仍为左束传导阻滞图形。

（3）心肌梗死合并分支传导阻滞：①下壁心肌梗死合并左前分支传导阻滞。Ⅱ、Ⅲ、aVF 导联呈 rS 型，无起始 Q 波及终末 R 波，$r_Ⅱ$＜r_{aVF}＜$r_Ⅲ$，电轴显著左偏。②前侧壁心肌梗死合并左后分支传导阻滞。常见Ⅰ、aVL 导联出现 QS 型，无终末 R 波，或Ⅱ、Ⅲ、aVF 导联出现 R 波而无终末 S 波。

急性心肌梗死后并发束支传导阻滞发生率为 10%～15%，可以导致高度房室传导阻滞、心力衰竭、心源性休克、室性心律失常及猝死。因为右束支走行细长，故右束支传导阻滞较多见。新发的左束支传导阻滞多提示梗死相关的血管为左前降支。左前分支传导阻滞合并右束支传导阻滞及左后分支传导阻滞多提示梗死面积较大，预后欠佳。

（三）急性心肌梗死合并预激综合征

1. 根据 ST-T 变化判断

在预激综合征的病例中，S-T 段、T 波的方向与主波方向一致。特别是当 S-T 段呈弓背向向上抬高，T 波呈双肢对称性倒置时，应高度怀疑合并心肌梗死。

2. 消除异常传导，使 QRS 波正常化

在预激综合征病例中，怀疑合并心肌梗死而 ST-T 变化不明显时，可采取改变体位、深吸气、含化硝酸甘油等方法消除旁路传导，使 QRS 波正常，显示被掩盖的心肌梗死图形。

（四）再灌注损伤引起的心律失常

急性心肌梗死发生后，迅速恢复血流供应的再灌注是挽救缺血心肌最有效的方法，其中最为常用的有溶栓治疗和 PCI，同时也存在心肌再灌注损伤的问题，主要包括心律失常、微循环紊乱及受损细胞的死亡。其主要原因是在心肌缺血灌注时心肌细胞间隙中无氧代谢所产生的乳酸在短时间内被冲洗，乳酸等代谢产物大量逸出，使再灌注后早期心肌细胞不应期缩短。随着大量氧返回，自由基生成增加，引起细胞膜离子泵活性改变和局部电生理紊乱，触发心律失常，包括室性期前收缩、短阵室性心动过速、心房颤动和心室颤动、加速性室性自主心律及窦性心动过缓等。如出现严重的心律失常，应采取急救措施，以免发生意外。

二、图病连接

急性心肌梗死合并持续性窦性心动过速常是心力衰竭的早期表现或提示并发症存在。合并阵发性室上性心动过速的原因可为自动发生，或为心力衰竭的结果，少数是由洋地黄中毒造成。若发生时间持续较长，常引起血压下降，心肌耗氧量增加，造成不良后果。急性心肌梗死后心房颤动伴发心力衰竭、休克、卒中常提示预后不佳。急性心肌梗死时室性心动过速并非少见，心室颤动是发生猝死的主要原因。急性下壁、后壁心肌梗死时容易合并缓慢性心律失常或房室传导阻滞，严重的心律失常可导致心排出量下降，心肌耗氧量增加，是诱发休克、心力衰竭及猝死的主要原因。临床上应高度重视，根据病情及时给予药物控制、电击复律、安装人工起搏器等治疗，以降低急性心肌梗死的病死率。

三、识图论治

急性心肌梗死合并偶发的房性期前收缩不引起血流动力学改变，一般不需治疗。但频发性房性期前收缩及联律间期较短的房性期前收缩可诱发房性心动过速及心房颤动，应给予适当处理。当合并严重的心律失常时必须及时处理，必要时用电击复律，以免诱发休克、心力衰竭及猝死。

（一）心室颤动或血流动力学不稳定性室性心动过速的治疗

急性心肌梗死合并心室颤动或血流动力学不稳定性室性心动过速时，应尽快采用非同步电除颤或同步直流电复律。在连续三次电除颤或电复律不成功的情况下，可静脉注射胺碘酮 300 mg，10 min 内注射完毕，无效者 10～15 min 后可以追加 150～300 mg。

之后以 1 mg/min 的速率静脉滴注 6 h，最后改为 0.5 mg/min 的速率静脉滴注维

持18～72 h。

利多卡因虽不推荐为首选,但并未弃用。利多卡因首次 1.5 mg/kg 静脉注射,5 min 后可重复,但静脉注射总量不超过 250～300 mg/h,之后以 1～4 mg/min 静脉滴注维持,24 h 总量不宜超过 1 500 mg。

原发性心室颤动,如果能够早期进行心肺复苏和高级生命支持,生存机会将大大增加。继发性心室颤动明显预后不佳,院内病死率可达 40%～60%。

(二)室性期前收缩或室性心动过速的治疗

(1)急性心肌梗死合并频发室性期前收缩:可试用胺碘酮治疗。作为预防时,可用 β-受体阻滞剂。

(2)急性心肌梗死并发持续性单形性室性心动过速:伴有血流动力学障碍时,应行同步直流电复律。血流动力学稳定时,可首先使用抗心律失常药物,首选胺碘酮治疗,静脉注射胺碘酮应使用负荷量和维持量的方法。利多卡因只在胺碘酮不适用或无效时或合并心肌缺血时作为次选药物,也可给予索他洛尔治疗。

(3)急性心肌梗死并发非持续性室性心动过速:很可能是恶性心律失常的先兆,应寻找并纠正可能存在的诱因。在此基础上应用 β-受体阻滞剂或胺碘酮治疗,可改善症状和预后。经上述治疗效果不佳且室性心动过速发作频繁、症状明显者,可按持续性室性心动过速应用抗心律失常药物治疗。

(4)急性心肌梗死并发加速性室性自主心律:常发生于高钾血症、洋地黄过量、房室传导阻滞应用异丙肾上腺素后。一般发作时间短暂,血流动力学稳定,不需要特殊处理。但极少数者可发展为心室颤动。如心室速率＞100 次/分钟且伴有血流动力学障碍,可按室性心动过速处理。

(5)急性心肌梗死合并多形性室性心动过速:持续性多形性室性心动过速可演变为心室颤动。血流动力学不稳定的多形性室性心动过速应按心室颤动处理。心肌缺血、低氧血症、心力衰竭诱发出现的短阵的多形性室性心动过速常是严重心律失常的征兆,应积极重建冠脉供血和处理诱因。对于室性心动过速发作频繁者,可应用 β-受体阻滞剂、胺碘酮或利多卡因,也可采用经静脉临时右心室起搏或注射异丙肾上腺素超速起搏。

(6)急性心肌梗死合并电风暴:(交感)电风暴发作时血流动力学不稳定,应尽快电复律。抗心律失常药物首选胺碘酮,快速负荷量可终止和预防室性心动过速、心室颤动的发生。胺碘酮治疗无效或不适用时可考虑应用利多卡因治疗。在抗心律失常药物的基础上联合使用 β-受体阻滞剂,同时应给予镇静、抗焦虑的药物,必要时行冬眠疗法。也可给予循环辅助支持,如主动脉内球囊反搏、体外肺氧合循环辅助。

(三)室上性心动过速或心房颤动的治疗

急性心肌梗死合并室上性心动过速或心房颤动时,常选用美托洛尔静脉注射,每2～5 min静脉注射 2.0～5.0 mg,但静脉注射总量不超过 15 mg/15 min。还可选用维拉帕米、洋地黄制剂或胺碘酮等药物治疗。经药物治疗后室上性心动过速不能控制时,可考虑同步直流电复律。若不能成功转复,则应积极控制心室率,以减少心肌的耗氧量。心房颤动应在双联抗血小板药物治疗的基础上及时给予相应的抗凝治疗,以防止或减少卒中的发生。

(四)房室传导阻滞的治疗

急性心肌梗死合并一度房室传导阻滞一般为可逆性,对预后无不良影响,一般不需要治疗。①二度Ⅰ型房室传导阻滞:早期多在 3 d 内自行恢复,对阿托品治疗较为敏感,极少放置临时起搏器。晚期发生多与反复发作性缺血有关,阿托品治疗无效,极少数发展为高度传导阻滞,需要永久起搏器治疗。②二度Ⅱ型房室传导阻滞:经用阿托品治疗效果不佳时,应植入临时人工心脏起搏器,待传导阻滞消除后方可撤除。如电生理检查提示阻滞部位在房室结以下,则需植入永久性起搏器。③三度房室传导阻滞:发生下壁心肌梗死时,如果血流动力学不稳定,则需植入临时起搏器。前壁心肌梗死一旦出现三度房室传导阻滞,不论是否存在血流动力学异常,均应植入临时起搏器。对于前壁一过性房室传导阻滞,需要行电生理检查,以明确阻滞的部位。下壁心肌梗死合并一过性三度房室传导阻滞一般不需起搏器治疗,常可自行恢复。

(五)窦性心动过缓的治疗

急性心肌梗死合并窦性心动过缓很常见,尤其下壁心肌梗死。对于慢于 40 次/分钟的窦性心动过缓或窦性停搏≥3 s 并出现低血压或血流动力学紊乱症状者,应静脉注射阿托品 0.5~1.0 mg。如果心动过缓持续存在,应植入临时人工心脏起搏器,待心动过缓恢复后撤除起搏器。

(六)再灌注心律失常的治疗

再灌注心律失常多出现在再灌注后 30~60 min。胸痛的缓解是判断血管再通的一个重要指标。再灌注时间越早,出现再灌注心律失常越严重。室性心律失常最为常见,其中又以室性期前收缩和加速性室性自主心律为多,静脉注射利多卡因可恢复窦性心律。心室颤动也可发生,静脉注射胺碘酮或电除颤也可恢复窦性心律。对于窦性心动过缓、房室传导阻滞,可给予阿托品,必要时植入人工心脏起搏器。

第六节　窦性心律失常

激动起源于窦房结的心律称为窦性心律。窦性心律失常是反映激动仍发于窦房结,但速率和节律发生变异。常见的窦性心律失常包括窦性心动过速、窦性心动过缓、窦性心律不齐和窦性停搏。

一、正常窦性心律

心脏的正常活动是由窦房结以一定频率匀齐发放的激动所控制的,这种心律称为正常窦性心律。窦房结的活动产生的电位极为微弱,因而在心电图上无法直接观察到窦房结的活动规律。但在一般情况下,窦房结均能激动心房产生 P 波,所以通过心房的电活动可间接得知窦房结的活动规律。

(一)图貌特征

(1)P 波为窦性,即Ⅰ、Ⅱ、Ⅲ、aVF 导联直立,aVR 导联倒置(窦房结发放激动传至心房,心房的除极方向从右上指向左下)。

(2)P 波频率成人为 60~100 次/分钟。

(3)P-P 间期相差<0.12 s(节律规则)。

(4)P-R 间期为 0.12～0.20 s(激动经正常传导途径以正常传导速度至心室)。

(5)QRS 波时间≤0.10 s(激动在心室内传导正常)。

(二)图病连接

在分析心律失常时,只要窦性 P 波规律出现,不论 QRS-T 形态如何发生变化,或窦性 P 波因干扰、受阻一时未能显现,仍诊断为窦性心律。在完全性房室脱节时,窦房结控制心房,异位节律点控制心室,便形成了窦性心律与异位心律同时并存的节律。在异位心律中偶尔夹杂着窦性 P 波,又无连续性,则不能诊断为窦性心律。

二、窦性心动过速

窦性心动过速指窦房结发出的激动频率超过正常窦性心律的上限。由交感神经兴奋及迷走神经张力降低引起者称为生理性窦性心动过速。由窦房结本身结构或电活动异常造成者称为不良性窦性心动过速。

(一)图貌特征

1.生理性窦性心动过速

生理性窦性心动过速主要与交感神经兴奋性增高及副交感神经张力降低有关,可由剧烈运动、情绪激动、过量吸烟、饮酒、饮浓茶引起,也可因发热、感染、缺氧、贫血、外伤、休克及心肺疾患所导致,还可由应用交感神经兴奋药物及迷走神经抑制剂如肾上腺素、麻黄碱、咖啡因、阿托品等造成。

(1)窦性 P 波。

(2)P 波频率＞100 次/分钟(成人一般不超过 160 次/分钟);儿童＞120 次/分钟;婴儿＞150 次/分钟。

(3)P-R 间期为 0.12～0.20 s。

(4)QRS 波群时间≤0.10 s。

(5)部分可引起 S-T 段下斜型压低或 T 波低平、倒置。

(6)心率过快时,T-P 段缩短,故使 P 波常与前面的 T 波重叠。

2.不良性窦性心动过速

不良性窦性心动过速指无明显生理、病理诱因出现的静息状态下的窦性心率增快。发病机制可能与窦房结自律性增高,窦房结自主神经调节异常,使交感神经张力过度增高,而副交感神经张力降低有关。

其临床表现主要以持久的心悸、心率增快为特征,可伴发气短、头昏、眩晕,甚至接近昏厥先驱症状的表现,少数可发生心动过速性心肌病,甚至出现心力衰竭。

(1)P 波频率＞100 次/分钟,形态与窦性心律一致。

(2)动态心电图监测白天清醒时心率＞100 次/分钟,而夜间睡眠中心率相对降低或正常,平均窦性心率明显增高(＞90 次/分钟)。

(3)卧位时窦性心率相对较低(60～135 次/分钟),立位时窦性心率明显增快(90～160 次/分钟),由平卧位变为直立位时窦性心率增快超过 25 次/分钟。

(4)短时间轻运动可使窦性心率不适当增加,达 140 次/分钟以上。

(5)电生理检测心内激动顺序与窦性心律一致,即心房激动顺序在界嵴呈头尾激动型,程序刺激时不能诱发室上性心动过速。心动过速的发作与终止均呈渐进性变化。

(二)阅图提示

1. 阵发性房性心动过速

窦性心动过速的心率可高达 180 次/分钟,此时应与阵发性房性心动过速相鉴别:窦性心动过速是逐渐发生和逐渐停止,刺激迷走神经频率可暂减慢,P 波形态无明显变化;房性心动过速的发生与终止突然,刺激迷走神经可转为窦性心律、房室传导阻滞或无效,其 P 波形态与窦性 P 波不同。

2. 阵发性交界性心动过速

窦性心动过速频率过快,当 T-P 相互重叠而又不能辨认时,则需和交界性心动过速相鉴别。

3. 窦房结折返性心动过速

不良性窦性心动过速不能被电生理程序刺激诱发和终止。窦房结折返性心动过速可被程序刺激诱发和终止。

(三)图病连接

生理性窦性心动过速的临床意义取决于其发生的原因,本身并无重要意义。不良性窦性心动过速呈慢性病程,临床表现轻重不一,早期识别和治疗可提高生活质量。

(四)识图论治

1. 去除病因

针对病因采取改善贫血、治疗甲亢、纠正休克等措施。一般去除病因后多恢复正常窦性心律。

2. β-受体阻滞剂

β-受体阻滞剂可抑制心肌对 β 肾上腺素的应激,降低心肌细胞的自律性,减慢传导,延长有效不应期。

最常用的药物为心得安、美托洛尔(倍他乐克),特别对焦虑情绪激动所致的症状性心动过速效果较好。

不能使用 β-受体阻滞剂时,可选用维拉帕米或地尔硫䓬。

3. 洋地黄制剂

洋地黄制剂适用于心力衰竭的患者。

4. 镇静剂

镇静剂安定最为常用。

5. 导管消融

对难治性不良性窦性心动过速,可选用导管消融改良窦房结,以消除心动过速的发生。

三、窦性心动过缓

窦房结激动的频率低于正常窦性心律的下限,称为窦性心动过缓。它多与迷走神经张力增高有关,也可由窦房结本身病变所引起。

(一)图貌特征

(1)窦性 P 波。

(2)成人 P 波频率<60 次/分钟(一般在 45 次/分钟以上);儿童 P 波频率<80 次/分钟;婴儿 P 波频率<100 次/分钟。

(3)P-R 间期为 0.12～0.20 s。

(4)QRS 波群时间≤0.10 s。

(5)常伴有窦性心律不齐。

(二)阅图提示

1.未下传房性期前收缩

未下传房性期前收缩形成二联律时,可出现长的 P-P 间期,如不注意 T 波变形(提前的异位 P 波与 T 波重叠),可误诊为窦性心动过缓。

2.窦房传导阻滞

2:1、3:1规律性窦房传导阻滞可表现为窦性 P 波缓慢出现,但其 P-P 间期匀齐,运动或注射阿托品后频率则成倍增加。而窦性心动过缓多伴有窦性心律不齐,运动后频率逐渐增加。

3.房室传导阻滞

2:1 房室传导阻滞时,受阻 P 波重叠于 T 波中,可误诊为窦性心动过缓。

4.心房自身节律

心房自身节律(起搏点位于窦房结附近)单独存在时,异位 P 波非逆行性,难与窦性心动过缓相鉴别,动态观察有助于诊断。

(三)图病连接

窦性心动过缓可见于运动员及强体力劳动者,也可由心脏疾患、梗阻性黄疸、颅内高压、电解质紊乱及药物所致。

显著的窦性心动过缓(<40 次/分钟)可影响血流动力学,引起头昏、胸闷甚至昏厥等症状。某些病理情况下,出现窦性心动过缓可能是严重心律失常的先兆。

(四)识图论治

对于运动员、强体力劳动者、长期坚持锻炼者,平静睡眠状态时出现的窦性心动过缓属于生理性,无须处理。

因药物(β-受体阻滞剂、洋地黄制剂、镇静剂及抗心律失常药等)导致的窦性心动过缓,应酌情减量或停用药物。有病因可寻者,应针对原发病进行治疗。严重的窦性心动过缓伴血流动力学改变者,可选用药物治疗,如阿托品、异丙肾上腺素等。

四、窦性心律不齐

窦房结不规则地发放激动,引起心率快慢不匀齐,称为窦性心律不齐,可分为呼吸性、非呼吸性、室相性三种类型。

(一)图貌特征

1.窦性心律不齐的心电图特征

(1)窦性 P 波。

(2)P-P 间期相差>0.12 s(或 0.16 s)

(3)P-R 间期为 0.12～0.20 s。

(4)显著的窦性心律不齐可出现交界性逸搏。

2.窦性心律不齐的三种类型

(1)呼吸性窦性心律不齐:心率快慢的变化与呼吸运动周期有关,吸气增快,呼气变慢,屏气后心律转为规则。

（2）非呼吸性窦性心律不齐：心率快慢与呼吸运动周期无关。

（3）室相性窦性心律不齐：室相性窦性心律不齐见于二度、三度房室传导阻滞，或交界性、室性期前收缩时，夹有 QRS 波的 P-P 间期短于不夹有 QRS 波的 P-P 间期。

（二）阅图提示

1. 窦房传导阻滞和窦性停搏

两种情况均可使 P-P 间期长短不一，但其 P-P 间期改变是突然发生的，且相差特别显著，或呈文氏周期及倍数关系。

2. 房性期前收缩

迟发的房性期前收缩与窦性心律不齐的鉴别在于期前收缩的 P 波形态与窦性 P 波不同，节律不齐为突发。

（三）图病连接

窦性心律不齐常见于健康人。呼吸性窦性心律不齐多发生于儿童及青年；非呼吸性窦性心律不齐多见于心脏病、颅内高压，以及应用洋地黄、β-受体阻滞剂的患者；室相性窦性心律不齐发生在二、三度房室传导阻滞，或交界性、室性期前收缩时，其临床意义取决于病因。

（四）识图论治

窦性心律不齐一般情况下无须特殊处理。对于病因明确者，可主要针对病因进行治疗。

五、窦房结游走性心律

起搏点在窦房结的不同部位（头、体、尾）发出，称为窦房结内游走心律。起搏点游走于窦房结与房室交界区之间，称为窦房结至交界区游走心律。这种游走心律是迷走神经及药物暂时顺序抑制窦房结各部的结果。

（一）图貌特征

1. 窦房结内游走心律

（1）窦性 P 波。

（2）在同一导联中 P 波形态略有差异，但不出现逆行 P 波。

（3）P-R 间期≥0.12 s，但不完全相等。

（4）P-R 间期明显不等，其变化且有规律性：P-P 间期短，P 波大，P-R 间期长（起搏点在头部）；P-P 间期长，P 波小，P-R 间期短（起搏点在尾部）。

2. 窦房结至交界区游走心律

（1）在同一导联中，P 波周期性由直立转为倒置（起搏点在窦房结——窦性 P 波；起搏点在交界区——逆行 P 波）。

（2）P-R 间期随心率呈现规律性变化，由≥0.12 s（起搏点在窦房结——心率快）逐渐转变为≤0.12 s（起搏点在交界区——心率慢）。

（3）P 波、P-R 间期与心率的改变是逐渐过渡的。

（二）图病连接

窦房结游走性心律不齐一般见于健康人，急性风湿热可出现游走心律。若因洋地黄引起，则应立即停用。

（三）识图论治

窦房结游走性心律不需要治疗。对于病因明确者，主要针对原发病进行处理。

六、窦性停搏

窦房结的激动暂时停止发放,以致不能激动心房或整个心脏,称为窦性停搏或窦性静止,多是由于迷走神经兴奋性突然增加使窦房结暂时受到抑制,或是因窦房结本身的病变所致。

(一)图貌特征

(1)正常的窦性节律中突然无 P-QRS-T 波群,出现一长的 P-P 间期(停搏间期),约达 2 s 以上。

(2)停搏间期与正常的 P-P 间期不呈倍数关系。

(3)常出现交界性或室性逸搏。

(二)阅图提示

1.窦房传导阻滞

窦性停搏的长 P-P 间期与正常的 P-P 间期不呈倍数关系。而窦房传导阻滞为正常 P-P 间期的倍数,但是合并窦性心律不齐时应仔细分析方能鉴别。

2.未下传房性期前收缩

房性期前收缩未下传长 P-P 间期中的 T 波因与提前的房性 P 波重叠,故 T 波高尖、曲折。而窦性停搏长 P-P 间期中的 T 波无异常改变。

3.窦性心律不齐

显著的窦性心律不齐的长短 P-P 间期的转变是逐渐的,而窦性停搏的长 P-P 间期为突发的。

(三)图病连接

窦性停搏见于迷走神经张力亢进,刺激咽部、压迫眼球、按压颈动脉窦常可诱发。此外,心肌炎、心肌梗死、病态窦房结综合征、高血钾、洋地黄及奎尼丁过量均可发生。窦性停搏可出现心悸、胸闷、头昏、黑蒙。若停搏时间继续延长,逸搏不能适时出现,则可出现阿-斯综合征。

(四)识图论治

窦性停搏因生理因素(迷走神经张力亢进、刺激咽部、压迫眼球等)所致者临床无明显症状,停搏时间短,不需特殊处理。若病因明确,应针对病因及基础心脏病进行治疗。对于窦性停搏时间长且有明显症状者,则给予阿托品、异丙肾上腺素药物治疗。对于药物治疗无效,昏厥发生频繁者,可安装人工心脏起搏器。

七、病态窦房结综合征

病态窦房结综合征简称病窦综合征(sick sinus syndrome,SSS),是由各种原因致使窦房结及其周围组织缺血、急性或亚急性炎症坏死、慢性退行性改变,导致起搏和传导功能障碍而产生一系列临床症状(如黑蒙、头昏、昏厥、猝死)及心电图改变(如窦性心动过缓、窦性停搏、窦房传导阻滞、心房扑动、心房颤动)的综合征。若病变累及房室交界区,称为"双结"病变。若病变波及房室束及以下传导组织,称为全传导系统"病变。

(一)图貌特征

1.心电图表现

(1)明显而持久的窦性心动过缓,心率<50 次/分钟。

(2)窦性停搏或窦房传导阻滞。

（3）心动过缓—心动过速综合征：指阵发性室上性心动过速、心房扑动、心房颤动与缓慢的窦性心律、逸搏心律交替发生。

（4）双结病变：窦性心动过缓伴室性逸搏心律交替出现；室性自主心律；快速室上性心律失常发作终止后，窦性恢复时间≥2 s；阵发性或慢性心房颤动伴缓慢心室率；房室传导阻滞。

（5）传导系统病变：室内传导阻滞及束支分支传导阻滞表明病变累及室内传导系统。

（6）诱发试验：阿托品试验阳性；异丙肾上腺素试验阳性；心房调搏测量窦房结恢复时间（sinus node recovery time，SNRT；正常值为1 400 ms）及窦房传导时间（sino-atrial conduction time，SACT；Narula 连续心房起搏法正常值＜120 ms）延长；窦房结电图直接测定窦房传导时间。

2. 诊断标准

（1）引自《心血管病治疗指南和建议》，具体如下。

1）符合下列心电图表现之一即可确诊 SSS：①窦性心动过缓时心率≤40 次/分钟，持续时间≥1 min；②窦性停搏时间≥3 s；③二度Ⅰ型窦房传导阻滞；④窦性心动过缓伴短阵心房颤动、心房扑动、室上性心动过速，发作停止时窦性搏动恢复时间＞2 s。

2）符合下列心电图表现之一为可疑：①窦性缓慢心率≤50 次/分钟，但未达上述标准者；②窦性心动过缓≤60 次/分钟，在运动、发热、剧痛时心率明显少于正常反应；③间歇或持续出现二度Ⅰ型窦房传导阻滞、结性逸搏心律；④显著窦性心律失常，R-R 间期多次＞2 s。

（2）Ferrer 诊断病态窦房结综合征标准：①原因不明的持续性严重窦性心动过缓；②短暂或较长时间的窦性停搏后转为房性或交界性逸搏心律；③长时间窦性停搏而无新的起搏点出现至全心停搏，继之可有室性心律失常；④非药物引起的窦房传导阻滞；⑤心房颤动发作后不能恢复窦性心律；⑥慢—快综合征。

3. 分型

（1）根据病变程度的不同及心律失常表现形式，将病态窦房结综合征分为五型。

1）单一窦房结病变：严重而持久的窦性心动过缓（心率＜40 次/分钟）及窦性停搏。

2）窦房结病变合并心房病变：除窦性心动过缓、窦性停搏外，出现窦房传导阻滞或房内传导阻滞。

3）窦房结病变合并心房、房室束病变：在窦性心动过缓的基础上反复发生室上性心动过速、心房扑动或心房颤动，又称为慢—快综合征。

4）双结病变：窦性心动过缓伴室性逸搏心律交替出现；快速室上性心律失常发作终止后，窦性心律恢复时间≥2 s；严重的窦性心动过缓，交界性逸搏不能及时发出（逸搏周期＞1.5 s）或交界性逸搏心率＜35 次/分钟；阵发性心房颤动或持久性心房颤动伴缓慢心室率；房室传导阻滞或室性自主心律出现。

5）窦房结病变合并全传导系统病变：病变涉及整个传导系统，可出现窦性停搏、窦房传导阻滞、房内传导阻滞、房室传导阻滞及室内传导阻滞。

（2）从治疗学的角度考虑，将病态窦房结综合征分为四型。

1）基本型：符合病态窦房结综合征的基本诊断标准，即症状性的窦性心动过缓、窦房传导阻滞或原发性窦性停搏，主要症状为头昏、胸闷、乏力或黑蒙，较少出现昏厥症状。

2）慢—快型：符合病态窦房结综合征的基本型的诊断标准，即平时主要表现为症状性窦性心动过缓和窦性停搏，同时伴有各种快速房性心律失常，但快速型房性心律失常均发生在缓慢性心律失常的基础上,可以定义为原发性窦房结功能障碍伴继发性(被动性)快速型房性心律失常。

3)快—慢型:缺乏病态窦房结综合征的基本诊断标准,即平时不伴有症状性窦性心动过缓和窦性停搏,但有各种主动性的快速型房性心律失常,主要为频发房性期前收缩、短阵心房扑动和阵发性心房颤动。

在快速型房性心律失常发生前为正常窦性心律,但在心律失常终止后出现一过性较长时间的窦性停搏,并伴有头昏、胸闷、黑蒙甚至昏厥症状。定义为原发性(主动性)快速型房性心律失常和继发性窦房结功能障碍。此型呈可逆性,心房颤动根治后一过性窦房结功能障碍会随之消失。

4)混合型:指在不同的阶段和时间表现为以上不同类型,病程较长,表现更为复杂,也可能受到药物的影响。

(二)图病连接

病态窦房结综合征随着病程发展,心电图表现为严重而持久的窦性心动过缓、窦性停搏、窦房传导阻滞及各种快速型房性心律失常,并出现重要脏器供血不足的表现,轻者头晕、胸闷、心悸、乏力、反应迟钝等,重者可见黑蒙、眩晕甚至昏厥。及时地针对病因、异位心律失常治疗可改善其预后。药物治疗无效者应及时安装人工心脏起搏器。

(三)识图诊治

病态窦房结综合征的处理应建立在原发性治疗的基础上,权衡利弊,给予提高心率及控制快速型房性心律失常发生的药物,治疗效果不佳时应给予人工心脏起搏。

1.病因治疗

主要控制原发病,改善心肌缺血,抑制炎症反应,保护心肌组织,去除各种诱因。

(1)冠心病:慢性供血不足时,应用扩血管药物改善心肌缺血情况。急性心肌梗死累及窦房结时,早期给予溶栓、抗凝、支架植入等治疗。

(2)心肌炎:风湿性心肌炎时,应积极地控制风湿活动。病毒性心肌炎时,应酌情使用皮质激素治疗。

(3)功能性:停用抑制窦房结功能的药物,纠正电解质紊乱,解除迷走神经张力增高。

2.药物治疗

应用提高基础心率的药物,以减少心律失常发生的机会。

(1)阿托品:每次 0.3 mg,每日 3～4 次。

(2)氨茶碱:每次 100 mg,每日 3～次。

(3)山莨菪碱:每次 10 mg,每日 3～4 次。

(4)沙丁胺醇:每次 2.4 mg,每日 3～4 次。

(5)异丙肾上腺素:0.5～1.0 mg 加入葡萄糖溶液 250～500 mL 中静脉滴注,视心率调整滴速,但慢—快型慎用。

3.起搏治疗

病态窦房结综合征伴有明显的缺血症状时,都应给予人工心脏起搏治疗,消除因心动过缓引起的缺血症状,防止快速心律失常的发生,安全地使用各类药物。

(1)临时起搏器的指征:急性心肌梗死、急性心肌炎引起的病态窦房结综合征,药物治疗效果不佳者;药物中毒或电解质紊乱引起窦房结功能障碍,伴有明显的症状,且药物治疗未能奏效者。

（2）永久性起搏器的指征：病态窦房结综合征因严重的窦性心动过缓，引起昏厥或阿-斯综合征者；病态窦房结综合征伴有心绞痛发作或心力衰竭，经药物治疗无效者；病态窦房结综合征合并二度Ⅱ型以上房室传导阻滞者；慢—快综合征药物治疗受限者。

（3）起搏器的选择

1）基本型：植入以心房为基础的永久性心脏起搏器，如无房室传导阻滞、慢性心房颤动或扑动，将起搏模式程控为 AAI 或 DDI 模式。

2）慢—快型：植入以心房为基础的永久性心脏起搏器，将起搏模式程控为 AAI 或 DDI 模式，并将模式转换功能打开。对于反复发生的快速型房性心律失常，可选用抗心律失常药物。

3）快—慢型：首先应针对阵发性心房颤动行导管射频消融治疗，然后根据无心房颤动发作时真实的动态心电图表现及有无相关临床症状来进一步决定是否再植入永久性起搏器。对于消融后仍有症状的缓慢心律失常或心房颤动复发，但不能再次进行消融治疗的患者，应植入永久性心脏起搏器。

4）混合型：治疗策略同慢—快型病态窦房结综合征。

第七节　过早搏动

过早搏动也称期前收缩，是由于心脏传导系统某处较基本心律提前发出激动，过早地引起心脏部分或全部除极。产生期前收缩的机制与异位起搏点自律性增强、折返激动、触发活动、并行心律等有关。按异位起搏点部位不同，期前收缩分为窦性、房性、房室交界性和室性期前收缩。期前收缩来自一个异位起搏点为单源性期前收缩，来自多个异位起搏点为多源性期前收缩。根据期前收缩发生次数的多少分为偶发期前收缩（≤5 次/分钟）和频发期前收缩（＞5次/分钟）。

频发期前收缩与窦性心律可形成二联律、三联律，也可呈连发性。两个正常窦性心搏之间夹一个期前收缩称为插入性或间位性期前收缩。期前收缩的提前程度以期前收缩与其前主导心搏的时距来表示，称为联律间期或配对间期。期前收缩之后可有一个较长的间期，称为代偿间歇。发生在心房颤动时期前收缩之后的较长间期称为类代偿间歇。

一、窦性期前收缩

窦性期前收缩指窦房结内正常起搏点附近突然提早发出冲动而激动心脏。

（一）图貌特征

（1）提早出现的 P'-QRS-T 波群与窦性心律完全相同，P-R 间期亦相等。

（2）联律间期固定

（3）代偿间歇不完全（联律间期＋代偿间歇＜基础心率周期的 2 倍），而窦性期前收缩联律间期加代偿间歇恰等于一个正常的窦性周期。少数异位窦性激动在窦房交界区下传延缓时，则 P'-P 间期＜正常 P-P 间期。

(二)阅图提示

1. 窦性心律不齐

窦性心律不齐的 P-P 间期是逐渐变化的,有时与呼吸有关。窦性期前收缩时 P 波突然提早出现,且与呼吸无关。

2. 房性期前收缩

房性期前收缩 P′波与窦性 P 波形态不同,前者的代偿间歇常明显大于一个窦性周期。

3. 3:2 窦房传导阻滞

3:2 窦房传导阻滞与窦性期前收缩呈二联律时甚难鉴别,因 P-QRS-T 波都是成对出现的,只有在恢复正常窦性心律时才能诊断。3:2 窦房传导阻滞时,短的 P-P 间期等于窦性心律的 P-P 间期。窦性期前收缩呈二联律时,则长的 P-P 间期等于窦性心律的 P-P 间期。

(三)图病连接

窦性期前收缩通常无临床意义。有人认为窦性期前收缩实际上为起源于窦房结附近的房性期前收缩。随着对窦房结生理、病理的了解和认识,窦性期前收缩常呈二联律的形式,亦可触发窦房结内折返性心动过速。在病态窦房结综合征的早期,常有此类窦性心律失常,因此应慎用抑制窦房结功能的抗心律失常药物,以免加剧潜在性窦房结功能障碍,使病情加重。

(四)识图论治

对于窦性期前收缩的病例应进行全面分析,寻找原发病并进行针对性治疗。窦性期前收缩一般不会引发不适症状,无须特殊处理。

二、房性期前收缩

房性期前收缩起源于窦房结以外的心房内的任何部位,多数情况下都能下传激动心室。如果发生过早,房室交界区仍处在上一次激动的不应期,便不能传入心室,称为未下传的房性期前收缩。

房性期前收缩可与窦性心律形成二联律、三联律,也可呈连发性。房性期前收缩常逆行侵入窦房结,扰乱了窦房结的原有节律,使代偿间歇不完全。如果房性期前收缩发生较晚,在它的激动传到窦房结附近时,窦房结已经发生激动,两者在窦房结附近发生干扰,此时窦房结的节律便没有被房性期前收缩所扰乱,期前收缩前后 P-P 间期恰为窦性者的 2 倍,因而代偿间歇是完全的。

(一)图貌特征

(1)房性期前收缩提早出现 P′波的形态与窦性 P 波不同,差异的大小取决于心房异位节律点的位置及异位节律点使心房除极异样的程度。

1)激动起源于右心房上部:Ⅱ、Ⅲ、aVF、V₅、V₆ 导联的 P′波直立,aVR 导联的 P′波倒置。

2)激动起源于右心房下部:Ⅱ、Ⅲ、aVF 导联的 P′波倒置,V₁~V₆ 导联的 P′波倒置。

3)激动起源于左心房上部:Ⅱ、Ⅲ、aVF 导联的 P′波直立,V₁~V₆ 导联的 P′波倒置。

4)激动起源于左心房前下部:Ⅱ、Ⅲ、aVF、V₁~V₆ 导联的 P′波倒置。

5)激动起源于左心房后上部:Ⅱ、Ⅲ、aVF 导联的 P′波直立,V₁ 导联的 P′波呈圆顶尖峰状特殊形态,Ⅰ、V₆ 导联的 P 波倒置。

6)激动起源于左心房后下部:Ⅱ、Ⅲ、aVF、V₆ 导联的 P′波倒置,V₁ 导联的 P′波呈圆顶尖峰型。

(2)因房性期前收缩必须经过房室结下传心室,P′-R 间期≥0.12 s。当房室结发生干扰现象时,有时 P′-R 间期可能延长≥0.20 s。

(3)因房性期前收缩在心室内的传导过程与窦性搏动相似,P′波之后多继一个正常的 QRS 波群。当房性期前收缩下传时,如果房室交界区或心室处于前一个心搏所致的绝对不应期时,房性期前收缩被阻断,则 P′波后无 QRS 波群,称为房性期前收缩未下传。当房性期前收缩下传时,恰逢心室处于相对不应期,则可使传导速度延缓或途径改变,从而使 QRS 波群呈增宽畸形,称为房性期前收缩伴心室内差异性传导。

(4)代偿间期多不完全,偶因期前收缩未传入窦房结,代偿间歇也可完全。

(5)频发房性期前收缩可与窦性心律形成二联律、三联律。二联律为每个窦性心搏后出现一个过早搏动,连续发生 3 次或 3 次以上。三联律为每 2 个窦性心搏后出现 1 个过早搏动或每 1 个窦性心搏后出现 2 个过早搏动,连续发生 3 次或 3 次以上,其中前者称为假性三联律,后者称为真性三联律。房性期前收缩也可成对发生。

(二)阅图提示

(1)窦房传导阻滞:当未下传的房性 P′波与其前心搏的 ST-T 重叠时,可误诊为窦房传导阻滞。房性期前收缩二联律因测不到窦性周期,易与 3∶2 窦房传导阻滞相混淆。

(2)室性期前收缩:房性期前收缩伴室内差异性传导貌似室性期前收缩,但房性期前收缩伴有提前的 P′波。发生较晚的室性期前收缩可位于窦性 P 波之后,被误诊为伴室内差异性传导的房性期前收缩,但室性期前收缩的 P-R 间期<0.12 s。

(3)交界性期前收缩:起源于房室交界区周围的房性期前收缩可形成逆行 P 波,与交界性期前收缩难以鉴别。一般情况下,房室交界区周围的房性期前收缩的 P′-R 间期>0.12 s。

(4)间歇性的左、右束支传导阻滞和预激综合征易与房性期前收缩伴室内差异性传导相混淆。

(三)图病连接

房性期前收缩可发生于正常的健康人,多与兴奋、焦虑、失眠、自主神经功能紊乱有关。吸烟、饮酒与咖啡等均可诱发。

多源性、频发性、连发性的房性期前收缩多伴有器质性心脏病或慢性肺部疾患。频发性、多源性房性期前收缩可导致室上性心动过速、心房颤动,因此它的出现可能为快速型房性心律失常的先兆。

(四)识图论治

房性期前收缩一般情况下不需要治疗,经适当休息、戒除烟酒、改善睡眠便可奏效。有器质性心脏病,症状十分明显,或有引起室上性心动过速、心房颤动的可能时,可选用下列药物治疗。

1.β-受体阻滞剂

β-受体阻滞剂可阻滞 β 受体,抑制心肌细胞的自律性。常用:普萘洛尔,每次 10～40 mg,每日 2 次;美托洛尔,每次 12.5～50 mg,每日 2 次;索他洛尔,每次 40～80 mg,每日 2 次;比索洛尔,每次 5～20 mg,每日 1 次;卡维地洛,每次 3.125～12.5 mg,每日 2 次。心脏传导阻滞、支气管哮喘、休克者禁用。

2.维拉帕米

维拉帕米适用于房性期前收缩治疗,常用量为每次口服 40～80 mg,每日 3～4 次。心功能不全、房室传导阻滞、病态窦房结综合征者禁用。

3.普罗帕酮

普罗帕酮可治疗各种心律失常,每次100～150 mg,每8 h给药1次。支气管哮喘、慢性阻塞性肺疾病、严重心功能不全者禁用。

4.胺碘酮

胺碘酮对多数房性期前收缩有效,一般口服负荷量为600～800 mg,用3～7d后逐渐减少剂量,常用维持量为每日100～400 mg。长期用药应定期复查心电图、胸片、T_3、T_4,以防药物毒副反应的发生。

5.双异丙吡胺

双异丙吡胺电生理作用与奎尼丁相似,为广谱抗心律失常药物。每次口服100～200 mg,每日3～4次。肾功能不全者应减量。尿道梗阻、青光眼、病态窦房结综合征、传导阻滞及心功能不全者禁用。

对于伴有缺血或心力衰竭的房性期前收缩,随着原发因素的控制,一般能够好转。因此,不主张长期使用抗心律失常药物治疗。

三、房室交界性期前收缩

房室交界区的异位起搏点提早发出冲动,引起心房和(或)心室提早激动,称为房室交界性期前收缩。它可以逆传至心房,也可前传至心室,偶尔冲动不向任何方向传导而呈隐匿性(交界区的近远端均发生阻滞)。交界性期前收缩可以是插入性,可与窦性心律形成二联律、三联律,也可呈连发性,若发生过早则可引起室内差异性传导。其代偿间歇是否完全取决于激动是否逆传窦房结。

(一)图貌特征

(1)提早出现的 QRS-T 波群与窦性心搏的 QRS-T 形态及时间基本相似。若伴室内差异性传导,则 QRS 波呈宽大畸形。

(2)提早出现的 QRS 波前后可有逆行 P 波。P′波与 QRS 波群的关系取决于激动逆传至心房和下传至心室的传导时间:如逆传快于下传,则 P′波位于 QRS 波之前,P′-R 间期<0.12 s;如下传快于逆传,则 P′波位于 QRS 波之后,R-P′间期<0.20 s;若逆传和下传速度相等,则 P′波隐埋在 QRS 波之中。

(3)代偿间歇多为完全性(联律间期＋代偿间歇＝基础心律周期的2倍),少数为不完全性。

(4)交界性期前收缩伴有前传阻滞时,在心电图上只见到一个提前的逆行 P 波,其后无 QRS 波相随。

(5)交界性期前收缩同时伴有前传性和逆传性阻滞时,虽无引发 P′-QRS 波,但可使下一个室性激动下传延缓或受阻,又称为隐匿性交界性期前收缩。

(6)房室交界性期前收缩可与窦性心律形成二联律、三联律。

(二)阅图提示

1.窦房传导阻滞

当交界性期前收缩伴前向阻滞时,只见提早的逆行 P 波,而无 QRS 波群。如果提早的逆行 P 波与 ST-T 重叠,则易与窦房传导阻滞相混淆。

2.室性期前收缩

交界性期前收缩伴室内差异性传导使 QRS 波变异,加之其前如无逆行 P 波,则可误诊为室性期前收缩。若逆行 P 波位于其后,也易被误诊为伴有逆行传导的室性期前收缩。

3.房性期前收缩

交界性期前收缩发生较晚,恰位于窦性 P 波之后时,可误诊为房性期前收缩。但根据规则的窦性 P-P 间期及与窦性 P 波相同的形态,即可排除房性期前收缩。

(三)图病连接

房室交界性期前收缩可见于健康者,也可见于器质性心脏病者。常无明显的症状,部分患者表现为胸闷、心悸感。频发和持续的交界性期前收缩常见于风心病、冠心病、低钾血症、洋地黄中毒等,根据不同病因选用不同类型的抗心律失常药常可奏效。

(四)识图论治

偶发性房室交界性期前收缩不需要治疗。对于频发持续性房室交界性期前收缩,可根据不同的发病原因选用与房性期前收缩相同的抗心律失常药物。

四、室性期前收缩

心室内异位起搏点提早发出激动,引起心室除极,称为室性期前收缩。由于室性期前收缩起源于心室,所以在提早 QRS 波群之前不会有异位 P 波。

室性期前收缩的激动发出后,沿心室肌进行传导。因心室肌传导速度较慢,所以使 QRS 波群呈宽大畸形,畸形的程度与异位起搏点的位置(远离传导系统,畸形显著)及心肌的状态(心肌病变严重,畸形显著)有关。由于除极进行缓慢,使复极顺序发生改变,先从除极处开始,导致 T 波与 QRS 波主波方向相反。室性期前收缩很少逆行传至心房,但在窦性心率显著缓慢时可逆传抵达心房,多数在窦房结附近与窦性激动发生干扰(在提早的 QRS 波之后 0.20 s 出现逆行 P 波),未能打乱窦房结的自律性,所以代偿间歇为完全性。极少数可侵入窦房结,出现不完全性代偿间歇。

室性期前收缩与窦性激动在心房内发生干扰,形成房性融合波。在房室交界区发生干扰,使窦房结控制心房,室性异位起搏点控制心室。两者在心室内发生干扰,则形成室性融合波。室性期前收缩发生过早,则可发生室内差异性传导,使 QRS 波的形态更加畸形。窦性心率缓慢时,舒张早期的室性期前收缩可形成插入性期前收缩。室性期前收缩可与窦性心律形成二联律、三联律,也可呈连发性。

(一)图貌特征

1.室性期前收缩的心电图诊断

(1)提早出现的 QRS 波呈宽大畸形,时间≥0.12 s。T 波与主波方向相反。

(2)提早出现的 QRS 波之前无与其有关的 P 波。若 P 波存在,则 P-R 间期<0.12 s(为干扰性房室分离),其后偶有逆行 P 波,R-P 间期>0.20 s。

(3)代偿间歇完全。

2.室性期前收缩的分类

(1)按异位起搏点多少分类

1)单源性室性期前收缩:同一导联中室性期前收缩的形态相同,联律间期相等。窦性心率缓慢时,舒张早期的室性期前收缩可形成插入性期前收缩。

2)多源性室性期前收缩:同一导联中,室性期前收缩的形态各异,联律间期不等,相差＞0.08 s。

3)多形性室性期前收缩:同一导联中室性期前收缩的形态不一,联律间期相等。

(2)按期前收缩次数分类

1)偶发室性期前收缩:1 min 内≤5 个。

2)频发室性期前收缩:1 min 内＞5 个。

3)成对室性期前收缩:室性期前收缩可呈连发性。

4)显性室性期前收缩二联律:室性期前收缩与基本心搏交替出现。

5)隐匿性室性期前收缩二联律:联律间期固定,两个相邻室性期前收缩间的窦性心搏的数目呈奇数分布(如 1、3、5……符合 $2n+1$。它实际上是一种持久的、连续的联律间期固定型室性期前收缩二联律,由于存在着间歇性的、不定比例的传出阻滞使室性期前收缩不能显现所致。n 为任何整数,实际上代表隐匿性二联律中隐匿性室性搏动的数目。如果室性搏动连续隐匿两次,那么两个显性室性期前收缩间的窦性心动数目将为 $2×2+1=5$,以此类推)。

6)显性室性期前收缩三联律:每一个基本心搏后出现两个室性期前收缩,称为真三联律。每两个基本心搏后出现一个室性期前收缩,称为假三联律。

7)隐匿性室性期前收缩三联律:联律间期固定,两个相邻室性期前收缩间窦性心搏的数目符合 $3n+2$(如 2、5、8、11 等)。

(3)按联律间期长短分类

1)舒张早期室性期前收缩:联律间期短,室性期前收缩发生很早,如出现在前一个心搏的 T 波上,称为"R-on-T"现象,易诱发室性融合波。

2)舒张晚期室性期前收缩:联律间期长,室性期前收缩发生较晚,畸形的 QRS 波落在前一个心搏之后,如是落在一个窦性 P 波上,称为"R-on-P"现象。

(4)特殊情况下的室性期前收缩

1)继发性室性期前收缩:室性期前收缩出现于心率较慢时,继发于长周期后的期前收缩,亦称慢率性室性期前收缩。可以周而复始,形成单源性室性二联律。

2)期前收缩波形正常化:当窦性心律或交界性心律伴有单侧束支传导阻滞或预激综合征时,如发生室性或室上性期前收缩,其 QRS-T 形态与窦性相似,称为期前收缩波形正常化。

3. 室性期前收缩的定位诊断

(1)右心室期前收缩:右心室期前收缩心电图类似左束支传导阻滞图形,期前收缩的 QRS 波群主波方向在 V_1 导联向下,在 V_5 导联向上。一般来讲,期前收缩起源于右心室。

1)右心室流出道期前收缩:期前收缩的 QRS 波群呈左束支传导阻滞形态伴电轴右偏。期前收缩的 QRS 波群的主波在 Ⅱ、Ⅲ、aVF 导联向上(R 型),在 aVR 导联向下。

2)右心室流入道期前收缩:期前收缩的 QRS 波形态呈左束支传导阻滞形态。期前收缩的 QRS 波群的主波在 Ⅱ、Ⅲ、aVF 导联向下,在 Ⅰ、aVL 导联向上。

3)右心室肌性期前收缩:期前收缩 QRS 波形态类似左束支传导阻滞的形态。在 V_1、V_2 导联呈 rS 型者,其 r 波＞窦性 r 波,在 V_5、V_6 导联可呈 RS 或 R 型,电轴右偏(＞+90°)或正常。

(2)左心室期前收缩:体表心电图期前收缩类似右束支传导阻滞的形态,在 V_1~V_3 导联 R 波较大或呈单向,在 V_5、V_6 导联期前收缩的 QRS 主波向下,S 波加深。

1)左心室流出道期前收缩:期前收缩的 QRS 波呈右束支传导阻滞的形态。期前收缩的 QRS 波群的主波在 Ⅱ、Ⅲ、aVF 导联向上,在 Ⅰ、aVL 导联向下。

2)左心室流入道期前收缩:期前收缩的 QRS 波呈右束支传导阻滞的形态。期前收缩的 QRS 波群的主波在 Ⅱ、Ⅲ、aVF 导联向下,在 Ⅰ、aVL 导联呈 rS 型或 R 型。

3)左心室前壁肌性期前收缩:期前收缩起源于左心室的前壁,类似广泛前壁梗死的波形。期前收缩 QRS 波群主波在胸导联 $V_1 \sim V_4$ 向下,呈 QS、Qr、rS 型。

4)左心室后壁肌性期前收缩:期前收缩起源于左心室后壁,远离传导系统,故期前收缩 QRS 波群呈宽大畸形,类似 A 型预激综合征波形。期前收缩 QRS 波主波在 $V_1 \sim V_6$ 导联向上,呈 R、Rs 或 qR 型。若期前收缩的 QRS 波主波在 Ⅱ、Ⅲ、aVF 导联向上,则起自左心室后上部;反之,则起自左心室后下部。

5)左心室侧壁肌性期前收缩:期前收缩起源于左心室侧壁,远离传导系统,故期前收缩 QRS 波群呈宽大畸形。其酷似 C 型预激综合征波形,但不同之处在于:期前收缩的 QRS 波群在 V_1 导联呈单向 R 波或双向 qR、Rs 型,在 V_5、V_6 导联呈 Qs、rS 型。若期前收缩的 QRS 波群主波在 Ⅱ、Ⅲ、aVF 导联向上,则室性期前收缩起源于左心室侧壁上部;反之,则来自左心室侧壁下部。

(3)室间隔期前收缩:室间隔期前收缩为起源于室间隔的期前收缩,因起搏点靠近传导系统,QRS 波群近似窦性 QRS 波群。

1)期前收缩 QRS 波群形态与室上性 QRS 波的形态大同小异,QRS 波的时间<110 ms。

2)主导心律呈束支传导阻滞图形时,如期前收缩形态正常化,则提示为室间隔期前收缩。

(4)右束支性期前收缩:右束支性期前收缩为起源于右束支的期前收缩,QRS 波的形态呈典型的左束支传导阻滞图形。

1)期前收缩的 QRS 波在 V_1、V_2 导联呈 QS 型或 rS 型,其 r 波<窦性的 r 波。

2)期前收缩的 QRS 波在 V_5、V_6、Ⅰ、aVL 导联呈单向宽大 R 波。

3)额面 QRS 电轴正常或轻度左偏($-30° \sim -90°$)。

4)期前收缩若起源于右束支近端,则 QRS 波时间<120 ms;若起源于右束支远端,则 QRS 波时间≥120 ms。

(5)左束支性期前收缩:左束支性期前收缩为起源于左束支的期前收缩,QRS 波的形态呈完全性或不完全性右束支传导阻滞图形。

1)左束支主干期前收缩:期前收缩的 QRS 波在 V_1 导联呈 rsR′、rR′ 或 R 型,在 V_5、V_6、Ⅰ、aVL 导联呈 RS 型,S 波宽钝。QRS 波时间≥100 ms。

2)左前分支期前收缩:期前收缩的 QRS 波在 V_1 导联呈 rsR′、rR′ 或 R 型,在 V_5、V_6 导联呈 RS 或 Rs 型;在肢体导联呈左后分支传导阻滞图形,即在 Ⅰ、aVL 导联呈 rS 型,在 Ⅱ、Ⅲ、aVF 导联呈 qR 型,电轴≥+110°。

3)左后分支期前收缩:期前收缩的 QRS 波在 V_1 导联呈 rsR′ 型,在 V_5、V_6 导联呈 Rs、RS 或 rS 型,S 波宽钝;在肢体导联呈左前分支传导阻滞图形,即在 Ⅰ、aVL 导联呈 qR 型,在 Ⅲ、Ⅱ、aVF 导联呈 rS 型。电轴在 $-45° \sim -90°$。

室性期前收缩的定位诊断基本按照期前收缩 QRS 波群主波的方向,在 V_1、V_5 导联定左右,在 Ⅱ、Ⅲ、aVF 导联定上下,在 Ⅰ、aVL 导联定前后。其临床意义在于:起源于右心室流出道和起源于左后分支的期前收缩、室性心动过速多为特发性,射频消融术成功率较高;起源于束支及其分支的期前收缩诱发的室性心动过速心率较慢(100～150 次/分钟),较少引起心源性昏厥;急性心肌梗死时,要判定期前收缩是否在梗死周围,如果出现在梗死的周围,则为危险室性期前收缩,易发生室内折返而诱发室性心动过速。

4.室性期前收缩分级(LOWN 分级标准)

(1)0 级:无室性期前收缩。

(2)ⅠA 级:偶发,每小时＜30 次或每分钟＜1 次。

(3)ⅠB 级:偶发,每分钟＞1 次。

(4)Ⅱ级:频发,每小时＞30 次或每分钟＞6 次。

(5)Ⅲ级:多源性室性期前收缩。

(6)ⅣA 级:成对室性期前收缩,反复出现

(7)ⅣB 级:成串的室性期前收缩(连续二个或以上),反复出现。

(8)Ⅴ级:"R-on-T"型室性期前收缩。

5.病理性室性期前收缩的判定标准

(1)多源性、多形性及连发性的室性期前收缩。

(2)频发室性期前收缩,室性并行心律型期前收缩,室性期前收缩呈二、三联律者。

(3)期前收缩的 QRS 波振幅＜1.0 mV。

(4)期前收缩的 QRS 波时间＞0.16 s,伴切迹。

(5)S-T 段水平型下降,T 波与主波方向一致。

(6)室性、交界性、房性期前收缩同时存在。

(7)期前收缩后出现 ST-T 改变者。

(8)联律间期＜0.43 s,出现"R-on-T"及"R-on-P"现象。

(9)提早指数:为联律间期($R-R'$间期)与基础 Q-T 间期(Q-T)的比值。

当提早指数≤1.0 时,易引起室性心动过速。当提早指数为 0.6～0.85 时,促发心室颤动的危险性较大。

(10)易损指数:为基础的 Q-T 间期×前一心动周期(R-R 间期)/联律间期($R-R'$间期),即 $(Q-T)×(R-R)/(R-R')$。当易损指数为 1.1～1.4 时,易发生短阵的室性心动过速。当易损指数＞1.4 时,易促发心室颤动。易损指数对判断 Q-T 间期延长时室性期前收缩促发室性心动过速、心室颤动意义较大。

(11)运动后或心率增快后期前收缩增多。

(12)心肌损伤及心功能不全时的室性期前收缩。

(二)阅图提示

1.房性期前收缩伴室内差异性传导

房性期前收缩伴室内差异性传导时,QRS 波呈宽大畸形,如提早出现 P' 波与其前的 T 波相重叠,易误诊为室性期前收缩。

2.交界性期前收缩伴室内差异性传导

房室交界性期前收缩伴室内差异性传导时,心电图上难以与室性期前收缩相鉴别。

3.束支传导阻滞

当存在左、右束支传导阻滞时,要注意区别期前收缩的 QRS 波与基本心律的 QRS 波的形态,寻找其前有无过早而与之有关的 P 波。

4．预激综合征

间歇性的预激综合征可类似室性期前收缩，但前者的 P-R 间期缩短，有 δ 波及心动过速史。

（三）图病连接

室性期前收缩可见于健康者，用标准心电图可发现有 1％正常人群中存在室性期前收缩，用动态心电图可发现 40％～75％健康人群中存在着室性期前收缩，老年人 90％以上可记录到室性期前收缩，多与疲劳、烟酒、浓茶、咖啡及精神过度紧张有关，一般无意义。功能性（良性）期前收缩多无心脏病史，在夜间休息时增多，活动后心率增快则期前收缩减少或消失，多无自觉症状。心电图提示期前收缩为单源性，无"R-on-T"现象，可给以对症处理。病理性期前收缩多提示病变广泛，病情较重，甚至有发生猝死的可能，应根据不同的病因积极地进行治疗。早期的 LOWN 分级对室性心律危险度的分层过多强调了室性期前收缩的本身情况，而忽视了患者的基础病变及心脏的情况。总之，对室性期前收缩的危险评估必须结合病史、临床症状、期前收缩类型及辅助检查判定有无器质性心脏病。健康人发生室性期前收缩不论如何频发，均无严重的后果。而发生在心肌炎、心肌病、风心病、先天性心脏病、冠心病等都有临床意义，特别是发生在急性心肌梗死和心力衰竭的室性期前收缩，会引起严重的心律失常，发生猝死。值得关注的是，一些频发的室性期前收缩持续时间过长可以导致心肌病变，最终发展为心动过速性心肌病。一些偶发的极早联律间期的"R-on-T"现象室性期前收缩有时也可导致心室颤动。所以不能单纯地以数量划分室性期前收缩的临床意义。

（四）识图论治

1．室性期前收缩的治疗策略

偶发性室性期前收缩无明显症状，又无器质性心脏病的基础，一般无须特殊处理。如有症状，影响工作与生活，则可给予适当的镇静剂、美西律、普罗帕酮、β-受体阻滞剂治疗。对器质性心脏病伴发的室性期前收缩，需针对基础心脏病进行处理。当有心功能不全时，频发性期前收缩可降低心脏的储备能力，常可迅速地转化为严重的心律失常，应首选胺碘酮、美西律治疗，次选普罗帕酮、莫雷西嗪治疗。在严重心肌病变时，如急性心肌梗死早期出现室性期前收缩，反映了心肌缺血性损伤和坏死时的心电不稳定，其重要性在于易诱发心室颤动而造成猝死，故应及时给予利多卡因、胺碘酮等药加以控制，以防病情恶化。缓慢性室性期前收缩是指在基础心率缓慢时出现的室性期前收缩，如窦性心动过缓、高度房室传导阻滞、自主节律时伴发的期前收缩。遇到这种情况，应禁用心肌抑制性抗心律失常药，必要时可用迷走神经抑制剂（如阿托品、山莨菪碱）或 β 受体激动剂（如沙丁胺醇）治疗。目前导管射频消融治疗室性期前收缩的地位在国内外有所提高。对于频发的或症状不能耐受或非良性的室性期前收缩，可行导管射频消融治疗。

2．室性期前收缩的药物治疗

（1）利多卡因：利多卡因适用于室性期前收缩、室性心动过速、心室扑动和心室颤动的治疗。静脉给药先以每次 50～100 mg 或 1～2 mg/kg 静脉推注。如无效，则过 10～20 min 再注射首剂的 1/2 量，但静脉注射累积量 1 h 内不应超过 300 mg。如能奏效，可改用静脉滴注，以每分钟 1～4 mg 维持。房室传导阻滞、休克、肝功能不全者慎用。

（2）胺碘酮：胺碘酮用于充血性心力衰竭及急性心肌梗死出现的频发室性期前收缩。常用剂量为 150～300 mg 稀释后在心电、血压的监测下缓慢推注，或按 5 mg/kg 剂量加葡萄糖溶液 250 mL 在 2 h 内静脉滴注完毕,继以 75～150 mg/d 静脉滴注维持。数天后可改为口服维持量 100～400 mg/d,分次口服。

(3)美西律:美西律属于利多卡因衍生物,适用于各种心律失常的治疗。成人每次100～200 mg,每日 3～4 次,口服。紧急时可用 50～100 mg 稀释于 20 mL 液体中静脉推注,无效时 5～10 min 可重复 1 次,但不能重复注射 2 次以上。左心衰竭、低血压、休克、传导阻滞、缓慢性期前收缩者禁用。

(4)乙吗噻嗪:乙吗噻嗪加速动作电位 2 位相和 3 位相的复极,缩短了动作电位时程和有效不应期;降低动作电位 0 位相除极速度,使传导延缓;降低浦氏纤维除极坡度,减慢了自律性。适用于房性期前收缩、室性期前收缩、阵发性心动过速、心房颤动和心室颤动的治疗。常用量为每次 75～150 mg 口服,每 6 h 服药 1 次。心脏传导阻滞者禁用。

(5)苯妥英钠:苯妥英钠主要用于洋地黄中毒者的心律失常。静脉给药 250 mg 或以5 mg/kg加注射用水 20 mL 缓慢静脉推注,多在 5～10 min 内起作用。若无效,每隔 15 min重复用 100 mg,但总量不超过 500 mg。

(6)决奈达隆:决奈达隆为新一代的Ⅲ类抗心律失常药物,分子结构与胺碘酮相似,但不含碘,用于心房颤动的治疗和预防。

3.导管射频消融治疗

对于无器质性心脏病,但引起心脏肥大及可能导致恶性心律失常,且药物治疗无效者,可行导管射频消融治疗。

针对器质性心脏病合并室性期前收缩者,做出心室晚电位检查。心室晚电位检查阳性或有非持续性室性心动过速者应行心内电生理检查,以筛选出有针对性的抗心律失常药物预防再发,必要时行导管射频消融治疗。

第八节　阵发性心动过速

心脏内起搏点连续出现三次或三次以上的主动性心跳过速称为阵发性心动过速。其可由异位起搏点的自律性增高、折返激动不断出现、并行心律的异位起搏点无传出阻滞、触发活动的连续发生所引起。按照异位起搏点的不同,可分为窦性、房性、房室交界性、室性阵发性心动过速。有时房性、房室交界性心动过速在心电图上难以区分,故统称室上性心动过速。近几年来电生理的研究发现,室上性心动过速的传导路径不仅涉及心房、房室结和希氏束,还包括了心室及房室副束,因此室上性心动过速是指起源部位和传导途径不限于心室的心动过速,而起源于希氏束分叉以下的传导系统和心室肌内异位心动过速称为室性心动过速。

一、窦房结折返性心动过速

如果一个适时的期前收缩到达窦房结边缘时,从已脱落不应期的部位进入,而从另一个部位传出,在窦房结内或其周围组织连续折返三次以上,称为窦房结折返性心动过速(sinus nodis reent rant tachycardia,SNRT)。

（一）图貌特征

（1）心动过速的发作与终止突然。

（2）心动过速常由窦性期前收缩、房性期前收缩、交界性期前收缩诱发。

（3）心动过速时，P′波与窦性 P 波相同或十分相似，QRS 波正常，P′-R 间期＞0.12 s，频率 120～140 次/分钟。

（4）如果有窦性早博，其联律间期与心动过速发作开始时的联律间期相等。部分心动过速发作时，前 3～5 个心动周期中心率逐渐增快，然后趋于稳定（温醒现象）。终止时最后 3～5 个周期中心率减慢后突然终止（冷却现象）。

（5）发作终止后的间歇可等于或略长于一个窦性周期。

（6）刺激迷走神经时，可使心率减慢或心动过速突然终止。

（二）阅图提示

1. 窦性心动过速

窦性心动过速的发作与终止为逐渐性的，程序刺激不能诱发终止，刺激迷走神经对其无明显效果，持续时间可达几小时、几天或更长时间。

2. 房性心动过速

房性心动过速不呈突发性，心房回波与窦性 P 波明显不同，发作时有心率逐渐加快的"温醒现象"。程序刺激虽可激发和终止，但更换心房刺激部位多不奏效。

3. 房室结折返性心动过速

快—慢型房室结折返性心动过速的 P-R 间期＜R-P′间期，其 P 波为逆行 P′波，而 SNRT 的 P′波与窦性相似。

（三）图病连接

窦房结折返性心动过速极为少见，可见于正常人，无性别差异，且可发生在任何年龄。但绝大多数见于冠心病、风心病、心肌病等器质性心脏病患者，尤其是伴有窦房结病变的老年人。常因情绪激动、紧张及运动而诱发。发作呈阵发性，突发骤停。每次发作时间不等，从数秒到几小时，发作时可出现心悸、气短、胸闷、头晕。症状的轻重取决于发作时心率的快慢、持续时间长短及伴随基础心脏病的状况。诊断困难时，可进一步行动态心电图（Holter）及心电生理检查。

（四）识图论治

窦房结折返性心动过速一经确诊后，应进行合理的治疗。

1. 病因治疗

窦房结折返性心动过速的频率较慢，无明显的临床症状，一般不必给予抗心律失常药物，只需针对病因或原发心脏病进行处理。

2. 药物治疗

（1）腺苷：窦房结折返性心动过速发生时，静脉注射腺苷可终止发作。其机制可能与影响窦房结细胞外向钾离子流，使局部组织静息电位超极化有关。

（2）β-受体阻滞剂：对于症状明显者，可给予 β-受体阻滞剂治疗，有预防发作和缓解症状的效果。

（3）钙通道阻滞药：非二氢吡啶类钙通道阻滞药（如维拉帕米）对窦房结、心房肌不应期和传导速度有一定影响,可预防发作。

3.刺激迷走神经

窦房结折返性心动过速发作时,按摩颈动脉窦、压迫眼球、刺激咽部等兴奋迷走神经的方法可终止发作。

4.导管射频消融术

对症状较重而药物治疗效果不佳者,可选用射频消融治疗,以达到根治的效果。

二、阵发性房性心动过速

阵发性房性心动过速为起源于心房组织内任何部位、与房室结传导无关的一种快速的室上性心律失常。在心动过速发生时,窦房结可因快速的房性冲动提早除极而暂时失去起搏功能。在心动过速终止后过渡到窦性心律时,最常见的为其后有一较长的间歇,直到窦房结起搏功能从抑制状态恢复后出现窦性心律。也可先由心室率变慢,继之转为窦性心律,或无任何预兆而突然转为窦性心律。

房性心动过速来自一个异位起搏点,称为单源性房性心动过速。若心动过速的异位起搏点不稳定或为多个异位起搏点,称为多源性房性心动过速。根据发病机制的不同,可分为自律性房性心动过速(automatic atrial tachyeardia,AAT)、心房内折返性心动过速(intra atrial re-entrant tachyeardia,IART)和触发活动引起的房性心动过速。

异位起搏点4位相自动除极速率加快是自律性房性心动过速的基础;心房肌传导速度和不应期的不均一为房内折返的产生提供条件;洋地黄中毒引起后除极致房性心动过速为触发活动所引起。

(一)图貌特征

1.自律性房性心动过速

(1)常由房性期前收缩诱发房性心动过速,发作开始后有温醒现象,终止前有冷却现象。

(2)心房率在100~250次/分钟,常在150次/分钟左右,突发骤停。

(3)P'波与窦性P波略异,P'-R间期>0.12 s,P'-R间期<R-P'间期。

(4)QRS波群为室上性。

(5)可合并房室不同比例的传导。

(6)刺激迷走神经不能终止发作,但可引发房室传导阻滞,使心率减慢。

2.心房内折返性心动过速

(1)P'波形态与窦性P波不同。P'波形态单一、整齐(折返环可在心房内任何处),频率在150次/分钟左右。

(2)QRS波群呈室上性(无束支传导阻滞和差异性传导时)。

(3)P'波在QRS波之前,P'-R间期>0.12 s,但多小于1/2(R-R)间期。

(4)心房率过快,可伴发不同比例的传导。

(5)突发骤停,也可由适时房性期前收缩诱发或终止发作。刺激迷走神经可终止发作或诱发房室传导阻滞。

(6)根据P'波的形态可对房性心动过速定位:V₁导联的正向P'波对判断左心房房性心动过速的特异性和敏感性较高,aVL导联正向P'波或双向P'波对判断右心房房性心动过速的特异性和敏感性较高;Ⅱ、Ⅲ、aVF导联正向P'波提示房性心动过速位于心房的上部(如右房耳、右房高侧壁、左房的上肺静脉或左房耳），反之则提示房性心动过速位于心房的下部（如冠状静脉窦口、下肺静脉等）。

3.触发活动致房性心动过速

(1)心房刺激可诱发房性心动过速。

(2)诱发房性心动过速的联律间期与最后一个心搏至下次窦性心搏的间期相关。

(3)刺激迷走神经可使房性心动过速终止。

(4)触发活动引起的房性心动过速大多数位于右心房或房间隔部位。

4.多源性房性心动过速

(1)同一导联出现两种以上不同形态的 P′波。

(2)P′-P′间期长短不等。

(3)P′-R 间期不一致，但都大于 0.12 s。

(4)心房率在 100～250 次/分钟，心室率不规则。

(5)QRS 波群呈室上性，可出现束支传导阻滞及分支传导阻滞图形。

5.房性并行心律心动过速

(1)异位 P′波与窦性 P 波不同，异位心房率>70 次/分钟。

(2)联律期间不等，时间相差>0.08 s。

(3)房性融合波偶见。

(4)长的异搏间期是短的异搏间期的整倍数。

6.房性心动过速伴传出阻滞

(1)文氏型传出阻滞：在一系列快速出现的房性 P 波中，P′-P′间期有逐渐缩短继而突然延长的规律，且周而复始地出现。

(2)房性心动过速伴房性暂停：在一系列快速 P′波中，每隔数个 P′-QRS-T 波之后，可见一个较长而固定的 P′-P′间期，长 P′-P′间期不是房性周期的整倍数。

7.房性心动过速伴房室传导阻滞

(1)房性心动过速伴一度房室传导阻滞：P′波出现在舒张中晚期，下传的 P′-R 间期>0.20 s。若 P′波出现在收缩期，伴有 P′-R 间期延长，则为干扰性阻滞。

(2)房性心动过速伴二度房室传导阻滞：P′波出现在舒张中晚期，P′-R 间期有逐渐延长继而发生漏搏的规律。

(3)房性心动过速伴三度房室传导阻滞：一系列快速的房性 P′波与相对缓慢的 QRS 波群完全无关。

(二)阅图提示

1.窦性心动过速

心房率相对缓慢（160 次/分钟）的房性心动过速应与窦性心动过速相鉴别。窦性心动过速是逐渐发生和逐渐停止，刺激迷走神经后频率可暂减慢，P 波形态无明显变化。房性心动过速的发生与终止突然；刺激迷走神经可转为窦性心律，或发生房室传导阻滞，或无效；其 P′波形态与窦性 P 波不同。

2.室性心动过速

当房性心动过速伴室内差异性传导、束支传导阻滞、预激综合征时，应与室性心动过速相鉴别。

3．心房扑动

房性心动过速应与心室率较快的心房扑动进行鉴别。

4．房室结内折返性心动过速与房室折返性心动过速

多数房性心动过速的 R-P′间期＞P′-R 间期，而 AVNRT 与 AVRT 的 R-P′间期＜P′-R 间期（非典型慢—慢型或快—慢型 AVNRT 除外），且心动过速发作时出现温醒现象，终止时可能出现冷却现象。

（三）图病连接

阵发性房性心动过速每次发作时间、频率快慢各不相同。一般可无器质性心脏病，每次发作与情绪激动、过度劳累、吸烟及饮酒有关，多数不引起严重后果。电解质紊乱、药物中毒、低钾血症等可诱发。

对器质性心脏病患者（如冠心病、肺心病、先天性心脏病、心肌病等），若发作时间较长，频率过快，可诱发心绞痛及心力衰竭，严重者可导致心肌梗死及周围血管的血栓形成。阵发性心动过速的预后主要取决于心脏的基本情况。

（四）识图论治

对阵发性房性心动过速的治疗，主要为去除病因。对持续性房性心动过速，可选用抗心律失常药物，由房内折返性引起者选用普罗帕酮（心律平），自律性增高者给予胺碘酮，触发活动引起者选用维拉帕米。

对于血流动力学不稳定者，可采用直流电复律。对于反复发作的房性心动过速，应长期给予 β-受体阻滞剂、钙通道阻滞药或洋地黄制剂口服，以预防发作。对心力衰竭患者，应首选胺碘酮，对合并病态窦房结综合征或房室传导功能障碍者，若必须长期用药，需安装人工心脏起搏器。药物治疗效果不佳时，可选用射频消融。

三、阵发性房室交界性心动过速

阵发性房室交界性心动过速（交界性心动过速）可起源于房室交界区的任何部位，一般情况下心房和心室均由交界性激动所控制。但亦可发生房室脱节，即心房由窦性激动控制，心室由交界区激动控制。交界性心动过速可与窦性心动过速、窦性心动过缓、心房扑动、心房颤动并存。少数情况下，心房与心室可分别由交界区内的两个起搏点控制，高位起搏点冲动逆行激动心房，低位起搏点冲动下传激动心室，称为双重性房室交界性心动过速。交界性心动过速与房性心动过速无法辨认时，则统称为阵发性室上性心动过速。根据发病机制，可分为自律性交界性心动过速、房室结折返性心动过速和房室折返性心动过速。

（一）图貌特征

1．房室结折返性心动过速

当房室结存有双径路时，便构成了折返环，适时房性期前收缩在折返环近端的其中一个径路被阻滞，而缓慢地经另一径路传导，当激动抵达折返环远端时，被阻径路的不应期已过去，激动便可经该径路逆传激动心房，形成心房回波，又经折返环近侧端原径路前传，形成折返激动。以慢径路为前向传导、快径路为逆向传导的房室结内折返性心动过速称为慢—快型。少数情况下，慢径路的不应期长于快径路，折返激动以快径路前传，以慢径路逆传，这种形式的房室结折返性心动过速称为快—慢型。

（1）慢—快型房室结折返性心动过速

1）房性期前收缩、交界性期前收缩均可诱发。诱发心动过速期前收缩的 P′-R 间期较窦性心律时的 P-R 间期显著延长。

2）心室率多为 160～220 次/分钟。

3）P′波可与 QRS 波重叠不显示（心房和心室同时除极），部分 P′波位于 QRS 波之后，R-P′间期（短）<P′-R 间期（长），R-P′间期<1/2(R-R)间期，可误诊为终末 S 波（在Ⅱ、Ⅲ、aVF 导联）或 r′波（在 V₁ 导联）。仅少数情况下，P′波出现在 QRS 波的起始，酷似 q 波。

4）QRS 波呈室上性，R-R 间期匀齐，较少合并室内差异性传导，无房室传导阻滞。

（2）快—慢型房室结折返性心动过速

1）心动过速发作只要心率增快便可诱发，无 P-R 间期延长，不需期前收缩刺激。

2）心室率一般在 100～170 次/分钟。

3）逆行 P′波出现较晚，最迟到下一个 QRS 波之前，R-P′间期（长）>P′-R 间期（短），且 R-P′间期<70 ms。

4）QRS 波为室上性。

（3）房室结双径路非折返性心动过速：在极少数情况下，快、慢径路的不应期趋于一致时，室上性激动在双径路中分成快、慢两种速度分别下传。若快、慢径路在远端无共同通道，或慢径路无逆传功能，心室的有效不应期又小于两条径路的传导时间之差时，室上性激动则可以快、慢两种速度分别抵达心室，引起双重性心室反应。如果连续发生，则形成房室结双径路非折返性心动过速。

1）一次性心房激动（可为窦性激动）形成心室双重反应（R1、R2），即出现连续两次 QRS 波，R1 为快径路下传，R2 为慢径路下传，出现 1∶2 房室传导现象。

2）P-P 间期相等。

3）R-R 间期呈联律性。

4）QRS 波均为室上性，但 R2 可伴有室内差异性传导（在 R1-R2 联律间期较短或前一心动周期较长时）。

2. 房室折返性心动过速

房室折返性心动过速是由于心房肌与心室肌之间存在着房室旁道，和正常的房室传导系统形成两条性质不同的传导通路。两者相比，旁道的传导速度较快，不应期较长。适时的房室激动下传时恰巧与旁道的不应期形成单向阴滞，激动只能由正常的房室传导缓慢下传心室，此时旁道脱离不应期，激动便可经旁道逆传心房，周而复始便形成了房室折返性心动过速。激动由正常房室传导系统前传心室，旁道逆传心房，为顺向性房室折返性心动过速。激动由旁道前传心室，房室传导系统逆传心房，为逆向性房室折返性心动过速。

（1）顺向性房室折返性心动过速：顺向性房室折返性心动过速（orthodromic atrioventricular reentrant tachycardia,OAVRT）指激动由正常的房室传导系统前传心室、旁道逆传心房所形成的折返性心动过速。折返环路：心房→房室结→希浦系→心室→房室旁道→心房。

1）诱发心动过速的心搏无 P-R 间期延长。

2）心室率多为 150～240 次/分钟。

3）P′波于 QRS 波之后不远处出现，R-P′间期（短）<P′-R 间期（长）（室房逆传快于房室前传），且 R-P′间期>70 ms。

4）QRS 波正常，无预激波。

5)心率较快时,可出现功能性束支传导阻滞,QRS 波呈宽大畸形。如旁道同侧功能性束支传导阻滞时,则心率减慢。

(2)逆向性房室折返性心动过速:逆向性房室折返性心动过速(antidromic atrioventricular reentrant tachycardia,AAVRT)指激动由房旁道前传心室、房室传导系统逆传心房形成的折返性心动过速。折返环路:心房→房室旁道→心室→希浦系→房室结→心房。

1)心室率多为 180～240 次/分钟。

2)QRS 波增宽,呈完全预激图形。

3)逆行 P′波于 QRS 波之后较晚出现,可出现在下一个 QRS 波的前面,R-P′间期(长)>P′-R 间期(短)(室房逆传慢于房室前传)。

4)QRS 波增宽,呈完全预激图形。

5)P′波可与 QRS 波为 1∶1 房室传导。

3. 自律性交界性心动过速

(1)连续三次或三次以上的交界性期前收缩。

(2)心室率 160～220 次/分钟,节律规整。

(3)P′波呈逆行性,位于 QRS 波之前 P′-R 间期<0.12 s,位于 QRS 波之后 R-P′间期<0.20 s,与 QRS 波重叠而不能出现 P 波。

(4)QRS 波呈室上波,时间<0.11 s。当存在束支传导阻滞或室内差异性传导时,QRS 波可呈增宽畸形。

(5)发作与终止突然,常以期前收缩而诱发,以完全性代偿性间歇而终止。

4. 交界性并行心律性心动过速

(1)交界性异位搏动的 QRS 波形态近似正常,频率>70 次/分钟。

(2)可有逆行的 P′波,P′波可在 QRS 波之前、之后或其中。

(3)联律间期不等,时间相差>0.08 s。

(4)长的异搏间期是短的异搏间期的整数倍。

(5)房性融合波偶见。

5. 双重性交界性心动过速

(1)逆行 P 波、P′波与 QRS 波无关,各自保持规则频率。

(2)心室率多为 70～140 次/分钟。

(3)可见室性夺获。

6. 室上性心动过速伴束支传导阻滞

(1)快速的 P′波之后,QRS 波呈现完全性束支传导阻滞图形。

(2)心动过速终止后,窦性心律的 QRS 波与心动过速宽大畸形的 QRS 波形态一致。

7. 室上性心动过速伴室内差异性传导

(1)连续出现宽大畸形的 QRS 波,波形为室上性,其前有 P 波或 P′波埋于前一个心搏的 T 波中。

(2)畸形的 QRS 波起始向量与窦性 QRS 波起始向量一致。

(二)阅图提示

1. 心房颤动

快速心房颤动时 f 波不清晰,易误诊为室上性心动过速。这时仔细测量 R-R 间期,就会发现心房颤动有不匀齐的特点。

2.室性心动过速

交界性心动过速合并室内差异性传导、室内传导阻滞、预激综合征时,易与室性心动过速相混淆,应仔细鉴别。

(三)图病连接

阵发性房室交界性心动过速多见于正常健康者,发病无年龄、性别差异,所引起的心悸、胸闷等不适症状可以耐受,少见有心绞痛、心力衰竭者。心动过速发作时症状轻重主要取决于心室率增快的程度以及持续的时间。

对于少数发生于器质性心脏病的患者,当心室率过快时,可引起昏厥、心房颤动,甚至导致心室颤动,应给予高度重视。必要时,可采用同步直流电复律、食道心房调搏或经静脉心内膜人工起搏,用超速抑制或期前收缩刺激法终止发作。

(四)识图论治

阵发性房室交界性心动过速的预后主要取决于心脏的基本情况,且与发作时间的长短有关。一般对于无器质性的心脏病患者,多数不引起严重后果,可针对不同病因进行处理。对于器质性心脏病患者,若发作时间长,频率过快,可引起血流动力学改变,应尽早终止心动过速的发作。

1.刺激迷走神经方法

刺激迷走神经可提高迷走神经张力,降低异位兴奋灶动作电位4位相坡度,延长房室交界的不应期,阻断异位激动的折返途径,终止发作。

(1)Valsalva动作:令患者深吸气之后屏气,并用力做呼气动作;或深呼气后屏气,再努力做吸气动作。

(2)刺激咽反射:用压舌板或手指刺激咽部,引起恶心、呕吐。

(3)压迫眼球:患者取卧位,双眼下视闭合。医生用手指压迫一侧眼球上部,时间不超过10 s。无效时再压另一侧,但不可两侧同时按压。

(4)按摩颈动脉窦:患者仰卧,医生用左手拇指按压颈动脉窦(按压部位相当于下颌骨下缘、甲状软骨上缘的水平),向颈椎方向压迫,一次按压不超过30 s。先按压右侧,无效时再按压左侧,但禁止两侧同时按压。密切观察心率或心电监测,一旦心率减慢,立即停止按压。

2.抗心律失常药物应用

(1)三磷酸腺苷:三磷酸腺苷(ATP)具有增强迷走神经张力的作用,可抑制慢反应细胞的钙离子内流,阻断房室结的前向传导,中断折返环路,可用于室上性心动过速。常用量为10~20 mg,用葡萄糖溶液稀释至5 mL后静脉注射。快速注射是治疗成功的关键。首剂无效时,间隔5 min后再次静脉注射30 mg。病态窦房结综合征者、冠心病者和老年人慎用。

(2)维拉帕米:对无并发症的AVNRT、窦房折返性心动过速(SANRT)、OAVRT,钙通道阻滞药维拉帕米(异搏定)可作为首选。因对旁道前传功能无影响,故不宜用于AAVRT。首次剂量为5 mg加葡萄糖溶液20 mL缓慢静脉注射,无效时10 min后再注射5 mg,但总量不应超过20 mg。病态窦房结综合征、心力衰竭、房室传导阻滞、低血压及长期口服β-受体阻滞剂者禁用。

(3)普罗帕酮:普罗帕酮(心律平)属Ic类抗心律失常药物,对阵发性室上性心动过速,可作为一线药物选用。无论对AVNRT或AVRT,转复成功率均较高,对AAT效果亦较好。

　　用量为首剂 20 mg 加入葡萄糖溶液 20 mL 缓慢静脉注射,无效时 10～20 min 后重复给药,但总量不超过 210 mg。心功能不全、病态窦房结综合征、低电压、房室传导阻滞者禁用。不宜与维拉帕米联合应用,两者先后应用时应间隔 60 min 以上。

　　(4)胺碘酮:胺碘酮属Ⅲ类抗心律失常药物,可以延长心房、房室结、心室及旁道不应期,减慢房室传导,特别适用 AAVRT 及难治的室上性心动过速病例。用量为 150 mg 加葡萄糖溶液 20 mL 在 5～10 min 内静脉注射,重复用药间隔为 30～60 min。心肌病、病态窦房结综合征、低血压及传导阻滞者禁用。

　　(5)去乙酰毛花苷:去乙酰毛花苷(西地兰)可延长心房和房室结的不应期,减慢心率和房室传导,适用于心力衰竭合并 AVNRT 者。因洋地黄对旁道的不应期有缩短作用,故禁用于旁道前传的 AAVRT。剂量为 0.4～0.8 mg 加葡萄糖溶液 20 mL 缓慢静脉注射,无效时 1～2 h 后再给予半量,但总量不应超过 1.2 mg。

　　(6)普萘洛尔(心得安):普萘洛尔(心得安)为 β-受体阻滞剂,对于交感神经兴奋引起的室上性心动过速效果较好,可以终止 AVNRT、AVRT 和 SANRT。用量以 0.1 mg/kg 的剂量 10～15 min 缓慢静脉注射,亦可给予 1～2 mg 静脉注射,无效时 5～10 min 后再重复给药 1 次。支气管哮喘、病态窦房结综合征及传导阻滞者禁用。

　　3.同步直流电复律

　　同步直流电复律是一种安全、快速、可靠的治疗室上性心动过速的方法。其适应证如下。

　　(1)各种药物治疗无效的室上性心动过速。

　　(2)室上性心动过速造成严重的血流动力学改变,如休克、肺水肿、心力衰竭等。

　　(3)有可能发展为危及生命的心律失常,如室性心动过速及心室颤动。

　　4.人工心脏起搏

　　对于各种药物治疗无效而又不宜使用电击复律治疗的室上性心动过速,应考虑经食道调搏或经静脉心内膜起搏,用超速抑制或期前收缩刺激法终止发作。

　　5.导管射频消融

　　经皮导管射频消融是预防阵发性室上性心动过速复发的首选治疗方法。对反复发作的房室结折返性心动过速、房室折返性心动过速,可给予射频消融,以达到根治心律失常的发作。

参 考 文 献

[1] 汪莲开. 现代老年心血管病学[M]. 武汉：湖北科学技术出版社,2009.

[2] 金妙文,方祝元. 中医辨治心脑血管疾病[M]. 上海：上海科学技术出版社,2017.

[3] 林曙光. 当代心脏病学新进展 2011[M]. 北京：人民军医出版社,2011.

[4] 董吁钢. 心血管内科疾病临床诊断与治疗方案[M]. 北京：科学技术文献出版社,2010.

[5] 曾武涛,柳俊,陈国伟. 心血管病最新诊断与防治策略[M]. 北京：人民军医出版社,2011.

[6] 马丽萍,秦永文,赵仙先. 现代心血管疾病临床诊断与治疗[M]. 上海：第二军医大学出版社,2012.

[7] 李俊. 实用心血管病临床手册[M]. 北京：中国中医药出版社,2016.

[8] 徐遐华. 心血管内科简明治疗手册[M]. 武汉：华中科技大学出版社,2015.

[9] 牟延光. 临床起搏心电图学[M]. 济南：山东科学技术出版社,2014.

[10] 何方田. 起搏心电图学[M]. 杭州：浙江大学出版社,2012.

[11] 邓长金,舒春明. 临床心血管内科常见疾病与治诊[M]. 武汉：湖北科学技术出版社,2011.

[12] 吴爱勤. 内科门急诊手册 3 版[M]. 南京：江苏科学技术出版社,2013.

[13] 邓长金. 临床心血管内科常见疾病与诊治[M]. 武汉：湖北科学技术出版社,2011.

[14] 韩锋. 现代心脏病学理论与应用[M]. 石家庄：河北科学技术出版社,2013.

[15] 程龙献,刘承云. 心血管疾病循证治疗学[M]. 武汉：武汉大学出版社,2011.

[16] 王立珍. 常见心血管疾病临床诊治[M]. 石家庄：河北科学技术出版社,2013.

[17] 党群,李永健,(韩)罗丞云. 冠心病介入治疗策略和病例分析[M]. 北京：人民军医出版社,2009.